한의 임상의료진을 위한 피부질환 기초 지침서

한 韓醫 의
피부진료
첫걸음

저자 **윤정제**

한의 **피부진료 첫 걸음**

1판 1쇄 인쇄 | 2019년 10월 22일
1판 1쇄 발행 | 2019년 11월 01일
1판 2쇄 발행 | 2021년 04월 12일

저 자 윤정제
발 행 인 장주연
출 판 기 획 김도성
책 임 편 집 안경희
표지디자인 김재욱
편집디자인 주은미
일 러 스 트 김명곤
발 행 처 군자출판사
등록 제4-139호(1991.6.24)
(10881) **파주출판단지** 경기도 파주시 회동길 338(서패동 474-1)
Tel. (031)943-1888 Fax. (031)955-9545
홈페이지 | www.koonja.co.kr

* 파본은 교환하여 드립니다.
* 검인은 저자와의 합의하에 생략합니다.

ISBN 979-11-5955-482-7
정가 40,000원

한 의
피부진료
첫 걸음

Prologue

그동안 임상에서 피부진료를 하며, 감사하게도 절 신뢰해주시고 따라주시는 고마운 환자분들을 만나 보람 있고 의미 있는 많은 피부 치료 경험을 하게 되었습니다. 인체의 내부와 피부에 대해 함께 접근하는 한의학적 피부치료는 분명히 많은 장점이 있는 진료 분야라는 것을 직접 체험할 수 있었습니다.

하지만 피부진료는 단순히 의학적 관점과 처방 하나로 설명하기에는 많은 변수와 연관 요인들이 많은 까다로운 진료 분야라고 생각합니다. 작은 변수들이 때로는 치료 전체에 큰 영향을 미치기도 했으며 그 과정에서 아쉬운 경험도 많이 해야 했습니다.

이 책은 한의사들이 임상에서 피부질환 진료를 시작하기 위한 가장 기본적인 접근 방향과 그 내용에 대한 기본을 다룬 책입니다. 피부 진료를 이제 막 시작하는 의료인과 예비 의료인들이 이 책을 통해 피부 진료에 대한 기본에 대해 좀 더 미리 준비해서, 실제 진료에서 좀 더 올바른 방향으로 진료를 접근하고 또한 진료 과정에서 시행착오를 줄일 수 있었으면 좋겠다는 마음으로 책을 엮었습니다.

이 책이 직접 촬영한 환자 피부 사진과 증례를 더 많이 담고자 하였으나 결과적으로 아쉬운 점이 남는 부분이 있습니다. 이 책이 많은 의료진에게 도움이 될 수 있다면 앞으로 더 많은 증례와 질환에 대한 내용을 보강한 증보판이 나올 수 있으면 좋겠습니다. 그리고 이번 책이 피부 진료의 접근에 대해 집중했기 때문에, 언젠가 기회가 되면 피부 치료의 처방과 시술 방법 같은 치료에 대한 내용을 위주로 한 책도 출간이 될 수 있으면 좋겠습니다.

부족한 책이지만 한의학적 피부치료에 작은 밑거름이 되고자 시작한 책이니 작게나마 많은 의료진들께 도움이 되었으면 좋겠습니다. 미흡한 내용은 넓은 마음으로 양해해주시길 부탁드립니다. 감사합니다.

2019년 8월 어느 날

부산 영도에서

CONTENTS

CONTENTS

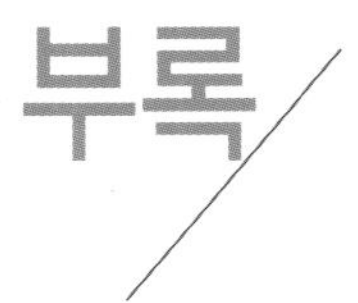

한의 피부진료 첫 걸음

Chapter 01 피부질환 총론

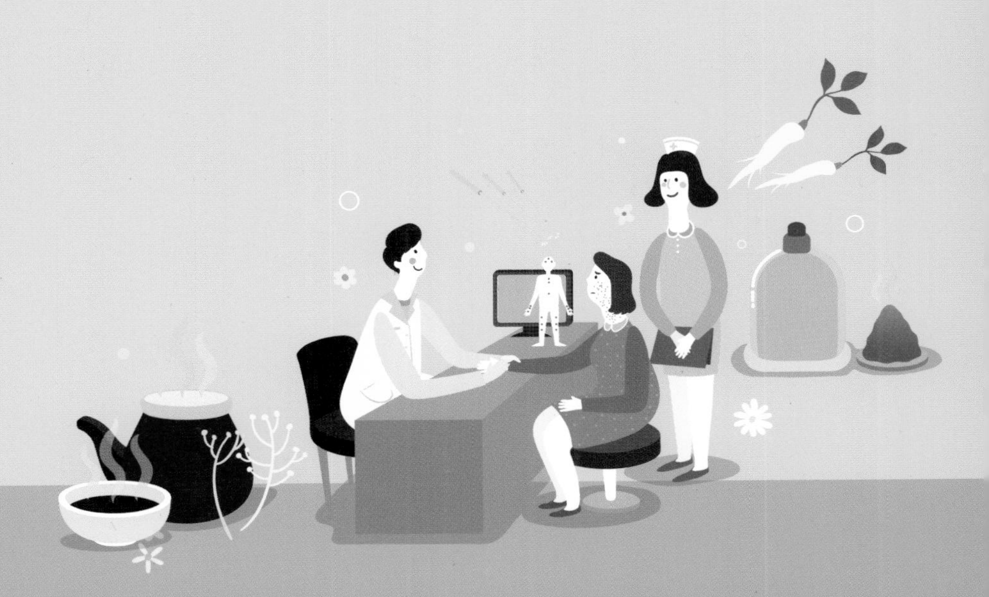

01
들어가는 글

피부질환은 어려운 질환입니다.

저 역시 피부질환 진료를 두려워했던 한의사입니다.
피부질환을 어떻게 접근해야 할지 같이 살펴봅시다!

'피부질환은 치료의 접근이 여러 가지 어려운 부분이 많고, 그 진단과 치료과정 또한 힘들며, 치료 효과도 잘 나타나지 않는다.'

그동안 그리고 현재에도 많은 의료인들이 일차 진료에서의 피부질환 치료에 대해 이렇게 생각해 오고 있는 것이 사실입니다.

이 글을 쓰고 있는 본인도 학생 시절 및 졸업 후 신규 한의사였던 시절까지도 이러한 생각 때문에 피부진료에 대해 두려움과 거부감을 갖고 있었습니다. 하지만, 사람의 운명은 알 수 없는 법, 인연과 인연이 이어져서 생각지도 않았던 피부질환을 중점적으로 진료하는 한의원을 개원하게 된 지 십수 년의 시간이 흘렀습니다. 그 시간 동안 수많은 환자들과 함께 울고 웃으며 보람도 많이 느꼈으나 임상에 있어서 어려운 순간도 많았었습니다.

가장 아쉬웠던 점은 십수 년 전에 피부질환에 대해 좀 더 준비하고 미리 경험할 수 있는 기회가 있었다면 환자들에게 좀 더 나은 진료와 치료를 했었을 텐데 하는 점입니다. 그러한 마음에서 이 글을 정리하기로 마음을 먹게 되었으니, 피부질환 임상에 있어 조금이라도 도움이 되었으면 좋겠으며 다소 부족한 부분은 교학상장 하는 마음으로 이해해 주시길 바랍니다.

1. 피부질환은 언제나, 어디에나 있다!

Case 1 | 여러 피부질환의 사진들이 있습니다. 무슨 피부질환일까요?

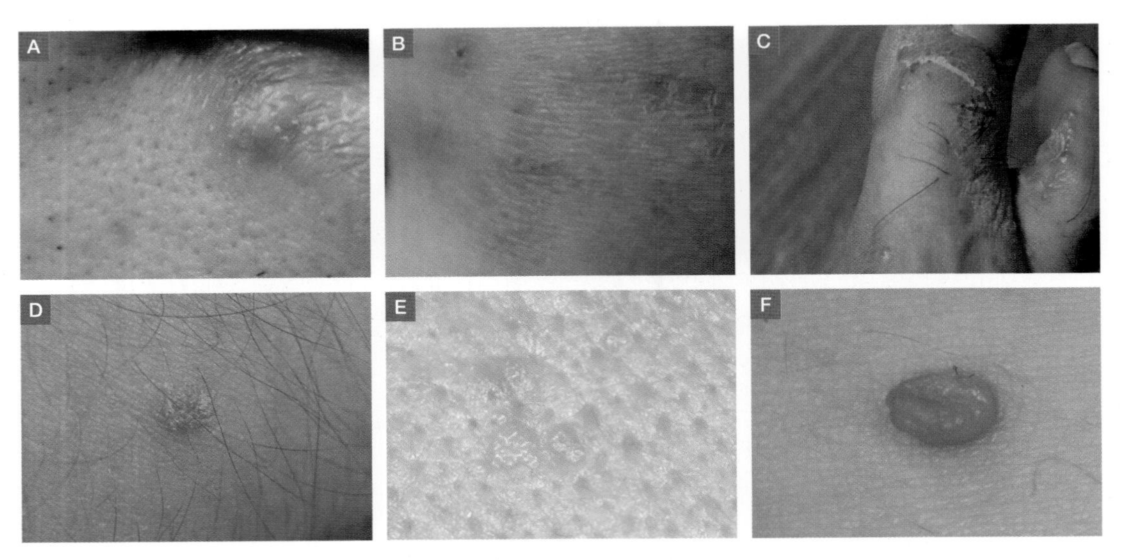

(A) 단순포진, (B) 체부백선, (C) 한포진, (D) 건선, (E) 편평사마귀, (F) 연성섬유종입니다. 그리고 이 증상 사진들은 다 제 피부에 나타났던 증상들을 찍은 것입니다. 인류 모두는 피부 질환으로써 자유로울 수 없는 운명입니다.

감염성 증상이거나, 염증성 증상이거나, 비염증성 증상이거나 우리 피부에는 수많은 증상들이 나타났다 사라지기도 하고 있으며, 또 그것이 앞으로도 반복될 것입니다. 우리가 이 신체를 가지고 삶을 살아가는 한 우리 몸에 가장 바깥층에서 인체를 보호하고 있는 이 피부라는 조직에서는, 생존을 위해 수많은 반응들이 일어나고, 그 반응의 결과로써 피부에 여러 증상들이 어떤 형태와 증상으로든 나타나는 것이 숙명인 것입니다.

특히, 의료인으로써 늘 환자를 진료하는 입장에서는 본인과 가족이던, 환자의 피부이던지 늘 피부질환을 접할 수밖에 없는 운명입니다. 따라서 어떤 진료와 상황에 있던 항상 피부와 피부질환에 대한 올바른 치료의 관점을 갖고 있어야겠습니다.

2. 피부의 이해와 접근

피부는 단순히 인체와 독립되어 존재하며 작용하는 구조물이 아닙니다. 인체 내부의 오장육부, 전신조직과 기혈로 연결되어, 외부로부터 인체 내부를 보호하며, 외부와 내부의 소통과 조절을 담당하는 중요한 기관이라고 볼 수 있습니다.

동의보감 외형편의 '皮'에서는 〈內經〉을 인용하여 피부가 인체 내부의 장부, 경락과 연락되어 있으며 생 병리적 통로 및 작용처로 역할을 한다는 내용을 강조하고 있습니다.

[皮有部分] 凡十二經絡者皮之部也視其部中浮絡其色多靑則痛多黑則痺黃赤則爲熱多白則寒五色皆見則寒熱也絡盛則入客於經陽主外陰主內〈內經〉 皮者脈之部也十二經皆有部分不與而生大病也不與者不與他脈同色也〈內經〉

[皮毛屬肺] 內經日肺之合皮也其榮毛也又云肺主皮毛又云在藏爲肺在體爲皮毛 邪在肺則病皮膚痛〈靈樞〉 皮膚亦日腠理津液滲泄之所日腠文理縫會之中日理〈內經〉 腠理亦日玄府玄府者汗孔也汗液色玄從空而出以汗聚於裏故謂之玄府府聚也〈內經〉

[風寒之邪先入皮毛] 百病之始生也必先於皮毛邪中之則腠理開開則入客於絡脈留而不去傳入於經留而不去傳入於府廩於腸胃邪之始入於皮也泝然起毫毛開腠理其入於絡也則絡脈盛色變其入客於經也則感虛乃陷下其留於筋骨之間寒多則筋攣骨痛熱多則筋弛骨消肉爍䐃破毛直而敗〈內經〉

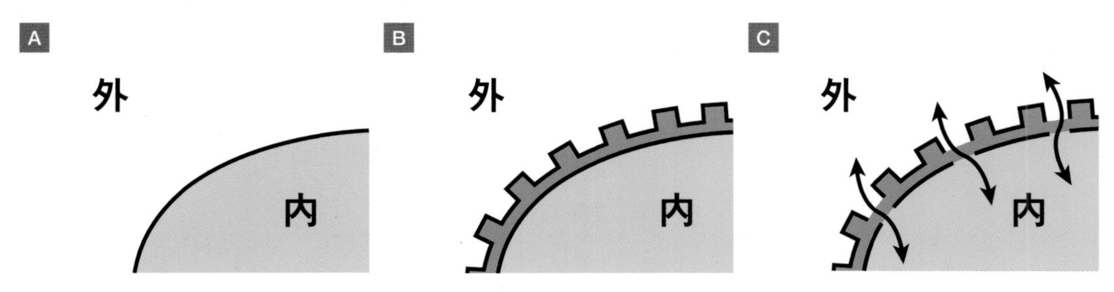

(A) 피부는 인체를 최외부에서 둘러싸고 보호하는 조직이며, 인체의 내외의 경계가 되는 조직입니다. (B) 하지만 피부는 내외를 단절시키고 차단하는 단순 장벽과 같은 구조가 아니며 (C) 피부는 인체 외부와 내부를 소통하고 전체를 조절하는 능동적 기능적 구조의 기관입니다.

3. 治病必求於本

이러한 관점이 한의학적으로 기초적이고 상식적인 내용이나 막상 실제 임상에서 피부질환을 대하게 되면, 증상에 대한 치료 혹은 질환에 대한 치료에만 빠지는 우를 범하는 경우가 많습니다. 피부의 증상을 억제하는 관점으로 접근하는 치료는 환자와 의사 모두 당장은 편하지만, 병의 원인을 찾으려 하지 않고 증상에만 매달리기 때문에 결국 그 근본에는 접근하지 못하게 될 수도 있습니다.

무릇 병을 치료할 때는 반드시 병의 근본 원인을 파악하고, 환자와 병의 기혈음양허실을 살펴 그에 맞는 치료를 해야 합니다. 인체의 내부 陰陽, 虛實, 寒熱의 변화를 파악하여 이를 조절해서 인체를 치료하는 것이 한의학 치료의 大法인 것입니다.

4. 변증과 변병, 전체와 부분

한의학적 피부질환 치료에 있어서 가장 중요하며, 다른 치료법과 차별성을 갖게 되는 부분은 바로 한의학적 치료는 전체와 부분에 대한 접근을 종합적으로 할 수 있다는 점입니다.

전체적인 관점에서의 치료는 환자에 대한 세밀한 한의학적 변증을 통해, 인체의 병인, 균형관계, 정기의 상태 등을 파악하여 인체 전체의 상태와 그에 따른 치료의 큰 틀을 설정하는 탁월한 관점을 제시해 줄 수 있습니다.

또한 피부질환 치료에선 전체에 대한 접근과 함께 부분에 대한 접근도 중요합니다. 피부질환의 세밀한 변병(진단)을 통해 질병 자체의 특징을 파악하고, 발생과 경과, 예후에 대해 파악하고 예측하며, 치료와 관리에 대한 관점을 정할 수 있기 때문입니다.

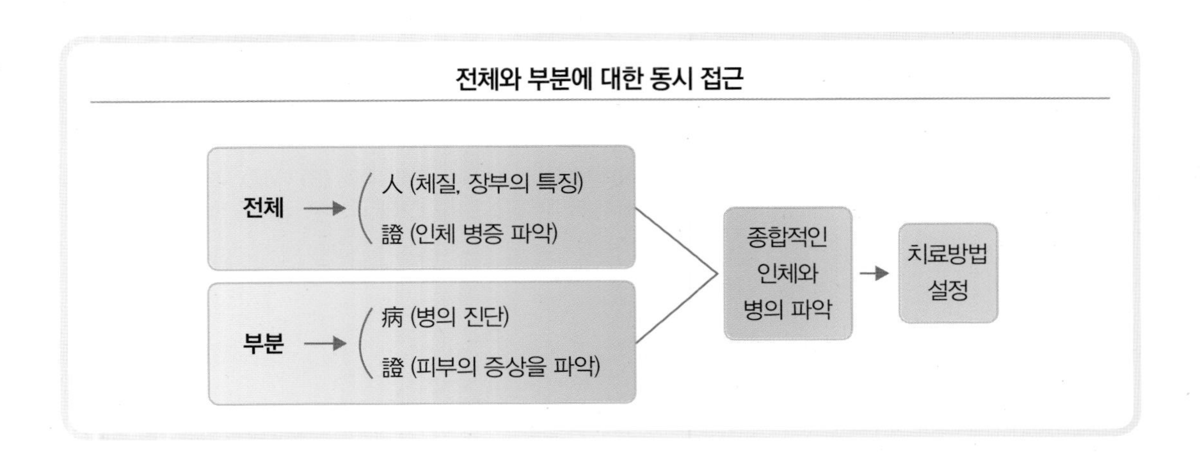

Case 2 | **두 환자의 인체내부 변증은 비슷한 환자였습니다. 치료도 비슷하게 접근해야 할까요?**

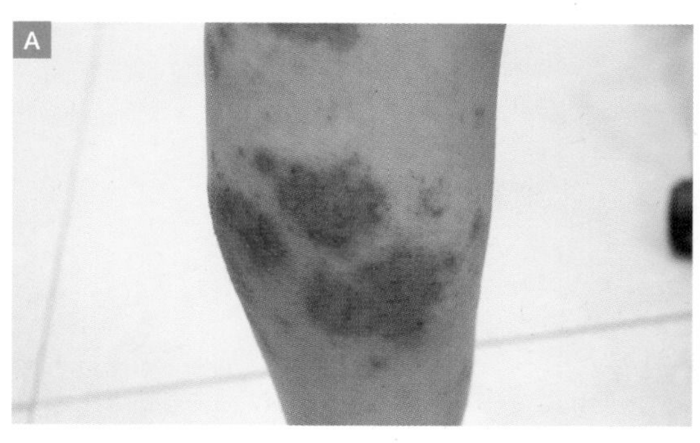

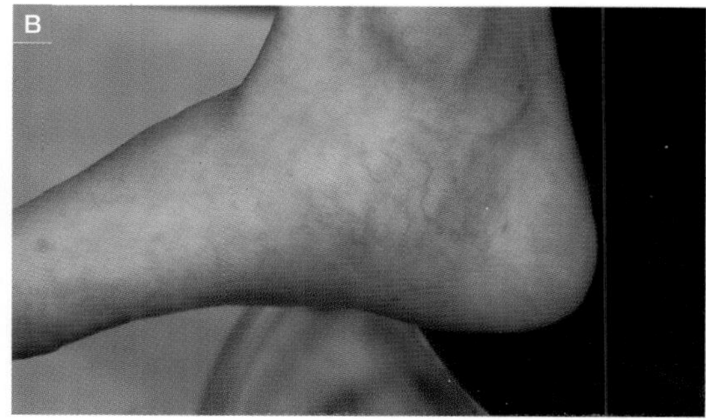

(A)의 화폐상습진은 만성염증성 피부질환 중에서도 급격한 증상 변화의 경과가 있을 수 있는 피부질환으로 급격하게 악화되거나 리바운드 증상과 이차감염이 쉽게 나타날 수 있는 질환입니다. 반면에 (B)의 편평태선은 병변의 진행과 악화가 아주 완만하게 변화하며, 치료도 장기간에 걸쳐 서서히 완화되는 경향을 보입니다. 물론 두 가지 질환 모두 脾胃寒證으로 변증이 된 동일한 상황이라면 인체 내부에 대한 관점과 처방, 식이가 상당히 유사할 수 있겠으나, 피부치료의 세밀한 부분과 경과 예측, 관리 관점에서는 큰 차이가 있을 수 있습니다.

피부질환 치료의 첫 번째는 어떤 처방을 쓸 것이냐를 선택하는 고민으로 시작되어서는 안 됩니다. 이 피부증상의 현재의 상태를 파악하고, 그러한 피부증상이 생기게 된 환자의 몸을 이해하는 것이 첫 번째입니다. 그리고 이러한 한의학적인 치료법으로 가장 잘 치료할 수 있는 분야 가운데 하나가 바로 피부질환입니다.

요 약

피부질환은 난치성 질환이고 그 치료가 되기까지 과정에 어려운 점이 많은 질환이지만, 그 질병을 이해하고 과정에 관심을 갖고 제대로 대처하고 접근하면 치료 효과가 나타날 수 있는 질환입니다. 증상에만 집착하는 것이 아닌 피부질환 자체에 대한 접근과 함께 인체의 균형과 기능의 관점의 치료가 필요한 질환입니다. 따라서 한의학적인 접근과 치료가 큰 장점을 갖고 있는 치료 분야입니다.

02
피부의 증상

피부의 증상

피부를 흔히 인체 내부의 거울이라고 표현합니다. 피부에 생기는 모든 증상은 피부질환의 상태를 보여주는 것과 동시에, 인체와 피부의 상태를 나타내주는 신호로써 하나라도 소홀히 여겨서는 안 될 것입니다. 특히 한의학적 관점에 있어서는 이러한 피부의 증상들을 전체 질병 병세(病勢)의 측면에서 바라보는 것과 함께, 陰陽寒熱虛實燥濕 및 각 변증기준의 관점에서 보고 해석하고 치료에 임해야 합니다.

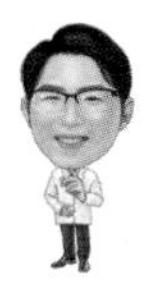

피부의 증상은 다양한 상황에서 다양한 양상으로 나타날 수 있습니다. 하지만 그 많은 증상들은 크게 두 가지 방향으로 이해할 수 있습니다. 바로 염증과 손상(만성적 퇴행)입니다.

❶ 피부의 염증은 피부에 나타나는 가장 대표적인 증상이며, 피부의 많은 증상들의 원인이 됩니다. 다른 증상들의 일시적인 원인이 되는 경우도 있으며, 지속적인 원인이 될 수도 있습니다. 피부의 원발진 증상과 주로 연관이 있습니다.

Case 1 | 피부질환에서 염증반응이 주가 될 때의 임상 양상은 어떤가요?

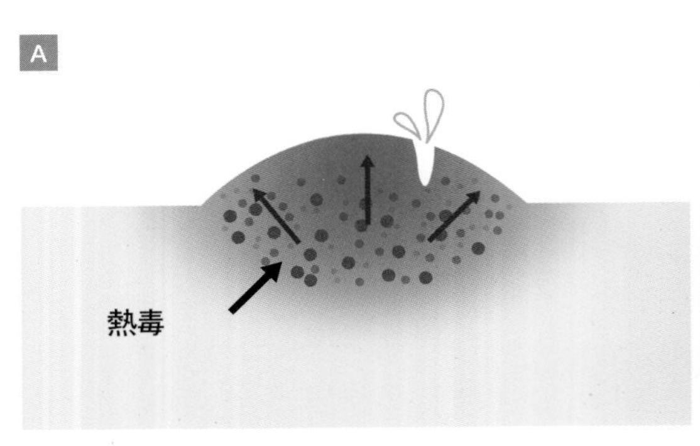

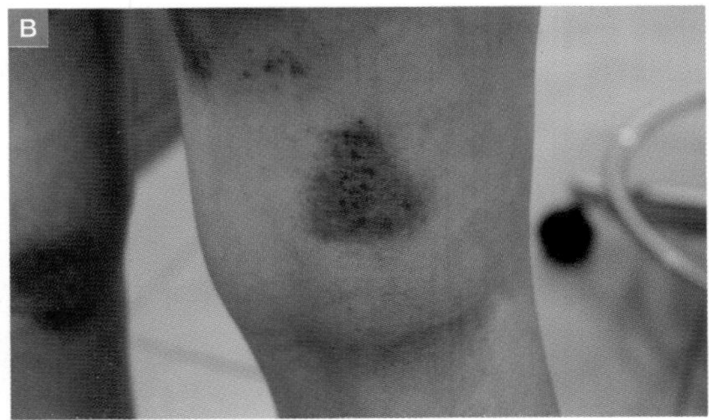

(A)여러 복합원인에 의한 피부의 염증은 '열독'과 연관된 양상을 나타내며 주로 외부를 향하는 방향의 양적인 증상(융기, 팽진, 부종, 삼출 등)들을 만들어 냅니다.

(B)는 심한 리바운드 증상이 나타나고 있는 단계의 아토피피부염 환자의 환부 모습입니다. 환부의 증상의 양적인 임상 양상이 많은 단계로, 홍반, 구진, 부종, 삼출 등이 심해지고 있습니다.

❷ 피부의 손상증상은 피부의 염증반응과 관련 증상의 결과로써 나타나거나, 피부의 기능적 퇴행에 의해서 나타날 수 있습니다. 피부의 속발진 증상과 주로 연관이 있습니다.

Case 2 | 피부질환에서 손상증상(만성적 퇴행)이 주가 될 때의 임상 양상은 어떤가요?

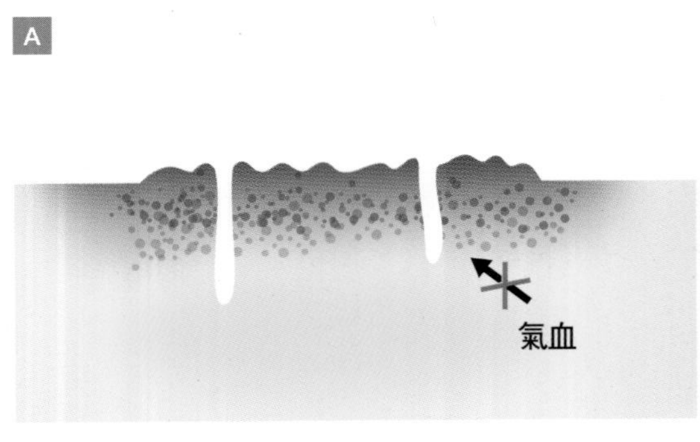

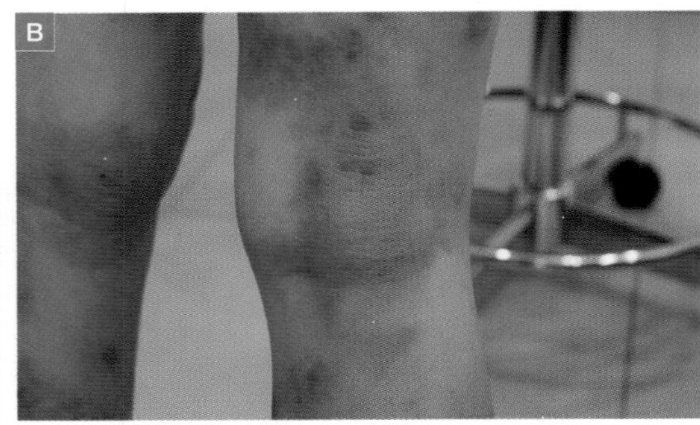

(A) 피부의 만성적 손상증상은 피부의 기질적인 변이가 나타나며 음적인 증상(태선화, 건조 등) 양상을 나타냅니다.

(B) 위의 case1 환자의 만성기 단계의 피부 증상 모습입니다. 염증성 증상보다는 만성적이고 음적인 증상 양상이 주로 나타납니다. 태선화, 색소침착, 인설, 건조 등의 증상이 주 증상인 상태입니다.

1. 원발진과 속발진

피부의 증상은 크게 원발진과 속발진으로 나눠볼 수 있습니다.

- 원발진: 외상이나 다른 증상의 영향을 받지 않은 초기 병변의 1차적 피부장애
- 속발진: 원발진의 변화에 따라 생기거나 외부의 영향으로 변형되어 생긴 2차적 피부장애

대부분의 환자에게서 피부증상은 초기와 말기를 제외하고는 원발진과 속발진이 단독으로 나타나기 보다는 혼재되어 있는 경우가 많습니다.

앞서 언급한 것처럼 염증성 피부질환에서 이러한 피부의 증상들을 통해 인체내부와 피부의 여러 상태를 파악할 수 있습니다.

- 원발진 증상: 현재 피부질환의 염증 증상이 얼마나 급성인지 그리고 현재 단계가 염증이 악화되고 있는 단계인지를 파악하는 기준이 됩니다.
- 속발진 증상: 현재 피부질환의 증상이 만성화되고 중증화되고 있는 것을 파악하는 기준으로 참고할 수 있습니다.

① 원발진

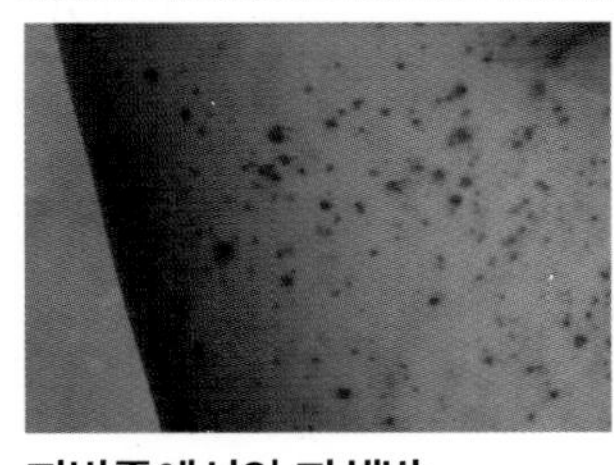

자반증에서의 자색반

반점(macule)
반(patch)

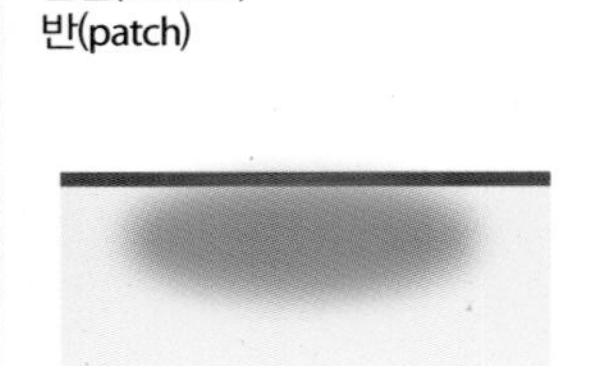

피부표면에 융기나 함몰 없는 경계가 뚜렷한 색조 변화 증상으로 큰 반점은 반이라고 합니다. 피부면과 거의 같은 높이로 나타납니다. 대부분의 염증성 피부 증상은 초기에 홍반이 나타나며, 경과에 따라 색 및 반의 크기에 변화가 생깁니다.

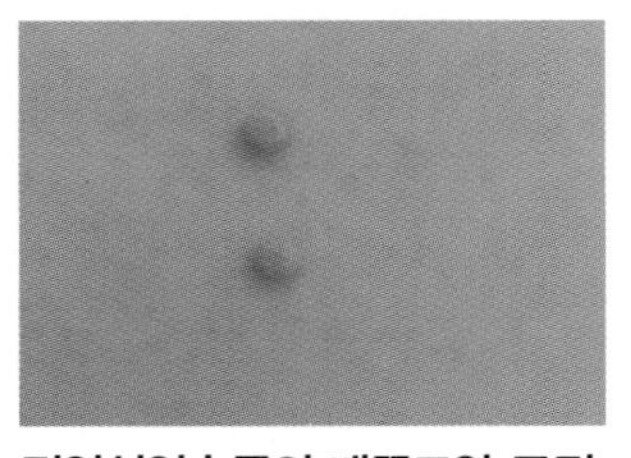

전염성연속종의 배꼽모양 구진

구진(papule)

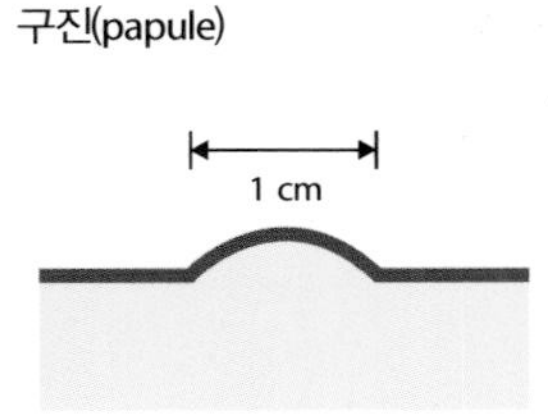

크기가 1 cm 미만으로 융기된 형태의 증상이며 팽진과는 연속성 및 단단한 정도가 차이가 있습니다. 염증성 피부질환에서는 대부분 홍반과 동반되어 나타납니다.

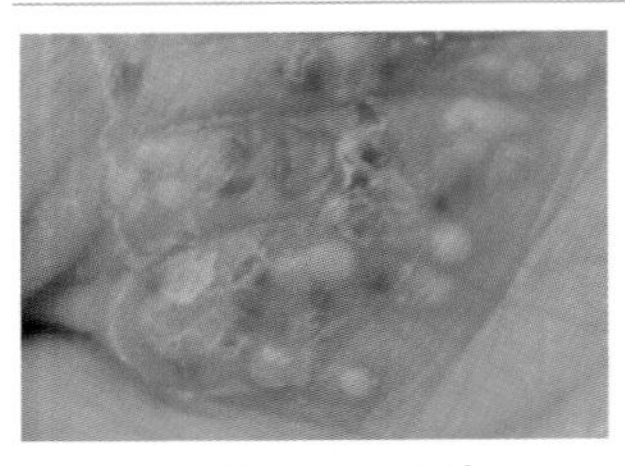

농포성건선의 농포 증상

농포(pustule)

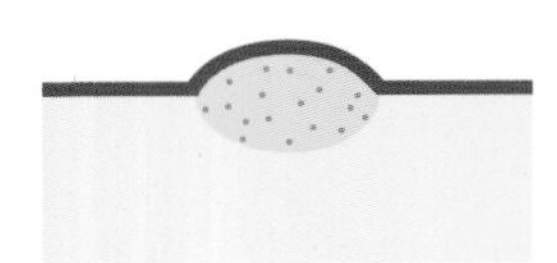

화농성 내용물(농)을 포함한 융기성 병변입니다. 감염성 증상 혹은 무균성 증상에서도 나타납니다. 보통 아토피, 습진 증상에서 갑자기 농포가 보이면 이차감염을 의심할 수 있습니다.

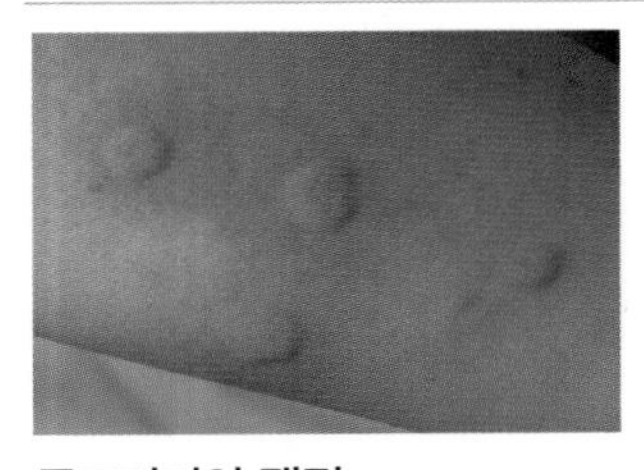

두드러기의 팽진

팽진(wheal)

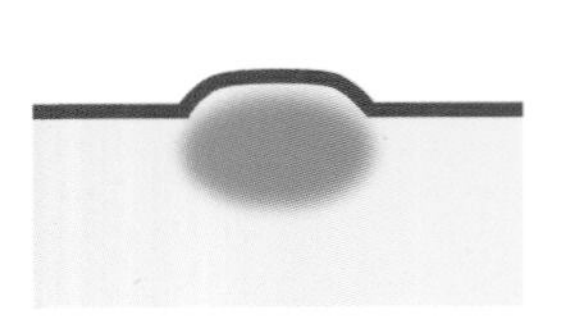

일시적으로 피부 일부가 부풀어 올라 융기되어 있는 증상입니다. 구진은 증상이 연속성이 있는 것과는 달리 팽진은 수 분, 수 시간 내에 증상이 소실되기도 하는 특징이 있습니다.

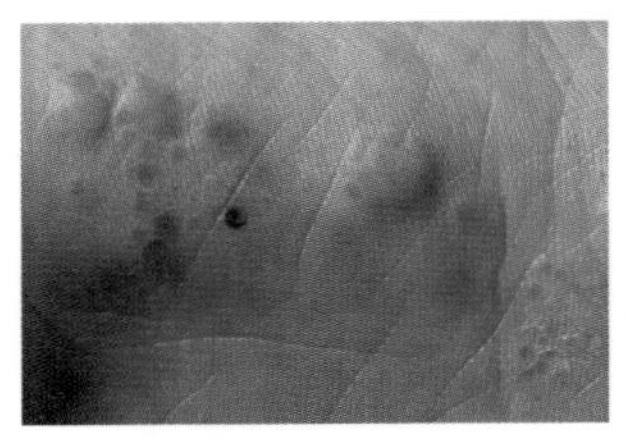

한포진의 수포

소수포(vesicle)
수포(bullea)

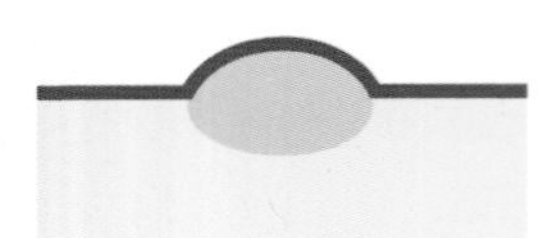

맑고 투명한 액체가 포함된 물집, 1 cm 미만을 소수포, 1 cm 이상을 수포라고 합니다, 한포진, 천포창과 같은 염증성 피부질환에서 특징적으로 나타나며, 외부 자극에 의한 접촉성 피부염, 화상 등에서도 관찰됩니다.

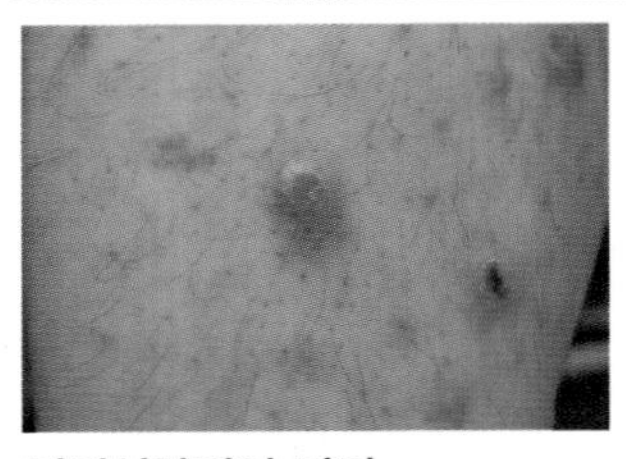

결절성양진의 결절

결절(nodule)

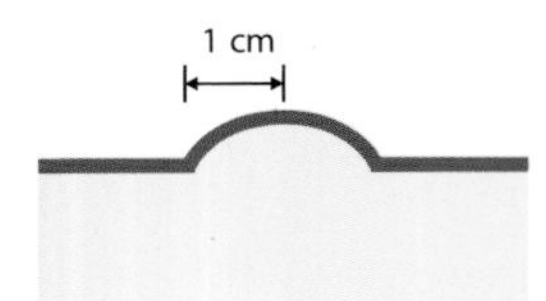

구진보다 크고 단단하며 1 cm 이상의 융기된 병변입니다. 보통은 염증성피부질환에서 초기 구진이 악화 만성화되면서 결절로 발전하는 경우가 많습니다.

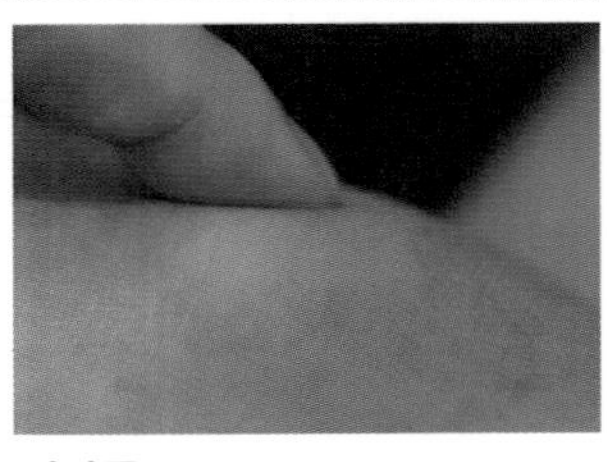

지방종

종양(tumor)

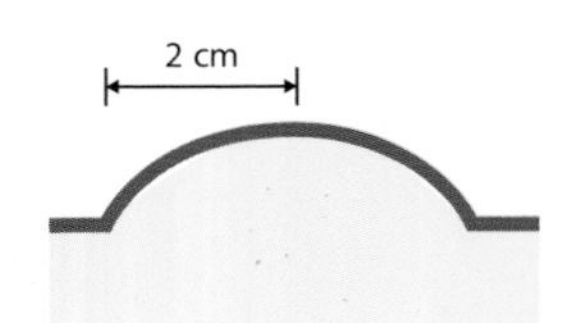

2 cm 이상 크기의 피부의 병변으로 양성과 악성을 감별해야 합니다. 단기간에 크기 변화가 많고 통증 및 분비물 등의 증상이 있을 경우는 악성을 의심해 봐야 합니다.

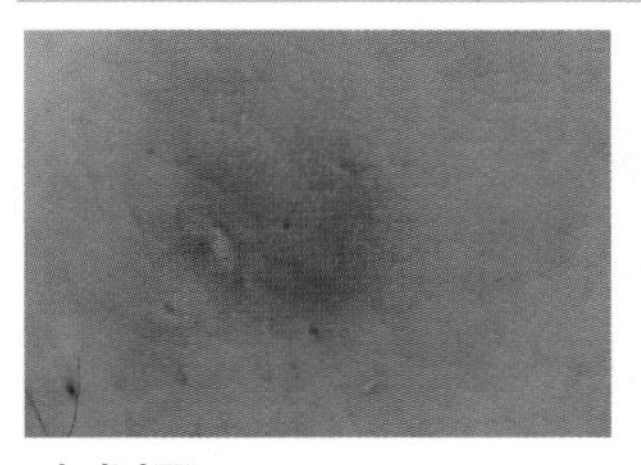
피지낭종

낭종(cyst)

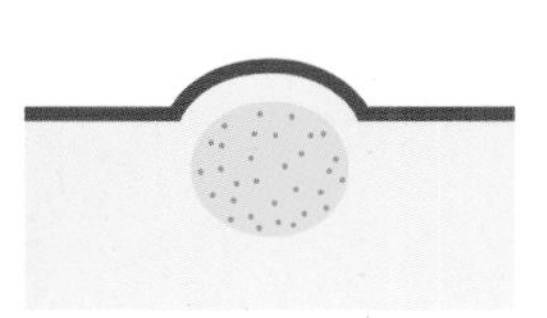

내부에 액체나 반 고형 물질을 포함하고 있는 주머니형태의 융기 병변입니다. 피지낭종과 같은 질환에서 나타나는데, 외과적 처치로 낭을 제거하지 않으면 쉽게 재발됩니다.

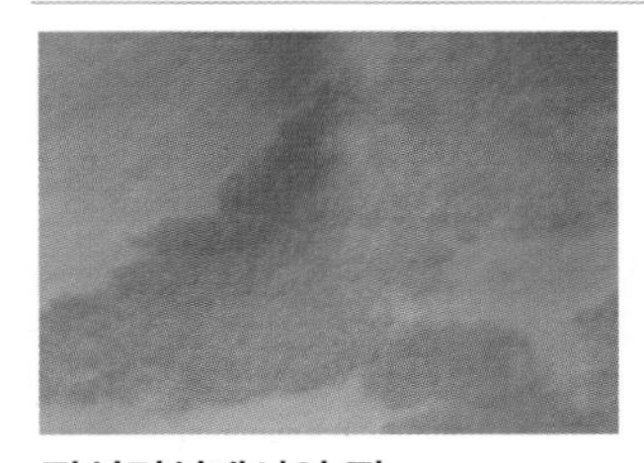
판상건선에서의 판

판(plaque)

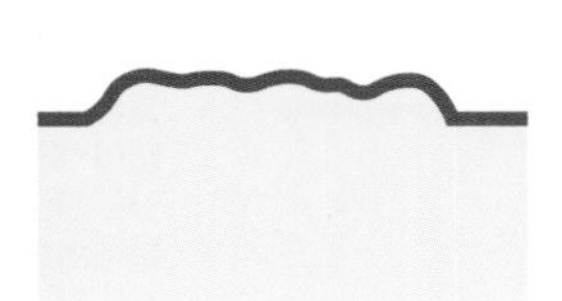

구진이 융합되어 넓게 융기되어 있는 병변입니다. 질환의 초기에는 잘 나타나지 않으며, 중증 만성화 된 상태에서 나타납니다.

② 속발진

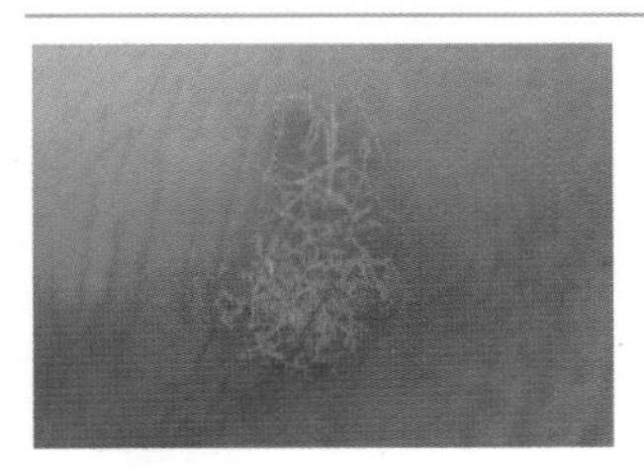
편평태선

인설(scale)

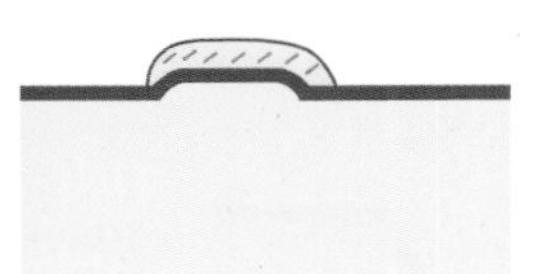

피부표면에 비정상적인 각질 생성 및 질환의 영향으로 생기는 건조한 표피 덩어리입니다. 태선 및 건선과 같은 피부질환에서 특징적으로 나타납니다.

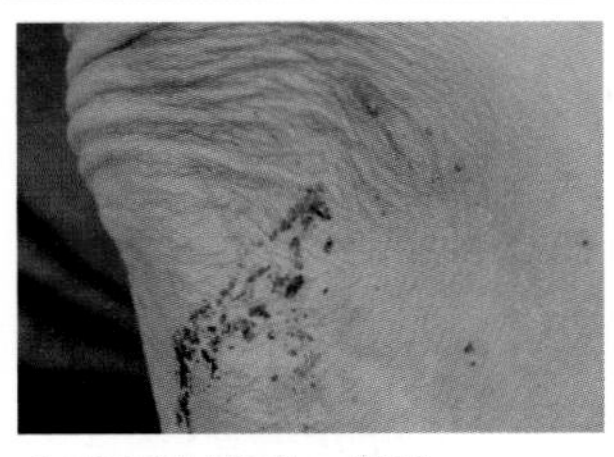
습진에서 보이는 찰상

찰상(excoriation)

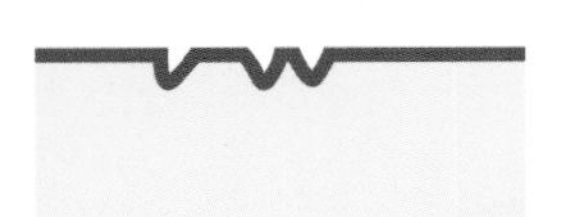

외부의 물리적 자극으로 피부의 표피가 벗겨지는 증상입니다. 대부분 반흔 없이 치료되는 경향이 있습니다. 외상을 제외한 찰상은 대부분 가려움과 동반되어 긁는 행위를 통해 발생합니다.

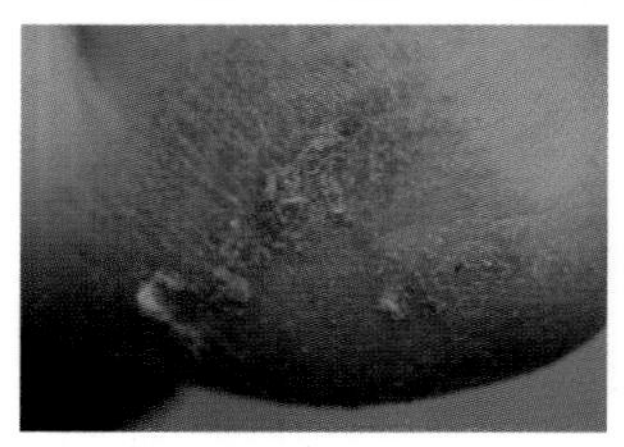

습진에서의 가피

가피(crust)

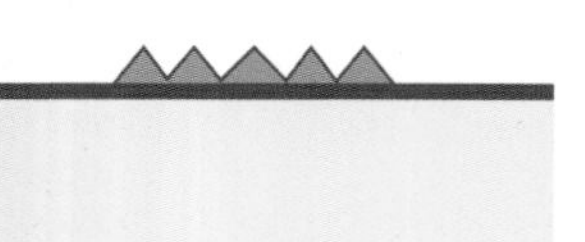

삼출액, 혈액, 피부 조직 등이 혼합되어 단단해진 것으로, 수포, 농포, 찰상, 궤양 등 증상 후에 나타날 수 있습니다. 염증성 피부질환의 염증정도가 가장 극심한 단계의 직후에 주로 나타납니다.

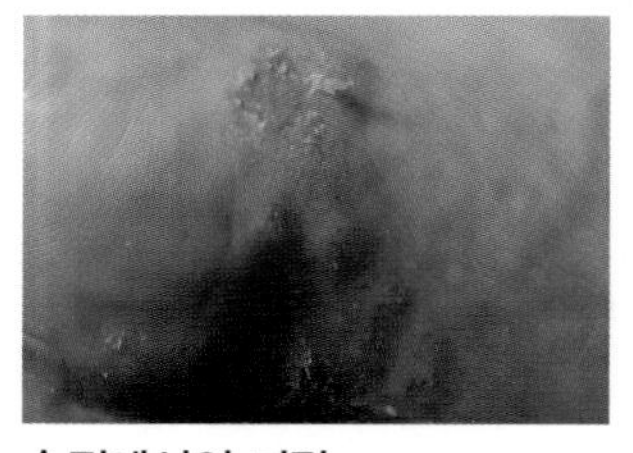

습진에서의 미란

미란(erosion)

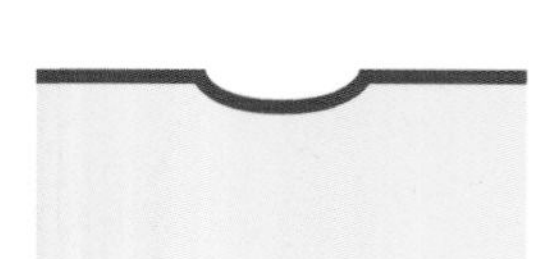

출혈이 없이 표피만 떨어져 나간 증상으로, 반흔 없이 치유되는 경향이 있습니다. 보통 염증으로 짓무른 피부의 표피를 긁은 경우나, 외부 마찰로 발생하며, 이차감염의 위험성이 있으므로 관리에 주의를 요합니다.

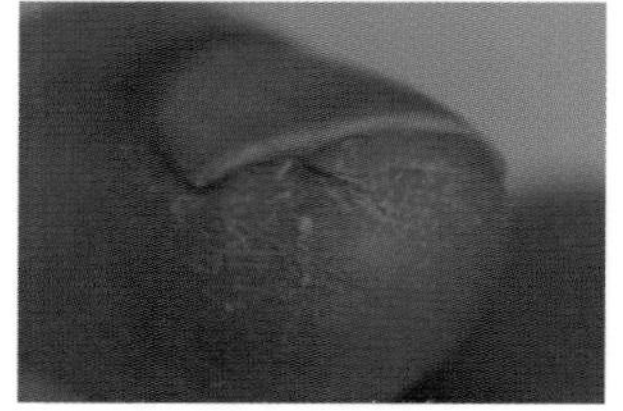

건조피부의 균열

균열(fissure, crack)

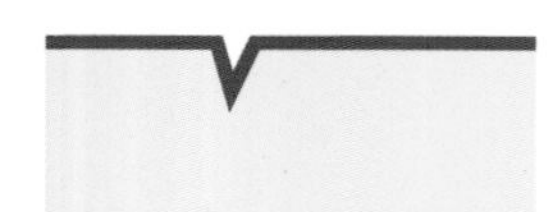

표피가 갈라져 벌어진 상태로, 염증성 질환에서 혹은 피부의 과도한 건조의 영향으로 생길 수 있습니다. 주로 말초나 굴곡부 피부의 만성화된 증상에서 자주 발견되며, 통증을 동반하기도 합니다.

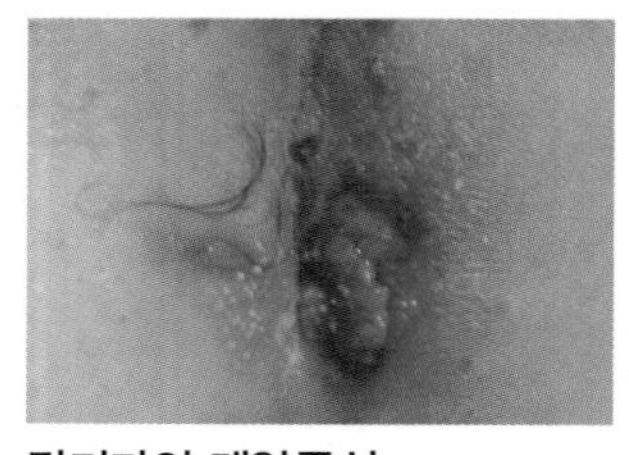

칸디다의 궤양증상

궤양(ulcer)

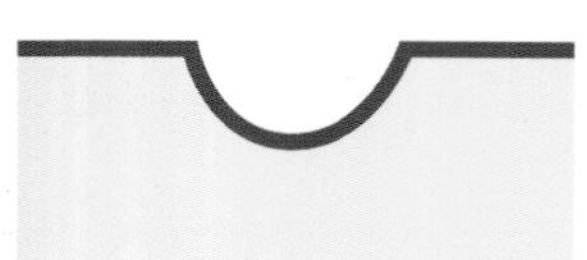

표피의 손상으로 진피나 피하의 조직이 노출된 상태로 분비물과 출혈 등을 동반하며, 반흔이 생길 확률이 높습니다. 일반적인 염증성 피부질환에서는 관찰되지 않으나, 감염을 동반한 경우 나타나기 쉽습니다.

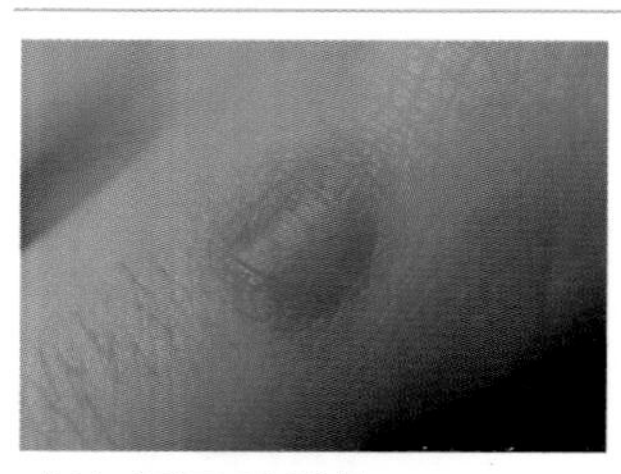

레이저치료의 반흔

반흔(scar)

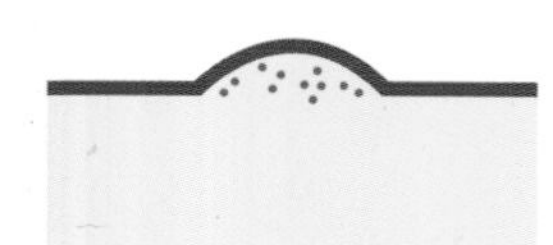

피부의 외상이나 다른 치료의 영향으로 진피의 정상조직이 파괴되고 새로운 결체조직으로 치환된 흔적입니다. 비대가 되거나, 위축이 될 수도 있습니다.

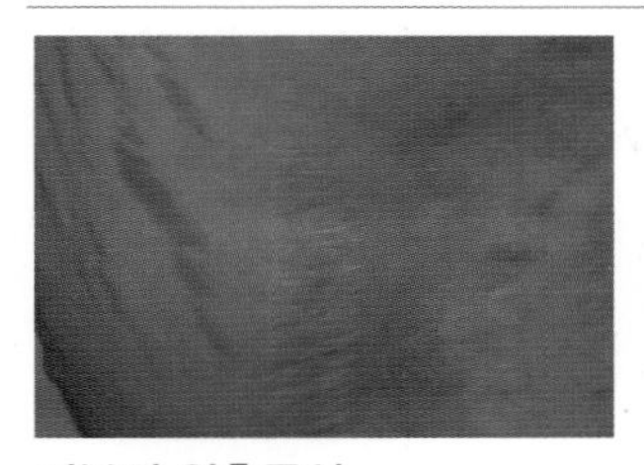
피부의 위축증상

위축(atrophy)

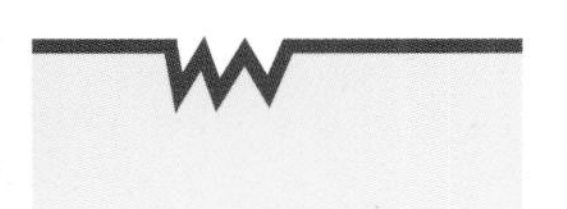

외부 약물의 영향이나 피부의 기능 저하로 피부가 얇게 되는 현상으로 피부가 함몰된 양상으로 나타납니다. 스테로이드제의 과한 외용의 부작용으로 생길 수 있습니다.

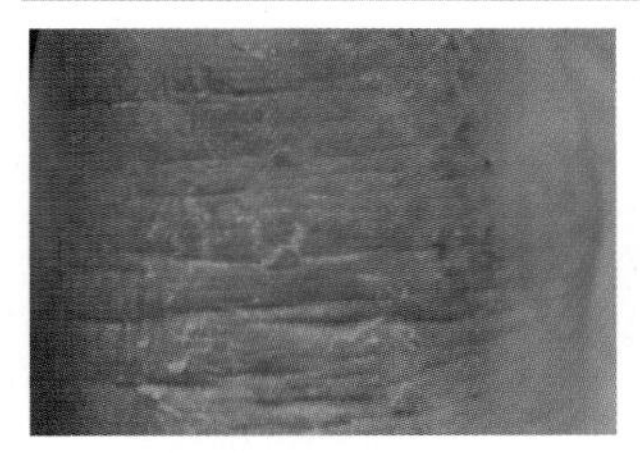
만성습진의 태선화

태선화(lichenification)

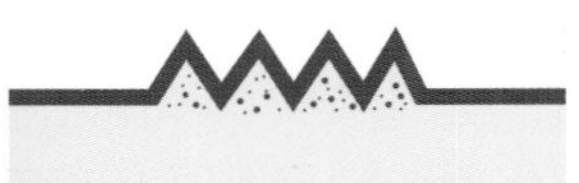

오랜 상처와 마찰, 자극 등의 영향으로 표피 전체가 가죽처럼 두꺼워지며 거칠어지는 현상으로, 건조감이 심해지고 피부 주름이 늘어납니다. 대부분 색소침착과 동반되어 나타나며, 만성화정도를 파악할 수 있는 증상입니다.

2. 피부질환의 증상에 대한 이해

가려움이란?

보통 아토피성피부염이나 습진과 같은 피부질환을 떠올리면 머릿속에 가장 먼저 떠오르는 장면은 무엇일까요? 아마 대부분 피부 이곳저곳을 긁고 있는 모습을 상상할 것입니다. 그만큼 가려움은 만성 염증성 피부질환에 있어서 가장 대표적인 증상이면서 가장 불편하고, 가장 관리하기 어려운 증상이면서, 피부질환을 난치로 몰고 가는 주범입니다.

가려움은 피부를 긁고 싶은 욕망을 일으키게 하는 불쾌한 느낌으로써, 그 증상 자체만으로도 삶의 질을 떨어뜨리고 힘들게 합니다. 또한 가려움을 참지 못해 긁으면 상처를 유발하여 점점 만성화가 되는 원인이 되며, 상처를 통해 피부에 2차적인 염증과 감염이 발생할 수 있기 때문에 더욱 조심해야 하는 증상입니다.

가려움은 왜 생길까요?

서양의학적으로 가려움은 피부에 대한 물리적·화학적 자극, 외부 환경의 영향(온도, 습도), 다양한 자극에 의해 히스타민, 프로스타글란딘, 프로테아제, 사이토카인 등이 과다하게 분비되어 생긴다고 봅니다.

한의학적 관점에서의 가려움의 유발 상황은 단순히 피부의 상황만으로 국한되어 생각하는 것이 아니라 전신과의 관계에서 좀 더 크게 바라볼 필요가 있습니다.

1) 피부의 가려움증이 피부 영양공급이 제대로 되지 않아서 유발되는 경우가 있습니다. (血不榮肌腠, 所以痒也) 한의학적으로는 비위(脾胃)의 기능이 체질적으로는 혹은 후천적으로 약해진 경우에 많이 발생하며, 노인성 건성습진과 같은 피부질환에서도 이러한 가려움이 나타날 수 있습니다.

Case 3 | 환자가 내원했습니다. 피부가 건조한 경향이 있으며 피부에 가려움이 심합니다. 가려움이 왜 생겼을까요?

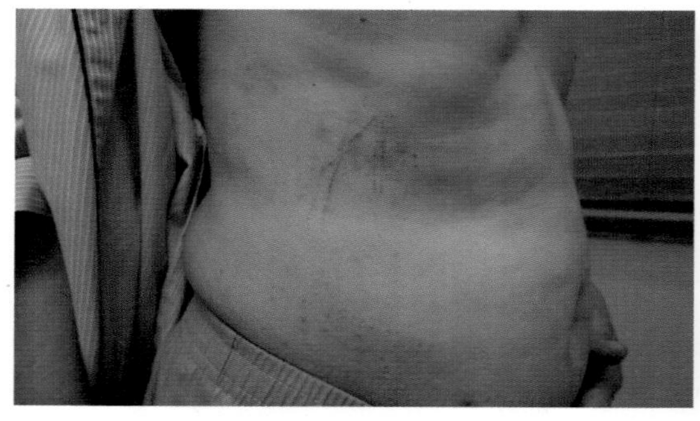
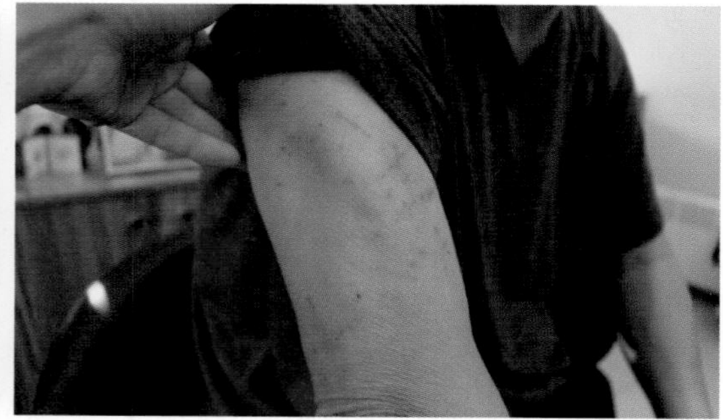

전신 피부의 가려움을 호소하며 내원한 70대 남자 환자입니다. 고령층 피부질환 환자의 대부분은 피부 건성의 특징을 갖고 있는 경우가 많은데, 이러한 피부건조증은 피부 순환저하와 그로 인한 영양공급 문제로 인한 경우가 많습니다.

2) 기혈의 정체로 인해 피부에 가려움이 유발될 수 있습니다. 전신 및 피부국소 부위에 약물, 외상, 자극요인 등 여러 원인으로 발생한 피부의 기혈정체로 인해 가려움이 발생할 수 있습니다. 특히, 이러한 가려움증은 만성 중증 염증성 피부질환에서, 피부의 혈액순환에 영향을 미칠 수 있는 스테로이드제를 장기간 사용하였을 때 많이 관찰되는 가려움의 유형이라고 할 수 있습니다.

3) 피부의 한열(寒熱)문제도 가려움을 유발하는 대표적인 요인이 됩니다. 정상적인 피부에서는 적정범위에서 피부의 체온을 조절하는 기능이 활성화되어 있으나, 비정상적인 상태에서는 이러한 조절능력이 저하되어 피부의 한열현상이 치우쳐 나타나고 그 결과로써 가려움이 유발될 수 있

습니다. 인체 불균형으로 인한 상체의 열증(熱症)과 하체의 한증(寒症), 염증성 피부 증상 및 기혈정체 부위의 국소 한열증도 가려움을 유발하는 원인이 될 수 있습니다.

4) 다양한 인체 및 피부 원인에 의한 피부 조습(燥濕)의 문제도 피부 가려움을 유발하는 경우가 많습니다. 전신과 피부의 습의 저체(沮滯)가 가려움의 원인으로 작용할 수 있으며, 만성화된 피부질환 환자 혹은 고령의 피부 환자에게서는 피부 손상으로 인한 피부의 건조가 흔히 가려움의 원인이 됩니다.

5) 인체와 피부의 문제 외에도 심리적인 긴장과 스트레스도 흔한 가려움의 원인으로 작용합니다. 유아 피부질환 환자에서는 스트레스에 대한 방어기제로 가려움이 극심해지는 경우들이 있으니 다른 원인들과 감별해서 그에 맞게 치료 및 교정을 해야 합니다.

6) 같은 환자의 피부의 가려움도 늘 같은 요인에 의해서 발생하는 것은 아닙니다. 여러 상황과 경과에 따라서 다양한 원인들이 복합적으로 작용하거나 초기와 말기에 다른 요인이 주로 작용할 수도 있습니다. 예를 들어 보통 초기 습진에는 열증(熱症)이 주로 가려움을 만들어낼 수 있으나 증상 후기로 갈수록 조증(燥症)이 가려움의 원인으로 작용하는 경향이 있습니다.

Case 4 | **소아 아토피 환자가 치료를 시작했습니다. 초기에 치료 경과가 좋았고 계속 좋아지는 것 같다가 다시 가려움을 심하게 호소하고 피부에 찰상을 많이 만들어 냈습니다. 이 가려움을 어떻게 접근해야 할까요?**

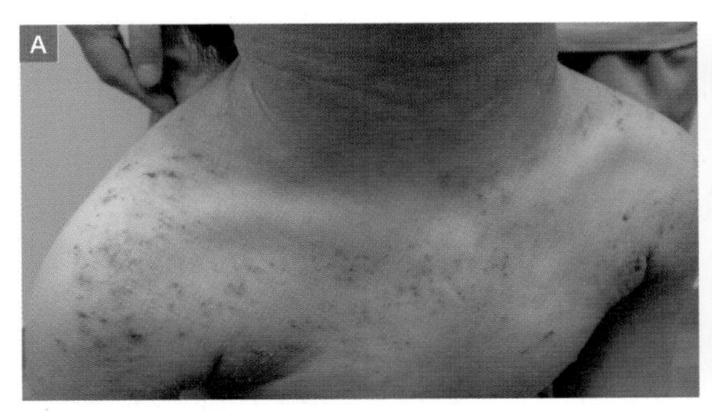

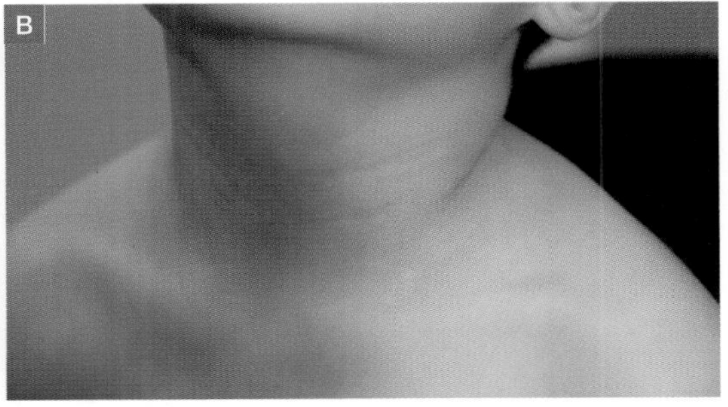

(A)는 아토피로 수년간 고생하다 내원한 6세 소아 환자의 피부 모습입니다. 이 환자는 심리적 스트레스에 대한 표현으로 과도하게 피부에 찰상을 내는 경향이 있었습니다. 치료 중간에 증상의 반복이 있었으나 심리적인 부분의 개선이 치료에 좋은 영향을 주었습니다.
(B)는 치료 종료시점의 피부 모습입니다.

대부분의 환자들이 피부질환 치료를 시작하면서 가장 먼저 바라는 것은 바로 가려움이 신속하게 소실되는 것입니다. 그에 따라 치료를 진행하는 의료인도 치료 과정에서 가려움의 소실에 과도하게 집착을 하는 경우들이 생깁니다. 하지만 피부질환을 대하는 한의사의 입장에서 우리가 꼭 생각해야 할 부분이 있습니다.

"가려움은 병리적 증상인가? 바로 없애야만 하는 증상인가?"

위에 언급한 한의학적인 관점에서의 가려움의 원인에 대해서 다시 생각해 봅시다. 결국 가려움증 자체가 병리적인 것이 아닌 인체의 생리적인 신호이며, 피부의 六氣를 조정해서 최대한 관리하여 치료해야 하는 대상인 것입니다. 그렇다면, 가려움증을 유발하는 인체와 피부의 병리적인 상황을 치료의 대상으로 삼아야 하며, 가려움증 자체를 치료의 목표와 대상으로 설정하지 않아야 합니다.

가려움은 병리적 증상일까요?

가려움은 인체의 생리적 반응이며,
가려움증을 유발하는 인체의 불균형이
병리적 상황인 것입니다.

- **가려움과 습관적으로 상처를 내는 행위**

인체와 피부에 대한 여러 치료를 통해 가려움을 유발하는 병리적 원인이 제거되었는데도, 긁는 습관과 그로 인한 피부의 찰상이 지속되는 경우가 있습니다. 치료 중 이런 상황에서 환자가 힘들어 하는 경우가 많은데, 피부치료를 임하는 의료인은 이러한 상황에서 가려움이 제거되지 않은 것인지, 가려움은 제거되었는데 계속 긁는 것인지를 구별해 낼 수 있어야 합니다.

만성 중증 피부질환 치료의 과정에서, 피부질환 환자의 일부는 가려워서 긁는 것이 아닌 긁는 것이 습관이 되어서 긁는 경우가 있기 때문에 환자의 가려움증 호소에 끌려가거나 속으면 안 됩니다. 특히 고령 환자이면서 증상이 십 년 이상 된 만성화된 습진에서는 더욱더 습관적인 긁는 행위가 피부치료의 경과에 많은 영향을 주는 경우가 많으니 주의해야 합니다.

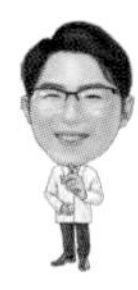

피부치료의 마지막은 바로 습관교정입니다.

Case 5 | 화폐상습진으로 수개월 치료를 받고 호전되었던 40대 환자의 피부에 다시 홍반 증상이 나타났습니다. 재발된 것인가요?

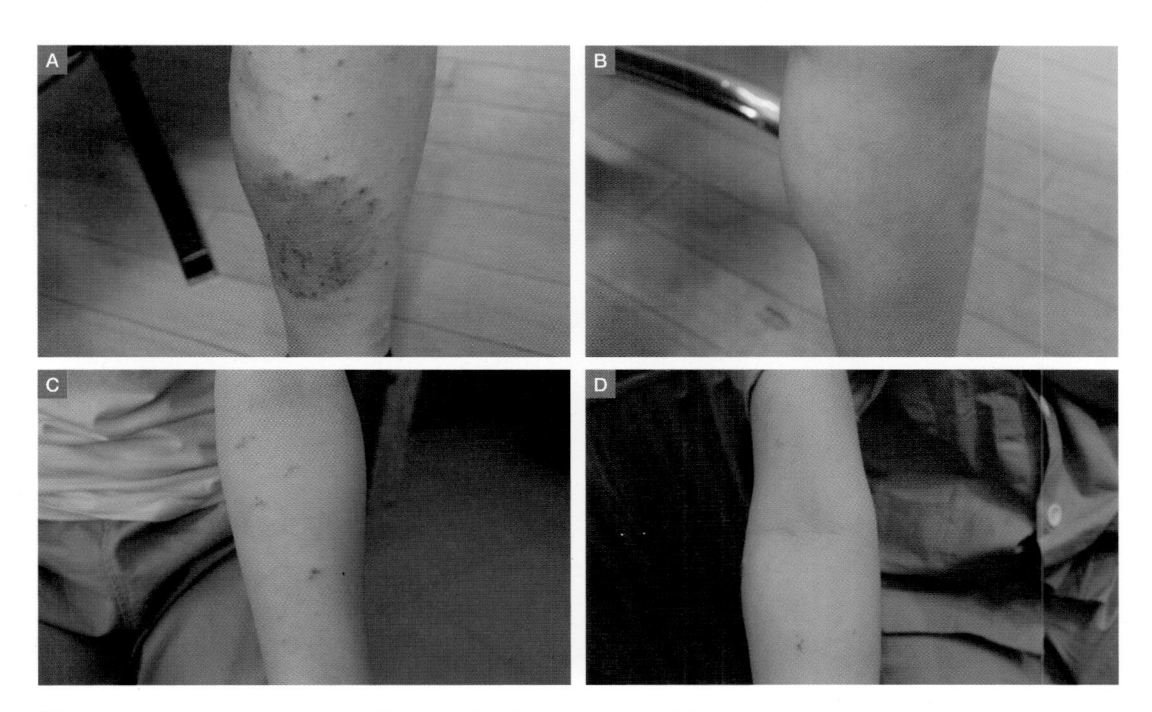

(A)는 중증 만성 화폐상습진 증상으로 내원했던 40대 환자의 초기 증상 사진입니다.

(B)는 수개월의 치료와 관리 후 호전된 증상 모습입니다.

(C,D)는 그 후 수개월 후 증상이 다시 재발되었음을 호소하며 다시 내원을 했을 때의 증상 모습입니다. 팔 내측 부위에 작은 홍반과 찰상들이 보입니다. 문진을 통해 파악한 사실은 특별히 가려움은 없는데 저녁에 드라마를 보면서 습관적으로 긁어서 상처를 내고 있다는 것이었습니다. 습관 교정까지 마무리되지 않으면 만성 염증성 증상이 완전히 치료되기 어렵습니다.

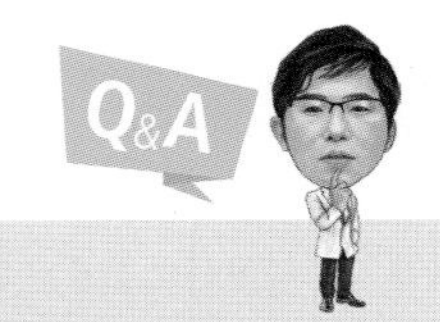

Q 피부 치료 중 피부의 찰상이 증가하면 이것이 증상의 악화를 의미하는 것일까요?

A **위에서 살펴본 바와 같이, 피부의 증상들은 올바른 치료를 통해서 대부분 소실되게 되지만, 그 과정에서는 여러 복합적인 요인들의 영향을 받아 중간에 증상이 심해졌다 완화되었다 반복될 수 있습니다. 특히 피부 치료 중에 피부의 찰상이 늘어나는 경우에는 환자의 입장과 의료인의 관점이 다를 수밖에 없으니 이러한 부분을 잘 파악해서 이해를 구해야 합니다.**

환자의 생각

① 질환이 심해지고 있는 것 아닐까?
② 한약 및 치료법이 나랑 잘 안 맞는 것 아닐까?
③ 이런 식이면 다른 치료와 마찬가지로 완치가 안 되지 않을까?

하지만 의료인이 생각해야 할 것

① 치료의 방향이 맞게 가고 있는지
② 현시점이 리바운드 및 악화 시기인지
③ 음식, 환경, 스트레스 등 일시적인 악화요인이 있는지
④ 습관적으로 긁는 습관이 있는지를 파악해야 합니다!

홍반

홍반이란 피부에 나타나는 붉은 반점을 의미합니다. 피부나 점막에 염증이 생겼을 때 모세 혈관이 확장되어 병변 부위가 빨갛게 부어오르는 현상으로 대부분의 염증성 피부질환에서 초기에 나타나는 증상입니다.

Case 6 | 홍반을 주증상으로 하는 두 환자가 내원했습니다. 같은 피부질환인가요?

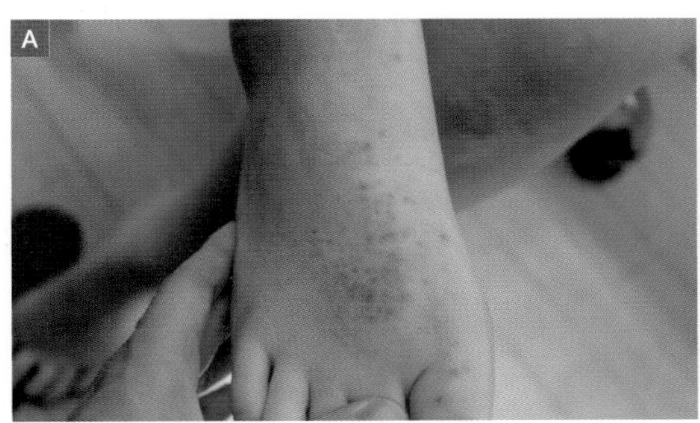

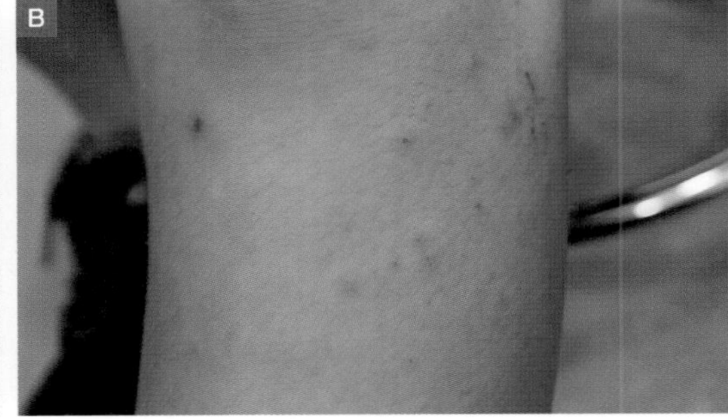

대부분의 염증성 피부질환(습진)에서 초기 증상은 작은 홍반으로 시작되는 경우가 대부분입니다. 따라서 초기에 홍반 위주로만 증상이 나타나는 경우 정확한 진단이 쉽지 않은 경우가 많습니다. **(A)**는 아토피 환자의 발등 피부에 나타난 홍반 증상이고, **(B)**는 화폐상습진 환자의 초기 다리 홍반 증상의 모습입니다. 홍반 외 증상의 양상과 증상 부위 등을 파악하고 진단해야 하며, 그래도 진단이 애매한 경우 시간을 두고 관찰하며 신중히 진단하는 것이 좋습니다.

홍반은 피부의 대부분의 염증성 증상에서 나타나기 때문에 습진성 피부질환 초기에도 나타날 수 있고, 피부 감염으로 인한 증상에서도 나타날 수 있습니다. 따라서 임상양상의 특징, 자각 증상, 병력 등을 전체적으로 살펴 정확한 진단 감별을 할 수 있어야 합니다.

Case 7 | 습진의 초기 홍반 증상인가요?

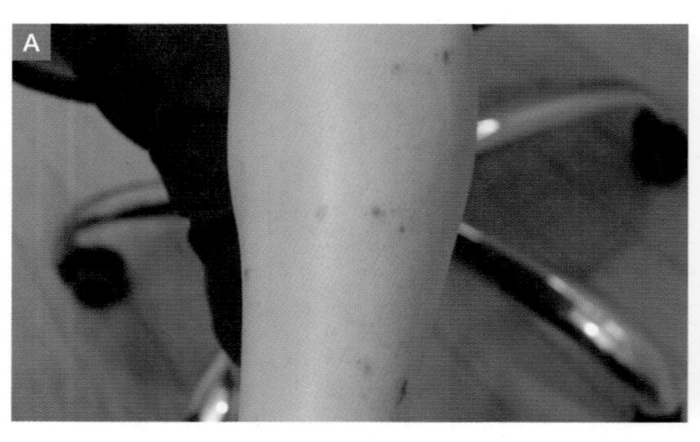

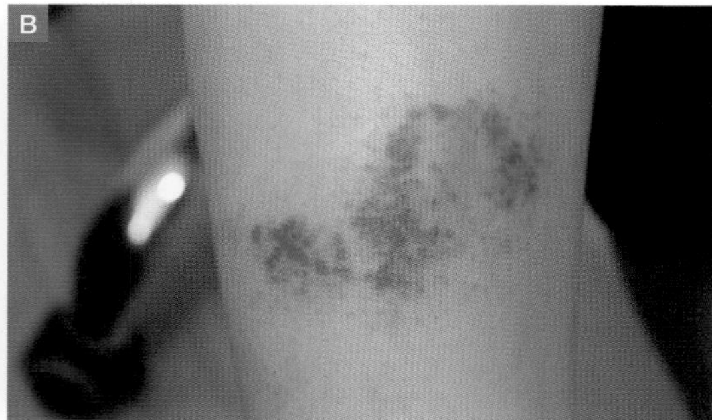

(A) 다리의 홍반 증상을 호소하며 내원한 환자의 좌측 다리 피부 증상 모습입니다. 이러한 증상은 화폐상습진 초기 증상 혹은 모낭염의 증상 모습과도 비슷하고 정확한 감별이 쉽지 않았습니다. 이런 경우 다른 부위의 피부도 꼼꼼히 살펴봐야 합니다.

(B) 우측 다리를 살펴보니 피부의 찰상이 보이는데, 자세히 살펴보니 얼마 전 농포가 생겼다가 외부 자극에 의해 뜯어진 모습이었습니다. 농포를 동반한 이차감염의 증상이라고 진단할 수 있었습니다.

Case 8 | 다리의 작은 홍반 증상들을 호소하며 환자가 내원했습니다. 습진의 초기 홍반 증상인가요?

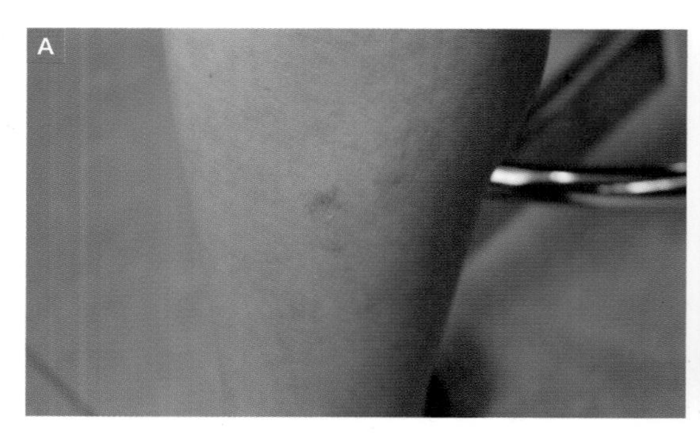

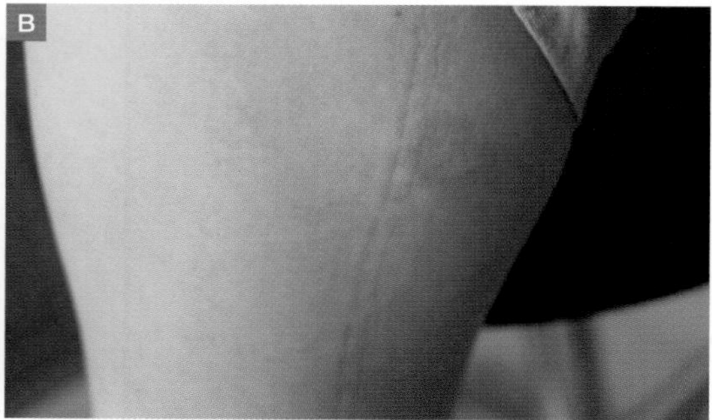

(A) 다리의 홍반을 호소하며 내원한 환자의 증상 모습입니다. 약간의 인설을 동반한 홍반이 보였는데 환자가 가려움을 심하게 호소하지 않았고 홍반의 진행양상도 일반적인 습진과 다르게 완만한 편이었습니다.

(B) 다른 부위의 증상을 관찰하니 고리모양(환상형)의 홍반이 보입니다. 전형적인 체부백선의 증상 모습입니다. 전형적인 백선 증상은 감별이 쉬우나 백선 초기의 작은 홍반 위주의 증상만 있는 단계에서는 형태적인 특징만으로 진단 감별이 쉽지 않으니 임상 증상 양상과 과거력을 잘 살펴 신중히 진단해야 합니다.

Case 9 | 체부백선으로 치료받던 환자가 대중목욕탕을 다녀온 후 얼굴에 갑자기 홍반 증상이 나타났습니다. 습진의 초기 홍반증상인가요?

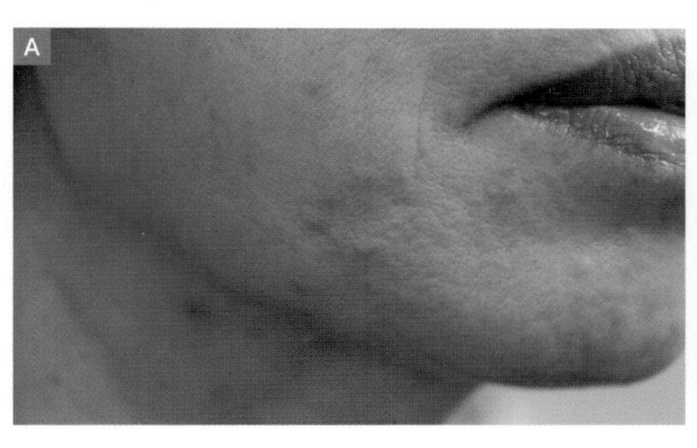

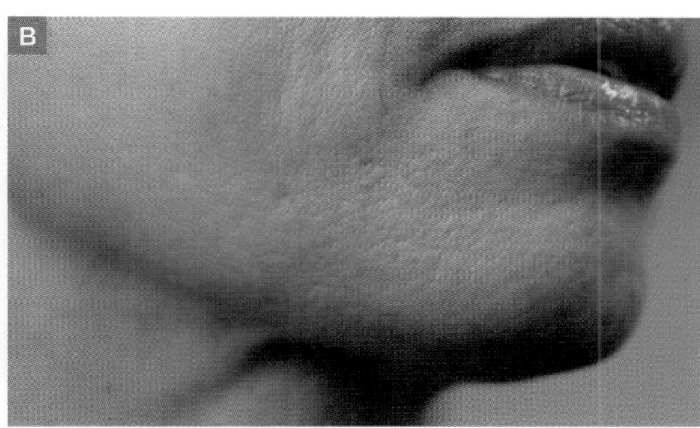

(A) 홍반이 나타난 증상 모습이며 기존 백선증상이나 일반 피부증상의 초기 증상과는 양상이 달랐고, 급성으로 나타나는 감염증의 양상이었습니다.

(B) 2주 후 모든 증상이 소실된 모습입니다. 이러한 감염증상은 대게 초기 증상 진행이 빠르며, 완화 시기의 증상 변화도 빨리 나타나는 경향이 있습니다.

Case 10 | 피부에 작은 홍반이 생겼습니다. 습진의 초기 홍반증상인가요?

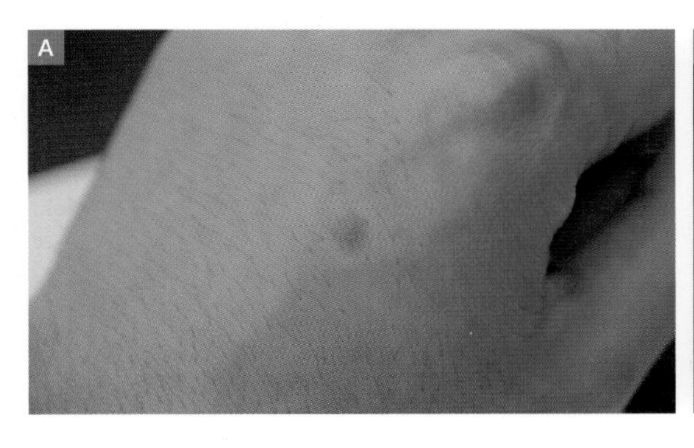

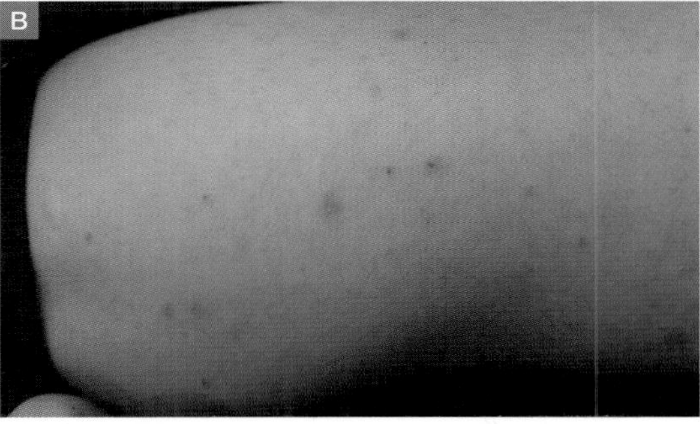

(A,B) 건선 초기의 홍반 증상입니다. 건선의 홍반도 작은 크기의 초기 증상일 경우, 피부염의 초기 증상과 구별이 쉽지 않을 수 있습니다. 특유의 인설과 약간의 가려움, 진행 양상을 관찰하여 진단합니다.

Case 11 | 발 피부에 약간의 가려움과 함께 작은 홍반 증상이 반복되고 있습니다. 습진의 초기 홍반증상인가요?

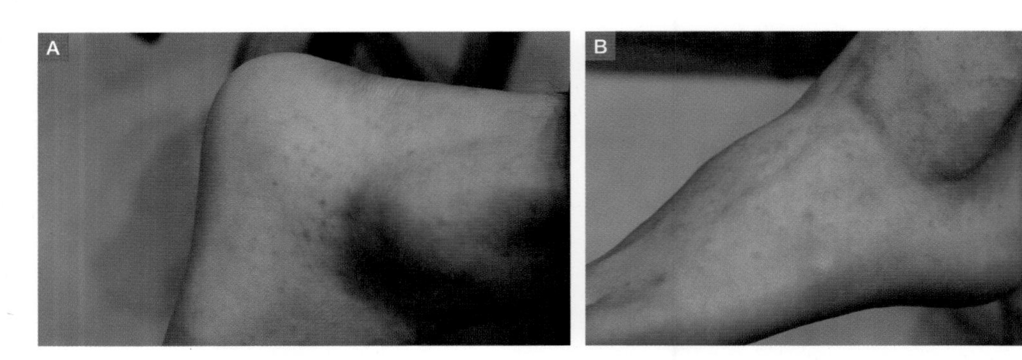

(A,B) 태선의 한 종류인 편평태선의 초기 증상에서 보여지는 홍반으로, 초기 진단이 쉽지 않지만 증상의 양상과 경과를 잘 관찰해서 감별해야 합니다.

대부분의 염증성 피부질환의 초기증상이 홍반 위주로 시작되기 때문에 진단에 어려움이 있을 수 있고 감별에 주의해야 합니다. 증상의 양상과 동반증상의 특징, 병력과 경과를 전체적으로 파악해야 진단의 실수를 줄일 수 있습니다.

홍종

홍종은 피부가 붉게 부어있는 상태를 말합니다. 국소 부위의 염증과 혈액정체반응이 극심할 때 나타나는 증상이며, 보통 높은 등급의 스테로이드제를 장기간 사용하다가 중단했을 경우 리바운드 현상이 심하게 진행될 때 보이는 증상입니다. 리바운드 증상 발현시기 및 긁는 상처로 인해 이차감염이 생겼을 때도 나타날 수 있는 증상입니다. 이러한 홍종 증상이 나타나는 단계에서는 다른 피부 증상과 달리 통증, 발열 등 전신증상도 나타날 수 있으며 이차감염의 우려도 크기 때문에, 의료인의 세심한 관찰과 시기에 따른 적절한 대처가 절대적으로 중요합니다.

Case 12 | **안면 피부염으로 수년간 스테로이드제 위주의 치료를 했던 70대 환자였습니다. 기존 치료제를 중단한 후 급격하게 열감과 부종, 홍조 증상이 나타났습니다. 무슨 증상인가요?**

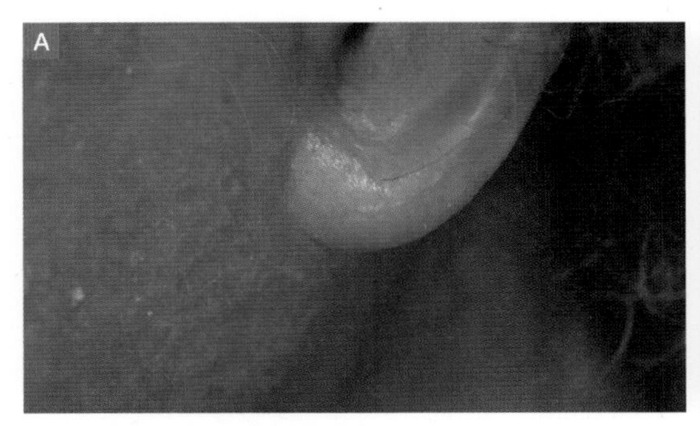

(A,B) 부분적인 리바운드 증상에 비해 정도가 심했기 때문에 처치 및 관리에 많은 주의가 필요했던 경우였습니다. 이러한 홍종의 우려가 있는 환자의 경우 스테로이드제 중단 시 테이퍼링을 통해 서서히 약물을 줄여나가는 것이 필요합니다.

진물(삼출)

진물은 손상된 피부의 열린 상처와 틈으로 조직액이 체외로 배출되는 증상입니다. 진물 증상은 가려움과 더불어 피부질환의 여러 증상 중 가장 환자를 힘들게 하는 증상입니다. 진물이 나게 되면 환자들이 심리적으로 많이 약해지며, 치료를 포기하는 경우도 많이 발생하는 단계이니, 환자의 피부 증상에 대한 부분과 함께 심리적 상태에도 관심을 기울여야 합니다.

진물은 피부의 염증반응이 가장 최고조에 이를 때 쉽게 동반될 수 있는 증상이라고 할 수 있는데, 역시 리바운드 증상 시기에 호발하며, 이 진물 상처를 통해 이차 감염도 잘 생길 수 있기 때문에 이 부분도 조심해야 합니다. 진물은 병리적인 증상이지만, 동시에 그 자체로 내부 독소와 노폐물이 배출되는 생리적인 반응이라고 볼 수도 있겠습니다.

Case 13 | 수개월 전부터 발생한 심한 화폐상습진 증상으로 20대 환자가 내원했습니다. 치료 초기부터 피부의 진물 증상이 심하게 반복되고 있고, 환자가 힘들어하고 있습니다.

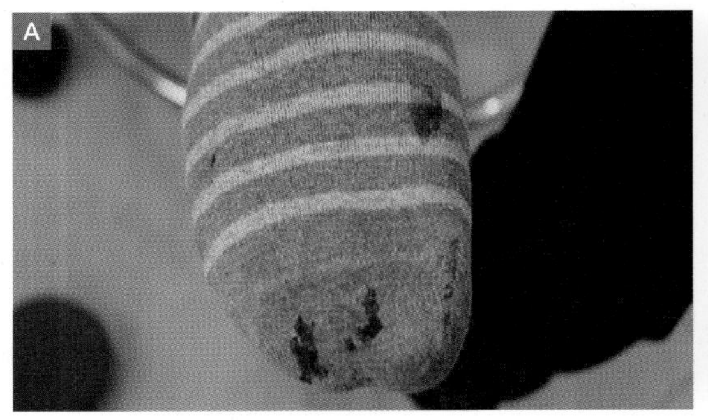

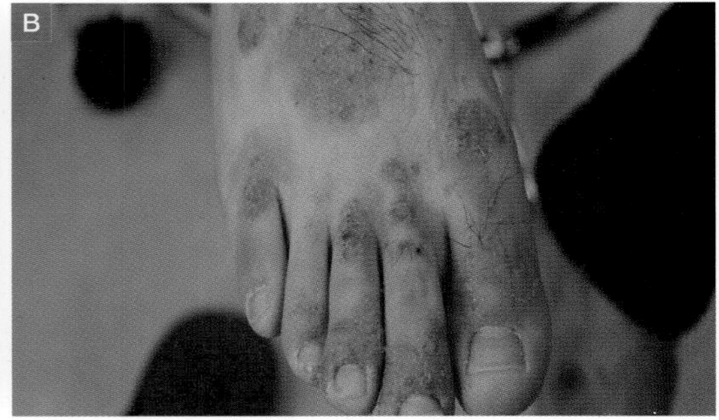

(A)는 심한 진물 증상으로 양물에 진물이 배어있는 상태의 모습이며 **(B)**는 양말을 벗기고 진물 가피가 함께 떨어져서 미란이 발생한 증상 모습입니다. 이 시기에는 환자가 우울감을 많이 느끼고 힘들어하니 치료, 관리뿐 아니라 환자의 심리적인 부분에도 관심을 기울여야 합니다.

Case 14 | **수년간 화폐상습진으로 국소 스테로이드제를 사용했던 20대 환자가 치료를 위해 내원했습니다. 기존 스테로이드제를 중단 후 증상의 양상이 바뀌고 있습니다. 피부 증상이 악화되는 상황인가요?**

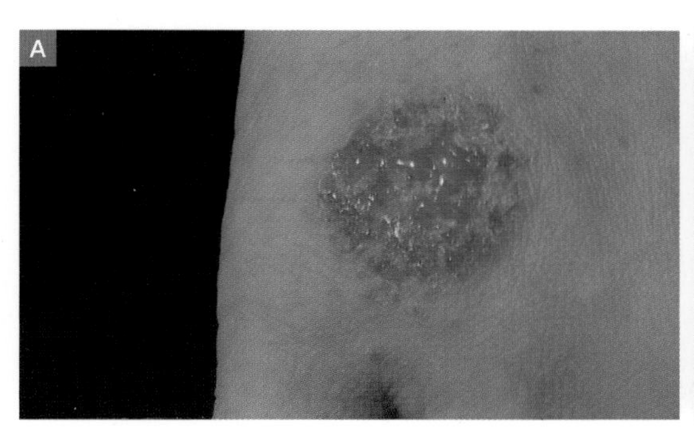

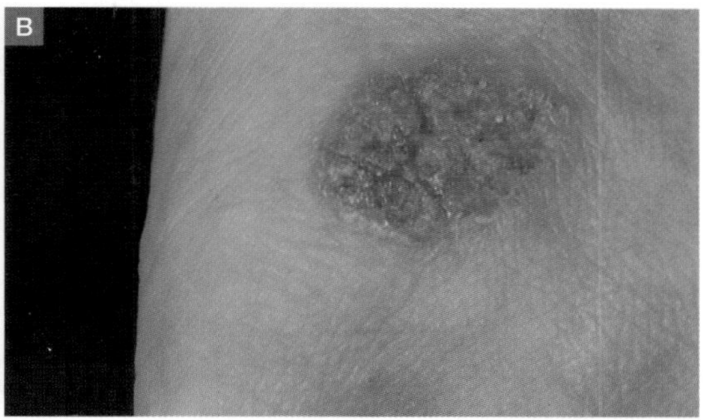

(A) 기존 스테로이드제 중단 2주 후의 리바운드 증상의 발현으로 진물이 나는 모습입니다.
(B) 2주 후 진물이 나는 피부에 자연스럽게 가피가 형성되면서 진물 삼출이 감소하는 호전 단계의 상태이며, 일단 진물 상태만 잘 넘어가면 그 후의 치료와 관리는 훨씬 수월하다고 볼 수 있습니다.

특히 소아 환자의 경우 진물을 동반한 피부염은 관리가 제대로 되지 않으면, 쉽게 2차 감염에 노출되기 때문에 이러한 경과와 관리에 대해서 보호자에게 충분히 당부를 하고 경과에 대해 이해시켜야 합니다.

일부 환자의 경우 진물이 나는 환부를 감염에 대한 우려로 과도하게 소독하는 경우가 있습니다. 하지만 과도한 소독은 오히려 피부의 재생을 방해할 수 있기 때문에 소독제는 꼭 필요한 경우에만 사용하며, 수시로 환부를 식염수 등으로 가볍게 씻어내고, 환부에 습포를 자주 하고, 적절한 외용제로 피부를 진정시키며, 환부에 손을 대지 않는 것이 가장 중요합니다. 어쩔 수 없이 옷이나 다른 부위에 접촉이 될 수 있는 피부 부위는 환부를 잘 보호하는 것이 필요합니다.

Tip

감별해야 하는 진물의 양상

① 염증이 극도로 심할 때의 진물: 환부의 구진, 수포 부위에서 진물이 맺히거나, 맑은 진물이 흘러내리는 형태를 나타냅니다.
② 염증도 있지만 상처가 원인이 되어서 나타나는 진물: 환부는 편평한 편이나 홍반 부위의 피부가 불규칙하게 벗겨진 형태의 상처가 보이면서 진물이 맺히거나 흐릅니다.
③ 갑자기 생긴 노란 진물: 이차감염으로 인한 증상일 수 있으니, 농포 및 감염증상과 증상변화의 양상을 살펴서 판단해야 합니다.

각질(인설)

각질은 피부의 최외층에서 피부를 보호하고 수분을 유지하는 보호막 역할을 하는 피부층입니다. 각질 증상은 피부질환에서 염증과 상처 등으로 피부가 손상된 상황이나, 재생되고 완화되는 과정에서도 두드러지게 보이며, 생리적인 의미와 병리적인 의미를 동시에 나타내는 피부 증상입니다.

대개 환자들은 피부치료의 과정에서 각질이 증가하거나 반복되면 불안해하는 경우가 많습니다만, 각질은 억제 및 제거의 대상이 아니라는 것을 환자에게 올바르게 인식시켜주는 것이 중요합니다. 대부분 홍반, 진물 등의 염증 증상이 완화되는 시기에 각질이 증가하기 때문에, 이러한 증상이 있는 환자에게, 곧 각질이 증가할 수 있으며, 이것이 호전 반응이라는 것을 미리 알려주는 것도 좋습니다.

단, 각질이 증가한 시점에, 피부에서 심한 건조감과 당김, 따가움 등을 느낄 수 있습니다. 심한 경우 피부의 균열이 생기기도 하고, 일시적으로 가려움도 심해질 수 있으므로, 그에 대한 대처를 잘 해야 합니다. 각질이 증가하는 상황에서, 환자들이 보습제를 과하게 사용하는 경우가 많은데, 적당히 사용할 수 있게 지도해야 합니다.

Case 15 | 손 습진 치료를 위해 20대 환자가 내원했습니다. 치료를 시작하고 증상의 변화가 생겼습니다. 피부가 좋아지는 과정이 맞나요?

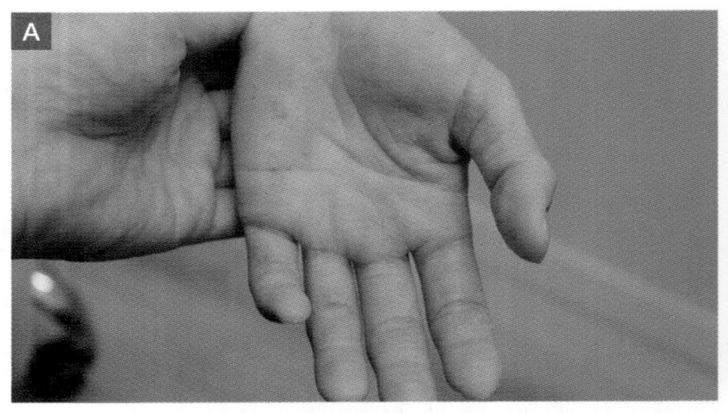

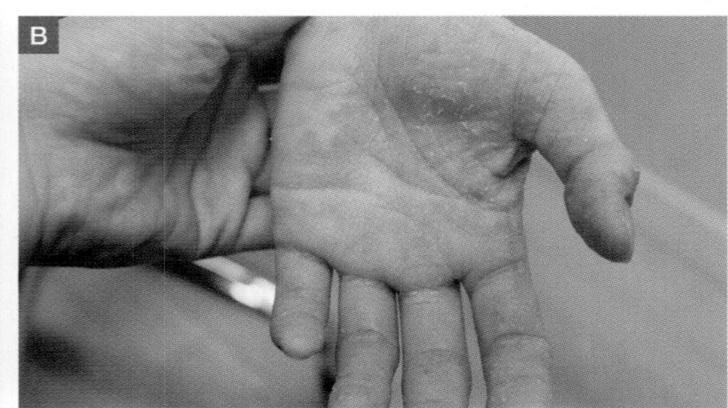

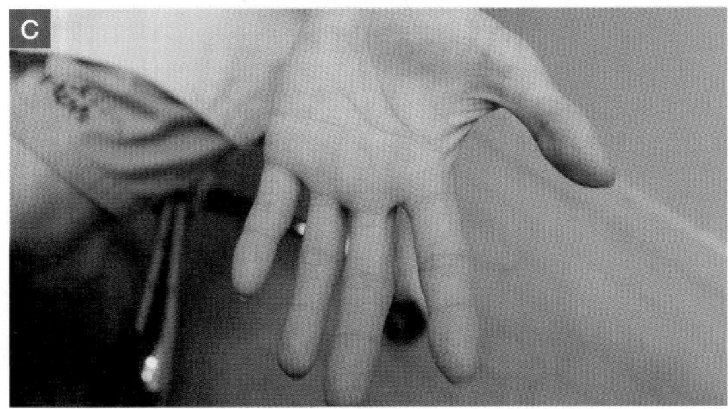

(A) 치료 초기의 모습으로 홍반, 구진, 가려움이 심한 상태였습니다.

(B) 치료 과정에서 홍반은 완화되는 것 같았으나 일시적으로 각질이 더욱 증가되어 환자가 당김, 가려움으로 불편함을 더 호소했습니다.

(C) 치료가 더 진행이 되면서 각질이 자연스럽게 탈락하고 정상 피부로 회복되었습니다.

색소침착

만성화된 피부질환에서 가장 마지막까지 남는 증상이 바로 색소침착과 태선화 증상입니다.

색소침착은 염증과 상처로 인해 손상된 피부가 재생되는 과정에서 나타나는 증상으로, 생리 반응과 병리 반응을 동시에 나타내는 증상입니다. 색소침착은 만성적이고 고착화된 중증의 피부염의 증거라고 볼 수 있으며, 심한 염증반응과 찰상이 반복되는 경우 색소침착이 더 오래 지속될 수 있습니다.

Case 16 | 피부의 습진증상이 급성기를 지나면서 피부색이 어두워졌어요. 피부의 어떤 증상인가요?

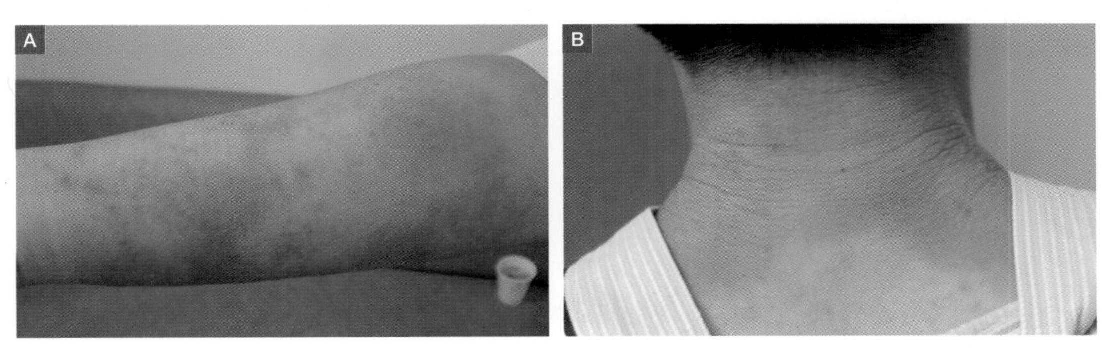

(A)는 화폐상 습진의 심한 염증 단계를 막 넘긴 상태에서 나타난 색소침착 증상이며 (B)는 만성화 정도가 심한 중증 아토피피부염 증상에서 태선화와 같이 나타나는 색소침착의 증상 모습입니다.

임상에서 만성적인 중증의 아토피피부염, 습진 환자의 진료에서 색소침착을 치료의 목표로 설정해서는 안 되며, 홍반, 가려움, 진물 등 다른 원발진 증상의 호전을 목표로 집중치료를 한 후, 색소침착은 서서히 자연스럽게 회복되는 것을 기대해야 합니다.

Case 17 ǀ **심한 화폐상습진 증상으로 20대 환자가 치료를 받았습니다. 다른 염증성 증상들은 많이 호전되었으나 발등에 색소침착 증상이 남아 있습니다. 이 증상은 소실될 수 있을까요?**

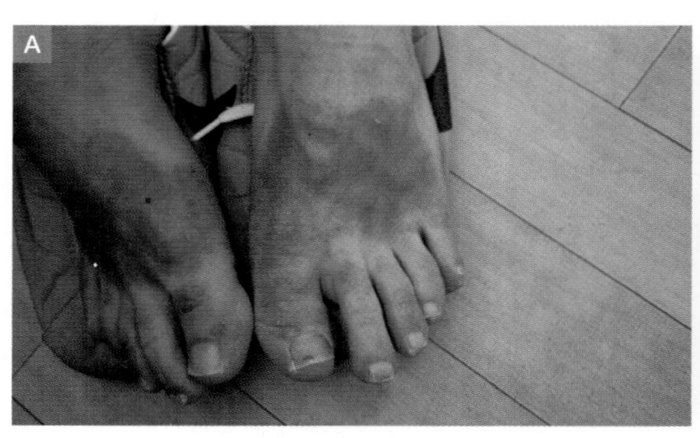

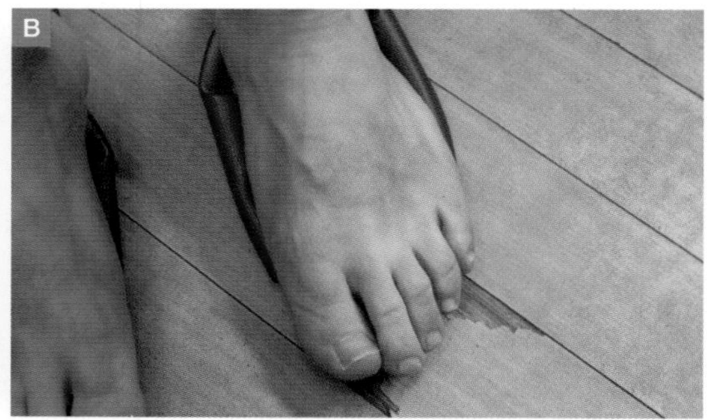

경중등도의 피부염 환자에서 국소적인 색소침착은 염증 증상 완화 후 수개월 내에 흔적 없이 소실되는 경우도 많습니다.
(A)는 화폐상 습진 치료 중 색소침착이 두드러지게 나타났던 단계의 증상 모습이며 **(B)**는 치료 후 수개월 후에 색소침착이 소실된 피부의 모습입니다.

Case 18 ǀ **소아기부터 시작된 아토피피부염 치료를 위해 내원한 10대 후반 남자 환자입니다. 색소침착 증상은 소실될 수 있을까요?**

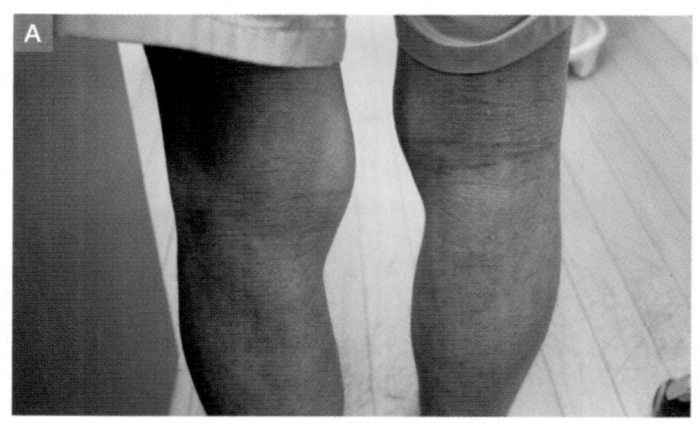

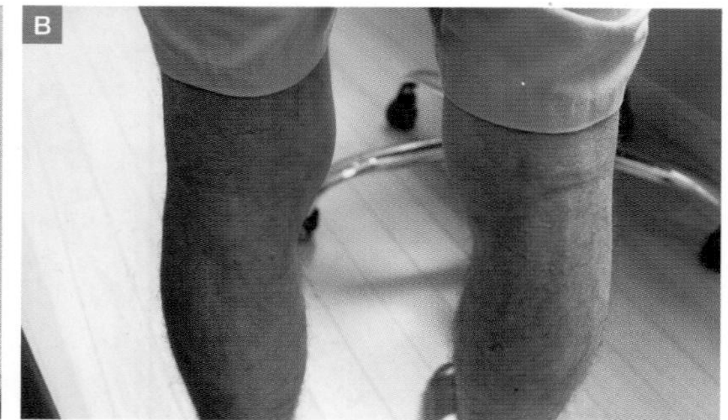

소아기부터 아토피피부염이 반복되고 스테로이드제를 오래 사용한 환자의 색소침착은 완전히 원래 피부색으로 회복되는 것이 한계가 있습니다.
(A)는 만성화된 아토피환자의 피부증상이며, **(B)**는 수개월의 치료로 가려움, 홍반, 구진, 찰상 증상은 많이 완화되었으나 색소침착과 태선화 증상의 변화는 많지 않은 상태의 모습입니다.

태선화

태선화란 피부층이 나무껍질처럼 거칠어지고, 코끼리 피부처럼 두터워지는 증상입니다. 오랜 기간 동안 아토피피부염, 습진 증상이 반복된 중증의 환자들에게서 특징적으로 나타나는 증상입니다. 아토피피부염, 습진이 만성화, 중증화되면서, 회복 재생되지 못한 피부에 다시 반복적으로 찰상, 염증이 반복됨으로 인해 발생합니다.

일부 국소부위에 부분적으로 나타나는 국소적 태선화 증상과 중증 아토피피부염 환자에게서 전신에 나타나는 전신적 태선화 증상이 있습니다. 국소적 태선화 증상은 어느 정도까지는 정상 피부로 회복이 가능한 경우도 있습니다. 전신적 태선화 증상의 경우, 다른 가려움, 홍반, 구진과 같은 염증성 증상이 소실되더라도 태선화 증상은 크게 호전되지 않는 경우가 많습니다.

Case 19 | 아토피피부염으로 치료를 받고 있는 환자입니다. 피부의 증상이 만성화되면서 태선화 증상이 나타났는데, 이 태선화 증상은 소실될 수 있을까요?

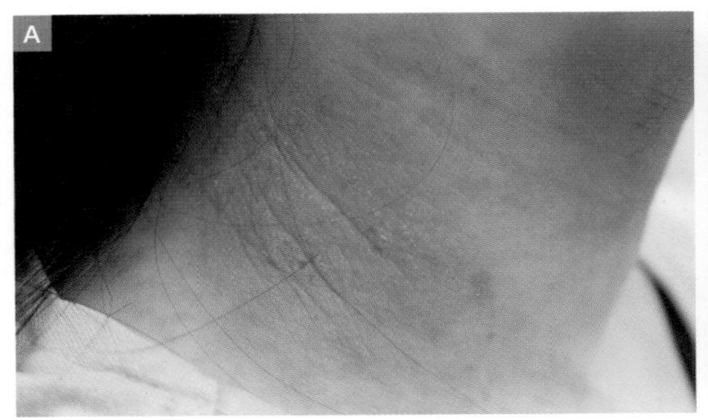

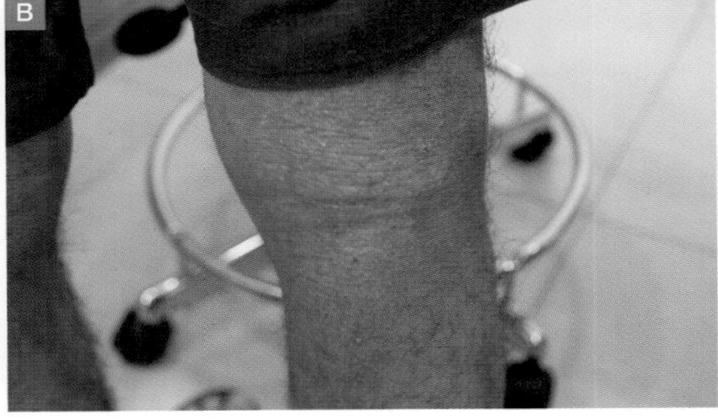

(A) 아토피피부염 치료과정에서 급격한 리바운드 증상으로 국소부위에 태선화 증상이 생겼으나, 피부염 증상의 호전 후 태선화도 회복되었습니다.

(B) 소아기부터 반복된 아토피피부염으로 전신의 태선화 증상이 있었는데, 결국 태선화의 회복에는 한계가 있었습니다. 피부질환의 증상 정도, 이환 기간 등에 따라, 태선화 증상의 완전한 피부 회복에 한계가 있음을 환자에게 미리 인지시켜야 할 수 있습니다.

태선화 증상 역시, 색소침착과 마찬가지로 피부치료의 목표로 설정해서는 안 되며, 다른 증상을 위주로 치료하고 나서, 오랜 시간을 통해 조금씩 완화되는 것을 기대해야 합니다.

피부질환에서 통증이 나타날 때가 있습니다!

대부분의 피부질환은 감각 증상에 있어서는 가려움이 주증상으로 나타납니다. 하지만 가끔 피부의 통증을 호소하는 경우들이 있습니다. 이런 경우에 '환자의 언어'를 잘 해석하는 것이 필요합니다.

① 피부를 너무 긁고 손상시켜 찰상과 함께 통증이 느껴지는 경우

② 수포, 농포 등의 증상이 터지고 손상되어 쓰린 통증이 느껴지는 경우

③ 단순포진, 대상포진 등 통증이 특징적인 감염성 질환인 경우

④ 화농성 한선염, 종기 등 통증을 수반하는 화농성 피부질환의 경우

이러한, 여러 가지 경우가 있을 수 있으니 피부의 증상과 환자의 자각증상을 잘 관찰하고 파악하여 적절한 대처와 치료를 진행해 나가야 합니다.

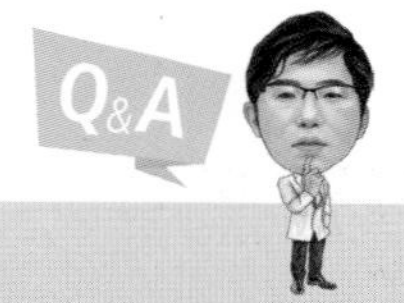

Q 피부에 여러 복잡한 증상들이 섞여 있을 때 이것을 어떻게 해석해야 하나요?

A **피부에 한 가지 피부 증상만 존재하는 경우는 없으며, 늘 여러가지 피부 증상이 서로 혼재되어 있는 경우가 보통입니다. 그 안에서 염증성 증상이 더 위주인지, 만성손상 증상이 위주인지, '병세'를 파악하고 거기에 대한 대처, 치료를 해야 합니다.**

Case 20 | 발의 피부 증상을 호소하며 환자가 내원했습니다. 현재 이 환자의 피부 증상을 어떻게 해석해야 할까요?

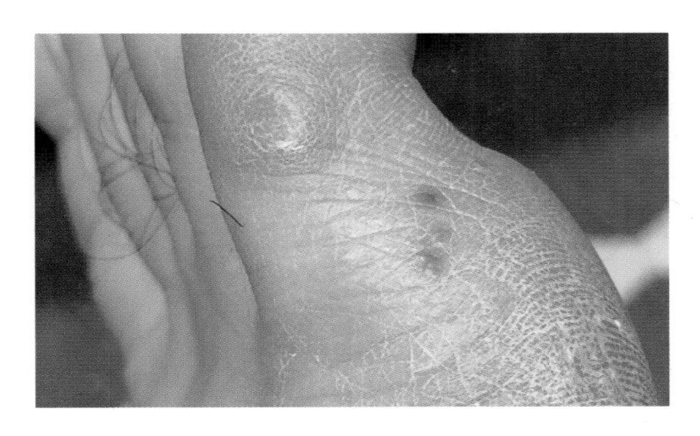

한 환자의 피부질환에서 한 시점에도 여러 단계의 피부 증상이 동시에 존재합니다! 위 환자의 피부는 전체적으로 건조경향이 심하고, 발바닥 피부는 인설이 두꺼워져 있는 상태이며 발가락 외측으로는 굳은살의 증상도 보입니다. 발 측면으로 홍반, 구진, 수포와 함께 소양감을 느끼고 있으나 증상이 현재 더 이상 퍼지지 않고 있으며, 발적의 양상도 암갈색으로 변한 상태입니다. 현재 증상은 염증성 증상의 경향은 경증의 상태에서 호전되고 있으나 만성화 경향이 심해지고 있는 상태이니, 이것을 종합적으로 판단하여 치료의 방향을 정해야 합니다.

요약

이상의 피부 증상에 대해서 살펴본 것과 같이, 피부의 증상은 하나의 단편의 증상으로 바라보기보다는 염증과 손상의 흐름에서 각 증상을 파악해야 합니다.
또한 각 증상은 무조건 병리적이고 없애야 할 증상이 아닌, 생리적인 의미도 함께 나타낸다는 것을 이해해야 합니다.

03
피부의 진단

피부의 진단!

피부질환 진료를 생각하면 가장 부담되는 부분 중 하나입니다.
하지만 피부의 진단은 아주 대단한 기기나 스킬이 필요하다기보다는, 환자의 증상에 대한 성의 있는 관찰, 관심 그리고 정성이 필요합니다.

피부 병리 상태 진단의 대부분은 의료인의 육안에 의한 피부 병변 부위 관찰, 즉 시진(an ocular inspection, 視診-望診)이 가장 기본이 됩니다.

Case 1 | 여러 피부질환의 사진들이 있습니다. 무슨 피부질환일까요?

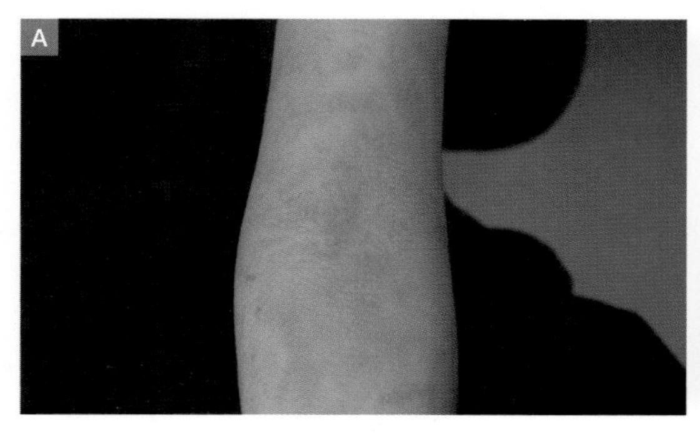

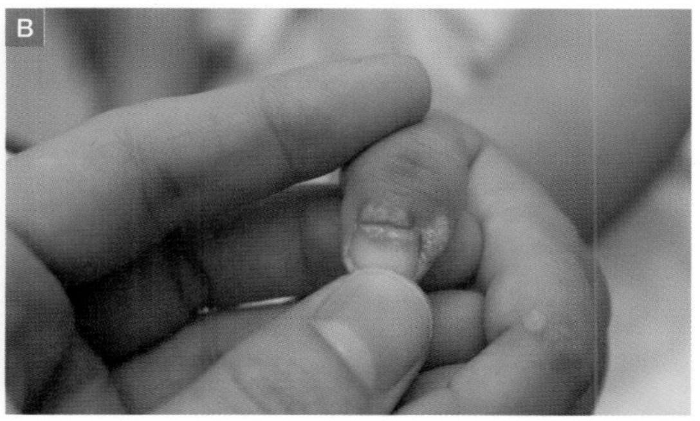

전형적인 질환 특징을 갖고 있는 피부질환의 진단은 의료진이 약간의 지식과 경험만 있어도 쉽게 진단할 수 있습니다.
(A)는 전형적인 사지 굴측부의 습진 증상을 특징으로 하는 아토피피부염 환자의 증상 모습이며 **(B)**는 표피의 과증식으로 인한 구진을 특징으로 하는 심상성 사마귀의 증상 모습입니다.

주요 피부질환의 전형적인 증상의 형태적 특징은 확실하게 눈에 익혀놔야 합니다!

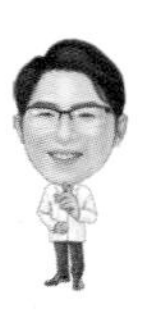

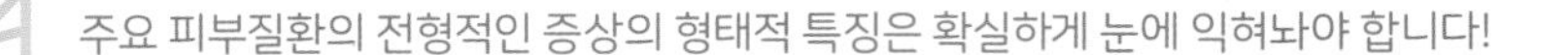

그런데 모든 환자가 전형적인 피부 증상을 보이며 내원하지는 않습니다. 피부질환의 진단이 시진이라고 해서 단순히 환부를 쓱 보고 모든 진단 과정이 쉽게 끝나는 것은 아니지요. 결국 피부질환의 진단은 단순히 잠깐 보는 것만으로 이루어지는 것이 아니며, 임상 양상과 질환의 진행단계, 병력을 파악하여 논리적, 순차적으로 판단하는 과정을 포괄합니다.

Case 2 | 피부의 홍반 증상을 호소하며 환자가 내원했습니다. 무슨 피부 질환일까요?

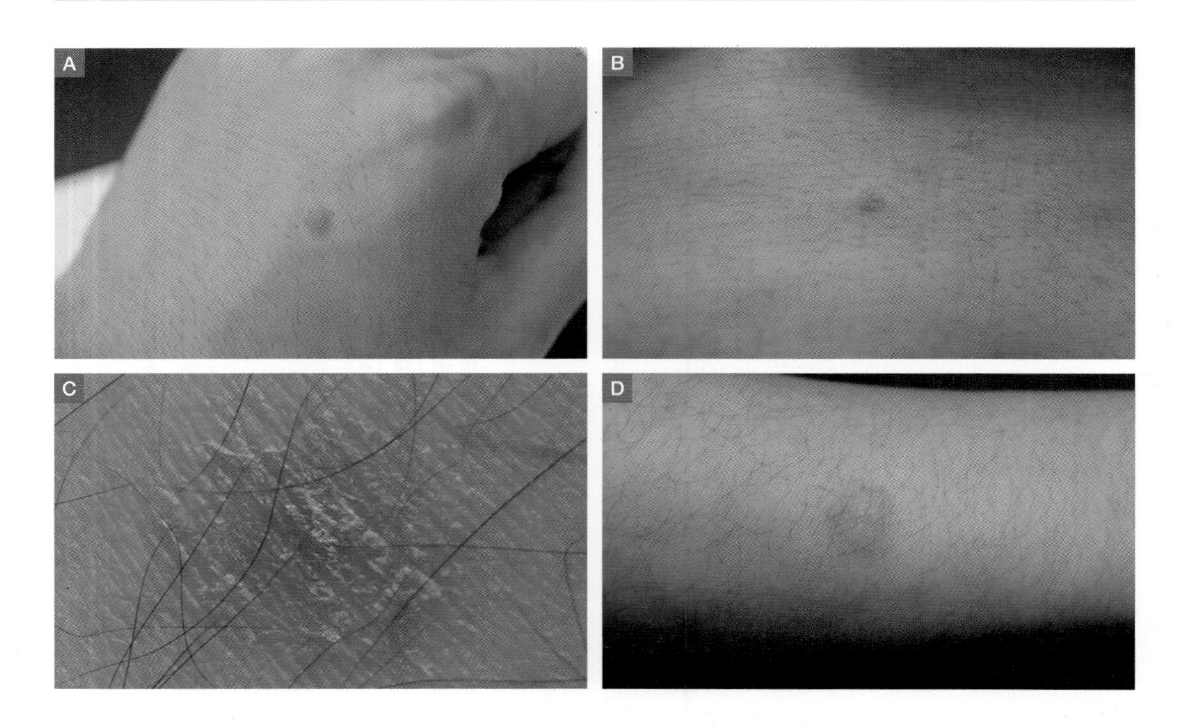

피부의 홍반 증상을 호소하는 환자가 내원했습니다. ① 환부의 관찰로는 작은 홍반을 보이는 초기 피부 증상입니다. 하지만 진단을 하는 입장에서는 (A,B)의 홍반 증상만으로 정확한 진단을 하기에 아주 난감한 경우라고 할 수 있습니다. 모낭염, 화폐상습진, 건선 등 대부분의 염증성 피부질환은 작은

홍반에서 시작되기 때문이죠. 이런 경우 단순히 홍반의 형태만으로는 진단이 어렵기 때문에 ② 임상 양상을 좀 더 자세히 파악합니다.

(C)는 환부를 좀 더 확대한 모습이고, 자세히 관찰하니 얇은 인설이 보입니다. 그리고 문진을 통해 환자는 가려움을 크게 못 느낀다는 것을 파악합니다. 다음으로 환자의 ③ 과거력을 파악해 봅니다. 환자는 6개월과 2년 전 팔, 다리에 (D)와 같이 홍반 증상이 생겨 건선 진단과 치료를 받은 적이 있다고 합니다.

이상을 ④ 논리적, 순차적으로 파악하여 이 환자의 최근 발견된 작은 홍반 증상은 건선의 초기 단계의 홍반이라는 것이라고 임상적 진단을 마무리합니다.

이러한 과정이 성의 있고 꼼꼼하게 이루어진다면 일차 의료기관에서 접할 수 있는 대부분의 피부질환을 진단 감별할 수 있습니다.

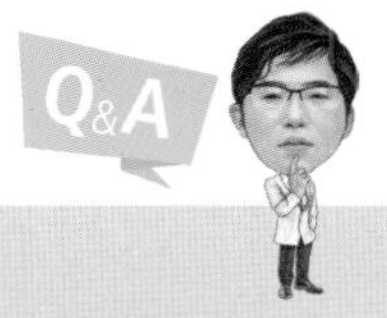

Q 피부질환의 진단명은 서양의학적 진단명인데, 변증시치를 중요시하는 한의학적 치료에서 큰 의미가 있을까요?

A **물론 한의학적 피부질환 치료에서 가장 중요한 것 중의 하나가 정확한 변증과 병인파악과 그에 따른 한의학적 관점의 치료입니다. 하지만 그에 못지않게 피부질환의 올바른 진단은 역시 중요한 부분입니다.**

피부질환의 진단명은 그룹들을 나누는 것과 같다고 생각합니다. 예를 들어 A라는 그룹을 만들어서 A의 특징에 맞는 구성원들을 그룹으로 모았습니다. 물론 그 안에도 다양한 특징을 갖고 있는 구성원이 있지만, 크게는 비슷한 특징을 갖고 있는 것입니다. 따라서 그룹을 올바르게 파악하는 것으로 그 특징과 경과와 예후가 파악이 될 수 있기 때문에 그 진단이 의의가 있는 것입니다. 저는 추천하는 것은 아니지만, 때로는 진단명에 따른 한약 처방도 좋은 효과가 있는 이유입니다.

피부 치료의 기준에서 가장 중요한 것은 인체를 기준으로 한다는 것입니다.

Case 3 | 피부에 홍반을 호소하는 두 환자가 내원했습니다. 무슨 피부 질환일까요? 비슷해 보이는데 같은 질환일까요?

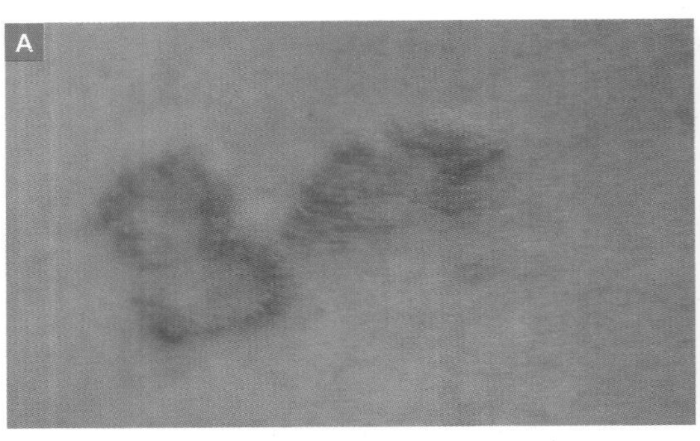

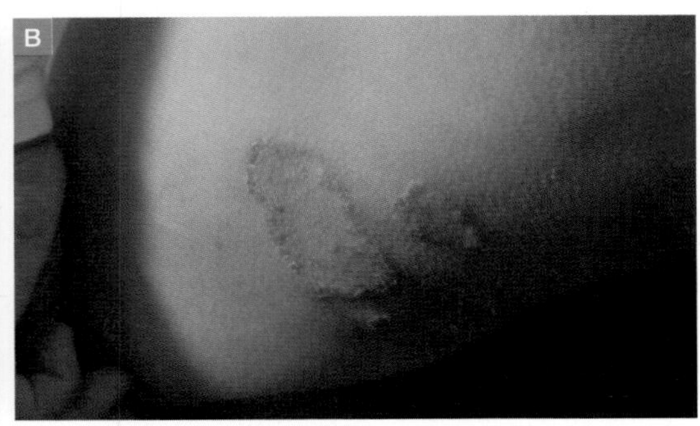

고리형태의 홍반을 주 증상으로 하는 것이 거의 비슷한 형태입니다. 같은 질환일까요?
시진은 임상 증상의 형태적인 관찰만으로 끝나는 것이 아니라, 임상 양상의 변화와 단계에 대한 논리적, 순차적인 분석을 필요로 합니다.
(A)는 건선 회복기에 환부의 내부가 정상 피부로 회복되면서 나타나는 고리형태 홍반이고요,
(B)는 체부백선의 특징적인 고리모양 홍반의 증상 모습입니다. 형태적으로는 비슷해 보이나 감별이 꼭 필요하겠죠?

시진과 함께 필요한 경우에는 환부를 만져보는 촉진이 필요한 경우가 있습니다. 촉진을 통해 피부 외면의 느낌, 환부의 경결과 통증 등의 증상을 확인할 수 있는데요, 만성화된 결절과 급성 염증 반응의 환부를 비교할 때도 경결의 느낌을 비교할 수 있습니다. 지방종과 다른 결절성 질환들을 감별할 때는 환부를 만져서 느낌을 비교할 수 있고, 사마귀와 티눈을 감별할 때 환부를 눌러서 통증 여부를 살피기도 합니다.

Case 4 | 피부의 진단에서 촉진은 언제 필요할까요?

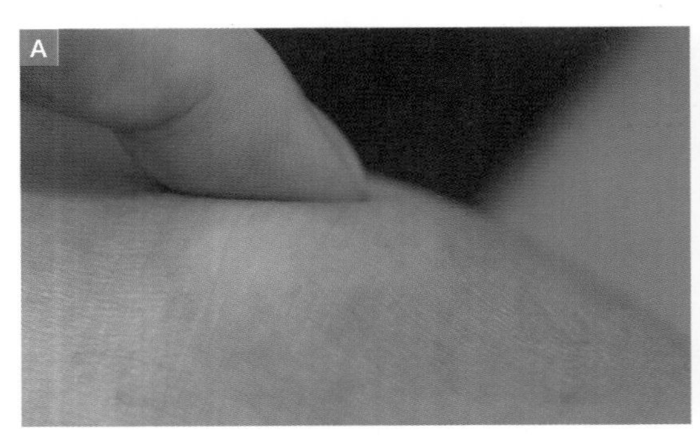

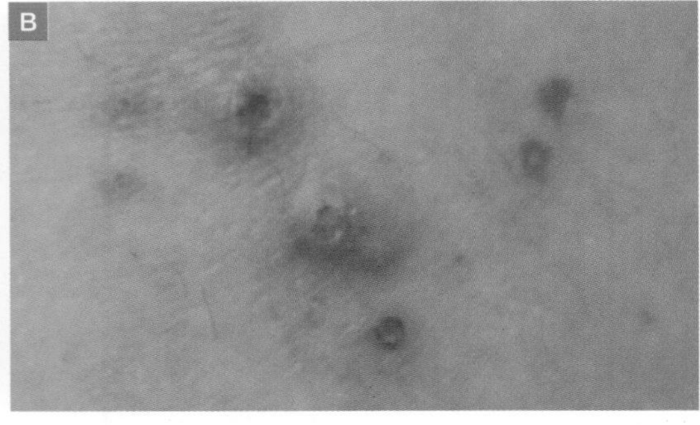

(A)는 지방종의 증상 모습입니다. 악성의 증상과 비교하기 위해 촉진을 통해 말랑말랑하고 경계가 뚜렷한 양상 그리고 눌렀을 때 통증이 없음을 확인해야 합니다.
(B)는 결절성양진의 증상 모습입니다. 낭종, 종기와 같은 화농성 질환과 비교하기 위해 환부 겉의 촉진을 통해 태선화된 표면을 확인합니다.

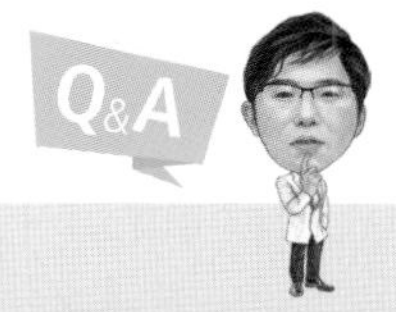

Q 초진 때 환자에게 현재 피부질환에 대해 진단을 내렸습니다. 환자에게 이 진단이 절대적인 것으로 인식하게 해야 할까요?

A **네 가지 경우로 생각해 볼 수 있겠네요**

① A ⇨ A : 우선 전형적인 질환의 양상을 나타내는 경우입니다. 피부질환으로 내원하는 환자들의 질환 양상은 높은 비율로 전형적인 질환의 양상을 나타냅니다. 그리고 치료 기간 동안 그 질환의 범주 안에서만 변화하다가 치료가 되는 경우가 많습니다. 이러한 경우는 초기 진단이 치료 마지막까지 변화가 없는 경우라고 할 수 있습니다.

② A ⇨ A' : 두 번째로는 피부질환 치료과정에서 그 환자의 증상이 약간 질환의 범주를 넘어서 변화양상을 보이는 경우입니다. 예를 들어, 아토피피부염 환자의 증상이 치료과정과 여러 상황의 영향으로 아토피피부염 증상은 완화되고, 남아있는 증상이 화폐상 습진 및 한포진 등의 특징을 나타내는 경우가 있습니다. 하지만, 이런 경우는 습진이라는 큰 범주를 넘지 않는 선에서 질환의 특성이 약간 변화하는 경우라고 할 수 있겠습니다.

③ A ⇨ A+B 세 번째로는 피부질환 치료과정에서 다른 새로운 증상이 추가로 생기는 상황입니다. 아토피피부염 치료 중에 약해진 피부의 틈으로 물사마귀나 편평사마귀가 생기는 경우가 있습니다. 그러다가 아토피피부염은 치료되었는데, 물사마귀나 다른 질환만 남아있는 경우가 있습니다.

④ A ⇨ B : 네 번째로는 질환이 다른 질환으로 바뀌는 경우로 주로 증상억제제의 영향이 있을 수 있습니다. 다른 의료기관에서 증상억제 위주의 치료를 하던 건선 환자의 증상이, 증상억제제를 중단하고 습진의 양상을 나타내는 경우가 있었습니다. 이러한 경우는 초기질환이 약물의 영향으로 다른 질환으로 전병이 된 괴병이라고 할 수 있습니다.

따라서, 초기 진단은 그때의 여러 근거와 상황에 대한 분석으로 종합적으로 진단하되, 질환의 진행상황과 여러 요인의 영향으로 질환의 추가 진단명이 생기거나, 다른 진단명이 생길 수도 있다는 것을 인지해야 합니다.

그렇다면 피부와 관련된 여러 검사들은 언제 필요한 것일까요? 꼭 필요한 것일까요? 답은 일부 특정 상황에 있어서만 검사가 꼭 필요하다는 것입니다. 그런데 피부질환 환자 중 간혹 피부 검사에 맹목적인 기대를 하거나, 그 결과에 과도하게 집착을 하는 경우들이 간혹 있기 때문에 이러한 부분을 잘 이해시키는 것이 필요합니다. 물론 검사가 꼭 필요한 상황은 임상에서 소홀히 하는 경우가 없어야 합니다.

진균 검사(Fungus study)

피부에 시행하는 이학적 검사로 주로 진균 감염이 의심될 때 시행합니다.

1) KOH 검사: 병변의 인설을 채취하여 현미경으로 균사를 관찰합니다.
2) 우드등 검사(wood light examination): 백선균, 어루러기, 세균 감염, 색소 질환을 진단하는데 사용합니다.

Case 5 I 홍반 증상이 비슷한 두 환자가 내원했습니다. 무슨 질환일까요? 같은 질환일까요?

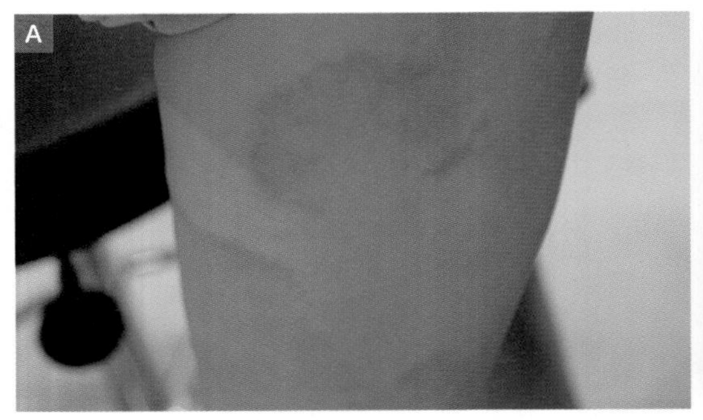

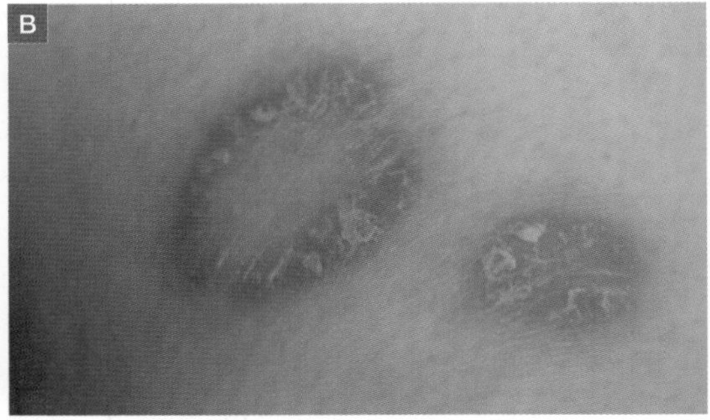

진균 질환 환자의 환부, 병력과 증상의 특징, 병변의 특징적 형태로도 임상적 진단이 가능하나, 다른 질환과의 감별이나 확진이 필요한 경우 검사를 의뢰, 시행합니다.
(A)는 체부백선의 고리형 홍반 모습이며, **(B)**는 건선의 호전 단계에서의 홍반 증상 모습입니다.

조직 검사(피부 생검-Skin biopsy)

전형적인 질환의 특징과 다른 임상 증상 관찰되어 진단 감별이 애매하거나 병변의 양상이 악성의 가능성이 있을 때 시행합니다.

Case 6 | 등에 있는 점 증상인데 최근 들어 크기가 많이 커지고 모양이 좀 달라졌습니다. 검사가 필요할까요?

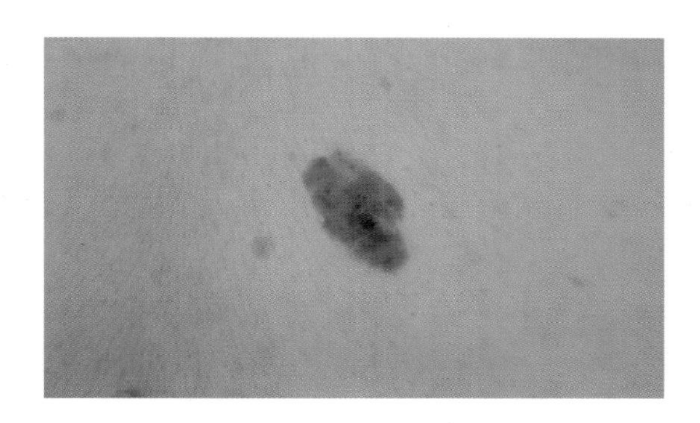

임상 양상이 전형적인 증상과 다르거나, 악성의 가능성이 의심되면 조직검사를 시행하게 합니다. 위의 사진은 모반이 단기간에 확대되며 악성이 의심되어, 검사를 의뢰한 후 일반 모반으로 결과가 나왔던 경우입니다.

임상에서 흔히 보이는 피부질환 중 감별을 위해 조직 검사가 필요할 수 있는 경우

① 사마귀, 지루각화증, 광선각화증 융기된 병변과 편평상피세포암, 기저세포암의 감별
② 모반, 지루각화증, 편평사마귀와 악성흑색종의 감별
③ 유두습진과 파제트병(유방암)의 감별

- 치료 중 지속적인 병변의 악화와 급격한 병변 증가의 경향이 있으면 검사를 의뢰하는 것이 필요합니다.

첩포 검사(Patch test, Skin test)

알레르기 항원 첩포를 붙여 항원에 대한 피부 반응을 파악하는 검사로써, 알레르기성 접촉피부염 및 즉시형 알레르기에 검사의 의미가 있는 테스트입니다. 하지만 일부의 경우 아토피피부염 및 만성염증성 피부질환에서, 질환의 원인과 이러한 테스트가 절대적인 관계가 있는 것으로 인식을 해서 알러젠에 대한 과민된 행동을 하거나, 과도하게 제한된 식이를 하는 등 잘못된 영향을 주는 경우가 많으므로 주의해야 합니다.

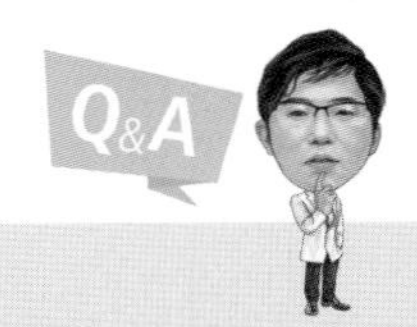

Q 피부의 만성적인 홍반증상으로 환자가 내원했습니다. 여러 단계의 진단을 통해 체부백선이라고 진단을 할 수 있었습니다. 환자가 내원 전 치료했던 의료기관에서는 습진이라고 진단을 받았었다고 하는데요, 환자에게 그 전의 진단은 틀린 것이었다고 말해줘야 하나요?

A 실제 임상에서 피부질환의 진단은 항상 어려운 점이 많고 때로는 놓치는 부분도 있을 수 있습니다. 다른 의료기관에서 초기 증상에서 진단의 포인트가 잘 나타나지 않는 단계에서 진단했을 수도 있고, 환자의 임상 양상이 변했을 수도 있으며, 다른 여러 가능성이 있습니다. 환자에게 '오진'이라던가 하는 단어는 사용하지 않는 것이 좋으며, 현재의 진단에 따라 같이 치료하는 것에 집중하게 하는 것이 좋습니다.

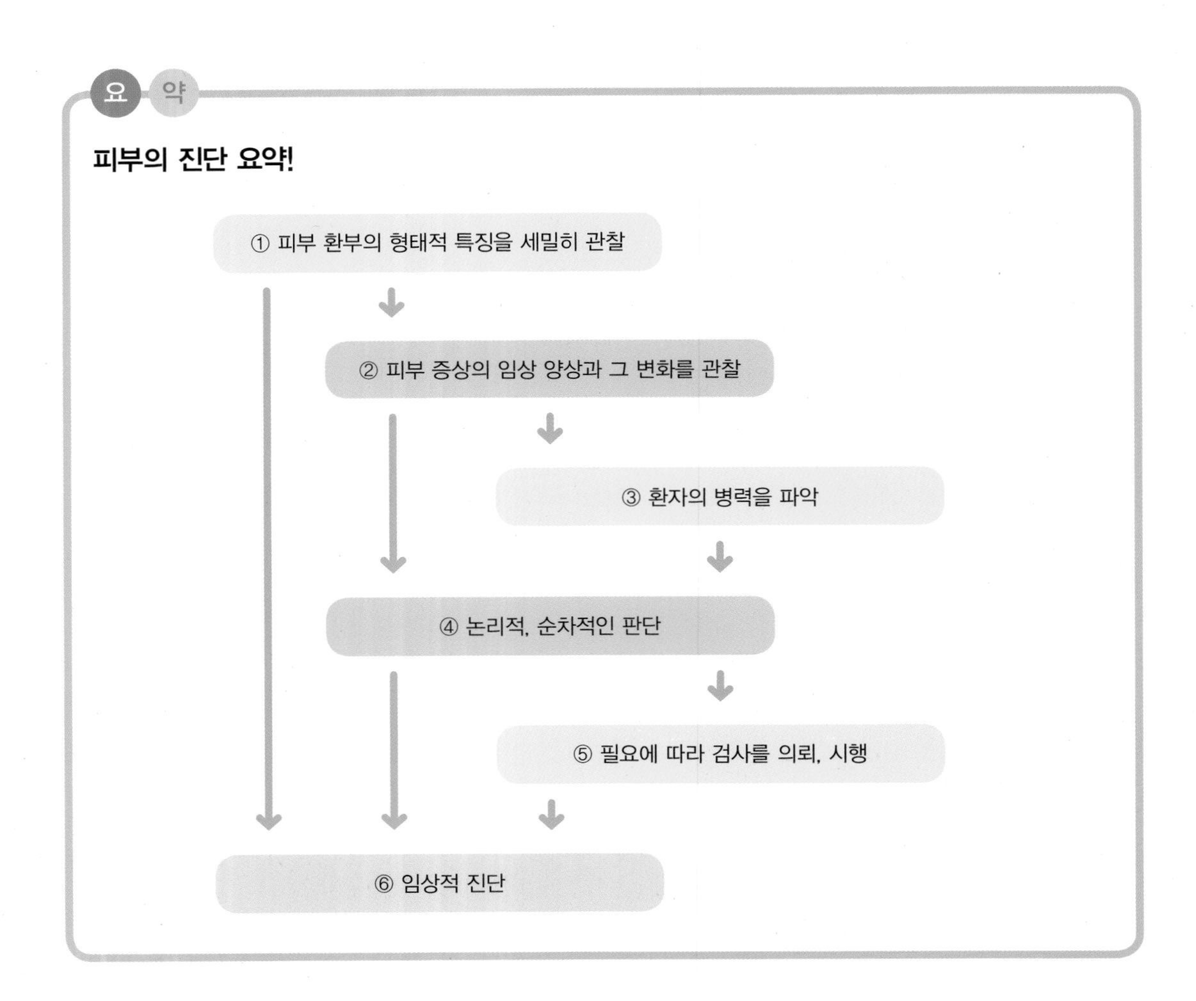

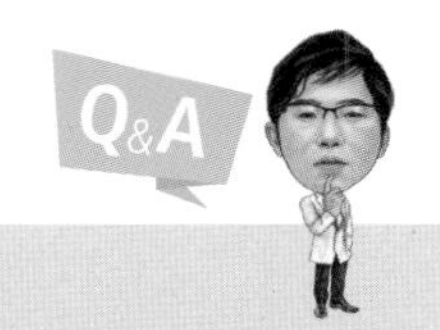

Q 기존 진단명은 어느 정도 의미가 있나요?

A **피부질환으로 내원하는 환자들의 진단명은 의료진이 해석을 통해 참고하도록 해야 합니다. 여러 경우들이 있습니다.**

① 환자가 본인의 질환이 무슨 질환인지 모르는 경우
: 진료를 통해서 임상적 진단을 하면 됩니다.

② 환자가 임의로 본인의 질환을 짐작해서 알고 있는 경우
: 환자의 말을 참고는 하되 다시 원점에서 과정을 거쳐 진단해야 합니다. 그리고 환자의 기존 짐작이 틀린 경우 그 차이를 설명해주는 것이 신뢰에 도움이 됩니다.

③ 다른 의료기관의 진단을 받고 온 경우
: 기존 진단을 참고로 하되, 전형적인 증상의 케이스가 아닌 경우 다시 과정을 거쳐 진단을 하는 것이 좋습니다. 의료기관의 진단이라고 환자가 전달하는 경우 중, 알고 보니 환자 임의로 생각해서 전달하는 경우도 많기 때문에 이 부분도 주의해야 합니다.

1. 피부질환 진단의 실제

피부질환은 그 질환 분류의 기준이 섞여 있는 이유로, 진단에 있어서도 하나의 명확한 절대적인 기준은 없습니다. 어쩔 수 없이 실제 임상에 있어서 의료인의 경험적인 부분이 쌓여야 하고, 자신만의 기준이 생겨야 합니다.

염증성 피부질환의 진단에 대해 하나의 경험적인 기준을 같이 보시겠습니다. 참고로 하셔서 응용하시고 자신만의 기준을 만드셔도 좋습니다.

먼저 대부분의 염증성 피부질환 환자들이 피부의 증상(발진, 홍반, 발적, 뾰루지, 오돌토돌한 것, 습진 등 다양한 표현을 할 수 있음)을 호소하며 내원합니다.

발진

하지만 실제 진료를 보면 발진을 호소하는 환자들이 모두 발진증상이 있지는 않습니다. 이 단계에서는 이 질환이 ① 염증을 동반한 증상인지 ② 염증을 동반하지 않은 증상인지를 구별해야 합니다. 그 후 ① 염증을 동반한 증상은 4~6주를 기준으로 (1) 급성과 (2) 만성으로 구별을 하고, ② 염증을 동반하지 않은 증상은 (1) 현재 피부에 아무 구진, 홍반 증상이 없는 경우와 (2) 피부에 비염증성 증상만 있는 경우로 구별을 합니다.

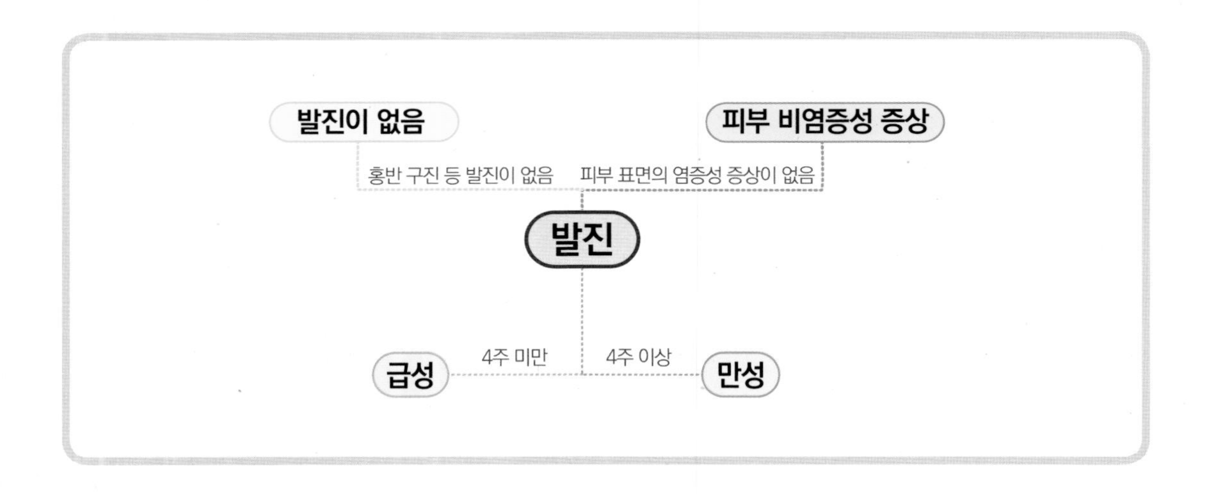

발진이나 습진 증상을 호소하며 내원했지만 실제로 진료 시 피부에 홍반, 구진 등 증상이 없는 경우가 있습니다. 이러한 경우는 ① 두드러기 ② 피부묘기증 ③ 소양증(가려움증)인 경우가 있습니다. 증상의 연속성이 없는 팽진성 증상이거나 혹은 가려움만 있는 경우인데, 환자 입장에서는 이러한 증상을 발진이라고 표현하기도 하므로, 습진성 증상과 잘 감별해야 합니다.

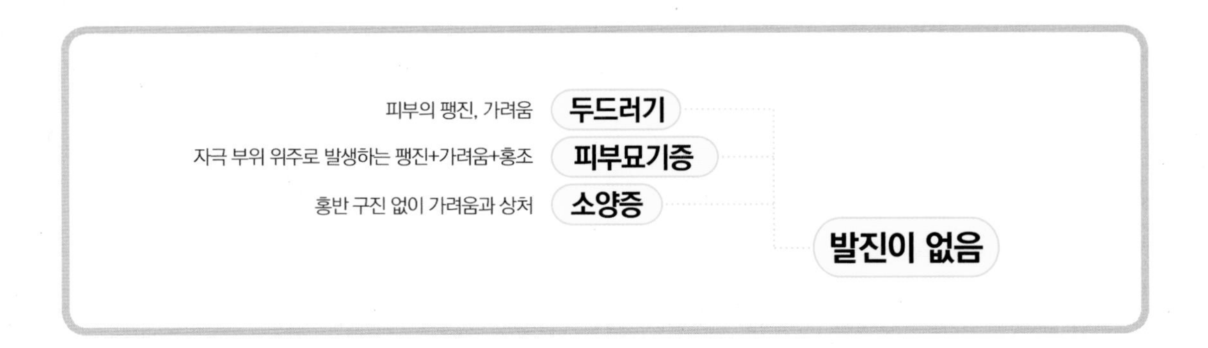

다음으로는 피부에 증상은 있으나 그 증상이 비염증성 증상인 경우입니다. 습진성 증상과 구별해야 하는 피부 비염증성 증상은 ① 색소성 ② 구진성 ③ 혈관성으로 구분해 볼 수 있습니다.

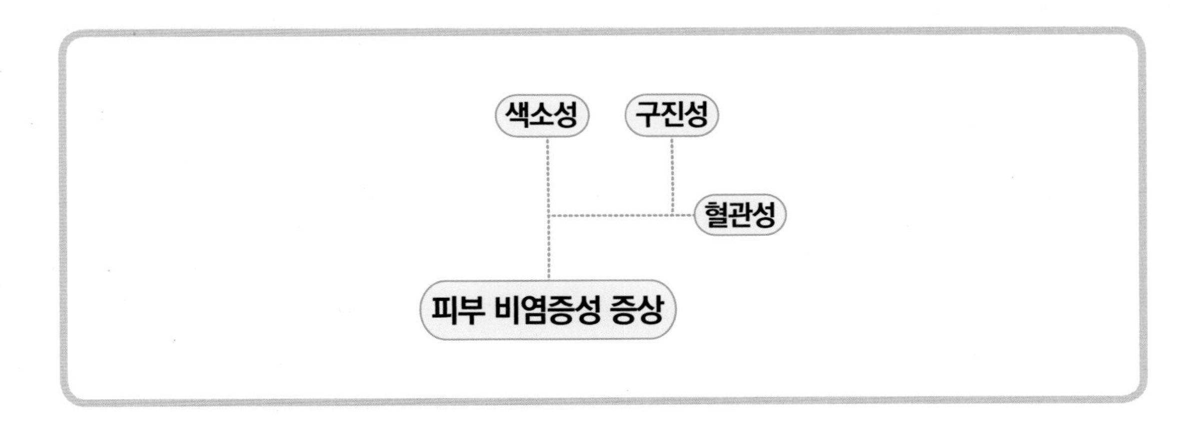

비염증성 색소성 증상인 경우 ① 어루러기 ② 악성 흑색종 ③ 모반 등과 습진성 증상을 감별해야 합니다.

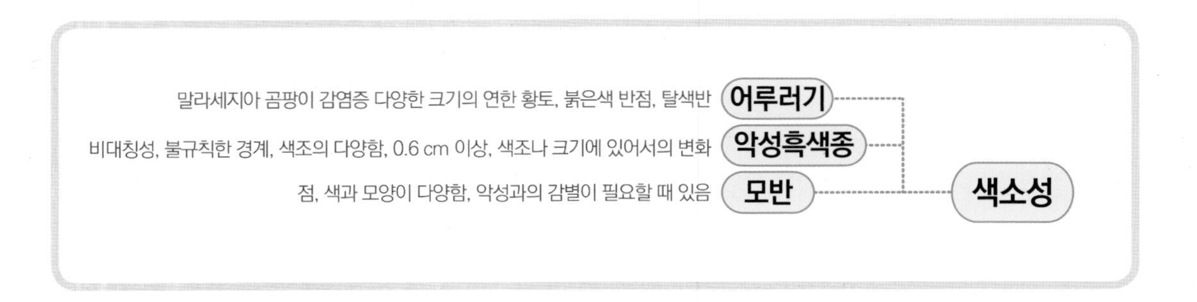

그리고 비염증성 구진성 증상의 경우 ① 편평사마귀 ② 비립종 ③ 한관종으로 나눠볼 수 있는데, 이러한 비염증성 구진들의 경우도 상황에 따라 붉은색을 띨 수 있으며, 이때 염증성 증상과 비슷해 보일 수 있습니다.

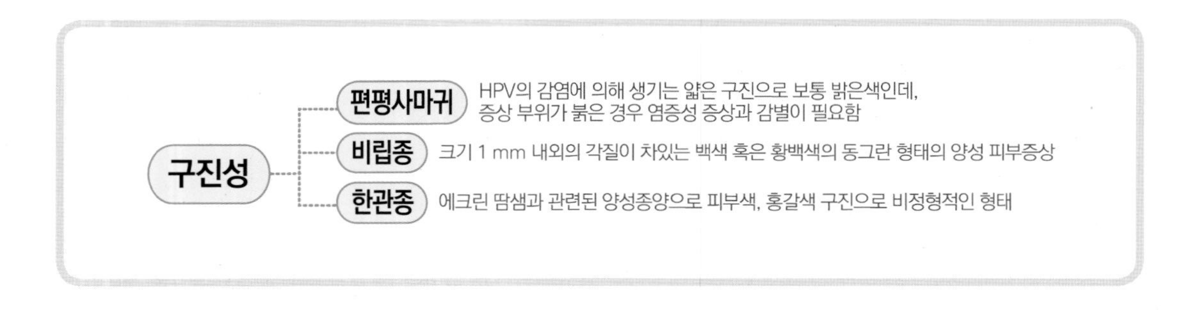

혈관성 증상으로는 ① 자반증 ② 혈관종이 있는데 피부의 염증은 아니지만, 혈관의 문제로 붉은색을 띠기 때문에 피부염과 감별이 필요합니다.

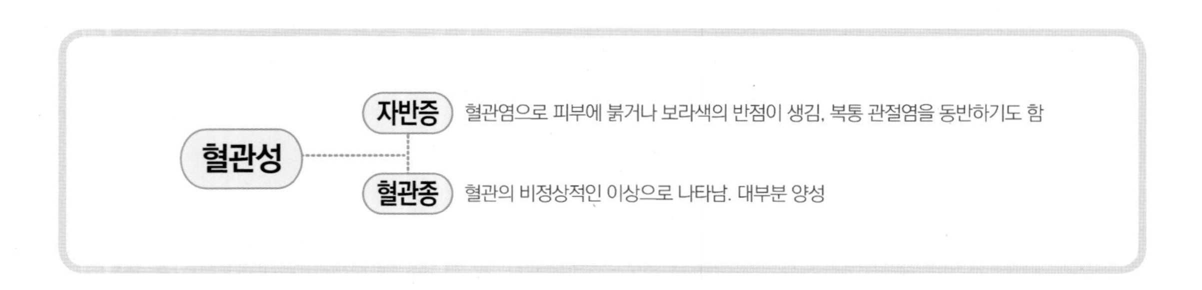

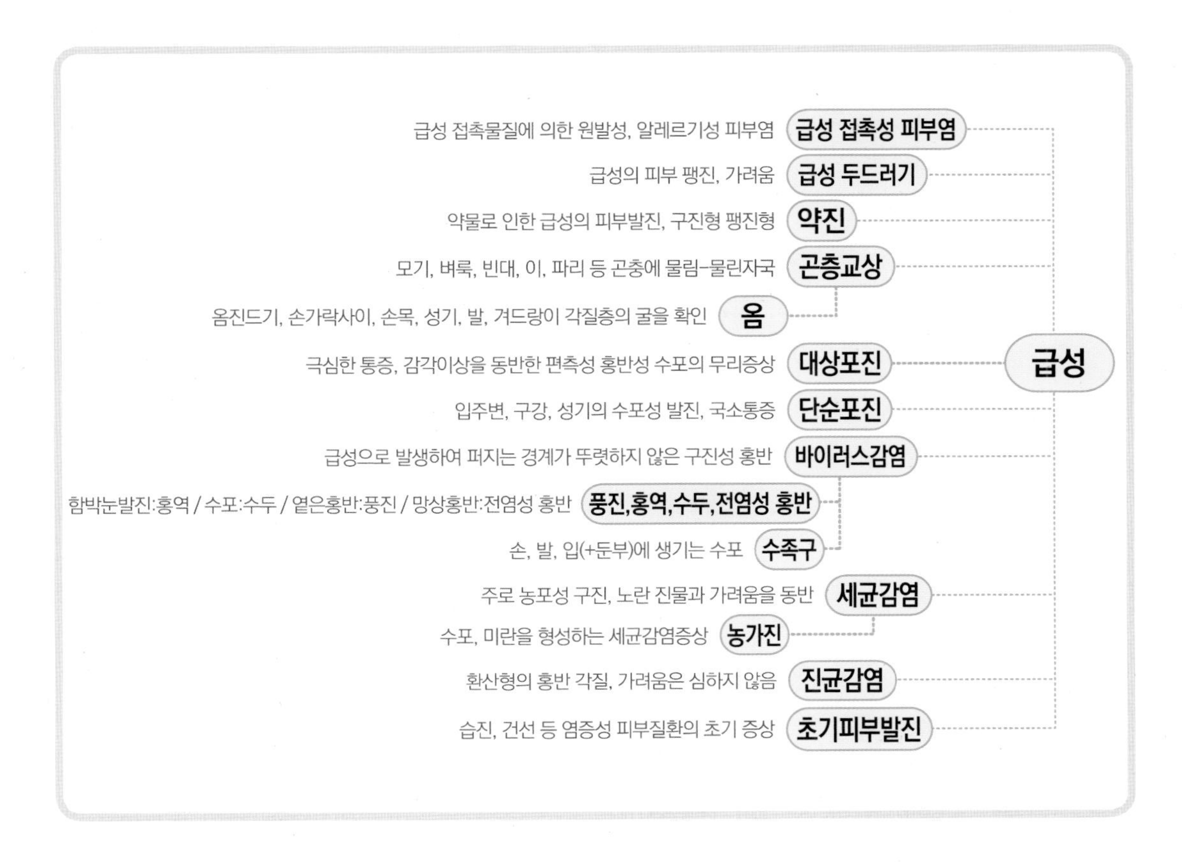

그럼 다시 발진에서 염증성 증상으로 분류한 경우를 보면, 4~6주를 기준으로 급성과 만성으로 분류를 했습니다. 그중 급성은 크게 ① 급성 알레르기 반응, 접촉성 반응과 관련된 증상: 급성 접촉성 피부염, 급성 두드러기, 약진 ② 외인성 증상(곤충교상, 감염성 증상): 곤충교상, 옴, 대상포진, 단순포진, 바이러스감염, 세균감염, 진균감염 ③ 습진성 증상의 초기 반응으로 나눠볼 수 있습니다.

마지막으로 염증성 증상에서 만성으로 분류된 질환들을 살펴보면 우선 크게 ① 인설성 ② 팽진성 ③ 구진 수포 농포성 ④ 통증 ⑤ 습진성으로 분류를 했습니다.

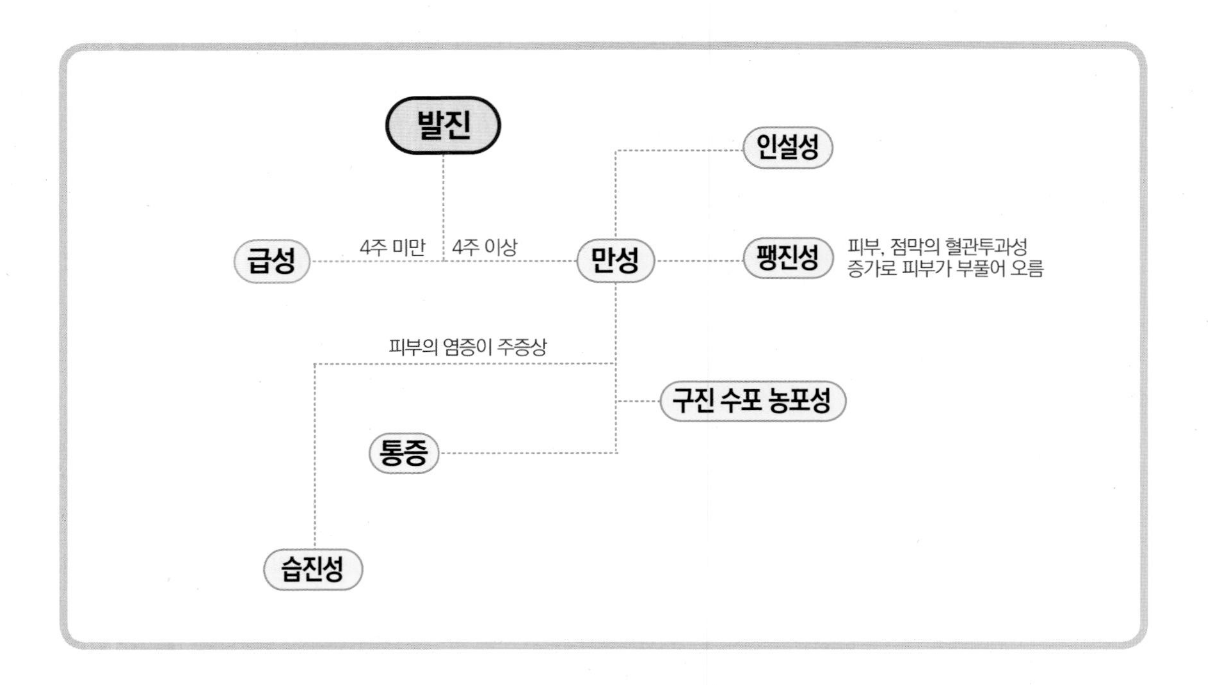

① 인설성

피부의 염증성 증상과 함께 인설이 특징적인 질환을 분류했으며, 각각의 질환이 인설의 형태가 특징적인 차이가 있습니다. 어린선, 건선, 지루성 피부염, 편평태선, 백선이 있습니다.

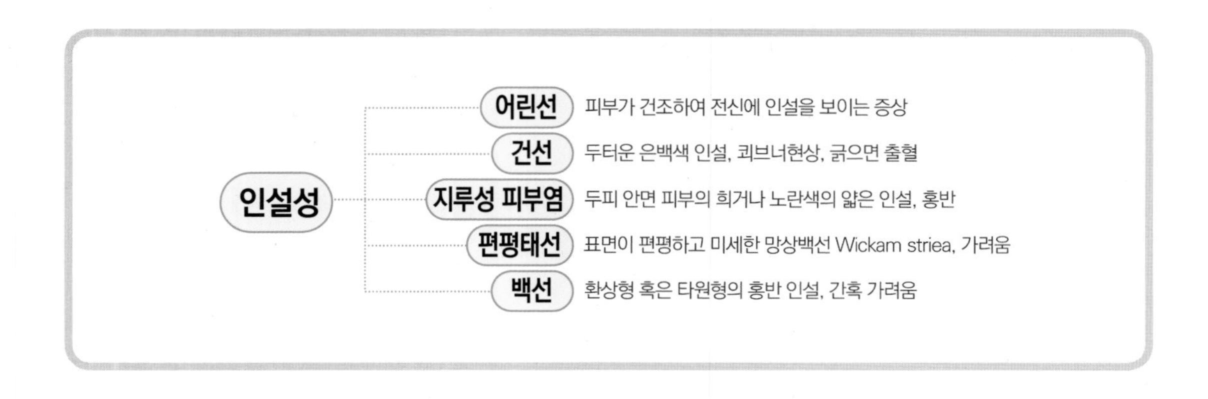

② 팽진성

주로 팽진을 특징으로 하는 두드러기, 맥관부종, 피부묘기증과 같은 두드러기 증상들이 있습니다.

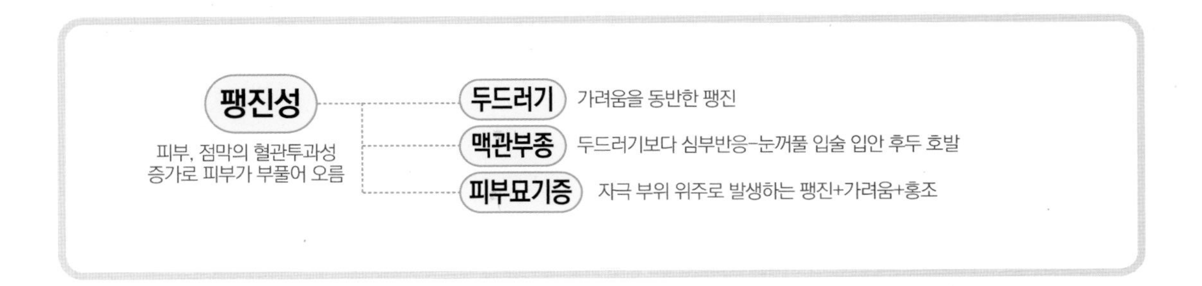

③ 구진 수포 농포성

구진, 수포, 농포 등을 특징으로 하는 염증성 피부질환을 분류했습니다. 한포진, 수족부백선, 농포성 건선, 모낭염, 여드름, 모공각화, 전염성 연속종, 천포창, 광택태선이 있습니다.

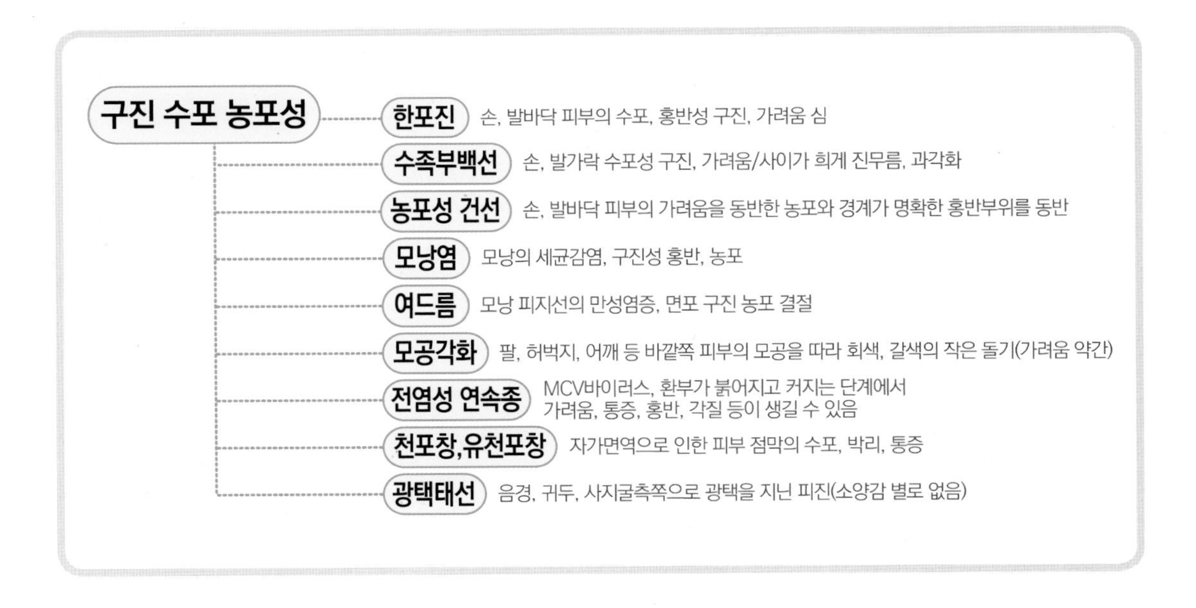

④ 통증

염증성 피부질환에서 통증을 호소하는 증상들을 분류할 수 있습니다. 약간의 통증을 호소하는 단순포진, 심한 통증을 호소하는 대상포진, 감염성 증상인 봉와직염과 단독, 배농이 필요한 화농성 증상인 화농성한선염과 절종, 옹종 등이 있습니다. 습진성 질환에서도 피부 가려움과 따가움을 통증으로 표현하는 환자들이 있으니 감별이 필요합니다.

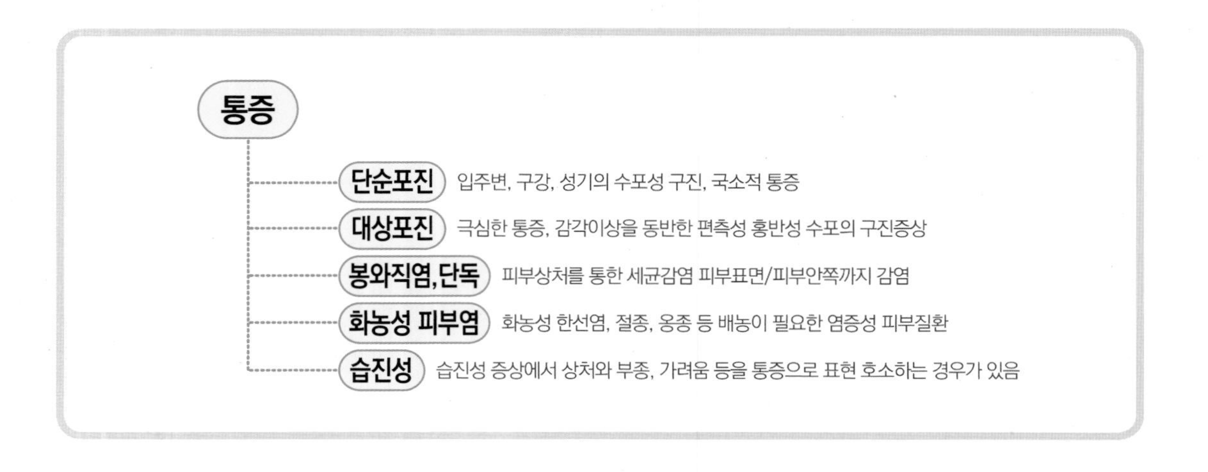

⑤ 습진성(가려움의 정도에 따라)

㉠ 가려움 심: 습진성 질환 중 가장 가려움이 극심한 질환을 분류했습니다. 아토피피부염, 화폐상습진, 한포진, 수족부백선, 양진, 기타 습진이 있습니다.

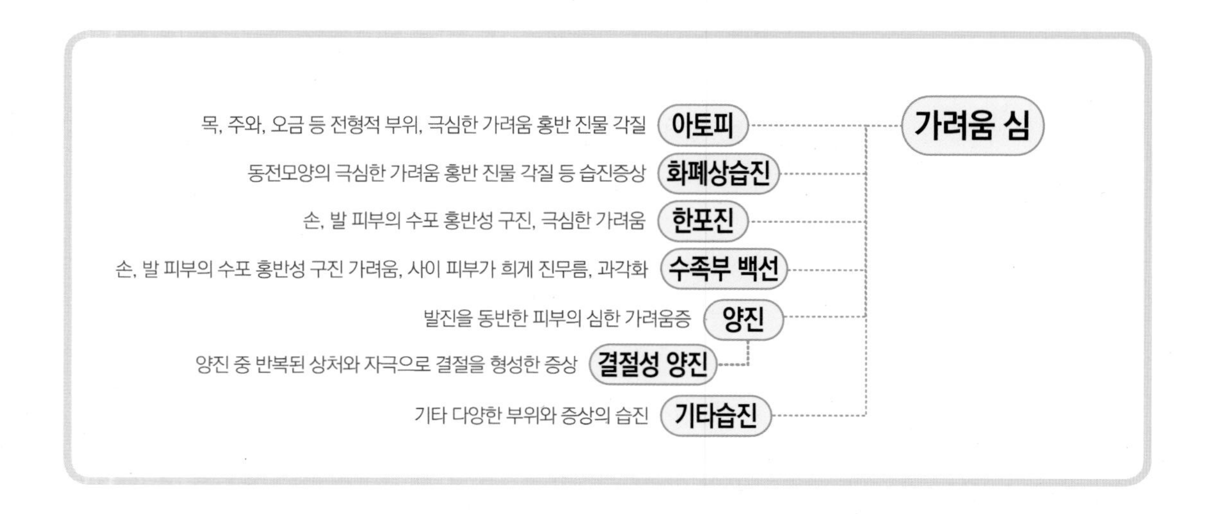

ⓒ **가려움 덜 심:** 가려움이 극심한 질환에 비해 약간의 가려움 정도를 동반하는 질환을 분류했습니다. 전형적인 증상에 국한된 것이며, 간혹 스테로이드 치료를 오래 한 경우 극심한 가려움을 동반하는 경우도 있습니다. 지루성피부염, 체부백선, 편평태선, 약진이 있습니다.

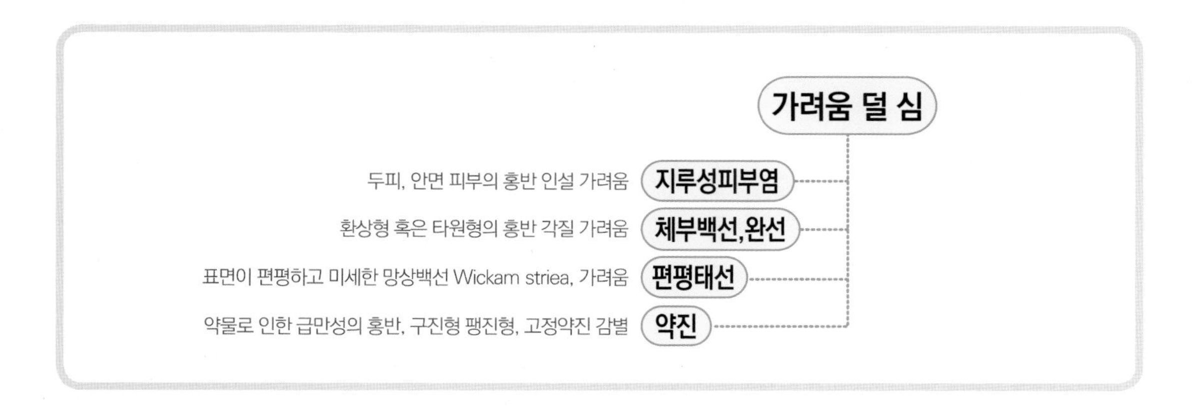

ⓒ **가려움 별로 없는:** 가려움이 별로 없는 질환을 분류했으며, 스테로이드제 치료를 오래 한 경우 심한 가려움을 동반하는 경우도 있습니다. 건선, 장미색비강진, 다형홍반, 주사, 안면홍조, 루푸스가 있습니다.

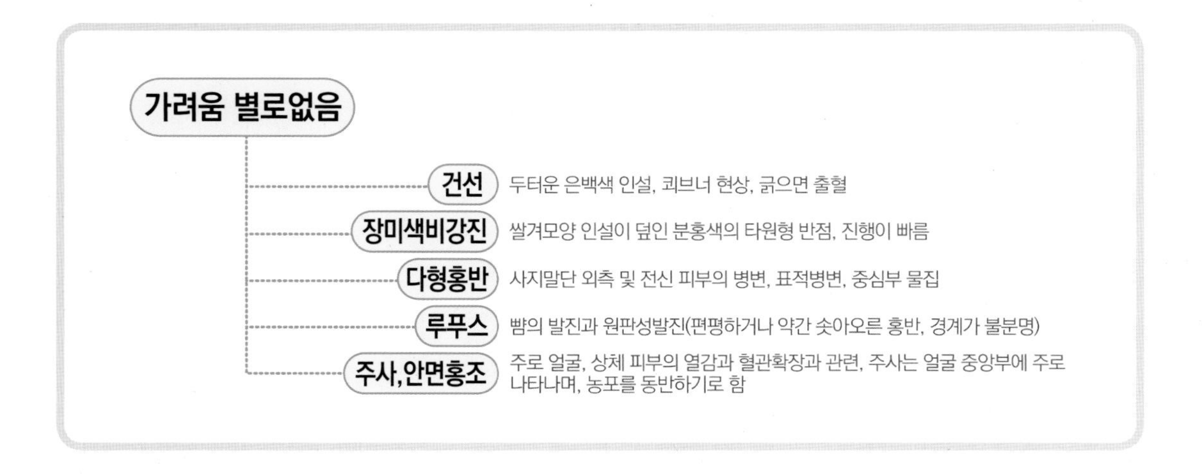

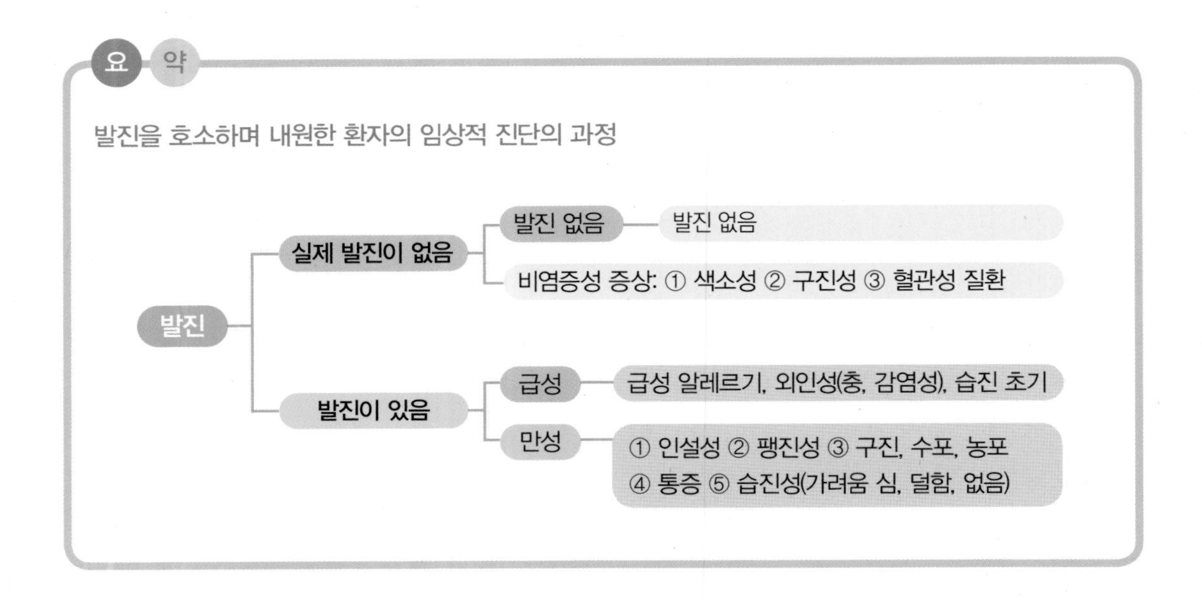

이상으로 염증성 피부질환의 진단 분류의 하나의 예를 살펴봤습니다. 진단의 절대적인 기준은 있을 수 없고 질환 분류가 중복되는 부분이 있을 수밖에 없으며, 같은 질환이라도 전형적인 증상이 아닌 경우도 많기 때문에 각 환자의 상황에 대해 파악하며 응용해야 합니다. 하지만, 환자의 진료를 보는 짧은 순간에 어느 정도의 진단이 마무리되어야 하기 때문에 머릿속에 이러한 기준을 갖고 있다면 진단에 많은 도움이 될 것이라고 생각합니다.

피부질환의 임상적 진단 감별 Ver.1.3

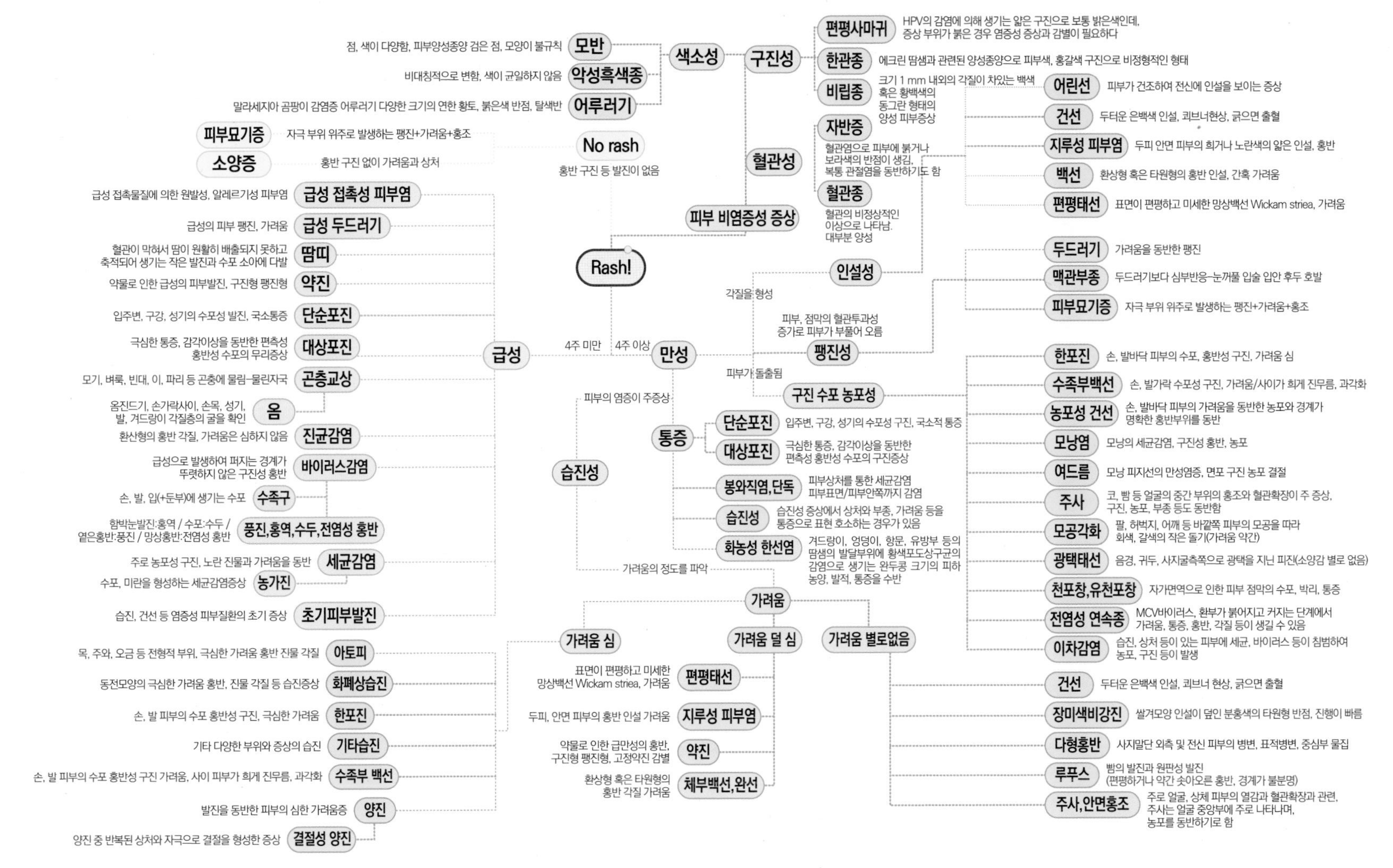

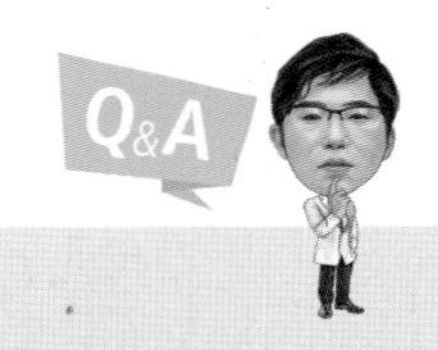

Q 전형적인 특징을 나타내는 피부질환은 진단을 하는 것이 어렵지 않은데, 한 번씩 진단이 어려운 경우가 있습니다. 어떻게 해야 피부질환의 진단을 잘 할 수 있을까요?

A 비전형적인 증상을 나타내는 피부질환은 진단, 감별이 어려울 때가 많습니다. 각 질환의 단계와 상황에 따른 다양한 변화양상을 이해하는 것이 필요합니다. 그러기 위해서는 무조건 피부질환을 많이 보는 것이 필요합니다. 직접 진료를 통해서 뿐만 아니라 사진 등을 통한 간접 경험도 중요합니다.

Q 1차 의료기관에서 진료하며 주로 근골격계 질환 진료를 하고 있습니다. 피부질환 환자는 가끔 보는 정도인데, 굳이 피부질환의 진단에 대해 공부해야 할까요?

A 피부질환의 진단은 내가 진료와 치료를 진행할 질환에 한해서 알아야 하는 것이 아니라, 내가 보지 않아야 할 질환을 배제시키기 위해서도 알아야 하는 것입니다. 아토피피부염이나 습진과 같이 흔한 질환에 대해서는 깊이 있게 공부하되, 기타 피부 질환에 대해서도 감별 포인트와 특징을 알아 놓는 것이 필요합니다.

04 피부질환의 치료법

피부질환의 치료법

피부질환의 치료법은 어느 몇 가지 방법으로만 국한되어 정해져 있는 것이 아닙니다. 한의학적 관점에 따른 모든 방법들이 피부질환의 치료 도구로써 활용될 수 있습니다.

피부질환의 치료법은 한약, 침, 사혈, 약침, 외용제, 목욕, 광선, 운동, 식이요법 등 다양한 방법들이 한의학적 관점에서 치료에 활용될 수 있습니다. 이 치료법의 활용에는 주의할 점이 있습니다.

- 여러 치료법들이 원칙 없이 획일화된 방식으로 모든 환자에게 일률적으로 적용되어지면 안 됩니다. 환자의 체내 병리적 불균형 상태와 장부상태 그리고 피부의 증상을 살펴서 지금 시점에 환자의 상태에 가장 맞는 치료법을 파악해서 적용해야 합니다. 그리고 그 치료법은 고정된 것이 아니고 환자의 신체와 피부 증상 변화에 따라 시기별로 다르게 적용될 수도 있습니다.

- 초기시점과 불확실한 시점에는 더하는 것보다 덜 하는 것이 좋습니다. 치료 초기에 너무 많은 방법을 한 번에 시도하게 되면 좋은 경우도 있겠지만, 여러 변수가 작용하여 혼란스러운 결과가 나타나는 경우들이 많습니다. 환자의 피부 증상의 변화와 치료에 대한 환자의 피부 증상의 반응을 살피며 치료에 변화를 주는 것이 좋습니다. 특히, 환자와의 신뢰 형성이 덜 되고 리바운드 증상 발현의 가능성이 높은 치료 초기에는 환부에 대한 직접적인 치료는 더욱 주의해야 합니다.

피부질환의 진단과 함께 파악해야 할 치료의 방향!

피부질환 환자를 대면하고 진료를 하는 짧은 시간동안 의료인은 사실 머릿속으로 많은 것들을 고민하고, 판단하고, 결정해야 합니다. 특히, 피부질환의 진단을 하는 동시에, 그 다음 이 피부질환을 어떤 방향으로 치료해야 하는 지를 정해야 합니다!

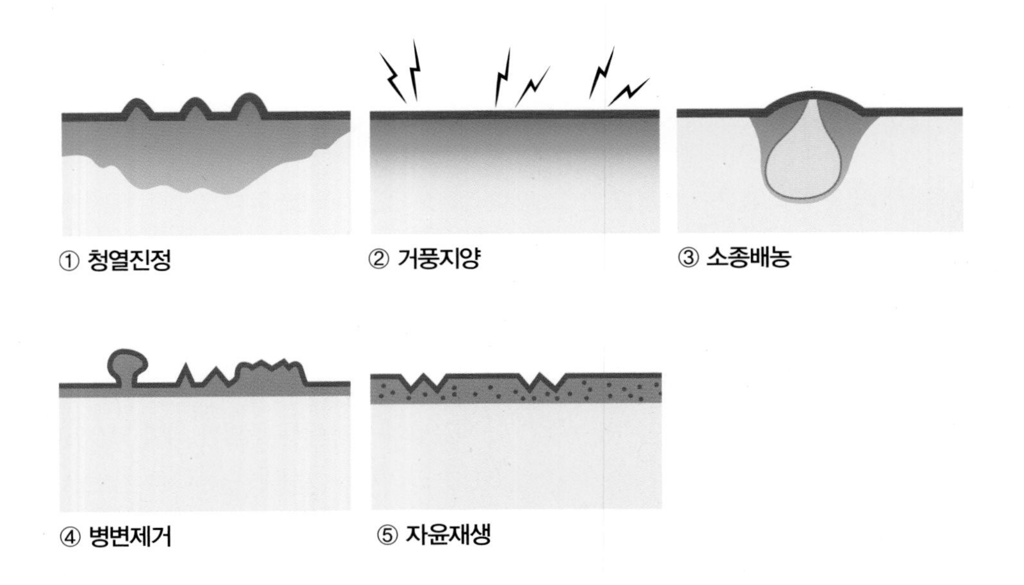

그냥 쉽게는 「 ① 열을 꺼야 할까 ② 소통시킬까 ③ 농을 빼야 할까 ④ 제거를 해버려야 하나 ⑤ 보약을 써야 하나 」 이렇게 생각해보면 됩니다!

1. 한약처방

한약치료는 인체의 내부 장부와 기혈음양의 불균형을 바로 잡고 전체와 피부의 기혈순환을 개선하고 피부의 증상을 근본적으로 치료하게 할 수 있는 가장 강력한 치료 방법입니다.

한약의 치료는 서양의학에서의 처방의 선택과는 개념과 체계 자체가 다르기 때문에 획일적인 기준과 처방을 간단하게 서술하는 것은 의미가 없을 수 있습니다. 한의학적 기준에 따른 정밀한 변증과 진단의 과정을 거쳐서 처방을 운용하게 되는데, 이러한 변증의 결과와 그에 따른 치료 목표가 기타 동반되는 치료, 관리법들과 서로 같은 맥락에서 이루어져야 합니다.

이러한 피부질환 한약 처방의 방법은 여러 가지가 있을 수 있습니다.

❶ 병인 위주 처방을 선별 + 피부 증상에 대한 본초 가감
❷ 체질방 + 피부 증상에 대한 본초 가감
❸ 피부질환의 진행 단계(급성, 아급성, 만성) 및 병기에 따른 처방
❹ 피부 질환 진단에 대한 처방

몇 가지 피부질환 처방의 원칙을 살펴보면

① 補虛

한약처방이 서양의학의 약물 처방과 가장 다른 차이는 바로 補法에 있습니다. 인체가 타고난 체질적인 특성 중 약한 부분을 보강하여 臟器의 기능과 氣血을 보강하고, 기혈 순환을 개선시키는 것은 방법으로는 대체할 수 없으며, 오직 한약의 효과만으로 가능한 것입니다.

한때, 아토피피부염과 같은 염증성 피부질환의 원인을 實熱, 內熱로 규정하고 한약 처방에 있어서 淸熱, 瀉下를 위주로 많이 처방했던 시기가 있었습니다. 하지만, 그러한 처방은 일시적으로는 피부의 熱毒 증상을 완화시켜주는 효과는 있을 수 있으나, 장기적으로 虛證에 사용하게 되면 내부의 허약을 더 심화시키고, 결국에는 피부의 증상 자체가 만성화, 고착화되어 치료의 정체가 올 수 있는 우려가 있으니 주의해야 합니다.

인체의 특성상, 모든 인체는 정도의 차이는 있으나 허와 실을 함께 갖고 있으며, 내부의 寒證과 虛證의 보강이 결국에는 한의학적 피부질환의 치료에 있어서 근본적인 열쇠가 될 수 있는 부분입니다.

② 病因

病因에 대한 접근은, 질병발생의 가장 큰 요인이 되는 '邪氣'를 파악하여, 내부의 상태를 개선시키는 방법으로, 六淫, 疫癘, 情志傷, 勞倦傷, 飮食傷, 痰飮, 瘀血, 外傷 등 중에서 어떠한 病因이 인체에 영향을 미쳤는지 파악하여 처방의 관점을 정하게 됩니다. 특히 현대인의 스트레스(情志傷)와 음식 섭취의 문제(飮食傷)는 가장 흔하게 만성 피부질환 환자에게 문제를 일으키는 요인들이기 때문에 적극적으로 인식하여 처방에 응용하며, 향후 환자 섭생관리에도 중요하게 다뤄져야 합니다.

③ 八綱辨證

八綱辨證은 한의학의 가장 기본적인 진단법이며, 인체의 陰·陽·表·裏·寒·熱·虛·實(+燥·濕)을 파악하여, 한약 처방을 통해 각 인체 八綱의 불균형을 바로 잡아 인체 내부의 균형을 개선시키는 방법입니다. 초기 급성 피부질환 상태에서는 실열증, 표증도 있을 수 있으나, 한의원에 내원하는 환자들은 대부분 만성화 허증 상태에서 오는 내원하는 경우가 많기는 합니다.

④ 병증의 상태

인체의 병변 부위에서 병증이 어떤 식으로 나타나지는 파악합니다. 염증성 증상인지, 화농성 증상인지, 옹저(癰疽)의 증상으로 나타나는지, 만성적 태선의 증상인지를 파악해서 청열, 배농, 보기 등의 효능을 파악해서 처방합니다.

⑤ 피부의 증상 病期에 대한 고려

같은 질환으로 辨病을 하더라도, 피부질환은 그 안에서 증상과 특징이 정말 다양하며, 같은 사람의 피부질환이라고 하더라도 그 증상의 진행단계에 따라 증상의 양상이 다양하게 나타나게 됩니다. 따라서 한약 처방에 있어서도 이러한 피부의 증상의 특징과 양상을 살펴서 처방이 운용되어야 합니다.

결국, 피부질환 한약에 있어서 병과 증에 대한 획일적 처방으로는 치료에 한계가 있을 수밖에 없습니다. 환자의 증상과 인체 내부의 특수성과 질병의 특징을 최대한 정확하게 파악하여, 인체의 허약한 장부와 기혈을 보강하고, 병인을 해소시켜주며, 내부의 불균형을 개선시켜서 피부의 증상을 치료하게 되며, 따라서 한약 치료는 피부질환 本治의 가장 주도적인 역할을 하게 됩니다.

2. 자침요법

자침은 일반 호침 및 장침 등을 활용해서 근위 취혈, 원위 취혈을 통해 치료 효과를 내는 치료 방법입니다.

원위 취혈은 한의사의 환자에 대한 진단과 변증의 관점에 따라서, 사암침법, 오행침법, 동씨침법, 체침법, 체질침법 등의 혈자리를 운용하여, 팔다리 혹은 체간의 혈자리를 취혈하여 치료를 진행합니다. 피부 증상이 있는 부위의 경락을 파악해서 경락변증 개념으로 그 경락의 오수혈을 취혈할 수도 있습니다. 소아 환자의 경우는 스티커침, 자석침 등을 활용해 볼 수 있습니다.

근위 취혈은 아시혈요법 개념으로 피부 증상이 있는 부위에 환부와 그 주변에 자침하는 방법으로, 의사의 판단에 따라 주로 취혈 부위와 자침 개수를 조정합니다. 부정거사의 의미로 지름 2 cm 정도 환부에 정상 피부와 환부의 경계면을 따라 2~4개 정도 자침을 하는 것이 기본 침법입니다.

3. 사혈자극요법

사혈자극요법은 삼릉침, 사혈기 등의 기구를 활용해서 역시 자침요법과 마찬가지로 근위와 원위부위의 사혈을 통해 어혈과 독소를 배출하고 혈위를 자극하여 치료 효과를 내는 치료 방법입니다.

① 피부질환 병변 부위의 사혈요법이 가장 일반적입니다. 사혈을 통해 병변부의 혈액순환 개선과 재생 촉진의 효과가 있으며, 일시적으로 가려움증의 개선 효과도 있습니다.

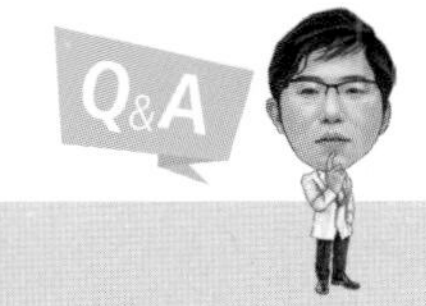

Q 피부질환에서 사혈요법의 적용 시 주의할 점이 있을까요?

A 환부에 심리적으로 예민한 환자는 환부에 사혈요법으로 상처와 가피가 생기는 것에 예민한 경우가 있습니다. 그리고 건선의 Koebner 현상이 나타나는 환자, 켈로이드 피부의 환자 혹은 민감한 피부의 환자에게는 사혈자극요법을 주의해야 합니다. 부항기를 이용한 사혈도 환부에 과도한 자극을 줄 수 있으니 주의하는 것이 좋습니다.

② 원위 부위의 사혈요법도 다양하게 활용해 볼 수 있습니다. 특히 상체부 염증성 피부질환이 심한 경우에는 백회 및 두피 혈자리, 이첨부, 십선혈, 대추혈, 견정혈 방혈 등을 적극적으로 활용해 볼 수 있습니다.

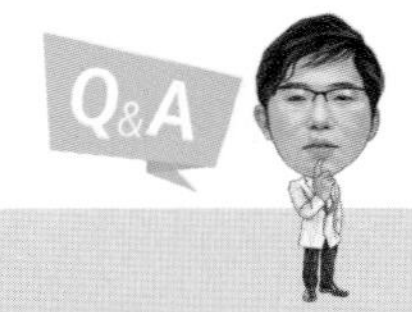

Q 민간요법으로 사혈요법을 장기간 받았던 아토피피부염 환자가 내원했습니다. 경과가 괜찮을까요?

A 염증성 피부질환에 사혈요법이 초기 치료에 의미가 있으나, 민간에서 하는 방법은 위생 및 의학적 관점에서 우려스러운 부분이 있을 수밖에 없습니다. 특히 대량으로 사혈을 하는 경우가 있는데, 장기적으로는 혈을 소모해서 만성화 단계 이후로는 오히려 치료가 더뎌지는 경과를 나타낼 수 있으니 주의해야 합니다.

4. 약침요법

약침요법은 인체의 불균형 상태 및 증상을 호전시키는 효능의 한약재로 조제된 약침액을 인체 경혈이나 환부에 주입하여, 인체의 면역력을 높이고 불균형을 개선시켜 질병을 치료하는 방법입니다.

약침 치료의 원리는

환자의 전반적인 인체 내부 불균형 상태와 장부 기혈의 상태, 피부 증상의 양상과 특징을 파악하여 변증하여 치료합니다. 주로 수승화강 약침을 중심으로 하는 전신치료와 환부에 증상에 따른 약침을 주입하는 부분치료로 나눌 수 있습니다.

① 전신 약침

대부분의 염증성 피부질환 환자에 있어서 상열하한, 표열리한은 가장 대표적인 병리적 상태이기 때문에 약침치료에 있어서 수승화강 치료는 가장 기본적인 치료 방법으로 응용할 수 있습니다. 또한 보기, 보혈 등의 작용을 하는 약침 등도 복부 및 팔료혈 등에 시술할 수 있습니다.

② 피부 증상이 있는 환부에 대한 약침

주로 청열과 이기 또는 면역작용의 효능이 있는 약침을 선택하여 응용하며, 지름 1~2 cm 정도의 병변에 0.05 cc 정도의 약침을 주입합니다. 가려움을 많이 호소하거나 알러지성 체질로 예민한 환자에 있어서는 약침의 과량주입을 주의하고, 특히 봉침 계열의 약침은 신중히 선택해서 알러지 테스트 후 치료에 적용해야 합니다.

※ 리바운드 증상이 발현될 가능성이 높으면서 환자와의 신뢰 형성이 아직 덜 된 단계에서는, 환부에 대한 직접적인 약침 시술이 부담이 될 수 있으므로 신중하게 진행합니다. 이런 경우에는 복부에 대한 시술 및 수승화강 시술 정도만 하는 것이 좋고, 경우에 따라 아예 리바운드가 완화되는 시점까지 약침 시술을 하지 않는 방어적인 치료를 하는 것이 좋을 수도 있습니다.

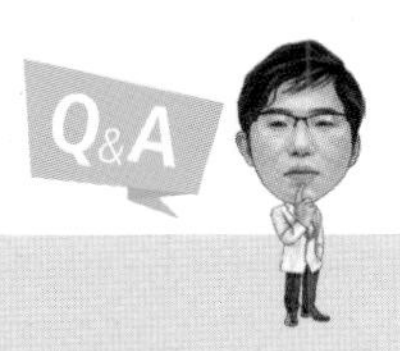

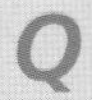
약침 시술에서 조심해야 할 환자군이 있나요?

약침은 피부와 인체 치료에 있어서 효과적인 치료법이지만 침습적이고 통증을 유발하는 치료법이라 시술 시 주의해야 할 부분들이 있습니다.

① 리바운드 증상의 발현이 예상되는 환자
② 임산부 및 당뇨 질환자
③ 통증에 대해서 과도하게 예민한 자

신뢰 형성이 안되거나 예민한 환자군의 경우, 증상 단계나 증상 부위에 따라서 침습적 시술을 최소화하는 것이 필요할 수 있습니다.

5. 외용요법

외용요법은 한약 치료법의 일종으로 한의 외용요법은 한약 유래의 성분을 기본으로 하여, 피부에 뿌리고 바르고 담그거나 다양한 방식으로 치료에 응용합니다. 피부질환은 병변이 인체의 외부에 드러나 있기 때문에 직접적으로 외용치료를 효과적으로 활용할 수 있으며, 이는 피부질환의 내치와 함께 치료에 있어 중요한 역할을 합니다.

외용제는 피부에 여러 가지 방향으로 작용하여(한의학적으로는 육기를 조정하여), 피부의 여러 질환으로 인한 가려움, 진물, 염증, 건조감, 피부 열감 등의 증상을 개선시키는 치료법입니다.

각각의 외용제는 그 효능과 작용하는 방향 자체가 차이점이 있으나 대체로, 피부의 손상을 막아주고 영양을 공급하며, 피부를 진정시켜주고, 이차감염을 예방하고 보습이 유지되도록 하는 것이 그 사용의 목적입니다.

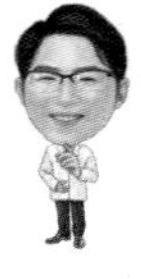

외용제의 주요 효능 ❶ 피부 청열 진정(주로 청열제로 추출한 스프레이 형태) ❷ 피부 자윤(세럼, 로션, 크림 형태) ❸ 피부 보호(자운고와 같이 연고 형태) ❹ 피부 연화(오일류나 초제)

외용제만으로 피부질환을 근본적으로 치료할 수는 없습니다. 하지만 경우에 따라서 환자의 피부 상태에 빠른 변화를 만들어내고, 습관적인 행위의 교정과 심리적인 부분에 작용하여 절대적인 치료 효과를 나타내는 경우도 있으니, 외용제의 적극적인 사용은 상당히 중요하다고 할 수 있습니다. 환자의 피부 상태와 증상, 환자의 성향에 따라서 외용제를 올바로 사용할 수 있도록 지도해야 하며, 단 과도하게 외용제에만 집착하는 환자들도 있으니 이 부분을 조심해야 합니다.

Case 1 | 손가락의 한포진과 관련 증상으로 40대 환자가 내원했습니다. 우선 자운고를 처방하고 증상을 관찰했습니다.

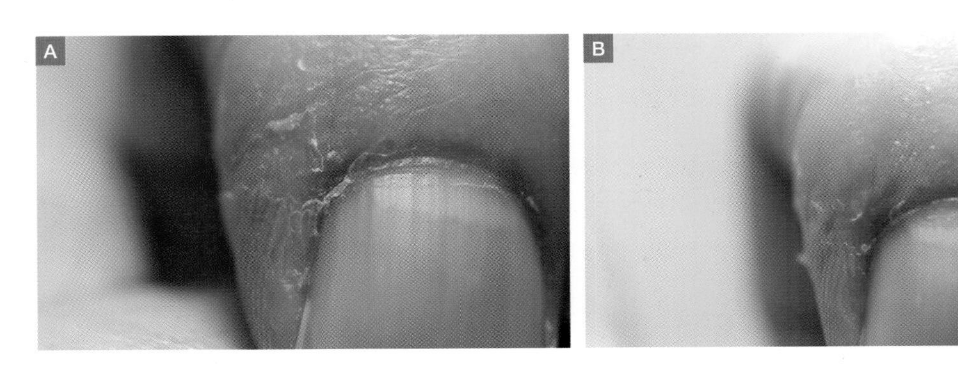

(A)는 부종과 홍반, 인설, 가려움의 증상이 나타났던 내원일의 증상 모습이며 (B)는 자운고를 사용하고 다음 날 증상 모습입니다. 여러 습진성 증상들이 완화된 모습입니다. 적절한 외용제의 사용은 전체 치료에 있어서 일정 부분의 역할을 하며, 때로는 절대적인 영향을 줄 때도 있습니다.

집중치료 기간이 마무리되고 내원을 안 하는 환자의 경우에도 여러 상황의 영향으로 가벼운 홍반과 피부 증상이 한 번씩 생길 수 있으니, 그때마다 증상 발현 초기에 외용제를 집중적으로 사용해서 진정을 잘해주도록 지도합니다.

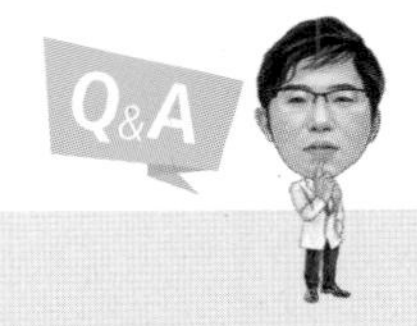

Q 소아 환자의 경우 외용제 사용에 주의점이 있나요?

A 소아 환자의 경우, 건조감과 가려움 등 피부 증상에 대한 통제가 더 어려운 연령대이기 때문에 외용제를 더 적극적으로 사용해야 하나, 초기에는 외용제 사용에 대해 조심스럽게 접근해야 합니다. 소아는 외용제의 차갑고 축축한 자극에 대해서 극도의 거부감과 공포감을 갖는 경우가 많으며, 초기에 이러한 경험이 남으면 그 이후 치료가 어려워지기도 합니다. 상처와 갈라짐이 있는 경우에는 자극감이 있는 외용제의 사용을 조심하고, 자운고와 같이 사용감이 무난한 외용제를 먼저 사용해주는 것이 좋습니다. 냉습포나 스프레이 형태의 뿌리는 외용제의 경우 냉장 보관하다가 바로 소아의 피부에 사용하면 차가운 감각에 대해 심하게 거부하는 경우가 있는데, 이런 경우는 상온에서 냉기를 좀 완화시킨 후 사용하도록 합니다.

Tip

① 냉습포 요법

황백, 마치현 혹은 황련해독탕을 달여서 멸균거즈에 적셔서 냉장보관해 놓고, 환부에 하루 1~5회 10분씩 덮어줍니다. 환부의 삼출, 열감, 가려움이 심할 때 활용합니다.

② 자운고

너무나 유명한 한의외용제입니다. 모든 염증성 질환에 두루 활용할 수 있으나, 염증성 피부질환의 급성기보다는 만성기, 건조상태의 피부에 주로 사용하면 좋습니다.

6. 목욕요법(배독법, 수화요법, 입욕발한요법)

목욕요법은 피부의 기혈순환을 촉진하며 독소와 노폐물을 적극적으로 배출시키며, 건강한 피부 장벽을 회복시켜 피부질환을 치료하고 피부 감염을 예방할 수 있는 중요한 치료 방법입니다.

목욕요법의 효과

① 혈액순환 촉진과 신체 대사기능 향상

혈관이 확장되어 혈류가 증가되며 기혈의 흐름이 원활해집니다. 이를 통해 피부 세포 조직에 충분한 영양공급을 할 수 있습니다. 혈액순환이 원활해지면서 인체의 전반적인 대사기능이 향상되며, 인체의 전반적인 대사기능이 향상되면서 피부의 생리기능을 개선시킬 수 있습니다.

② 발한효과와 독소배출

목욕요법을 통해 땀이 배출되면 체온이 조절되고 습담, 어혈등의 독소를 배설하는 효과가 동시에 나타나게 되어 인체의 다양한 병리적 상황을 해결하는 데 도움을 줍니다.

③ 피부재생촉진

피부 모세혈관을 확장하여 충분하게 기혈을 공급받으면서 피부조직의 손상 회복능력이 개선되어 피부재생이 더 원활해집니다.

④ **피부수화**(Hydration)

피부수화는 피부 손상으로 인한 건조감과 태선화가 큰 문제가 되는 아토피 피부염의 관리와 치료에 있어서 중요한 작용을 합니다. 외용제와 보습제의 효과를 증대시킵니다.

Case 2 | 10대 중학생 환자가 아토피피부염 치료를 시작했습니다. 다른 부위의 치료는 잘 진행이 되었으나 손가락 부위의 증상이 자꾸 반복되었습니다. 이러한 단계에서 피부치료에 있어서 목욕요법이 의미가 있을까요?

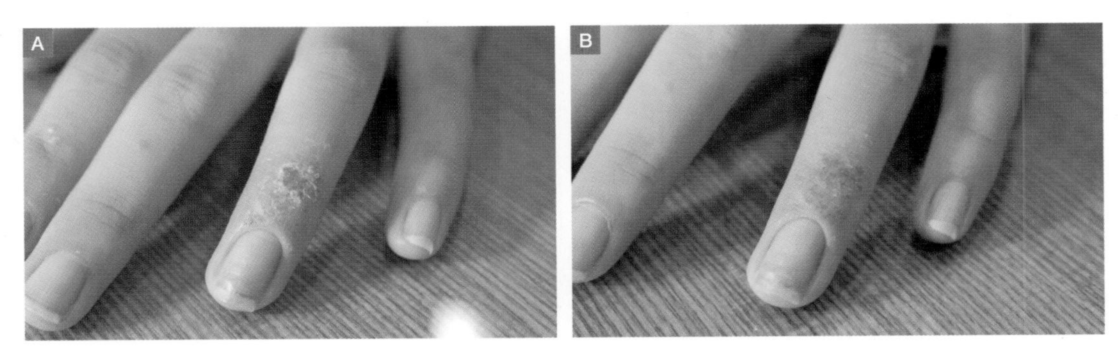

(A)는 환자의 목욕요법 시행 전의 손가락 환부의 모습이며, **(B)**는 같은 날 목욕요법 2시간 시행 후의 손가락 피부 모습입니다. 짧은 시간 동안 환부의 각질, 가피가 자연스럽게 탈락되고, 피부의 미란이 개선되며 부분적으로 피부 재생이 이루어졌습니다.

Case 3 | 심한 가려움을 호소하며 피부의 찰상과 홍반이 반복되었던 6세 남아 환자가 치료를 시작했습니다. 이 환자의 피부치료에 있어서 목욕요법이 의미가 있을까요?

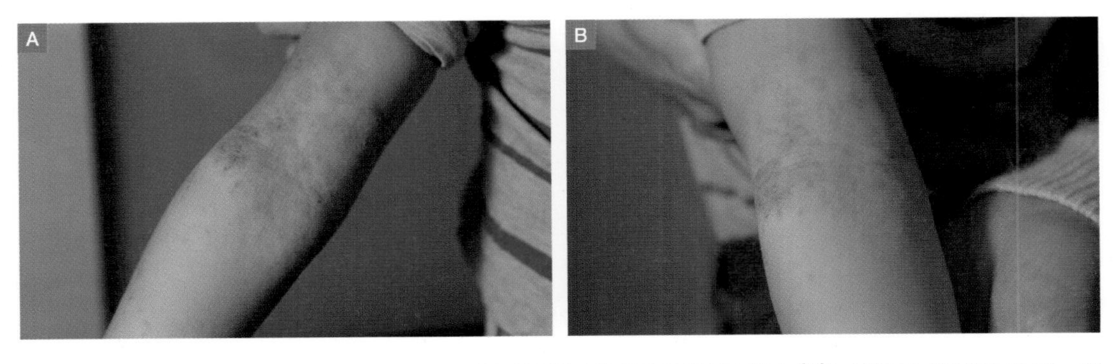

(A)는 아토피피부염 증상이 반복되고 있던 주와 부위의 목욕요법 시행 전의 증상 모습이며, **(B)**는 같은 날 목욕요법 3시간 시행 후의 피부 모습입니다. 환부의 홍반이 일부 소실되고, 작은 상처가 회복되었으며, 피부각질 증상이 자연스럽게 탈락되고 개선되는 변화가 있었습니다.

목욕요법의 방법은

- 목욕요법 횟수 : 피부질환의 증상 정도와 질환의 단계, 환자의 체력에 따라 조절합니다. 보통은 하루 1회 정도를 기본으로 합니다. 집중치료 시기에는 하루 2회도 가능합니다.

- 목욕 형태 : 통목욕(반신욕, 전신욕), 부분욕(좌욕, 수욕, 족욕 등), 집중발한법(사우나박스, 찜질방)

- 온도 : 목욕은 38도~40도의 온도를 기준으로, 증상단계와 피부의 상태에 따라 온도를 조절합니다. 사우나 등의 집중발한법은 50~60도를 기본으로, 증상단계와 피부의 상태에 따라 온도를 조절합니다.

- 시간 : 1회에 5분~30분을 시행합니다. 매일 일정한 시간을 진행하는 것보다 증상변화와 체력상태를 고려하여 조절하는 것이 필요합니다.

예시 **기본 프로그램**

① 반신욕15분(38도~40도) – 냉샤워5분 – 냉찜질진정10분
② 반신욕20분(38도~40도) – 사우나10분(50~60도) – 냉샤워5분 – 냉찜질진정10분
③ {반신욕20분(38도~40도) – 사우나10분(50~60도) – 냉샤워5분} *2 – 냉찜질진정10분
④ 반신욕20분(38도~40도) – 사우나10분(50~60도) – 사우나5분(70~80분) – 냉샤워5분 – 냉찜질진정10분
* 항상 마무리에는 3~5분 정도 시원한 물로 머리와 인체 상부를 시원하게 식혀주는 것이 필요합니다(피부의 열감과 염증성 증상 정도가 심할수록 이 과정이 아주 중요합니다).

온보, 재생, 발한, 진정 등 필요한 목적에 적절한 입욕제의 적극적인 사용은 목욕요법의 효과를 높일 수 있습니다. 입욕 전에 따뜻한 차 및 온보해주는 한약을 복용하는 것은 입욕발한법의 효과를 상승시킬 수 있습니다.

목욕요법의 주의사항이 있습니다.

① 과도하게 배가 고프거나 기운이 없거나 한 상태에서는 시행하지 않습니다.

② 목욕요법을 진행하면서 어지러움, 심한 상열감, 두통, 오심, 흉민, 심계 등의 증상이 발생하는 경우에는 입욕 시간을 조절하거나 일정 기간 중지합니다.

③ 리바운드 증상이 발현될 것으로 예상되는 단계에는 제한하는 것이 필요할 수 있으며, 목욕요법을 진행하면서 피부의 염증 반응이 악화되고 진물 배출이 많아지는 경우에는 목욕요법을 일정 기간 중지합니다.

④ 깊은 상처가 있거나, 부종증상이 나타나고 이차감염이 의심되는 경우에는 목욕요법을 일정 기간 중지합니다.

요 약

목욕요법은 피부질환의 치료에 있어서 가장 강력한 치료 방법 중의 하나입니다. 단, 치료에 있어서 환자의 피부상태와 기력을 잘 살펴, 무리가 되지 않게 방법과 온도, 시간을 조절해서 치료의 강도를 조절하며 알맞게 운용해야 최상의 치료 효과를 낼 수 있습니다.

Case 4 | 전신의 중증아토피피부염 치료를 위해 내원한 20대 여성 환자입니다. 집중적인 치료가 필요한데 피부치료에 있어서 목욕요법이 필요할까요?

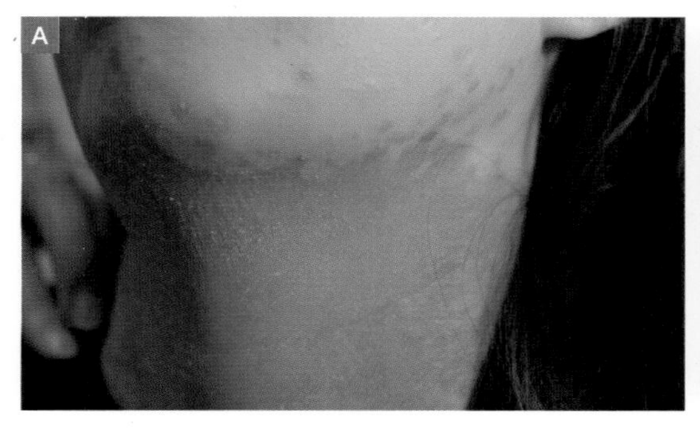

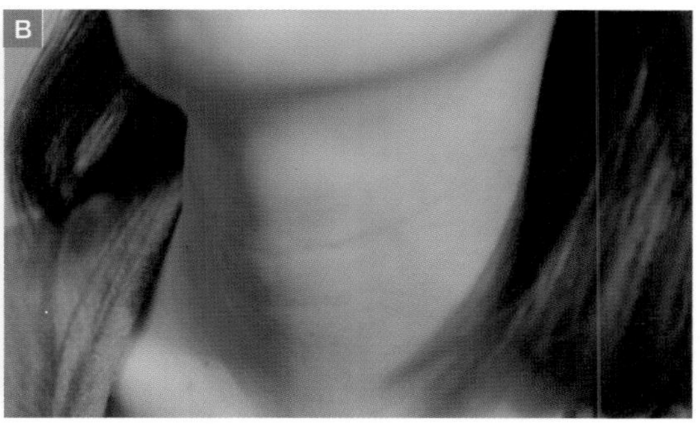

(A) 처음 내원 시의 목 부위 피부의 피부 증상 모습입니다. 3개월간 매일 한의원에 내원하며 입욕 발한법을 시행하여 짧은 기간 동안 거의 대부분의 증상이 소실되었습니다. 목욕요법은 피부질환의 한의학적 치료에 있어서 그 치료 속도에 큰 영향을 줍니다.

7. 광선요법(Photo Therapy)

광선요법은 광선(light ray)을 이용하여 질환을 치료하는 것으로, 적외선, 자외선, 가시광선 등을 활용해, 피부의 진정, 재생, 살균 등의 효과를 내어 피부질환을 치료하는 목적으로 응용합니다. 원내에서는 주로 적외선, 자외선, 가시광선 치료기(led 광선 치료기)를 사용하여 각 광선의 파장을 방출하여 치료에 이용하나, 홈케어로는 일광욕도 응용해 볼 수 있습니다.

적외선 치료

적외선 치료는 국소부위 혈류량 증가, 순환개선, 신진대사 증진의 효과를 내며, 약침 자침 치료 후 환부나 하복부, 족부를 온열 자극하여 치료 효과를 증대시킵니다. 피부질환 환부에 활용할 때는 아급성기나 만성기의 환부에 활용하는 것이 좋으며, 적외선 치료 후 열감이나 불편한 감각이 있는 경우에는 마무리로 피부 냉각치료를 하는 것이 좋습니다. 피부의 가려움, 열감, 염증 증상이 극심할 때는 직접적인 적외선 조사는 피부의 열감과 가려움증을 심하게 만들 수 있고, 피부의 홍반, 색소침착도 생길 수 있으니 주의해서 운용합니다.

자외선 치료

자외선 치료는 살균 효과, 신진대사 증진, 비타민D 형성의 효과가 있으나 홍반 형성, 색소침착의 작용도 있으므로 피부질환에 적절히 응용해야 합니다. 피부가 자외선에 노출되면, 멜라닌 세포가 활성화(크기, 수, 수상돌기, 형성 촉진)되며, 이러한 멜라닌 세포는 피부를 보호하며, 염증의 유해한 부산물에 대한 생화학적 중화제로 작용할 수 있습니다.

피부질환 임상에서는 각질의 비후와 손상, 피부재생능력이 떨어져 있는 환자의 피부 증상에 더 집중적으로 시행합니다(건선, 태선, 백반증, 결절성 양진, 욕창 등).

참 고

인체 피부에서 광선의 피부 침투

UVC(진공자외선, Extreme ultraviolet): 주로 표피의 각질층에서 흡수
UVB(원위자외선, Far ultraviolet): 주로 표피의 각질층에서 흡수
UVA(근위자외선, Near ultraviolet): 주로 표피의 유극층에서 흡수
Visible ray(가시광선): 표피의 각질층에서 적은 양 흡수되고 진피에서 주로 흡수
Near infra red(단파적외선): 피부의 진피층까지(5~10 mm) 침투
Far infra red(장파적외선): 피부 침투가 적으며 표층(2 mm 이하)에서 흡수

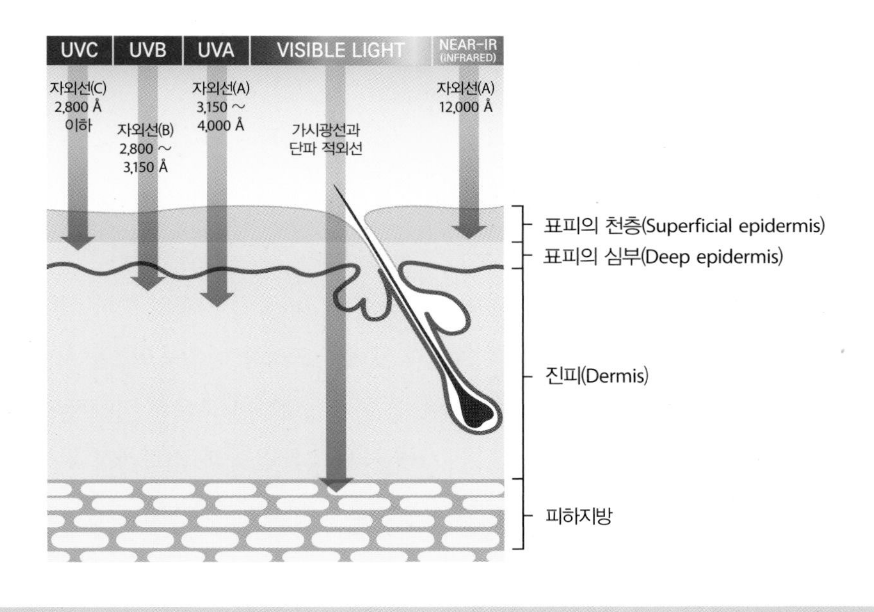

Tip

피부질환 치료에서의 일광욕의 응용

원내에서 활용할 수 있는 광선요법 외에 홈케어로 쉽게 할 수 있는 광선요법 방법은 바로 일광욕인데, 환자의 피부 증상과 현 피부질환의 진행단계, 환자의 피부타입과 성향에 따라서 알맞게 적용해야 하며, 갑자기 집중적으로 시행하기보다는 점차적으로 시간과 강도를 높여 가는 쪽으로 진행하는 것이 좋습니다.

특히, 진물, 홍반, 가려움 등의 주요 염증 양상이 뚜렷한 시기에서는 시행에 주의하는 것이 좋으며, 급성 염증성 피부 증상이 소실되어 색소침착과 태선화만 남은 피부 환자에게는 일광욕을 적극적으로 시행할 수 있게 하면, 좀 더 빠른 피부 회복에 도움이 됩니다. 각질의 비후를 특징으로 하는 피부질환(태선, 결절성양진)에 있어서는 일광욕을 적극적으로 시행하는 것이 치료에 많은 도움이 되었습니다.

Tip

일광욕의 활용 방법(예시)

첫 주 – 매일 야외에서 20분 정도 시행합니다.

두 번째 주 – 첫 주 이후 특별히 피부에 햇빛으로 인한 홍반 가려움 등 과민반응이 없으면 30~40분으로 시간을 늘려줍니다.

이후 – 매일 오전, 오후 30~40분 정도를 시행합니다. 괜찮을 때는 한 시간 정도 시행합니다.

(햇빛이 너무 강한 날에는 한낮보다 오전 10~11시 혹은 오후 3~4시경 정도에 일광욕을 시행합니다.)

8. 운동요법

피부질환 치료에 있어서 운동요법은 전신의 기혈순환을 개선시키고, 몸과 피부의 노폐물 배출을 원활하게 하며, 몸의 기운과 피부의 면역기능을 향상시켜 줍니다.

운동요법은 장기적으로 피부질환의 완치를 위해서 다른 한약 및 약침 치료와 함께 필수적으로 시행해야 하는 치료법입니다. 기본적으로는 환자의 체질과 체력을 고려하여 운동요법을 시행하여야 하며, 처음부터 무리하게 시행하기보다 가볍게 시작하여 꾸준히 시행하며 조금씩 시간과 강도를 높이도록 지도합니다. 주로 약간의 발한이 있을 정도의 가벼운 유산소 운동과 스트레칭 위주로 시작하게 하며, 근력운동은 필요에 따라 무리가 되지 않고 시행하게 합니다. 초기에는 환자에 따라 땀이 잘 나지 않는 경우도 많으나, 장기적으로는 운동요법을 통해서 피부의 발한도 꾸준히 할 수 있도록 해야 합니다.

운동요법의 주의사항이 있습니다.

보통 목욕요법을 조심해야 하는 상황에서는 운동요법도 같이 조심할 필요가 있습니다.

① 기력의 소모가 있는 방법이기 때문에 과도하게 배부르거나 배고픈 상태에서는 시행하지 않습니다.

② 운동요법을 진행하면서 어지러움, 심한 상열감, 두통, 오심, 흉민, 심계 등의 증상이 발생하는 경우에는 시간을 조절하거나 일정 기간 중지합니다.

③ 운동 직후에 시원한 물로 샤워를 통해서 환부의 열감을 진정시켜주는 것이 좋습니다(염증성 피부질환인 경우에 운동 직후의 이러한 진정 과정이 중요하며, 염증의 정도에 따라 진정 시간을

조절합니다). 운동 후 상열감이나 피부의 열감이 진정이 되지 않고 악화되는 느낌이 있으면 운동요법의 강도와 시간을 조정하거나 일정 기간 중지합니다.

④ 리바운드 증상이 심해질 것으로 예상되는 단계에는 운동을 제한하는 것이 필요할 수 있으며, 운동을 진행하면서 피부의 염증 반응이 악화되고 진물 배출이 많아지는 경우에는 일정 기간 중지합니다.

⑤ 깊은 상처가 있거나 이차감염이 의심되는 경우에는 운동요법을 일정 기간 중지합니다.

⑥ 젊은 연령대에서는 운동 시 과도하게 근력운동과 근육 형성에 과도하게 집착하거나 보충제를 과도하게 섭취하는 경우가 있는데, 피부와 면역에 오히려 부담이 될 수 있으니 올바른 방법으로 지도해야 합니다.

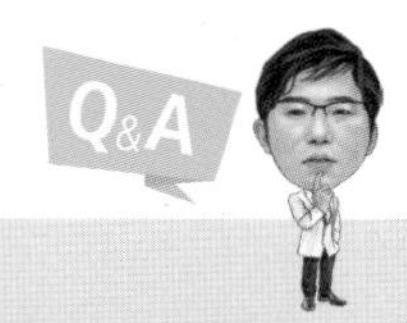

Q 요즘 환자들은 직장이나 학업으로 너무 여유가 없어서, 운동요법과 목욕요법을 잘 시행하기 어려운데 어느 것을 지도해야 할까요?

A **운동요법과 목욕요법은 전신기혈 순환과 발한이라는 부분에서 공통된 효과를 낼 수 있으나, 각각의 장단점이 있으므로, 어느 한 가지만 시행하기보다, 가능하면 병행하는 것이 좋습니다. 단, 염증 증상의 정도와 리바운드 증상의 발현을 고려해서 서서히 시행하며 시간을 늘려가는 것이 좋습니다.**

운동요법은 환자의 체력 상태를 고려해서 시행해야 하며, 무리한 운동은 심한 체력적인 부담감을 가져와서 오히려 피부에 악영향을 줄 수도 있습니다. 격렬한 운동보다는 유산소 운동과 약간 땀을 낼 수 있는 운동을 꾸준히 하게 지도하는 것이 좋습니다. 환자에게 운동요법과 목욕요법을 꾸준히 시행하게 할 때 초기에는 땀이 잘 안 나더라도 무리하지 않고 꾸준히 시행하며, 장기적으로는 전신과 환부에서 땀이 날 수 있도록 하면 좋습니다.

피부 치료가 종결된 이후에도 전신의 기혈순환과 체력, 피부의 면역기능 유지를 위해 반신욕이나 운동은 꾸준히 시행하도록 지도합니다.

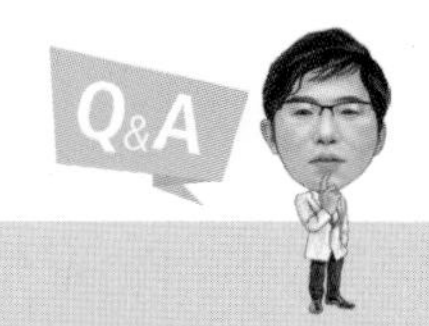

Q 아토피피부염에 땀을 내면 좋다고 해서 운동과 반신욕을 병행하고 있는데, 땀이 살짝 나려고 할 때 너무 가렵습니다. 환자의 피부에 이러한 치료가 안 맞는 것인가요?

A **환자 피부의 생리적 기능이 떨어져 있고, 피부병변이 만성화된 경우에는, 운동과 반신욕을 해도 환부에서 땀이 잘 나지 않습니다. 이러한 경우 일시적으로 피부에 자극이 되어 가려움이 더 심해질 수 있으나, 긁지 않도록 조심하며 꾸준히 시행하면 환부의 기능이 정상화되고 환부에서 땀도 나게 됩니다.**

9. 식이요법

기본적으로 식이요법의 원칙은 단순합니다. 내 인체와 피부에 영향을 주는 음식물은 피하게 하되 좋은 음식에 대해서는 과도하게 제한하기보다, 좋은 음식을 골고루 선택해서 올바른 조리 방법으로 조리해서, 영양소의 전체적인 균형을 생각해서 잘 먹는 것을 우선으로 합니다.

① 적절한 제한식이의 필요: 특정 음식에 민감 반응이 확인된 경우나 대표적으로 알레르기를 쉽게 일으킬 수 있는 음식의 종류는, 치료 초기일수록 더욱 세심하게 제한을 하는 것이 필요합니다. 질환의 초기 단계에서 혹은 증상이 반복되는 환자에게는 식이요인을 더욱 자세히 파악해 보는 것이 필요합니다. 특히 가장 흔한 음식 알레르기의 원인이 되는 밀가루식품, 땅콩류, 유제품, 갑각류, 견과류, 달걀, 생선류, 대두에 대해서는 세심한 관찰과 식이 조절이 필요할 수 있습니다. 하지만, 만성화되고 증상변화가 별로 없는 환자에게서는 그다지 식이 제한의 필요성이 없는 경우도 있으니 신중히 판단해야 합니다.

② 특히 염증이 심한 시기에는 과도한 內熱을 조장하는 음식은 금하게 합니다. 술과 맵고 자극적인 음식, 기름진 음식을 주의시킵니다.

③ 화학첨가물, 소스가 많이 들어간 음식, 보존제 등이 많이 들어간 음식 등은 줄이도록 합니다.

주로 패스트푸드 음식, 배달음식, 분식류, 인스턴트 음식 등을 주의시켜야 합니다.

④ 상열하한이나 냉증이 있는 환자의 경우 차가운 음식 섭취를 제한합니다.

⑤ 몸의 순환이 안 되고 소화력이 약한 경우 밀가루, 튀김음식, 기름진 음식과 같이 기혈정체를 일으키고 소화가 안 되는 음식을 피하게 합니다.

⑥ 식사 시간과 양을 규칙적으로 지키며, 저녁은 일찍 가볍게 먹는 것이 좋습니다.

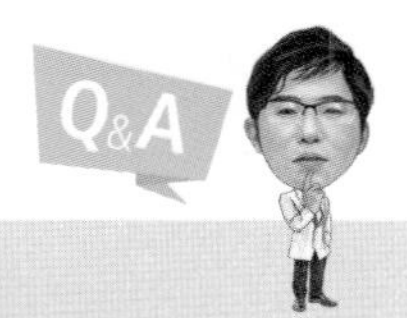

Q 피부질환 환자의 치료를 치료하고 있는데, 환자의 식이조절이 쉽지 않습니다. 어떻게 해야 할까요?

A **엄격한 식이 제한은 환자에게(특히, 소아 환자에게) 과도한 스트레스 요인으로 작용할 수 있으며, 치료를 포기하게 하는 요인이 될 수 있으니, 환자와 가족의 성향에 따라 완급조절을 할 필요가 있습니다. 그리고 성장기의 소아 환자에게, 영양을 과도하게 제한하는 것은 장기적으로 피부치료에도 도움이 되지 않을뿐 아니라 면역력 형성이나 전체적인 성장발육에도 좋지 않은 영향을 줄 수 있으니, 식이에 과도하게 민감하게 반응하거나 부담을 느끼지 않도록 하는 것이 필요합니다.**

그리고 채식, 절식, 금식 등은 피부 증상의 상태와 몸 상태에 따라 적절히 시행하면 도움을 줄 수 있으나, 무분별한 채식, 절식, 금식 등은 환자의 영양 섭취를 불량하게 하여 몸의 기혈순환저하와 면역저하를 유발해 치료에 오히려 좋지 않을 수 있으니 주의하게 합니다. 특히, 체중감량을 위해 피부질환 치료 중에 임의로 절식과 대체식을 하는 환자들이 있는데, 이런 경우 치료에 방해가 될 수 있음을 인지시키고, 올바른 식이를 지도해 주어야 합니다.

Case 5 | **10대 후반의 아토피피부염 환자가 내원했습니다. 수년간 아토피 치료를 위해 여러 가지 치료를 했고, 최근 1,2년 동안은 치료를 위해 채식을 하고 있는데, 괜찮을까요?**

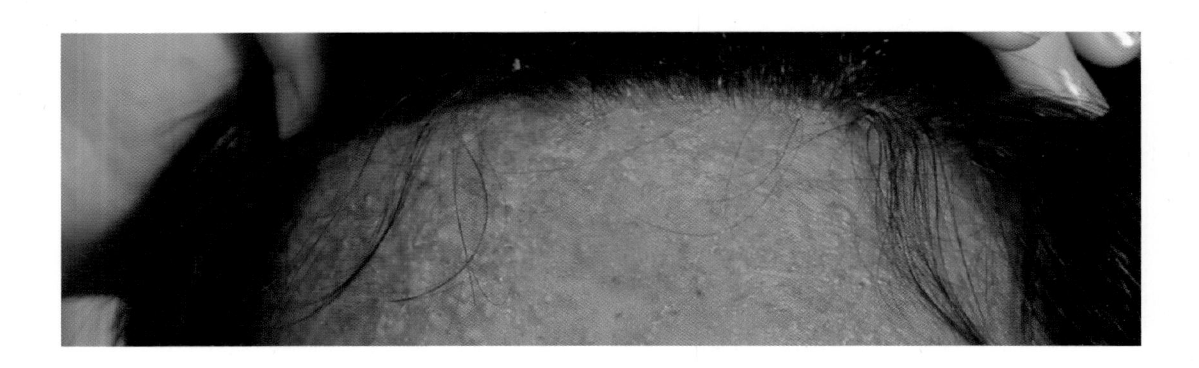

아토피피부염 증상으로 수년간 고생하며 타 의료기관에서 과도하게 채식과 절식을 시행하고 수년간 체중이 빠지고 체력이 떨어지고 이차감염까지 와서 본원에 내원했던 아토피피부염 환자의 증상 모습입니다. 절식과 채식 상태에서 서서히 정상 식이를 돌아오게 하였고, 기력보강과 순환개선에 중점을 둔 치료를 시행해서 피부의 증상도 점차 회복되었습니다.

자신의 체질을 정확하게 이해하고 시행하는 체질식은 치료에 큰 도움이 될 수 있으나, 잘못된 체질식은 치료에 오히려 방해가 될 수 있으니 주의해야 합니다. 본인의 체질에 대해서 과도하게 집착하고 불안해하는 경우에는, 반대로 과도한 체질식보다 무난한 식이를 지도해 주어야 합니다.

환자의 피부에 여러 질환이 섞여 있을 경우, 치료의 접근은?

피부는 항상 인체 내외부의 수많은 영향을 받는 부위이기 때문에 쉽게 질병이 생길 수 있는 부위입니다. 자세히 살펴보면 일반 사람들이 피부에 몇 가지의 병리적 증상은 다 가지고 있을 것입니다.

피부질환으로 치료를 받으러 내원한 환자도 피부질환이 오직 하나만 존재하지는 않을 수 있다는 것을 염두에 두어야 합니다. 그 중 특히 두 개 이상의 질환이 어느 정도의 병리적 증상을 나타낼 때는 치료의 접근에서 순서를 생각해야 합니다!

① 구병과 신병이 함께 있는 경우: 신병을 먼저 치료해야 합니다.

② 감염성 질환과 비감염성 질환이 함께 있는 경우: 감염성 질환을 먼저 치료해야 합니다.

③ 염증성 질환과 비염증성 질환이 함께 있는 경우: 염증성 질환을 먼저 치료해야 합니다.

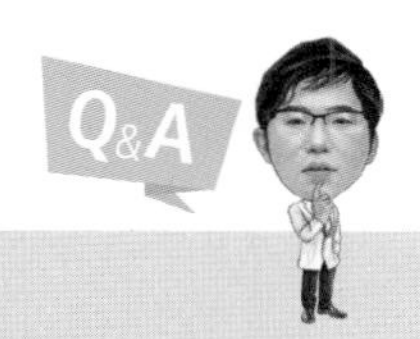

Q 환자의 피부질환이 치료가 잘 되지 않아요.
어떤 부분을 살펴봐야 할까요?

A **피부질환 치료를 하다 보면 항상 치료가 잘 되지는 않습니다. 그리고 치료 효과가 잘 나타나지 않는 이유도 상당히 다양할 수 있으며, 그 환자에 맞는 요인을 찾아야 치료의 정체기를 빨리 헤쳐나갈 수 있습니다. 더 많은 요인들이 있겠지만 우선 큰 부분들을 한번 살펴볼까요?**

① 진단이 잘못되었을 수 있습니다.
: 초기 진단 자체가 잘못되어 잘못된 방향의 치료를 하고 있을 수 있습니다. 초기 진단은 절대적일 수 없으며, 치료의 과정에서도 몇 번이고 다시 살펴야 하는 부분입니다.

② 리바운드 증상이 있을 수 있습니다.
: 기존 치료에서 증상 억제제를 사용했던 환자라면 더욱 의심을 해봐야 하는 점입니다. 초기에 더욱 잘 살펴야 하지만, 치료 중기 이후에도 그 가능성을 생각해 봐야 합니다.

③ 이차 감염이 동반되었을 수 있습니다.
: 피부질환 치료에 있어서 이차감염은 아주 빈번하게 동반되며, 그 증상이 확연하게 나타날 때는 감별이 어렵지 않습니다. 하지만 감염 증상이 약하게 나타나는 경우나 진료 시 부주의로 발견하지 못하는 경우도 있으니, 주의해야 합니다.

④ 환자가 피부를 계속 긁고 있을 수 있습니다.
: 피부의 대부분의 증상은 긁는 것만으로 계속 반복되고 심해질 수 있습니다. 환자가 긁지 않는다고 표현하는 경우에도 항상 환부의 찰상이나 홍반 등을 잘 살펴 습관적으로 긁는 행위가 있지 않은지를 파악해야 합니다.

⑤ 생활 관리를 너무 안 하는 경우가 있습니다.
: 음식 및 음주에 대한 관리가 너무 안 되거나, 지도 받은 운동, 목욕 등에 대한 노력이 너무 부족한 경우가 있습니다. 장기적인 피부질환 치료에 있어서 이러한 부분은 처음에는 치료에 큰 영향을 못 주는 것 같지만, 완치를 위해서는 아주 중요한 부분이라고 할 수 있습니다.

⑥ 생활 관리를 너무 과도하게 하는 경우가 있습니다.

: 피부질환 치료에 있어서 부분에 대한 과도한 집착은 관리를 안 하는 것보다 더 좋지 않은 영향을 줄 수도 있습니다. 식이 제한을 너무 지나치게 하거나 과도한 절식을 하는 경우도 있으며, 운동 및 목욕 등을 과도하게 하는 경우도 있습니다.

⑦ 피부질환의 자극 요인이 반복되는 경우가 있습니다.

: 업무 환경상 저온 혹은 고온의 환경에서 오래 근무하거나 피부가 안 좋은 상태에서 수영을 계속 해야 하는 상황에 있는 선수도 있었습니다.

⑧ 치료를 적극적으로 하지 않는 경우가 있습니다.

: 치료 효과가 제대로 나타나기 위해서는 환자의 적극적인 태도가 아주 중요합니다. 내원을 성실히 하지 않거나, 한약을 제대로 복용하지 않으면서 치료 효과를 바라면 안 됩니다.

⑨ 치료법의 힘이 아직 약한 경우입니다.

: 피부질환의 경중에 따라 더 오랜 시간과 노력이 필요한 경우도 있습니다. 모든 상황과 치료에 대한 명확한 판단이 있다면 시간이 오래 걸려도 의료인도 더 힘을 내서 오래 끌고 나가는 것이 필요합니다.

Tip

피부질환 치료에 있어서 전신적 피부 증상이 있는 경우는 내치가 더 중요하며, 국소적 만성적 피부 증상의 치료에는 내치와 함께 국소부위에 대한 치료, 외치도 중요합니다.

05
피부질환의 진료 실제

1. 피부질환 환자의 진료 프로세스

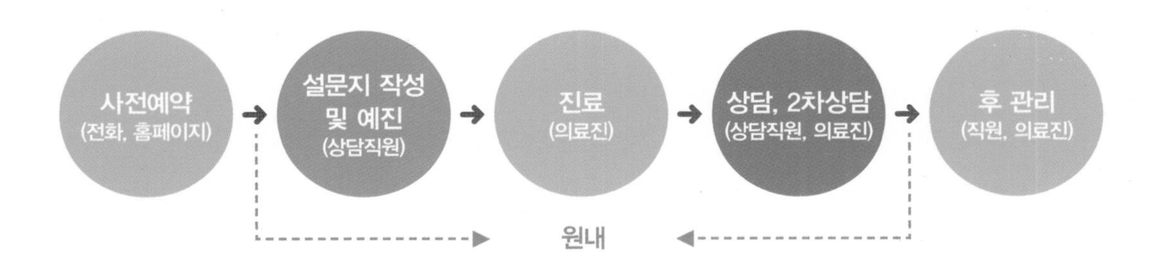

의료기관에서의 진료 과정이라고 하면 단순히 접수와 의료진의 진료가 전부라고 생각할 수 있으나, 피부질환과 같이 대개 병력이 복잡하고 여러 변수가 많은 질환에 있어서는 좀 더 각 과정의 진료 원칙을 지키며 진료 과정을 진행하는 것이 필요합니다.

2. 초진(初診)

초진의 중요성은?

전체치료 시간에 있어서 초진 시간은 5%도 안 될 수 있으나, 실제로 초진의 비중은 전체치료에 있어서 반 이상의 비중일 정도로 중요하다고 할 수 있습니다. 환자가 치료를 결정하는 일차적인 부분뿐 아니라, 치료와 경과에 대한 이해를 높임으로써 완치까지 포기하지 않고 노력할 수 있는 원동력이 초진에서 나올 수 있습니다. 그리고 치료과정에서 나타날 수 있는 환자의 불만과 오해를 예방할 수 있으며, 그만큼 초진의 중요성은 아무리 강조해도 과하지 않습니다.

초진의 실제 과정은 어떻게 되나요?

초진의 과정에 있어서 정답은 없습니다. 순서와 내용, 강조할 부분 등을 결국에는 그 환자에 맞게 적용해야 하며, 환자에 따라 과정의 추가와 생략이 필요합니다. 하지만 초진은 단순히 환자의 치료 시작이 아닌, 신뢰와 확신을 갖고 완치까지 환자를 끌고 가는 첫 걸음이기 때문에, 어느 정도는 초진의 원칙을 지키면서 상황에 따라 응용하는 것이 좋습니다.

1) 사전 예약(전화나 온라인 등을 이용한 예약과정)

① 환자가 진료를 받고자 하는 내용을 자세히 경청합니다.

② 한의원의 치료의 목표(증상치료만이 아닌 전체적인 관점에서의 치료), 치료방법, 비용(환자가 부담을 느끼지 않게 주의) 등을 간단히 설명합니다.

③ 이 과정에서 한의학적 치료 대상인지 1차 검증합니다.

- 질환이 한의원의 치료대상인지 검증합니다. 너무 급성 증상인 경우거나(치료대상이 될 수도 있으나, 치료에 대한 이해가 전제되어야 함), 미용적인 부분에 국한된 증상(아주 가벼운 얼굴 홍반, 색소, 주름, 흉터 등)을 위주로 집중하는 경우에는 치료에 대한 목표에 대해 이해시켜야 합니다.
- 환자가 한의원의 치료를 잘 이해하는지 파악합니다.

④ 기존 치료에 대한 부분을 잘 듣고, 최근까지 양방치료나 다른 치료(타 한의원, 민간요법 등)를 했는지 확인하고

⑤ 내원 시 최근(+ 기존) 처방전을 가져오게 합니다(필수).
피부 증상 사진을 미리 보내주면 진료 준비에 도움이 될 수 있습니다.

⑥ 환자의 성향에 따라 예약 시간을 잡는다(환자에 따라 프라이버시를 신경 쓰는 사람은 너무 붐비지 않는 시간에 예약을 잡는 것이 좋음).

예시 대학생 아토피피부염 환자의 예약이 잡혔습니다.

① 아토피피부염 증상이 2년 정도 되었다고 합니다.
② 한의 치료에 대한 신뢰는 그렇게 있는 것 같지는 않습니다.
③ 기존에 아토피피부염 치료를 위해 2,3군데 의료기관에서 치료를 했다고 합니다.
④ 내원 시 처방전을 가져오기로 했습니다.

2) 설문 및 예진(상담 직원이 진행하는 예진)

① 설문지를 잘 작성할 수 있게 안내해줍니다(특히 피부 관련 부분은 자세히 작성하면 좋으나, 고령이거나 문항이 많은 것을 힘들어하는 환자는 상태에 따라서 적절히 조절).

② 예진 시 누락되거나 부족한 부분들은 추가로 채워 넣습니다.

③ 치료과정, 기간, 예후 등에 대한 설명은 항상 의료진과 같은 관점으로 이루어져야 하며, 직원이 진단 예후를 성급히 얘기하거나 하지 않습니다. 과도한 설명 및 단정은 환자에게 오히려 반감을 일으킬 수 있습니다.

④ 이 과정에서 환자의 질환이 치료대상인지 2차 검증을 합니다.

⑤ 전체 소요 시간과 진료 순서 등을 고려해서 진행합니다. 환자의 여유시간이 너무 짧거나, 진료 순서와 의료진의 가능 시간을 고려하여, 예진 과정을 생략하거나 줄이거나, 반대로 더 자세히 할 수도 있습니다.

예시 환자가 내원하여 설문지를 작성하고 1차 상담을 받았습니다.
한의원 치료는 해본 적이 없어서 아직 확실한 신뢰가 있는 것은 아니지만,
치료에 대한 설명은 이해를 잘하는 것 같다고 합니다.

3) 진료(의료진이 진행)

① 환자의 증상에 대해서 문진을 진행합니다(피부 환자들은 병력이 대개 복잡하기도 하고, 의료기관에서 성의 있는 진료를 못 받은 경우도 많아서, 환자의 이야기를 경청하고 적절한 반응을 해주는 것이 중요합니다). 진단과 예후에 필요한 사항 위주로, 진료에 중요한 순서로 문진합니다.

■ O/S (발병일)

"언제 증상이 처음 생겼나요?" (급, 만성 정도를 파악) + 발병 당시 어떠한 상황이었는지(병인 파악에 참고할 부분 확인)초기 발병 부위와 현재 발병 부위는 어디인지, 질환이 가장 심해진 시기는 언제였는지 파악합니다(최근까지 증상이 계속 악화되고 있는지 특히 최근에 갑자기 악화되고 있는지를 파악합니다). 피부의 환부에 대한 사진 촬영을 진행하면 좋습니다(환자의 동의를 구하고, 진단에 도움이 되고 앞으로 증상 변화를 파악하기 위해 필요하다고 알림. 부담스러워하는 환자의 경우 우선 생략하고 나중에 촬영할 수 있도록 함).

예시 **2017년 2월 11일 초진을 진행합니다.**

"작년 6월쯤에 시험 기간에 밤새고 스트레스받고 할 때쯤 처음 증상이 생겼어요."
처음에는 주와 부위에 증상이 나타났었고 증상은 최근이 제일 심하다고 합니다.
⇨ 이미 증상은 만성화되었고, 더운 계절에 칠정상의 영향도 겹쳤을 때 증상이 발생

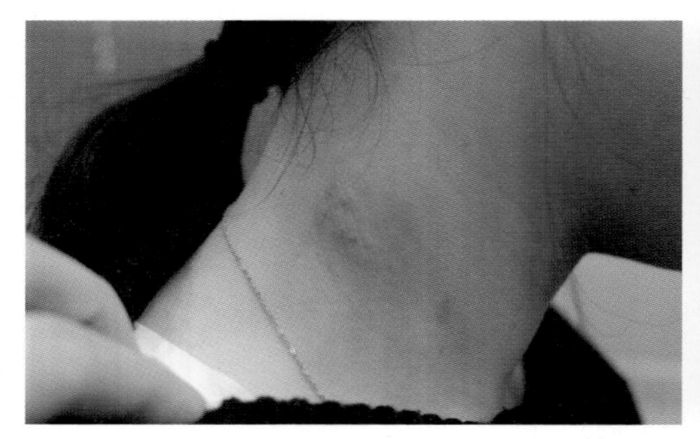

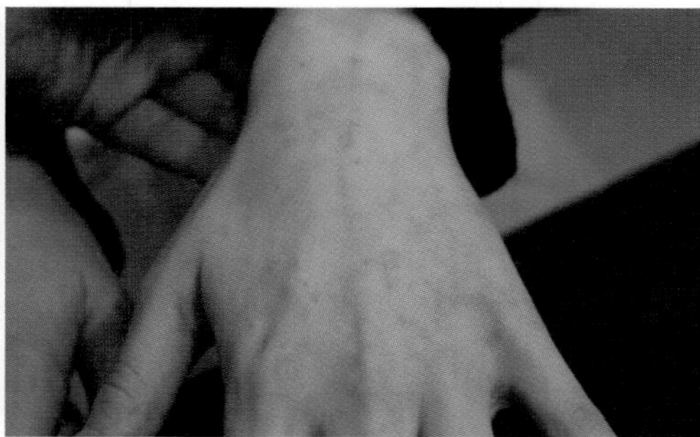

■ P/I (현병력)

현재 피부질환의 증상을 자세하게 파악합니다(증상정도와 예후에 중요).

- 자각증상 – 소양감, 통증, 열감, 수면장애 등
- 기타 피부 증상 – (원발진) 홍반, 구진, 결절, 종양, 수포, 팽진
  (속발진) 미란, 궤양, 인설, 가피, 태선화, 균열, 찰상, 반흔, 색소침착

환자 본인이 생각하는 악화요인을 체크합니다(병인에 참고합니다, 의미가 없을 수도 있습니다. 계절, 음식, 스트레스, 피로, 식습관(음주), 운동, 유전, 환경 등).

예시 **현병력**

① 현재 증상은 가려움이 심하고 잠도 약간 설칠 때가 있다고 합니다.
② 홍반, 구진이 약간 보이는 정도의 증상입니다.
③ 스트레스를 받고 잠을 잘못 잔 날에 증상이 더 심해진다고 합니다.
④ 운동은 잘 안 하고 식욕이 별로 없는 편입니다.

■ 치료 History를 꼼꼼히 파악합니다(중요합니다!).

- 언제, 어디서, 어떻게 치료했는지(양, 한의 치료, 치료기관, 민간요법 등 자세히) + 처방전 확인(스테로이드를 사용한 경우 등급과 사용량, 연고인지 경구 복용인지, 사용 기간을 확인합니다.)
- 기존 치료 기간 동안 치료 경과를 파악하는 것도 중요합니다(증상 억제가 잘 됐었는지).
- 언제까지 마지막으로 이러한 치료를 했는지 파악합니다(현재 기존 치료를 중단한 상태라면 그 후 리바운드 증상 같은 특별한 반응은 없었는지를 파악합니다).

예시 ① 처음에는 학교 근처 ++의원에서 연고 위주로 치료를 했습니다. 그때는 증상이 완화되었다가 11월쯤 다시 증상이 올라왔습니다.
② 최근 3개월은 **병원에서 주로 경구약 위주로 복용을 했다고 합니다(경구 스테로이드 포함).
③ 최근 약을 복용하면 증상은 좀 완화되는데 약을 안 먹으면 증상이 다시 심해진다고 합니다.
④ 2일 전까지 약을 복용했다고 합니다.

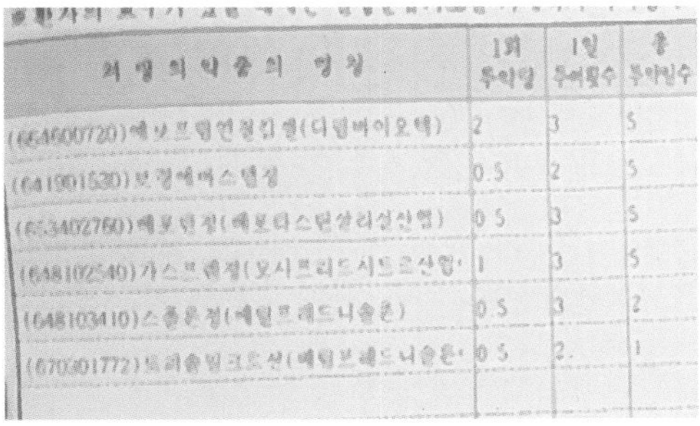

처방의약품의 명칭	1회 투약량	1일 투여횟수	총 투약일수
(664600720)에보프림연질캡슐(디딤바이오텍)	2	3	5
(641901530)보령에바스텔정	0.5	2	5
(653402760)베포탄정(베포타스틴베실산염)	0.5	3	5
(648102540)가스트렌정(모사프리드시트르산염	1	3	5
(648103410)소론도정(프레드니솔론)	0.5	3	2
(670001772)[illegible](메틸프레드니솔론	0.5	2.	1

■ P/H (과거력)

- 과거의 피부질환 및 다른 질환에 대한 경력과 과거의 치료에 대해서 꼼꼼히 체크합니다. 최근 증상의 발병이 오래되지 않았고, 현재 증상 정도의 중증도가 심하지 않더라도 과거력에 따라서 주의해야 하는 경우들이 있습니다.
- 소아기에 아토피피부염 및 습진이 심했었고, 스테로이드 제제를 장기간 사용했던 과거력이 있는 환자의, 근래 발병한 화폐상습진, 유두 습진 등의 증상은 현재는 중증이 아니더라도 장기적으로 심해질 수 있는 가능성이 있으니 주의해야 합니다.

> **예시** ① 어려서부터 스트레스받거나 부끄러움을 느끼면 안면홍조와 열감을 잘 느꼈습니다.
> ② 다른 피부질환으로 치료는 받아본 적이 없다고 합니다.

② 질환에 대한 설명과 진단(1의 과정을 통해 환자의 증상과 질환에 종합적인 진단)

- 환자의 현재 증상과 비슷한 사진을 보여줍니다(선택).
  진단명에 대해 설명을 합니다(확실하지 않을 때는 가능성에 대해 이야기하거나, 환자의 현재 증상이 전형적이지 않음을 설명하며 진단에 있어서 시간을 갖고 이야기하는 것이 좋습니다).
- 증상의 정도에 대해 설명합니다(만성화 정도, 국소적 증상인지 전신적 증상인지, 중증, 경증인지를 설명해주고, 증상 정도를 이해하기 쉽게 수치로 표현해줘도 좋습니다).
- 질환이 생기는 기전을 설명해줍니다(그림 그리거나 자료 활용).
  ⇨ 결과적으로 단순히 피부만의 문제가 아닌 몸 내부의 균형, 면역과 관계있다는 것을 설명합니다.

> **예시** ① 아토피피부염의 전형적인 사진들을 보여줍니다.
> ② 아토피피부염에 대한 설명을 하고, 증상 정도가 현재는 중증은 아니지만, 앞으로 경과는 더 관찰해봐야 한다고 이야기합니다.
> ③ 단순한 피부질환이 아니라 몸 내부와 연관이 있다는 것을 설명합니다.

③ 몸에 대한 변증과 설명(2와 연결해서 설명합니다.)

- 맥진, 문진, 체질, 체형, 성격, 성향 등을 통해 종합적인 몸 내부의 불균형과 병인에 대해 변증을 하고 그에 대해 환자에게 설명해줍니다(그림 활용).
- 당뇨, 고혈압, 심부전 등 만성질환과 복약에 대해서 확인하고(문진표), 그와 피부의 증상 경과에 관련이 있을 수 있음을 환자에게 확인해줍니다.

④ 치료에 대한 설명

- 몸 내부의 불균형을 완화시켜 내부의 병인을 제거하고
- 동시에 피부의 기능을 회복시켜
- 완치를 목표로 치료한다는 것을 설명합니다.

– 간단한 치료법에 대한 설명: 한약, 약침, 침, 식이, 운동, 목욕, 수면, 광선, 심리 등

하지만 이러한 원인과 증상이 서로 얽혀있기에 동시에 전체적으로 개선시키지 않으면 완치가 쉽지 않다는 것을 강조합니다.

예시 ① 진찰을 통해 몸 내부의 상태에 대해서 설명해줍니다. 몸 내부의 상태는 실증보다는 허증의 상태, 그중 비위 허증의 상태가 뚜렷이 보이고, 칠정상을 겸한 상태라는 것을 설명해 줍니다.
② 내부에 대한 치료와 피부의 대한 치료를 같이 진행해서 치료해야 한다는 것을 설명합니다.

⑤ 환자의 치료 방향에 대한 설명

- 환자의 생활과 병인, 증상정도에 대한 것들을 판단하여 환자에게 치료 방법을 제시합니다.
- (선택) 치료 경과를 설명합니다.
  - 리바운드, 이차감염에 대한 설명합니다(스테로이드를 오래 사용한 경우에는 그 가능성에 대해서 강조하는 것이 필요하다).
  - 증상이 너무 만성화되어서 치료 기간이 오래 걸릴 수 있는 환자에게는 증상변화와 경과에 대해서 이해시키는 것이 중요합니다.
  - 생활개선에 대한 노력과 의지가 많이 필요한 경우
  - 생활의 개선이 불가한 상황 때문에 치료에 한계가 있는(교대근무, 과로경향) 환자와 보호자에게는 치료의 한계와 가능성에 대해서 반복 설명합니다.
  - 이해를 잘못하는 환자에게는 경과를 쉽게 설명하고, 반복해서 이해시킵니다.

예시 ① 환자 몸 내부의 현재 주요 병인에 대한 설명을 합니다. 내부 장기는 비위허증이 체질적인 몸의 허약의 원인이 되며 그와 함께 칠정상으로 몸의 균형이 많이 깨졌습니다.
② 경구 스테로이드 복용을 했기 때문에, 기존 치료 중단 시 심한 리바운드 증상이 나타날 수 있다는 것을 설명합니다.
③ 치료 기간은 리바운드 증상 정도에 따라 다른데, 오래 걸릴 수 있음을 설명합니다.
④ 환자가 졸업반으로 취업을 한 상태이고 직장에서 곧 교육이 들어가며 교대근무도 해야 하는 상황인데, 이러한 부분이 치료에 영향을 줄 수 있고, 대안을 찾아보자고 이야기했습니다.

4) 상담(상담직원이 진행)

① 진료와 치료과정을 잘 이해했는지 확인합니다.

② 치료 권유 및 치료 결정(진료 후 치료대상이 아니라고 판단될 시에는 생활관리 후 다시 내원 유도를 합니다.)

③ 치료 방법, 과정과 경과에 대해 다시 한번 확인합니다.

5) 2차 상담(필요한 경우에만, 의료진이 진행)

① 치료를 결정한 경우 중 필요에 따라서 진행합니다.

리바운드 증상이 나타날 가능성이 높은 염증성 피부질환의 경우 이러한 과정이 더 중요합니다.

② 앞으로의 치료와 치료 경과 예후와 그에 따른 치료변화와 대처에 대해 설명합니다. 기존 치료 중단에 대해 설명합니다.

- 기존 치료 약을 완전히 중단할지, 일정 기간 병행하다가 서서히 조절할지에 대해, 리바운드에 대한 대처, 이차감염의 가능성과 그에 대한 대처에 대해 설명합니다.

③ 외용제 사용에 대한 당부(즉각적인 효과가 없을 수 있다는 부분, 따가움, 가려움 및 여러 가능성에 대해 설명)

④ 목욕, 운동 치료 등에 대한 부가 설명과 대처에 대해 설명합니다.

⑤ 치료동의서를 받습니다.

예시 **2차상담**

① 치료를 결정하고 현재 상황이 경구 스테로이드제를 사용했기 때문에 리바운드 증상과 이차감염의 가능성에 대해서 설명합니다.

② 외용제 사용과 생활 관리에 대한 설명을 합니다.

③ 치료동의서를 받습니다.

6) 초진 후 관리

① 리바운드 가능성이 높은 환자는 초진 내원 후 적어도 2개월 정도 기간 동안은 특별관리 대상으로 삼아야 합니다.

② 리바운드 및 증상 변화가 강하게 예상되는 환자군은, 환자가 전화하기 전에 미리 전화나 문자

등을 통해 증상변화를 지속적으로 파악하는 것이 중요합니다! (경과 및 관리에 대해 주도적으로 진행을 하는 것이 좋습니다.)

③ 변화가 있을 때는 그에 따른 대처를 구체적으로 지도해줘야 합니다.

예시 ① 리바운드 증상 발현의 가능성이 높기 때문에 이틀 후 전화 문진을 통해 증상 변화를 파악합니다. 초진 내원 시보다 발진이 좀 더 늘어났다고 호소합니다.
② 초기에는 조금 더 자주 내원하기로 이야기를 합니다.

3. 재진

- 환자가 의지를 갖고 성실하게 한약 복용과 외용제 사용 및 생활 관리를 잘하고 있는지를 파악합니다(직원도 가능).
- 환자의 증상변화를 파악하고(주요 증상과 특징적인 증상은 환부의 사진을 자주 찍어 남겨놓는 것이 필요합니다.) 그 변화의 양상과 의미에 대해서 환자에게 설명해줍니다. 환자의 치료의 목표에 과정에 대한 이해와 신뢰에 대한 부분을 파악하며, 환자에게 치료에 대한 확신을 갖게 해줍니다(의료진).

예시 **2017년 2월 17일 재진**

① 환자는 여러 생활 관리는 잘했으나 수면은 최근 더 안 좋았다고 합니다.
② 발진이 더 늘어나고 가려움이 심해졌다고 호소합니다.
③ 리바운드 증상이 나타나기 시작했으며, 환자의 심리적인 부분이 흔들리지 않게 치료 경과와 치료 가능성에 대한 대화를 길게 나눴습니다.

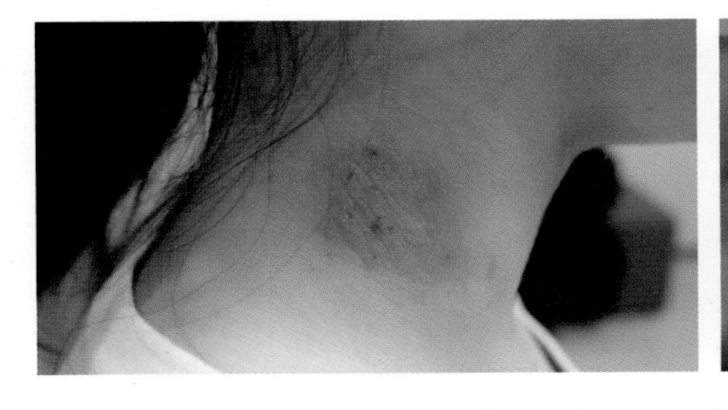
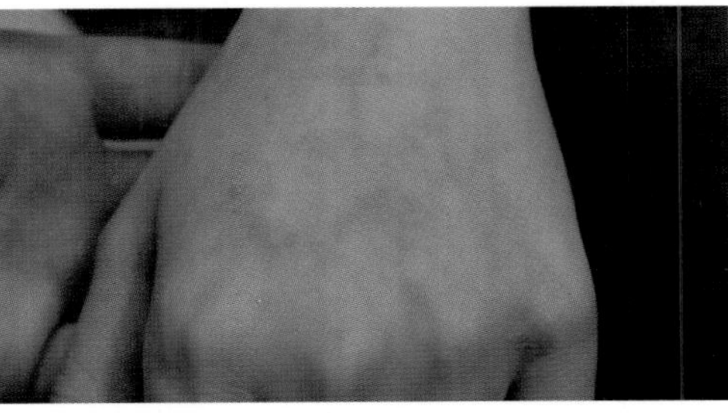

요 약

피부의 진료

① 증상 확인: 급, 만성정도 파악, 발병시 상황 파악
② 현병력 확인: 피부 증상 확인, 악화요인 확인
치료 히스토리 파악(언제, 어디서, 어떻게 치료했는지 확인, 처방전 확인)
③ 과거력 확인: 과거의 피부염 경력, 타 질환 확인
④ 질환에 대한 설명과 진단: 진단과 중증도 평가, 질환 발생 기전 설명
⑤ 인체 내부에 대한 변증: 맥진, 문진, 체질, 성향 등을 파악
⑥ 치료 방향에 대한 설명: 몸 내부, 피부의 병인을 해결하는 목표로 치료를 진행함을 설명, 치료 경과(리바운드, 이차감염, 치료 예후, 생활 관리 필요성 등 설명)

⇨ 한 줄 요약! [질환 파악 ⇨ 진단 ⇨ 중증도(예후) 파악 ⇨ 치료설정]

4. 의무기록

정확한 의무기록은 환자의 진단, 치료 및 그 과정과 결과에 대한 기록이며, 의료진 간의 진료와 의학적인 발전을 위한 도구가 되며, 임상 연구 발전의 밑거름이 되는 자료이니 정확하고 체계적으로 기록하는 습관을 들여야 합니다.

특히 피부질환은 증상 양상의 변화가 많은 질환이기 때문에, 증상에 대해 최대한 객관적으로 자세히 기술하는 것이 중요합니다. 또한 피부질환의 병인과 악화요인을 잘 파악하기 위해서는 피부 증상 외에 환자의 병변의 변화에 관련한 여러 상황과 환경에 대한 기술도 중요할 수 있습니다.

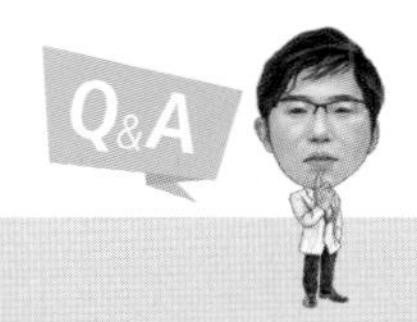

Q 진료 시 환자들의 이야기는 어느 정도 듣고 신뢰해야 할까요?

A 위에서 살펴본 것처럼 피부질환의 진료에서 가장 중요한 부분은 환자와의 대화를 통한 문진입니다. 그것을 통해 질환과 인체에 대한 많은 정보를 얻고 치료의 방향을 정할 수 있습니다. 하지만 환자의 이야기는 100% 정확하지 않은 정보일 수도 있기에 정보의 선별수집이 필요할 수 있습니다. 환자의 증상 표현에는 심리적인 부분과 주관적인 내용이 많이 들어가 있을 수 있고, 표현 방식 또한 제각각이기 때문에 '환자의 언어'를 해석해서 이해하는 과정이 필요합니다.

특히, 피부 진료 중에 많이 듣게 되는 '뒤집어졌다', '올라왔다', '점점 심해진다' 등의 '환자의 언어'는 의료진이 객관적으로 파악하되, 대신 환자의 눈높이에 맞는 올바르고 세심한 해석을 제시해 줄 수 있어야 합니다.

Chapter 02 피부질환 각론

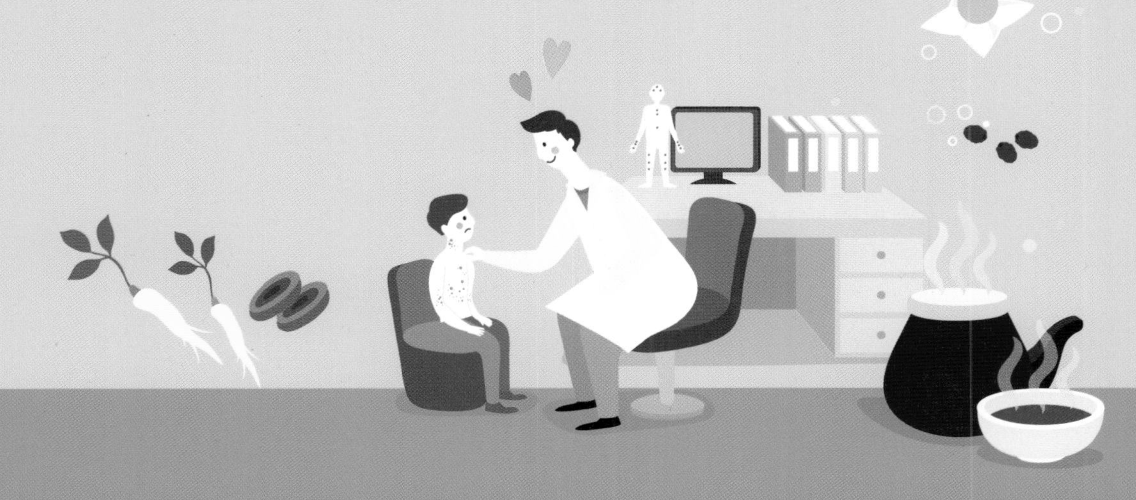

01
습진(피부염) 개괄[Eczema, Dermatitis]

습진이란?

습진(eczema)은 임상적으로 피부의 가려움, 발진(홍반), 진물, 부종, 인설, 가피 등의 증상을 특징으로 하는 질환으로 일반적으로 피부염(dermatitis)과 동의어로 사용됩니다.

사실 우리가 임상에서 볼 수 있는 많은 피부의 증상들은 습진의 범주에 들어가는 것이 대부분입니다. 단 건선, 바이러스성 피부염, 진균으로 인한 백선은 피부의 염증 증상을 기반으로 하고 있다는 점에서 습진과 관련성이 있으나, 보통의 습진은 건선과 감염성 피부질환을 제외한 상세불명 원인의 염증성 피부 질환을 지칭하는 개념으로 봐야 합니다.

습진(濕疹)의 명칭에 습(濕)이라는 한자가 들어 있어서 진물을 동반한 습한 피부염만을 습진이라고 생각할 수 있으나, 습진은 피부염의 명칭일 뿐, 습진에도 건조 경향이 특징적인 질환도 많습니다.

습진의 범주가 이렇게 넓기 때문에, 임상에서 피부질환의 진단을 잘 모르겠으면 '습진'으로 진단하면 된다는 말도 틀린 것은 아닙니다. 하지만 임상의로써 좀 더 자세한 진단을 내릴 수 있도록 노력해야겠죠?

습진은 왜 생길까요?

염증반응은 감염과 손상을 치유하기 위한 인체의 반응이며, 이러한 염증반응이 피부에서 나타나면 피부염의 증상으로 나타납니다. 그래서 염증 자체가 인체에서 보면 유해한 것은 아니라고 할 수 있으나, 문제는 피부에서 나타나는 이러한 염증 반응이 여러 가지 이유로 사라지지 않고 만성화되어, 피부조직을 지속적으로 손상시키고 많은 불편함을 주기 때문에 적극적으로 치료해야 하는 것입니다.

1) 서양의학적으로 습진은 발병 기전과 발병 원인이 밝혀지지 않은 상세불명의 질환이며 유전적 소

인과 환경요인(주거환경, 의복, 음식, 스트레스)이 복합적으로 작용하여 발생하는 만성 재발성 질환입니다. 환자에 따라 어떤 요인이 더 작용하는지는 개별적인 큰 차이가 있으며, 보통 유아에 있어서는 유전적, 환경적 소인이 많이 작용하고, 성인에 있어서는 후천적, 심리적, 환경적인 영향이 더 많은 것으로 봅니다. 하지만, 이러한 요인 중 어떤 것들이 더 영향을 줄 수 있는지 파악할 수 있는 방법이 없는 경우가 대부분이기 때문에, 습진을 상세불명의 원인으로 인한 질환으로 볼 수밖에 없습니다.

습진의 주원인 자체는 복합적이고 상세불명이지만 세균, 바이러스, 진균 등의 감염증은 상황에 따라 악화요인으로 동반 작용할 수 있으므로 가능성에 대해서 항상 주의 깊게 관찰해야 합니다. 또한 그 부위도 꼭 피부감염증에만 국한되는 것은 아니고 호흡기, 소화기, 비뇨기의 감염증과의 연관성도 있을 수 있습니다.

2) 한의학적으로 습진은 역시 복합적인 과정을 거쳐 발생한다고 봅니다.

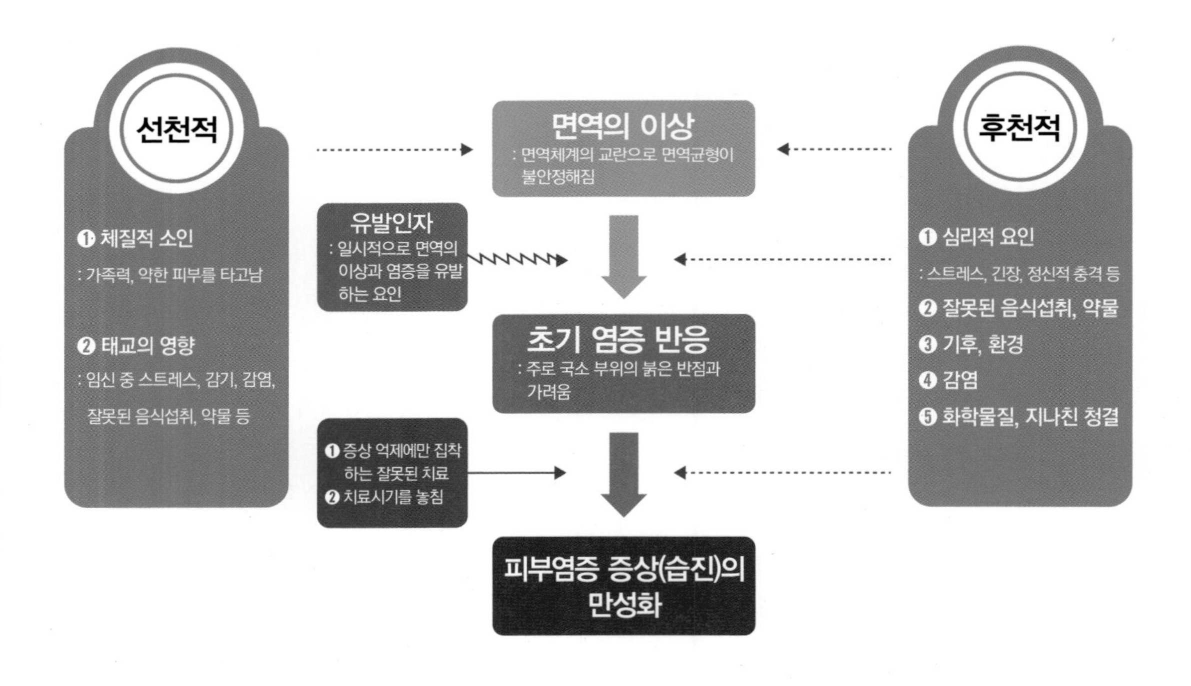

사람이 선천적인 부분에서는

① 체질적 소인(부모에게 받은 몸의 좋은 부분과 약한 부분의 특징)

② 임신 중의 태교의 영향(임산부의 심리적인 영향, 감기 및 감염성 질환의 영향)을 받고 태어나서

후천적으로는

③ 식이의 영향

④ 피부나 호흡기 등에 세균, 바이러스, 진균 등 감염의 영향
⑤ 심리적인 부분(놀람, 공포, 스트레스 등)
⑥ 기후·환경의 영향이 복합적으로 면역체계에 영향을 줘서
⑦ 면역 균형의 이상이 생기게 된다. 이에 알러젠, 화학물질 등
⑧ 유발인자가 면역체계를 더욱 과민하게 만들어
⑨ 초기 염증성 증상이 발생하고 그에 대한
⑩ 잘못된 치료를 하거나(주로 증상억제 위주의 치료) 치료 시기를 놓치게 되면서 피부 면역체계가 더욱 파괴되어, 피부가 외부 미생물의 침입이 수월해지고 상재균이 더욱 병리적으로 작용할 수 있는 환경이 만들어지며, '가려움-긁기'의 악순환이 반복되면서
⑪ 습진의 만성화와 중증화가 된다고 보고 있습니다.

습진은 그만큼 다양한 요인들의 영향을 받고 복잡한 과정을 거쳐 발생한 만성적인 질환이며, 단순한 급성 알레르기성 질환과는 차이가 크다는 것을 환자들이 이해할 수 있도록 해야 합니다. 만성 습진은 우리가 흔히 맞지 않는 음식을 먹거나 해서 입술이 붓거나 가렵거나 하는 즉시형 알레르기 증상과는 차이점이 있다는 것을 환자들이 인식할 수 있어야 합니다. 그렇지 않으면 알레르기 검사 결과에 과도하게 집착하고 과도한 식이 제한을 하는 등 장기적인 치료에 도움이 되지 않는 상황이 벌어질 수 있습니다.

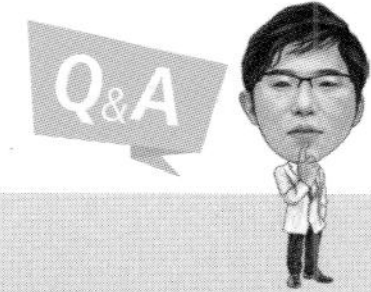

Q 수년간 반복되는 습진 증상으로 고생하고 있는 환자가 있습니다. 초기에는 여름에 땀띠와 같은 증상으로 시작되었다고 했는데, 현재는 습진이 증상 양상도 달라졌고 겨울에 더 심해진다고 합니다. 이 환자의 유병 기간 동안 계속 같은 병인이 주요인으로 작용하는 것일까요?

A **습진의 발생에는 여러 다양한 요인들이 복합적으로 작용하며, 그중 습진의 발생에 주된 역할을 한 주요인과 어느 정도의 영향을 준 부요인들이 있고 악화에 영향을 주는 악화요인들이 있습니다.**

그렇다면 치료과정에서 이러한 요인들이 항상 지속적으로 작용하는 것은 아니며, 치료를 진행하면서 치료와 관리의 영향으로 완화될 수 있으나 각 요인들의 변화 정도는 각각 다를 수 있습니다. 초기에 습진의 발생에 가장 큰 영향을 줬던 주요인은 치료과정에서 소실되어 더 이상 습진에 별다른 영향을 주지 않고, 오히려 부요인이 피부 습진에 더 영향을 주는 상황도 있을 수 있습니다.
그리고 초기 습진에는 외부의 감염, 환경, 온도 등 여러 요인들이 많이 작용할 수 있으나, 만성화된 습진의 후기로 갈수록 앞에 요인보다는 피부 자체의 만성화와 긁는 자극이 주요인으로 작용하는 경우가 많습니다.

습진은 왜 하필 그 부위에 생길까요?

습진 증상이 처음부터 전신에 균일하게 발생하는 경우는 없습니다. 대부분 부분적으로 증상이 발현되거나 국소에서 시작해서 넓게 퍼지는 형태가 많습니다. 그렇다면 왜 습진은 하필 그 부위에 발생했을까요?

위에서 살펴본 것처럼 습진은 복합적인 요인이 여러 과정에 걸쳐 영향을 줘서 피부에 생긴 염증증상입니다. 그리고 그 과정에서 ① 전신적 문제와 ② 국소적 문제가 결합이 되어 결과적으로 그 부위 피부에 증상이 발생하게 되는 것입니다.

전신적인 문제
+
국소부위의 요인
피부증상의 발현

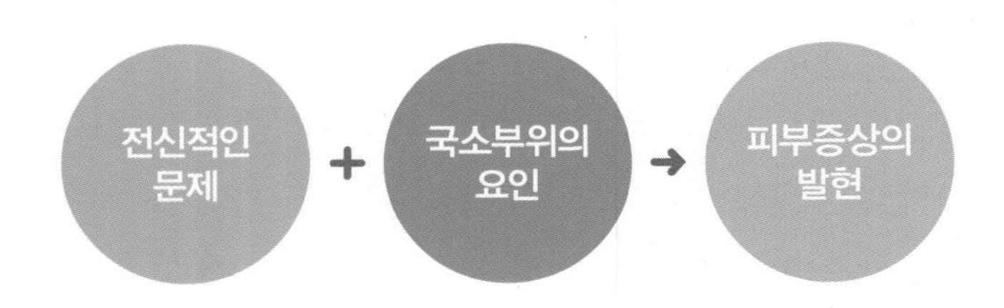

① **전신적 문제**

전신 순환과 기혈, 전신면역의 문제

② **부분적 문제**

물리적 자극(압박, 긁는 자극), 화학적 자극(금속, 세제, 세정제, 화장품 등), 감염, 국소순환의 문제(접히는 부위, 순환이 안 되는 부위)

이러한 전신과 국소의 문제는 항상 같이 영향을 줘서(영향을 주는 비율은 다르더라도) 초기의 염증 반응으로 증상이 시작되게 되고, 오치(잘못된 치료)와 실기(치료 시기를 놓침)를 거치면서 만성화되게 됩니다. 만성화가 된 후에는 초기의 전신적, 국소적 상황과는 또 다른 상태가 되기 때문에, 치료 시에는 그 시점의 문제를 파악해서 역시 전신과 국소의 치료를 함께 진행해야 합니다.

습진은 어떻게 분류할까요?

현재 우리가 접할 수 있는 피부질환의 진단명들이 어느 시점에 관련 학자들이 모여서 정확한 진단 분류기준을 세워보자 해서 생긴 것들이 아니겠지요? 시대를 지나오면서 사람들의 관심을 갖고 명명한 질환명들이 쌓여서 현재의 피부질환의 이름들이 된 것이겠지요. 따라서 부위 및 형태, 증상의 특징에 따라 다양한 기준으로 이름이 붙여졌으며, 현재의 질환명들은 이러한 다양한 기준으로 붙여진 병명이 혼재되어 사용되고 있습니다.

- 병인, 병리에 따른 분류: 접촉피부염, 알레르기성접촉피부염, 아토피피부염
- 질환의 형태에 따른 분류: 화폐상습진, 선상태선, 광택태선, 편평태선
- 부위에 따른 분류: 유두습진, 사타구니습진, 간찰진
- 주요 증상에 따른 분류: 양진, 결절성양진, 한포진, 지루성피부염, 태선, 건성습진, 각화증

습진에 있어 여러 분류 기준들에 의한 분류가 있으나, 이 분류가 하나의 절대적인 기준으로 이루어진 것은 아닙니다. 따라서 여러 습진들을 크게는 같은 관점에서 접근하되 각 병증의 특징과 환자피부의 특성을 파악하여 세부적으로 접근해야 합니다.

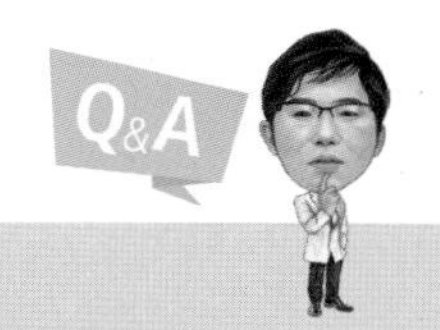

Q 습진은 어떤 양상으로 진행이 되나요?

A 습진은 다른 피부질환과 증상의 진행양상이 차이가 있으며, 습진 안에서도 각 질환별로 증상과 진행과정의 특이성이 있으므로 그 특징을 잘 파악해둬야 합니다.

① 대부분의 습진은 초기에 국소부위의 작은 홍반으로 시작합니다.
만약, 증상이 초기부터 전신적으로 나타난다면 감염성 질환 혹은 알레르기 질환일 수도 있으니 감별을 해야 합니다.

② 그 후 작은 홍반들은 개수가 늘어납니다(개별 홍반의 면적도 넓어지는 유형이 있습니다).

③ 늘어난 병변들은 서로 융합되며 환부의 면적이 넓어집니다.
(아토피피부염, 화폐상습진, 한포진, 지루성피부염 등)
하지만 병변이 서로 융합되지 않고 산발적으로 분포하는 경우도 있습니다.
(모낭염, 모공각화증, 약진, 광택태선 등)
인설성 질환에서는 인설이 점점 두꺼워지며, 구진수포성 질환에서는 구진, 수포의 개수 및 크기가 늘어납니다.

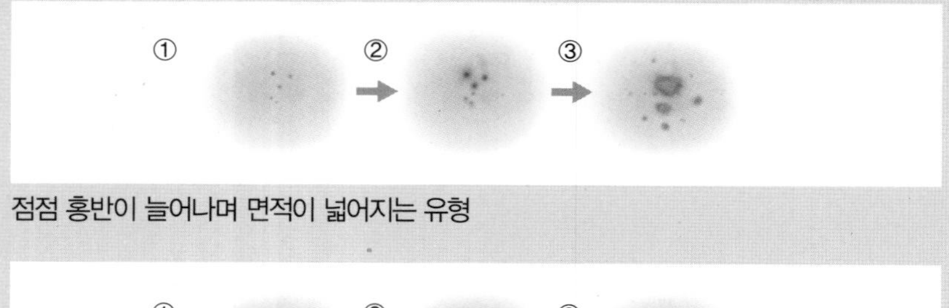

점점 홍반이 늘어나며 면적이 넓어지는 유형

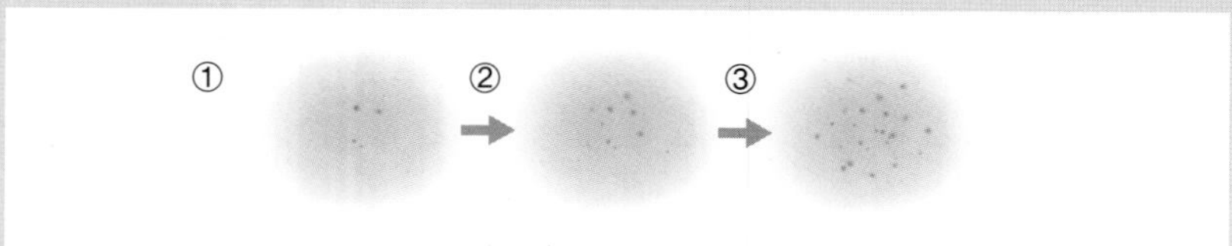

산발적으로 홍반이 존재하며 점점 개수가 늘어나는 유형

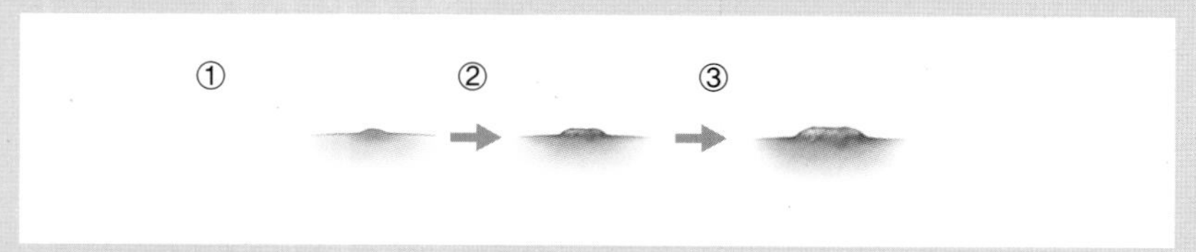

인설과 병변 두께가 점점 두꺼워지는 유형

인체 피부 부위별 잘 나타나는 습진

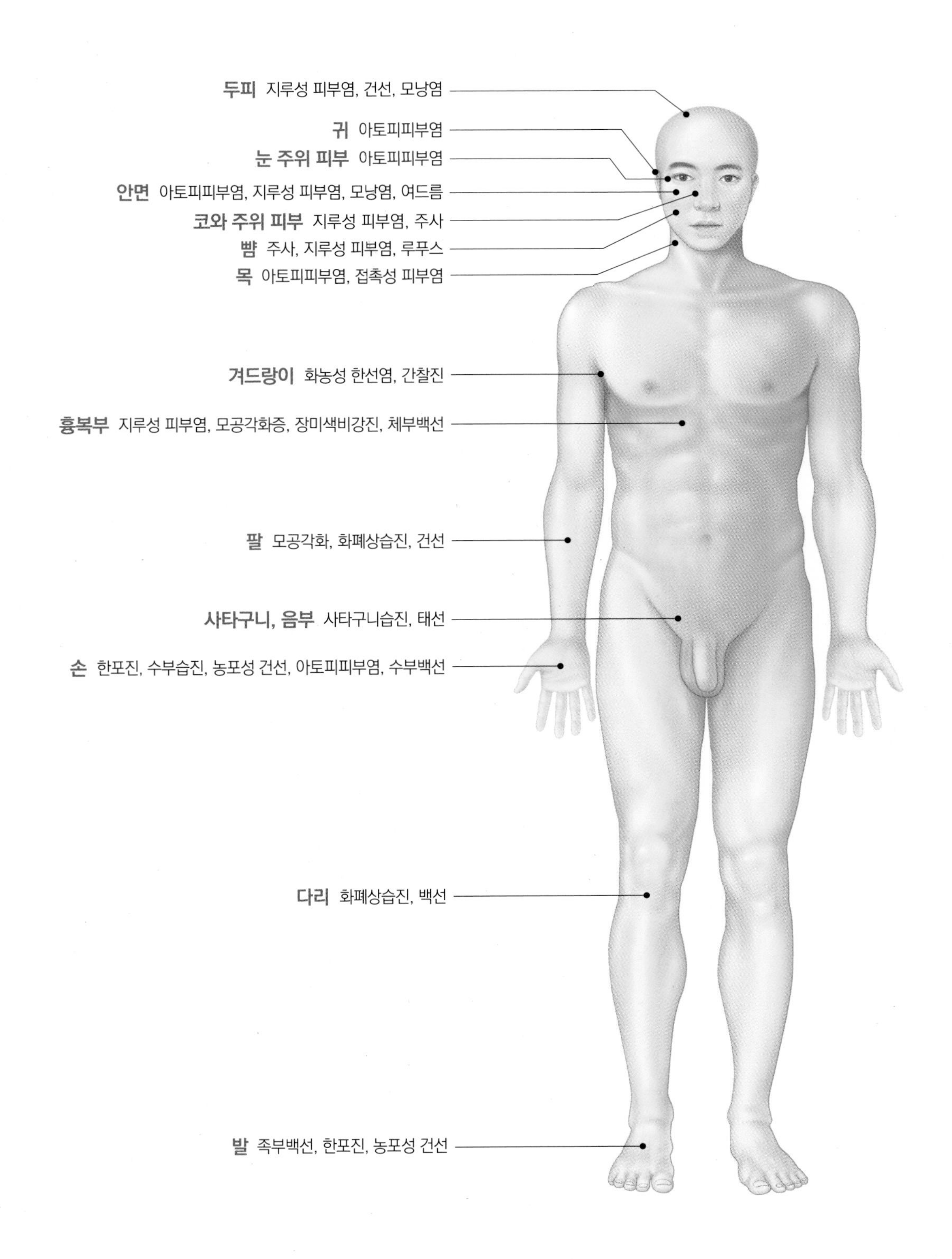

습진의 진단, 감별에서 주의할 점은?

전형적인 양상의 습진은 진단이 어렵지 않으나 그 증상이 전형적이지 않은 상태의 진단, 감별은 때로는 어려울 때가 있습니다.

1) 초기증상일 때는 진단이 어려울 수 있습니다.

피부의 염증반응을 기반으로 하는 피부질환들은 초기에 대부분 몇 개의 홍반 증상으로 시작됩니다. 따라서 초기의 증상만으로 정확한 진단을 하는 것이 어려운 경우들이 있으며, 이럴 때는 무리한 진단을 하기보다는 좀 더 시간을 두고 가능성을 열어두며 진단을 하는 것이 좋습니다.

Case 1 | 피부에 발생한 작은 발진 증상들을 호소하며 20대 환자가 내원했습니다. 무슨 피부질환일까요?

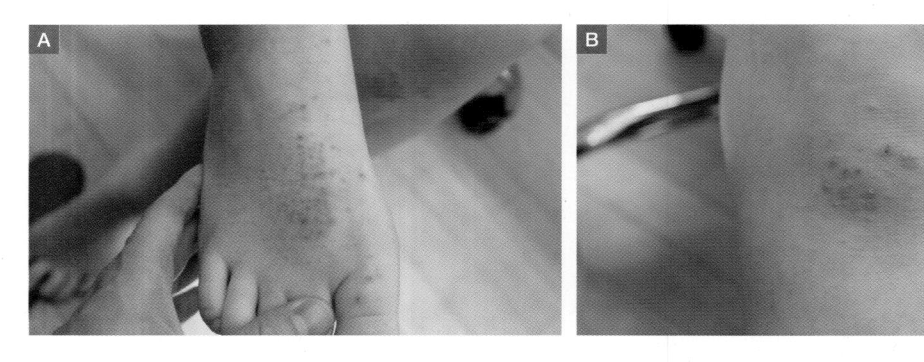

(A, B) 환자의 발등과 무릎 부위 피부에서 나타난 초기 홍반 위주의 아토피피부염 증상 모습입니다. 병력과 다른 전형적인 부위의 증상으로 아토피피부염을 진단할 수 있었으나, 염증성 피부질환 초기에는 대부분 증상이 홍반 위주의 증상으로 시작되기 때문에 초기 감별, 진단이 쉽지 않습니다.

2) 감염성 질환과의 감별에 유의해야 합니다.

습진은 비감염성 상세불명의 질환으로 진단시 감염성 질환인 세균성, 바이러스성, 진균성 피부질환과 감별이 필요합니다. 질환의 증상양상, 경과, 급 만성 특징을 살펴서 감별하며, 필요한 경우 일정 시간을 두고 관찰하거나, 이학적 검사 등을 시행해서 판별합니다.

Case 2 | 피부의 습진 증상으로 치료를 받고 있었는데, 갑자기 기존 환부의 주변과 다른 부위 피부까지 새롭게 홍반증상이 나타났습니다. 무슨 피부 증상일까요?

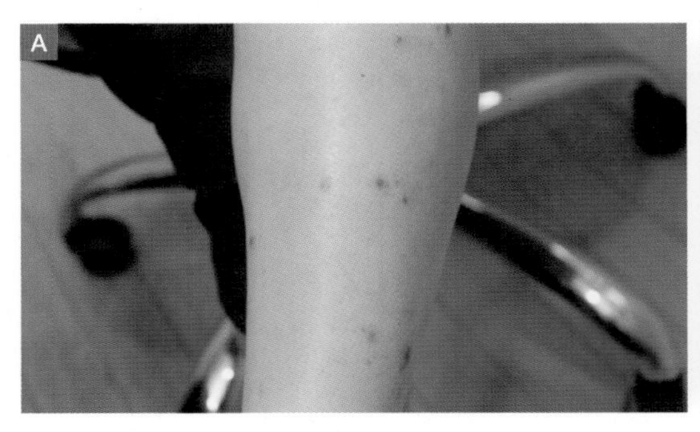

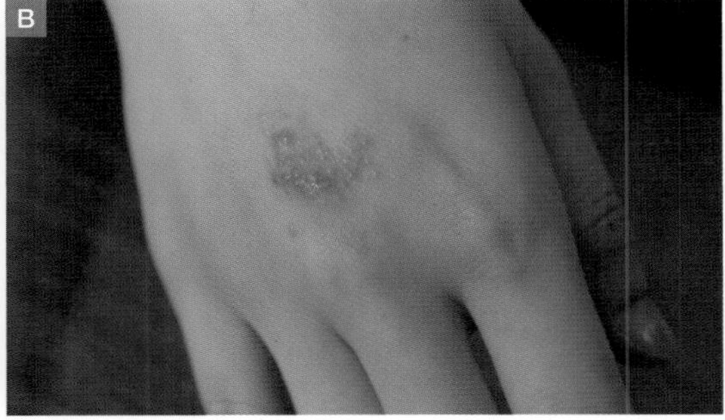

(A) 발가락 한포진으로 치료받던 환자의 다리에 갑자기 나타난 홍반증상

(B) 아토피피부염 치료를 받던 환자의 손등에 갑자기 나타난 홍반증상입니다. 둘 다 기존 습진 증상과는 별도로 이차감염으로 새로 홍반이 생겨서 늘어나고 있는 상태입니다. 신중하게 관찰하지 않으면 기존 증상 및 다른 염증성 피부질환과 감별을 하지 못하는 경우가 많으니 주의해야 합니다.

3) 건선

건선의 증상이 어느 정도 진행된 후의 증상은 습진과 감별이 어렵지 않으나, 증상 초기 단계에서 개별 피부 홍반증상의 크기가 크지 않은 경우이거나, 비정형적인 형태로 나타나는 경우 습진과 건선을 감별하기 어려운 경우가 있습니다. 또는 스테로이드 치료를 장기간 시행한 환자의 경우 원래의 건선증상 양상에서 변화하여, 가려움이 극심한 습진의 증상을 같이 나타내는 경우가 있으니 주의해야 합니다.

Case 3 | 피부의 홍반증상을 특징으로 하는 환자가 내원했습니다. 무슨 피부질환일까요?

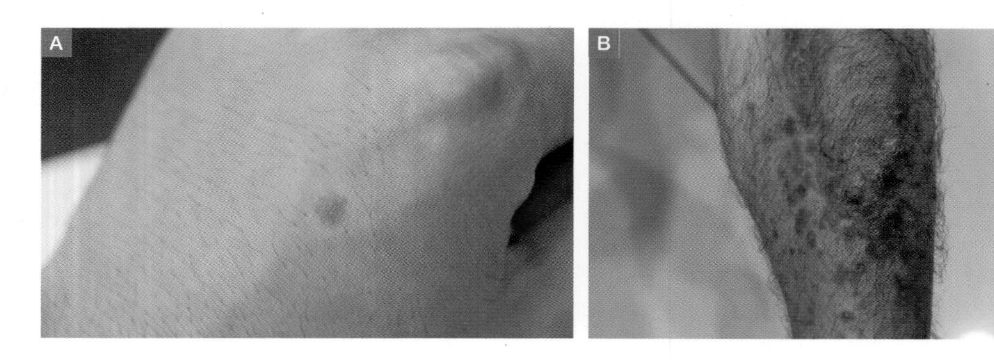

초기 홍반 위주의 증상만 나타나는 시점에서 피부질환의 정확한 진단이 쉽지 않을 수 있으며, 건선과 감별해야 하는 상황이 있습니다.

(A) 건선 초기의 홍반입니다.

(B) 다리 건선 증상에 장기간 스테로이드 연고를 사용한 환자의 피부 증상입니다. 극심한 가려움과 홍반, 진물 등 습진과 비슷한 양상을 나타내어 감별이 쉽지 않은 경우입니다.

4) 증상이 억제되어 있는 단계에서의 감별

스테로이드 연고, 경구복용 등의 치료를 하다가 내원한 경우, 증상의 전형적인 증상이 억제되어 있어서 정확한 진단 감별이 어려운 경우가 있다. 이런 경우 스테로이드를 중단하고 1,2주 후 피부 증상이 다시 드러나게 한 후 감별하는 것이 더 정확할 수 있습니다. 환자에게는 현재 증상이 억제되어 있어서 드러나지 않았으며, 더 정확한 진단을 위해 시간이 필요함을 이해시키고 동의를 구해야 합니다.

Case 4 | 피부질환 치료를 위해 환자가 내원했으나 피부에 특징적인 증상이 나타나지 않고 있는 상황입니다. 어떻게 진단해야 할까요?

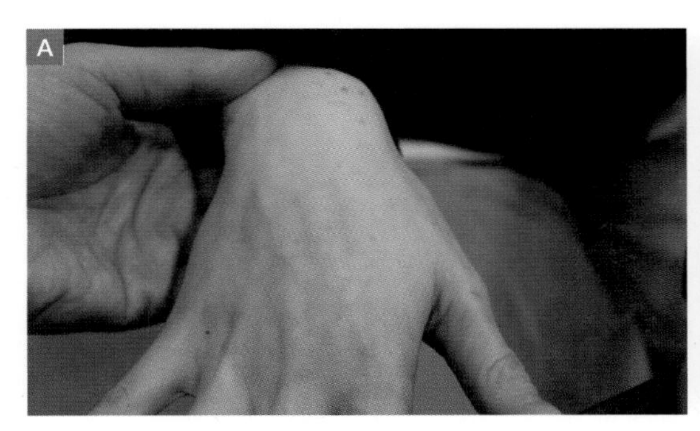

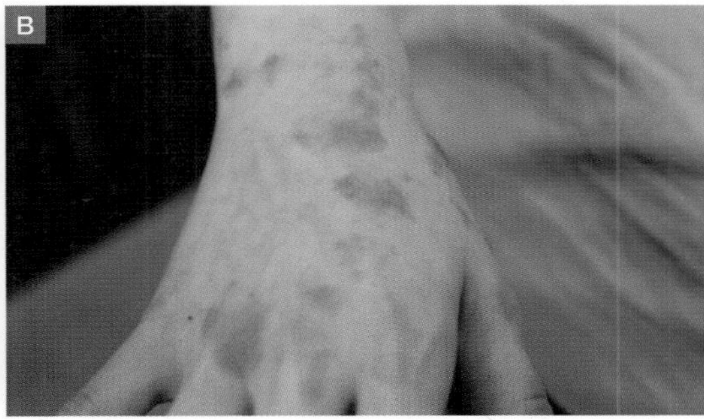

(A) 아토피성 피부염으로 전신 스테로이드를 경구 복용하다가 내원한 환자의 첫날 모습입니다. 작은 홍반 위주의 증상만 약간 보이는 정도로 아토피피부염의 특징적인 증상들이 보이지 않았습니다.
(B) 한 달 후 리바운드 반응과 함께 전신적으로 증상이 나타나며 전형적인 아토피성 피부염의 증상이 나타났습니다.

5) 여러 습진 혹은 습진과 비습진 질환이 혼재되어 있는 경우의 진단

피부질환은 항상 한 가지 질환만으로 발현되는 것은 아닙니다. 한 사람의 피부에 여러 피부질환이 혼재하는 경우도 흔하며, 이때는 각 질환을 구분해서 진단하고 그중에 주가 되는 질환과 부 질환을 구분하는 것이 필요합니다.

습진의 급 만성 진행 단계 구분은 어떻게 하나요?

보통 습진 질환의 진행 단계를 증상의 경과를 기준으로 초기의 급성 증상, 급성과 만성이 섞여 있는 아급성 증상, 그리고 만성 증상으로 분류할 수 있습니다. 하지만, 대부분의 만성화된 습진성 피부 질환은 항상 이러한 분류가 절대적인 것은 아니며, 대부분 만성기에도 급성기의 염증 진행이 동반되는 경우가 많습니다.

- 급성: 선홍색의 홍반이 특징적이며(환자에게는 혈액의 색에 가까울수록 심한 염증이라고 설명합니다), 구진, 소수포, 진물 등의 증상이 주변 피부로 퍼져나갑니다. 심한 가려움이 발작적으로 심한 경우도 있으며, 수면 장애가 생길 정도의 환자도 있습니다. 환부에서 열감을 느끼는 경우가 많으며, 주변으로 부종도 있을 수 있습니다.

Case 5 | 피부질환 환자의 환부가 발적이 특징적인 증상이 나타나고 있습니다. 습진의 어떤 단계의 모습일까요?

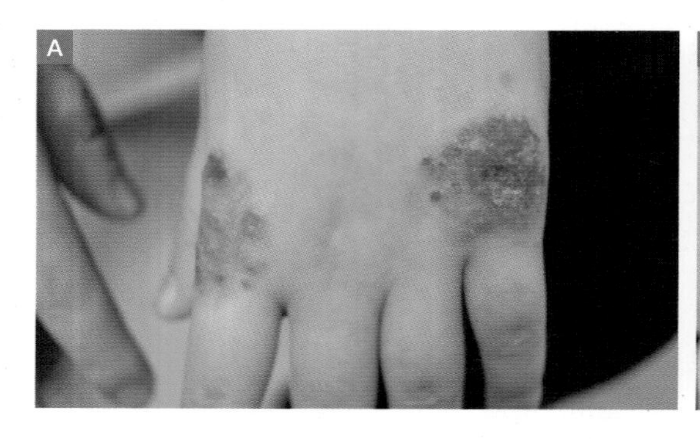

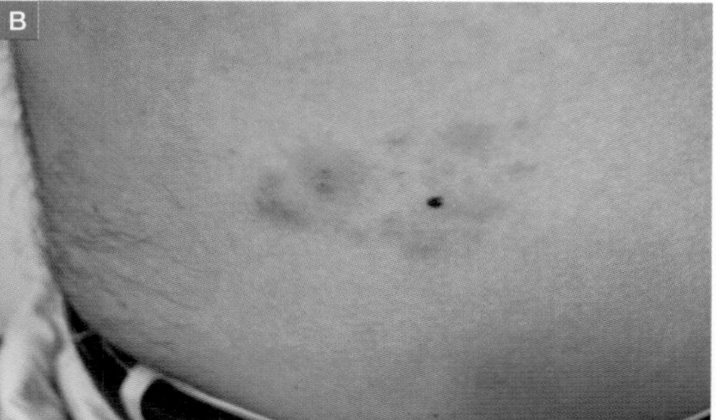

(A, B) 습진의 급성기 증상의 모습입니다.
선홍색의 홍반, 구진, 소수포가 주변으로 퍼져나가며, 진물이 발생하는 경우가 많습니다.

- 아급성: 심한 가려움과 붉은 구진, 수포가 퍼져나가는 것이 좀 완만해지며, 진물이 줄어들면서 그 부위에 인설이 덮이고 피부의 건조감이 증가하게 됩니다.

Case 6 | 급성기에서 급격히 퍼지던 습진증상이 증상확대 속도가 완화되면서 가피, 인설이 늘어나고 있습니다. 습진의 어떤 단계의 모습일까요?

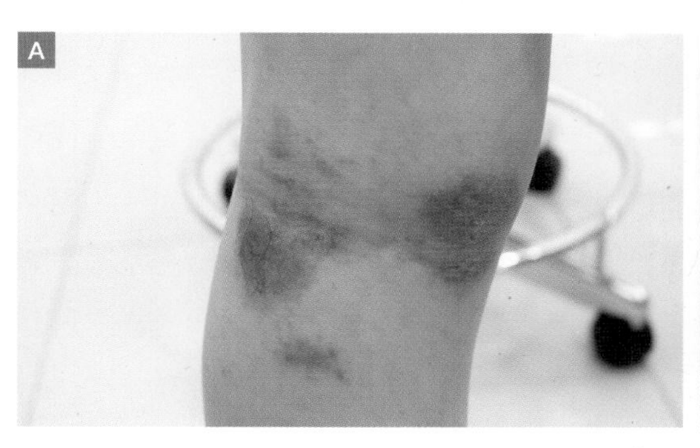
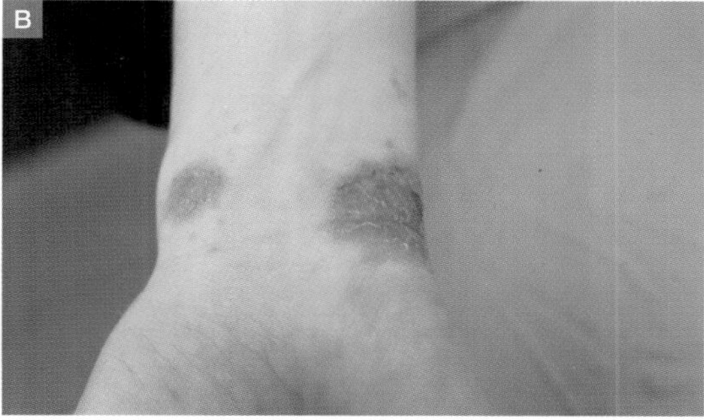

(A, B) 습진의 아급성기의 증상 모습입니다.
홍반의 붉은색이 약간 어두워지고 진물이 줄어들면서 인설과 건조감이 늘어나는 단계입니다.

- 만성: 붉은 구진의 색이 좀 더 어두운색(암갈색)으로 변하며, 인설이 두꺼워지며 건조감이 더 심해지기도 하며, 태선화와 색소침착 증상을 보입니다.

Case 7 | 습진의 홍반이 암갈색 양상을 나타내며, 인설이 반복되고 태선화가 관찰되고 있습니다. 습진의 어떤 단계의 모습일까요?

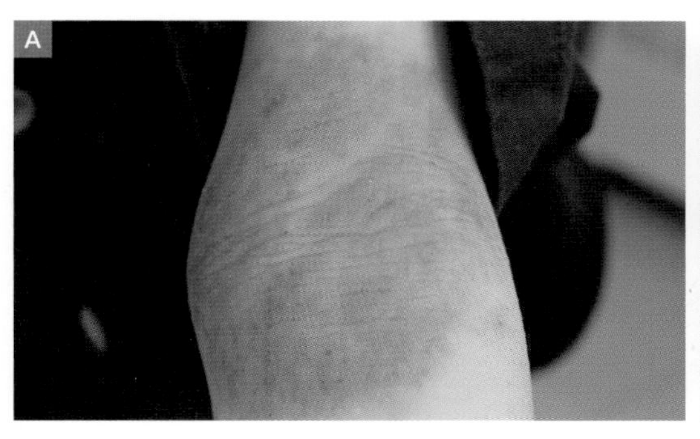
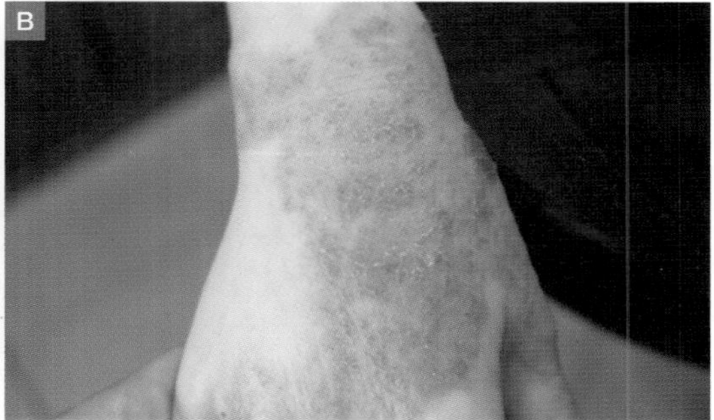

(A, B) 습진의 만성기의 증상 모습입니다. 암갈색의 구진이 보이며, 인설이 반복되며 두꺼워지고 태선화가 관찰됩니다.

습진의 치료는 어떻게 하나요?

염증이 외부 자극 요인에 대한 인체 면역체계의 생리적 과정으로 생긴 반응이라면, 피부염의 치료는 단순히 염증 증상을 억제하는 것이 아닌 염증이 발생하게 된 원인 기전과 인체 상태에 대한 교정과 치료가 주가 되어야 할 것입니다.

1) 습진의 서양의학적 치료

치료원칙

습진은 명확한 원인이 밝혀지지 않은 상세불명의 원인 질환이므로 서양의학적 치료에 있어서는 소양감을 감소시키고 염증반응을 억제하기 위한 대증요법이 가장 주 치료법이 됩니다. 피부에 대한 수분 공급, 피부 염증에 대한 억제, 유발인자의 확인 및 제거, 피부에 대한 보호가 치료의 원칙입니다. 치료의 첫 번째 과정은 습진을 지속시키고 악화시키는 '가려움–긁음의 순환(itch–scratch cycle)'을 끊는 것입니다.

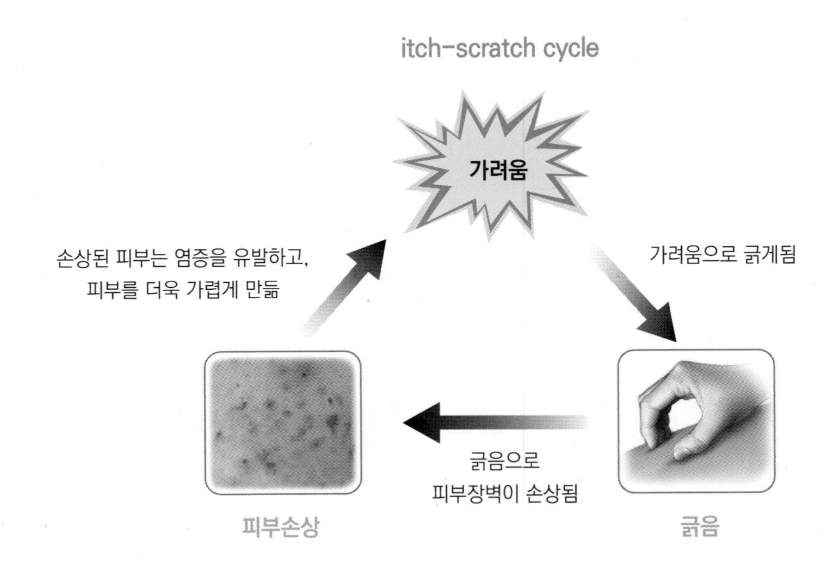

약물요법

① 국소 스테로이드제(연고)

피부과 질환과 관련된 가장 대표적인 연고라고 볼 수 있습니다. 가장 강력한 항염 작용을 가진 약으로써, 표층 피부혈관을 수축시켜 면역세포의 이동과 증식, 기능을 방해하여 강력한 항염증 작용을 나타냅니다.

환자의 피부 병변의 강도(중증도, 악화 경향)와 병변 피부의 특성(약한 피부 부위, 환자의 연령)을 고려하여 등급과 연고제 사용량, 사용 기간을 결정합니다. 보통 국소 스테로이드제는 강도에 따라 1~7등급(혹은 1~5등급)으로 나누며, 스테로이드 연고제의 사용량은 보통 1FTU (finger tip unit, 손가락 끝마디)를 기준으로 합니다. 보통 2주 이상 사용을 주의시키나 실제로는 장기간 사용되는 경우가 많습니다.

국소 스테로이드제의 부작용은 항상 주의해야 하며, 특히 연고제에 의한 접촉피부염 증상이 나타나거나 감염증이 발생하는 경우 치료제와 등급의 변경이 필요합니다. 부작용은 사용한 연고의 양, 사용 기간, 사용 부위, 밀폐술 여부, 환자의 연령, 체력, 개인 특이성 등과 같은 요인에 의해 다양하게 나타날 수 있습니다. 국소 스테로이드는 경구 스테로이드에 비해서 리바운드 증상이 약하기는 하지만 장기간 사용하는 경우, 약물 중단 시 심한 리바운드 증상이 나타날 수 있으니 주의해야 합니다.

특히 처방전 없이 약국에서 구매할 수 있는 일반의약품 국소 스테로이드제에도 높은 등급의 제품이 있으니 주의해야 합니다.

참고 등급에 따른 스테로이드제 사용 질환 권고

높은 등급의 스테로이드제 (1등급~3등급)	중간 등급의 스테로이드제 (4,5등급)	낮은 등급의 스테로이드제 (6,7등급)
• 각화습진 • 편평태선 • 만성단순태선 • 기타 태선 증상 • 건선 • 심한 손, 발습진 • 중증 화폐상습진 • 중증 아토피피부염	• 건성 습진 • 아토피피부염 • 화폐상습진 • 심한 피부염 • 심한 항문주변 염증	• 피부염(얼굴, 눈꺼풀) • 간찰진 • 항문 주변 염증 • 유소아의 피부염
① 각화증이 동반 ② 피부가 두꺼운 부위 ③ 중증 피부 질환	① 중등도 피부 질환	① 피부가 얇고 예민한 부위 ② 경증의 피부 질환

② 국소 면역조절제 (연고) : 타크로리무스(Tacrolimus), 피메크로리무스(Pimecro–limus)

면역세포 중 림프구를 활성화시키는 전달물질인 칼시뉴린을 억제함으로써 면역억제의 효능을 내는 약물입니다. 스테로이드제는 광범위하게 염증 억제의 효능을 내나, 제한적으로 피부염증 억제 효능을 냅니다.

- 제품명: 프로토픽(Protopic), 엘리델(Elidel)

③ 국소 항생제

습진성 피부질환에서는 흔히 세균, 바이러스, 진균 등의 감염증상이 동반될 수 있습니다. 피부의 면역체계에 이상이 생겨있으며, 피부의 가려움과 그로 인한 찰상과 균열을 통해 균이 쉽게 침투할 수 있습니다. 특히 황색포도상구균은 아토피 피부염 환자에서 감염뿐만 아니라 초항원으로 작용하여 증상을 악화시킨다고 알려져 있기 때문에 이에 대한 예방, 치료 목적으로도 습진에 상처와 진물이 있으면 국소 항생제를 사용하는 경우가 많습니다.

④ 항히스타민제

항히스타민제는 염증성 피부질환 환자들이 가져온 약들에 스테로이드제와 함께 항상 짝이 되어 처방되는 약으로, 알레르기성 반응에 관여하는 히스타민의 작용을 억제하여 효과를 낸다고 알려져 있습니다. 습진의 가장 불편한 증상인 가려움증 완화에 부분적으로 효과가 있다고 알려져 있지만, 임상적으로 습진의 가려움에 단독투여의 효과는 아주 뛰어나지는 않은 것으로 보입니다.

- 1세대 항히스타민제 (진정 작용 있음, 졸음 유발): 유시락스, 페니라민, 프리마란.
- 2세대 항히스타민제 (진정 작용 없음, 부작용 적음): 지르텍, 씨잘, 클라리틴, 알레그라

⑤ 전신 스테로이드(경구 복용)

경구 스테로이드제는 면역억제 작용이 전신적으로 나타나기 때문에 더 강력한 항염증 효과를 나타낼 수 있는 약물이며, 그만큼 부작용도 심할 수 있으므로 주의해서 사용해야 하는 약물입니다.

주로 급성 질환에 사용하거나 만성 중증 질환에 단기간 사용할 수 있습니다. 천포창, 유천포창과 같은 중증 수포성 질환과 결합조직 질환(SLE, 다발성 근염)에 사용할 수 있습니다. 피부질환에는 민감하지 않은 피부 부위의 심각한 중증 습진 증상에만 사용하는 것이 좋습니다.

실제 임상에서는 대부분의 중증 피부질환(아토피성 피부염, 화폐상습진 등 전신 피부질환이 많으며, 초기 두드러기, 맥관부종에 사용하는 경우도 많다)에 사용되는 경우도 있습니다. 전신 스테로이

드제의 경우는 리바운드 증상 발현 및 부작용이 심각할 수 있으니 항상 환자의 처방전을 확인하는 것이 중요합니다.

2) 습진의 한의학적 치료

염증성 피부질환의 한약처방은 각 의사의 관을 통해 올바른 변증과 병인파악이 전제되어야 하며, 피부질환의 진단과 병기, 병세에 따라 그에 맞는 처방을 하는 것이 기본 원칙입니다.

처방은 인체와 피부에 대한 변증 파악을 기준으로 그에 따른 고방, 사상방, 후세방 등을 선별해서 가감해서 사용할 수 있고, 질환 진단에 따른 처방 혹은 질환의 진행에 따른 처방을 선택하기도 합니다.

● 변증에 따른 한약 치료의 방향

① 청열해독

열독은 습진에서 가장 주요한 병인으로 작용하므로, 청열은 습진의 치료에서 가장 기본적인 치료의 방향이 됩니다. 하지만 청열이 과하게 되면 생기를 상하게 할 수 있으므로, 환자의 체력, 증상의 정도, 질화의 단계에 맞게 적절하게 적용해야 합니다. 주로 어느 정도의 체력이 되는 환자의 염증성 증상이 심한 환자의 급성기 염증에 중용해야 하는 치료의 방향입니다. 청열약을 과도하게 장기적으로 사용하게 되면 만성기의 피부질환이 재생되지 않고 치료의 정체기가 올 수 있습니다. 황련해독탕, 방풍통성산 같은 처방이 대표적입니다.

② 거풍지양

거풍습약을 사용하여 풍열, 풍습증 등으로 인한 피부의 소양감 등을 해결하는 방법입니다. 청열약과 함께 피부치료약의 가장 기본이 되는 약물들입니다. 주로 초기의 피부증상이나 표증의 증상에 사용합니다. 소풍산, 형방패독산이 대표적인 처방입니다.

③ 소종배농

주로 피부의 화농성 염증과 농이 배출되지 않고 반복되는 만성적인 상태의 피부 증상에 사용합니다. 탁리소독음, 선방활명음이 대표적입니다.

④ 활혈거어

주로 어혈과 혈행장애를 겸한 만성화되고 고착화된 피부질환에 사용합니다. 계지복령환, 도핵승기탕을 활용할 수 있습니다.

⑤ 보혈자윤

청열약과 합해져서 염증성 피부질환 처방의 가장 기본이 되는 처방의 방향입니다. 주로 사물탕이 기본이 되어 응용되며, 온청음, 당귀음자, 생혈윤부음 등이 대표적인 처방입니다.

⑥ 보중익기

허증의 환자의 기혈순환 및 보양, 면역증진 효과를 내기 위해 기본방으로 활용할 수 있습니다. 주오 보중익기탕, 평위산 등이 대표적입니다.

- 습진의 주요 처방 해설(方: 처방의 설명, 證: 주요 적응증상, 期: 처방의 적용 시기, 人: 처방에 맞는 환자의 허실 상태, 活: 가감 및 응용법)

① 황련해독탕 [황련 황금 황백 치자 5 g]

方 열독을 제거하는 가장 대표적인 처방입니다.

證 피부 증상의 양상이 선홍색 발적과 소양증, 부종, 구진, 삼출 등의 증상 위주로 있을 때 처방합니다.

期 급성기에 염증성 증상이 진행 중인 시기에 있을 때 사용할 수 있으며, 리바운드 증상이 극심하게 진행되거나, 이차감염증으로 발진이 급격히 퍼져나가는 증상 초기에도 사용할 수 있습니다. 증이 맞는 시기에 과립제 및 정제를 이용하여 단기적으로 처방하는 것도 좋습니다.

人 실열로 인한 열독을 치료하는 처방이기 때문에 비교적 체력이 충실한 환자에게 적용해야 합니다. 얼굴색이 붉고 두통과 상기증, 심리적으로는 번조, 불면, 흥분의 증상과 맥이 유력한 환자에게 사용해야 합니다. 정기를 손상시킬 수 있기에 비위가 허한한 환자에게 사용하거나, 장복하는 것은 피해야 합니다.

② 방풍통성산 [활석 6 감초 5 석고 황금 길경 3 방풍 천궁 당귀 적작약 대황 마황 박하 연교 망초 2 형개 백출 치자 1 g 생강 5편]

方 회춘양격산을 기본으로 백호탕과 조위승기탕을 합방한 처방으로 실증으로 표리, 상하, 내외의 열독, 풍독, 식독, 수독 등 모든 병사를 제거하는 처방입니다.

證 발적, 삼출, 구진 등 실열증의 피부 증상에 사용할 수 있으며, 만성화되고 건조경향, 태선화 위주의 증상에는 주의해야 합니다.

期 주로 실열증의 양상이 두드러지는 초기 염증기와 리바운드 증상 발현 시기에 사용할 수 있습니다.

人 주로 두통, 붉은 안면색, 견비통 양상, 변비와 소변불리 증상을 나타내는 완실한 체형에 사용하는 것이 좋습니다. 마르고 창백하고 허증양상이 두드러지는 환자에게는 사용하지 않아야 합니다.

③ 치두창일방 [연교 창출 천궁 6 방풍 인동등 4 형개 감초 홍화 2 대황 1~2 g]

方 중화해독(中和解毒)의 작용이 있어서, 주로 상체와 두면의 濕疹에 효과가 있는 처방입니다.

證 주로 두면, 상체 피부의 가려움증, 구진, 화농, 삼출, 가피 등 습진성 증상에 사용할 수 있습니다.

期 주로 염증, 삼출, 화농이 심한 급성 염증기에 처방하는 것이 좋습니다.

人 어느 정도 기본 체력이 되는 환자의 습진 증상에 사용합니다.

④ 십미패독산 [길경 박속(앵피) 복령 천궁 시호 4 독활 방풍 3 형개 감초 2 생강 3]

方 발표해독, 거풍 작용이 있는 형방패독산에서 전호, 강활, 지각을 빼고 앵피를 넣은 처방입니다.

證 화농경향이 있는 작은 구진 위주의 발진에 사용합니다. 약간의 삼출과 부종도 있을 수 있습니다.

期 주로 피부 증상 초기 급성기의 발진 증상에 응용하며, 너무 실열증이거나 너무 만성화된 증상에는 효과가 떨어질 수 있습니다.

人 약간 예민한 알레르기 체질의 환자로 오한 발열이나 흉협고만증을 동반할 수 있습니다.

⑤ 소풍산 [당귀 지황 석고 6 방풍 창출 목통 우방자 4 지모 호마 3 선퇴 고삼 형개 2 감초 2 g]

方 사물탕과 백호탕을 기본으로 자윤과 거풍, 그리고 리습작용을 하는 약물로 이루어진 처방입니다. 혈열을 식히고 풍열을 해소시켜 그로 인한 피부질환을 치료하는 좋은 처방입니다. 가려움이 심한 두드러기에도 사용할 수 있습니다.

證 피부의 가려움이 심하며, 열감과 삼출물이 많은 편이며, 구진 가피 등의 증상을 특징으로 하는 피부질환에 사용합니다. 심한 허증 경향 환자의 건조증 위주의 피부증상에는 주의해야합니다.

期 실열이 극심한 염증 시기보다는 만성적으로 증상이 반복되는 단계에 사용합니다. 초기부터 풍열의 양상이 확실하면 초기에도 사용할 수 있습니다.

人 비교적 체력이 있으면서 약간의 허증 정도가 있는 환자에게 사용합니다. 가슴이 답답하고 갈증을 느끼는 편인 환자군이 많습니다.

⑥ 탁리소독음 [금은화 진피 12 황기 천화분 8 방풍 백지 당귀 천궁 길경 후박 천산갑 조각자 4 g]

方 청열해독하는 약으로 표의 열독을 풀며, 기운을 보강하고 소통시키며 자윤시키며 소종배농하는 처방입니다.

證 급성 염증기를 지나 피부에 화농성 증상과 농이 배농되어 사라지지 않는 상태의 피부증상에 사용합니다. 리바운드 증상 발현기에 부종이 겸하거나, 이차감염증으로 화농증이 겸하는 시기에도 사용할 수 있습니다.

期 초기 극심한 염증단계를 지나고 난 후, 심한 허증과의 중간 시기에서 사용합니다.

人 체력이 완실한 사람보다는 약간의 허증의 경향의 환자에게 맞는 처방입니다.

⑦ 선방활명음 [금은화 8 당귀 진피 6 감초 천화분 패모 백지 4 방풍 2.8 조각자 적작약 , 유향 몰약 2 g]

方 청열해독하는 금은화가 군약이며, 활혈지통약과 소종배농약, 거풍지양약으로 구성되어 있는 처방입니다.

證 피부의 발진(발적이 극심하지 않은)이나 옹저, 결절, 수포 증상이 나타나며, 그 증상이 괴파되지 않고 변화가 빠르지 않는 경향의 증상에 사용할 수 있습니다.

期 급성기의 실열증과 염증기를 지나 증상이 점차 만성화되는 시점에 사용하는 것이 좋습니다.

人 보통의 체력이나 약간 허증이 있는 정도의 환자에게 응용할 수 있습니다.

⑧ 온청음 [당귀 숙지황 8 작약 천궁 황금 6 치자 4 황련 황백 3 g]

方 사물탕과 황련해독탕의 합방으로, 보혈활혈 작용과 청열사화 작용을 동시에 할 수 있는 처방입니다.

證 열증을 동반한 구진, 소양감과 함께 건조 경향의 피부 증상에 사용할 수 있습니다. 피부의 삼출 증상은 많지 않은 시기에 사용합니다. 점막의 궤양증상도 동반될 수 있습니다.

期 급성기보다는 약간의 만성화 단계에서 사용합니다.

人 환자는 보통의 체력에 상기, 흥분 등의 심리적 증상도 겸할 수 있습니다.

活 비염, 중이염 등 호흡기 증상이 겸할 경우, 온청음에 가감하여 형개연교탕으로 처방할 수 있습니다. 형개연교탕 [당귀 백작약 천궁 숙지황 황련 황금 황백 치자 연교 방풍 박하 형개 감초 지각 3 시호 4 백지 길경 5g]

⑨ 당귀음자 [당귀 10 적작약 천궁 숙지황 방풍 백질려 6 하수오 형개 황기 4 감초 3 g]

方 사물탕에 당귀를 증량하고 거풍약과 보기약이 더해진 처방으로, 보혈보기와 거풍을 겸하는 처방입니다.

證 피부의 만성화된 습진 증상과 건조경향의 피부증상, 소양감을 주증상으로 하여 처방할 수 있습니다. 환부의 열감이 별로 없으며 홍반이 암갈색이며 구진의 융기가 적은 증상에 처방합니다.

期 급성기보다는 주로 만성화 시기에 많이 사용합니다.

人 노인이나 허증의 경향의 환자에게 맞는 처방입니다.

⑩ 생혈윤부음 [천문동 6 생지황 숙지황 맥문동 당귀 황기 4 황금 과루인 도인 2 승마 0.8 홍화 0.4 g 오미자 (9개)]

方 고본환에 당귀보혈탕을 합하여 보정, 보혈, 보기 효과에 청열자윤 약물을 더한 처방입니다.

證 피부의 건조증, 태선화 등 만성화된 증상이 주가 되며, 가려움과 발진 등 염증성 증상이 더해진 피부상태에 적합한 처방입니다. 구진 삼출이 너무 심한 상태에서는 신중하게 사용해야 합니다.

期 급성 염증기를 피하고, 주로 만성화 경향이 많은 증상 시기에 사용해야 합니다.

人 주로 허증 경향이 많은 사람에게 처방하며, 특히 음허, 혈허의 경향이 확실한 환자에게 적용하면 좋습니다.

⑪ 보중익기탕 [황기 6 인삼 백출 감초 4 당귀 진피 2 승마 시호 1.2]

方 익기하는 황기를 군으로 하여, 중초를 보하고 보혈하며 이기, 승양시키는 약물을 합하여 보중익기하는 대표적인 처방으로 활용할 수 있습니다.

證 피부의 발적 및 구진, 삼출 양상이 실열증이 아니며 허증의 양상을 겸하는 경우에 기본방으로 활용할 수 있습니다.

期 극심한 염증기를 제외하고는, 변증에 따라 응용할 수 있습니다. 이차감염증의 가능성이 높은 경우나 이차감염이 잘 낫지 않고 반복되는 경우에도 응용할 수 있습니다.

人 보통 마르고 피부가 흰 허증 경향의 환자에게 응용하며, 전신권태감, 빈혈, 식욕부진, 오한, 미열, 도한 등의 증상을 동반하는 경향이 있습니다.

⑫ 평위산 [창출 8 진피 5.6 후박 4 감초 2.4 g]

方 본 처방은 습사를 물리치고 비위 장부의 기능을 개선시키며 기운을 통하게 하는 성약으로 비위습증 및 허한자에게 기본방으로 운용할 수 있습니다.

證 피부의 증상과 함께 음식무미, 식욕부진, 소화불량, 구역 구토, 복명 설사 등의 비위

期 급성기보다는 아급성기와 만성기의 처방으로 사용하며, 염증경향이 심하지 않은 질환의 허증이 심한 환자에 있어서는 급성기에도 사용할 수 있습니다.

人 습사로 인해 비위의 기능이 저하되어 있고, 그로 인한 기체증으로 전신사지의 운화가 되지 않는 환자, 비위증을 특징적으로 나타내는 환자에게 기본방으로 가감해서 사용합니다.

活 평위산에 증상에 맞는 가감을 해서 활용할 수 있습니다. 습열이 겸하면 황금 황련 등 청열제를 가하고, 행기약과 거풍약을 가감해서 사용할 수도 있습니다.

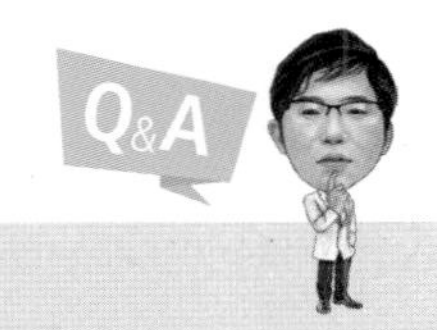

Q 습진의 발생 및 악화 그리고 치료에 계절의 영향이 있나요?

A **습진은 원인과 발생과정도 복잡하고, 치료에 있어서도 수많은 요인들이 작용합니다. 계절은 환경 요인 중 큰 부분이기 때문에, 늘 습진에 여러 가지 영향을 줍니다. 임상 경험적으로는 습진의 발생 및 악화되는 경우는 피부에 열이 더 쉽게 발생할 수 있는 봄, 여름에 더 많았습니다.**

만성 습진에 있어서 근본적인 치료에는 피부 내부의 순환의 회복이 절대적으로 중요합니다. 이러한 부분에서 경험적으로는 만성화가 심한 병변의 경우 겨울보다는 여름에 좀 더 호전 속도가 빠른 경향이 있었습니다.

습진 치료 단계의 구분은 어떻게 하나요?

① Ⅰ-ⅰ (염증기)

피부의 염증 증상이 아직 반복되고 있는 단계입니다.

피부의 홍반, 구진이 늘어나고 심하면 진물이 나고, 가려움증이 심해지며, 피부 증상의 범위가 점점 늘어납니다.

② Ⅰ-ⅱ (리바운드기)

스테로이드 연고와 같은 증상억제제 치료를 중단하고 리바운드 증상으로 피부의 염증반응과 자각 증상의 불편감이 더 심해지는 단계입니다. 환부의 주변으로 증상이 퍼져나가며 확대됩니다. 염증이 심화되어 진물과 상처가 증가하며, 이차감염의 위험도가 높아지는 단계입니다. 환자의 치료 이탈도 가장 많이 나타날 수 있는 단계이므로, 철저한 증상변화 체크와 환자와의 신뢰 형성에 공을 많이 들여야 합니다.

③ Ⅱ (진정기)

리바운드 증상이 진정이 되기 시작하며, 피부염 증상이 완화되기 시작하는 단계입니다. 새롭게 올라오는 홍반이 줄어들며, 홍반의 색이 갈색, 살색으로 변화하며, 환부의 증상 확대 속도가 완만해집니다. 구진과 결절의 돌출이 완만해지기 시작하며, 진물부위에 가피형성이 증가됩니다. 환부에 각질이 두꺼워지면서 일시적으로 피부건조감과 그로 인한 가려움을 호소하기도 합니다(호전되는 과정임을 잘 이해시켜야 합니다. 건조한 부위에 과도하게 보습제를 사용하는 것을 주의시켜야 합니다).

④ Ⅲ(회복기)

습진 부위의 염증반응이 더욱 완화되며, 색소침착과 태선화, 각질 위주로 증상이 남아있는 단계입니다. 가려움과 같은 자각증상이 더욱 완화되며, 심한 상처는 드뭅니다. 단, 이 단계에서도 일시적인 상황이나 습관적인 이유로 가려움과 상처가 일시적으로 늘어나는 경우도 있습니다.

하지만 이 단계의 구분은 절대적일 수는 없으며, 같은 사람의 피부에도 동시에 여러 단계의 피부증상이 섞여 있을 수 있습니다. 예를 들어 팔과 체간 피부의 습진이 동시에 존재하는 사람의 경우 체간 피부 증상은 완화기인데 팔 증상은 아직 염증기일수도 있는 것입니다. 전체적으로는 병세를 파악

Case 8 | 습진의 치료과정에서 증상 양상의 변화는 단계에 따라 어떻게 변화할까요?

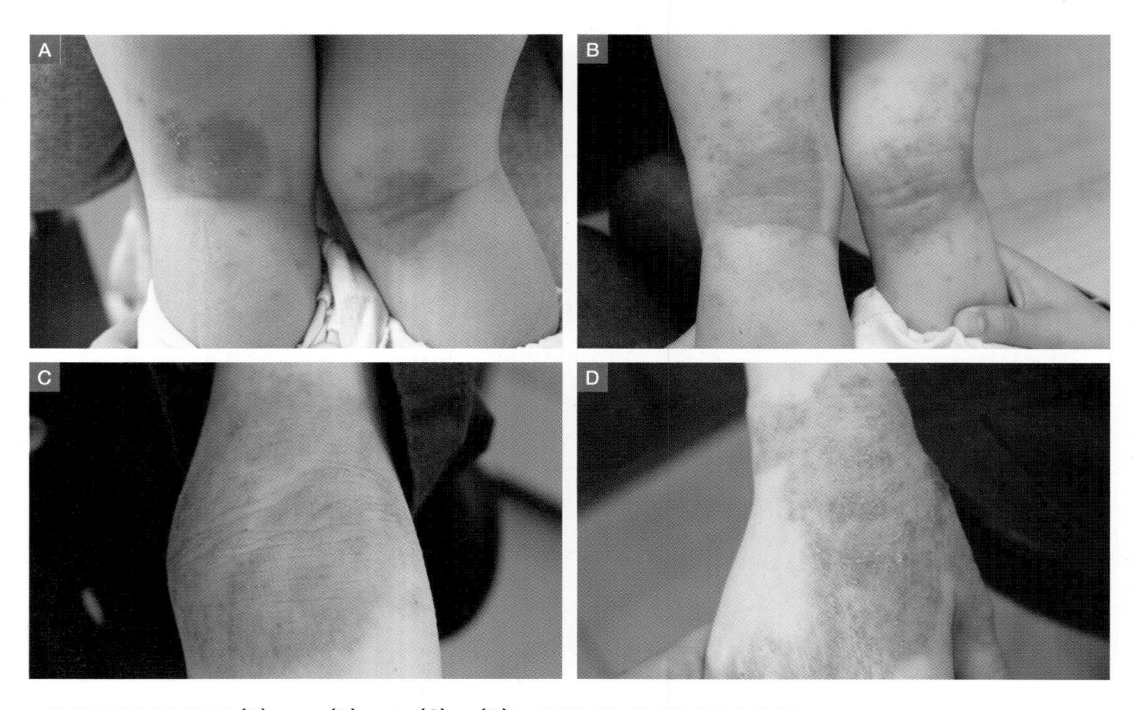

소아 아토피피부염 환자의 (A) Ⅰ-ⅰ, (B) Ⅰ-ⅱ, (C) Ⅱ, (D) Ⅲ 단계의 피부 증상 변화 모습입니다.

해서 치료에 임하되, 부분적으로는 그 부위의 피부증상 단계에 맞는 대처와 치료를 진행해야 합니다.

습진의 호전 반응은 어떻게 나타나나요?

습진은 인체의 여러 질환 중 눈에 보이는 변화가 뚜렷한 질환이며, 변화의 속도가 빠른 질환입니다. 환자들은 본인의 피부의 여러 변화들에 따라 과도하게 불안하해거나 치료에 확신을 갖지 못하는 경우들이 있습니다. 따라서 이러한 여러 변화에서 나타나는 피부의 신호들을 의료진이 적극적으로 파악하고 환자에게 이해시켜 주는 과정이 필요합니다.

1) 만성화된 습진의 다음의 증상변화를 나타내면 습진은 점차 호전되고 있다고 볼 수 있습니다.

① 홍반의 색은 염증의 정도를 파악하는 신호로 생각할 수 있으며, 홍반의 색이 '선홍색 ⇨ 암갈색 ⇨ 갈색 ⇨ 살색'으로 변화할수록 염증이 호전되는 신호입니다.

② 진물이 더 이상 나지 않습니다.

③ 구진 및 수포 등의 개수가 더 이상 늘어나지 않습니다.

④ 인설과 가피가 점점 얇아집니다.

Case 9 | 붉은 홍반을 특징으로 하는 손의 피부염 증상이 반복되고 있었습니다. 3주 후 홍반 색의 변화가 나타났는데 호전반응인가요?

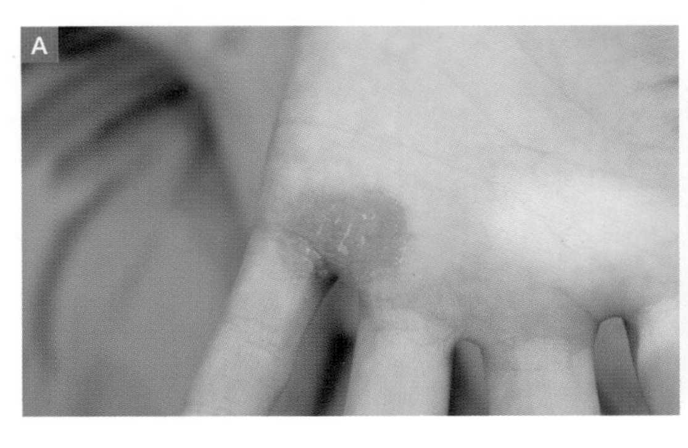

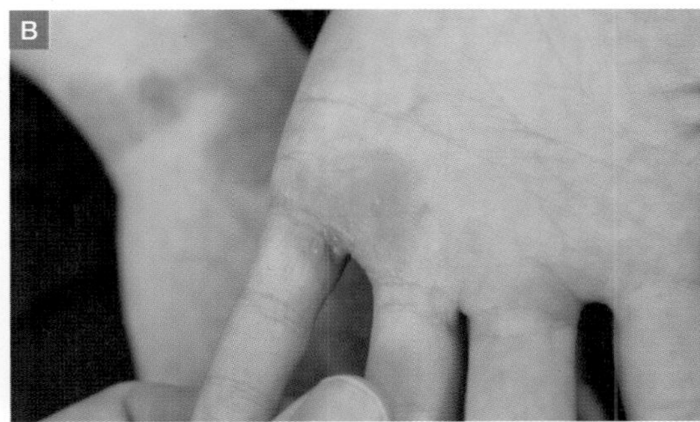

(A) 심한 발적과 가려움이 반복되던 시기의 증상 모습입니다.

(B) 3주 후 환부의 염증이 완화되고 홍반의 붉은 색이 연해지고 가려움과 인설도 회복되던 시기의 증상 모습입니다.

Case 10 | 심한 발의 습진 증상으로 진물이 반복되던 20대 환자가 있었습니다. 2주 후 진물 양상의 변화가 생겼는데 호전되는 증상일까요?

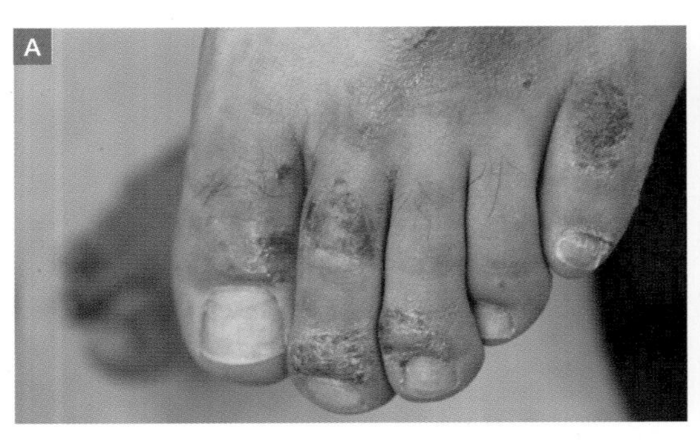

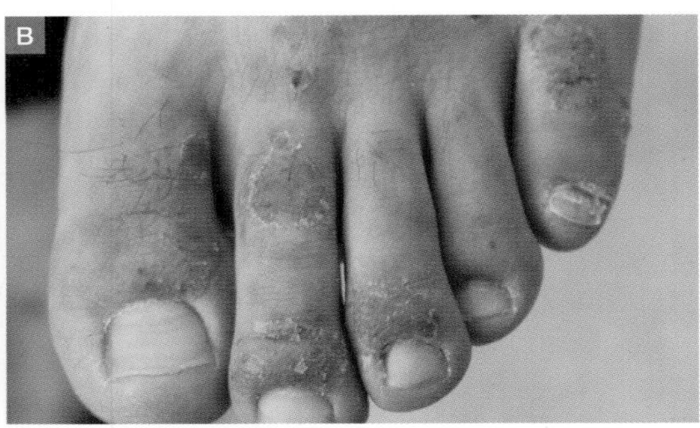

(A) 심한 염증기에 진물 증상이 반복되던 환부 모습입니다.

(B) 2주 후 전체적으로 호전반응을 보이며 진물 반응이 완화됐던 시기의 증상 모습입니다.

Case 11 | 전신 화폐상습진으로 치료를 받았던 30대 환자입니다. 치료를 시작하고 2주 동안 새로운 홍반이 계속 생겨나고 퍼지고 있었는데, 다시 2주 후 홍반 양상의 변화가 있었습니다. 호전되는 반응일까요?

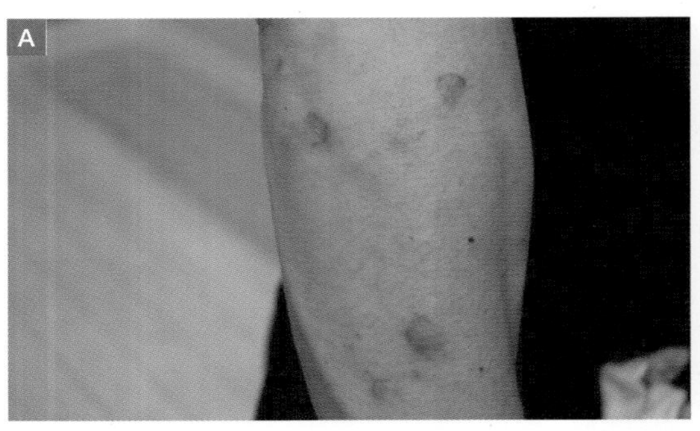

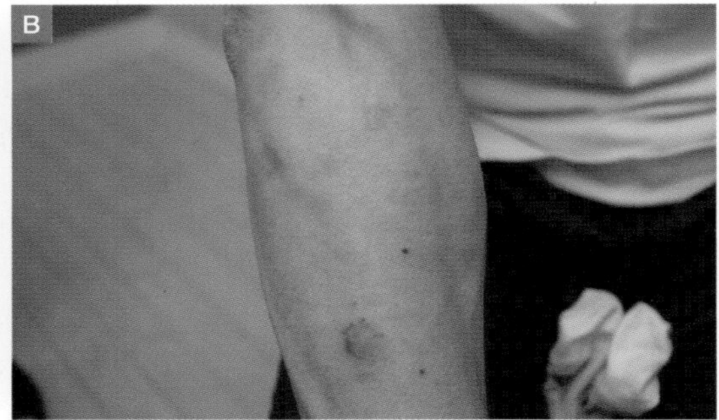

(A) 치료 초기, 새로운 홍반이 계속 발생하며 전신으로 퍼져나가던 염증기 시기의 증상 모습입니다.

(B) 2주 후 홍반의 확대가 멈추고 호전되기 시작한 시기의 증상 모습입니다.

Case 12 | 발의 중증 화폐상습진 증상으로 진물가피가 심하게 반복되던 20대 환자였습니다. 2주 후 가피가 많이 얇아졌는데 호전반응일까요?

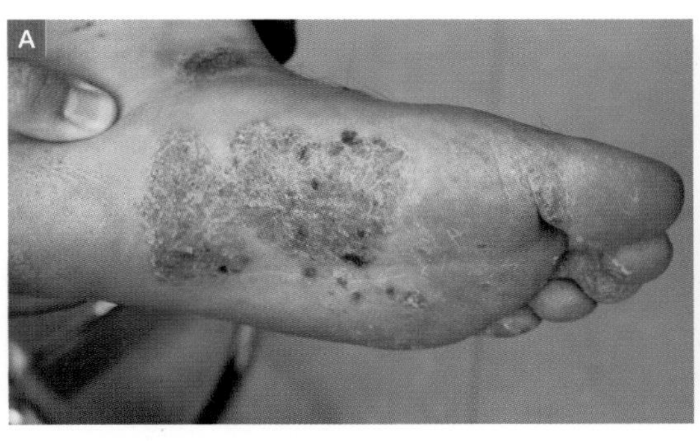

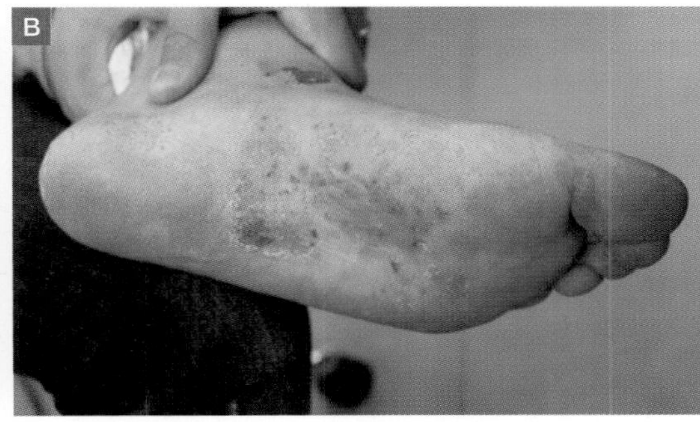

(A) 화폐상습진의 염증 양상이 심하게 반복되던 시기의 진물 가피가 두꺼웠던 환부의 증상 모습입니다.
(B) 2주 후 가피가 탈락되고 피부 재생이 진행되며 호전된 양상을 나타내었던 환부의 증상 모습입니다.

2) 습진의 호전, 악화의 지표로 보기 힘든 변화가 있습니다.

① 병변의 면적은 악화 시에도 넓어질 수 있고, 호전 시에도 넓어질 수 있으므로 병변의 면적으로 습진 증상의 호전도를 파악하는 것은 무리가 있습니다.

② 습진의 가려움은 아주 다양하고 복합적인 영향을 받아 심해질 수 있습니다. 습진이 호전되는 과정에서도 일시적으로 가려움은 더 심해지는 경우도 있기 때문에, 단순히 가려움과 그에 따른 찰상만으로 습진의 호전도와 악화정도를 파악하는 것은 무리가 있습니다.

Case 13 | 심한 아토피피부염 증상으로 치료를 받았던 20대 환자였습니다. 치료가 진행되면서 증상이 좀 완화되는 것 같은데 증상피부 범위는 점점 넓어지는 것 같습니다. 이것은 좋은 변화일까요?

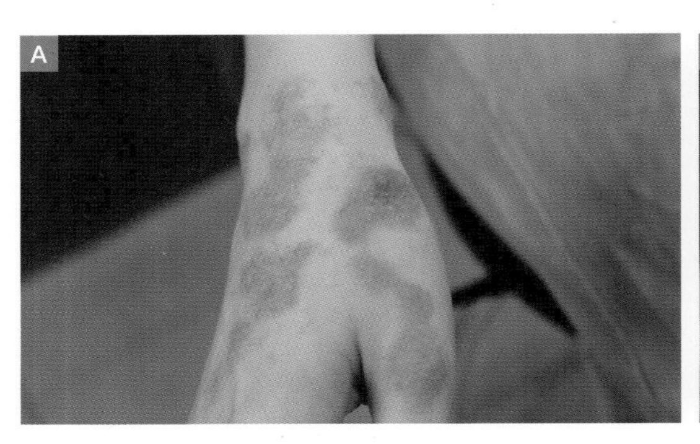

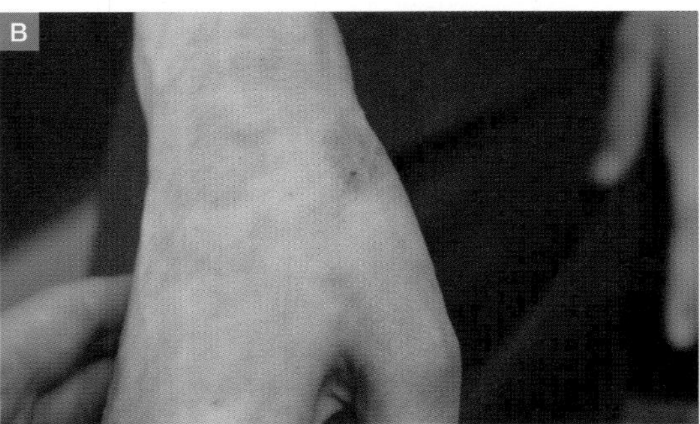

(A) 초기 리바운드 증상 발현과 함께 극심하게 홍반과 진물, 가려움이 심했던 시기의 증상 모습입니다.

(B) 홍반, 인설 등 대부분의 습진 증상이 호전되던 시기의 증상 모습으로 환부의 피부 범위는 오히려 많이 늘어나 있는 상태입니다. 증상은 호전되는 단계에서도 환부의 범위 확대는 계속 있을 수 있으며, 단순 면적으로 호전도를 파악할 수 없는 이유가 됩니다.

Case 14 | 아토피피부염 증상으로 치료를 시작한 10대 환자의 증상이 리바운드 증상의 발현으로 홍반, 구진이 계속 퍼지고 있었습니다. 3주 후 홍반 증상 양상은 호전되었는데 찰상은 오히려 늘었습니다. 호전반응인가요?

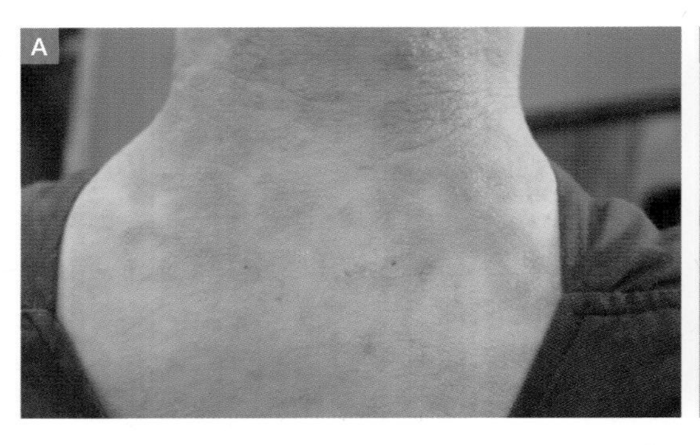

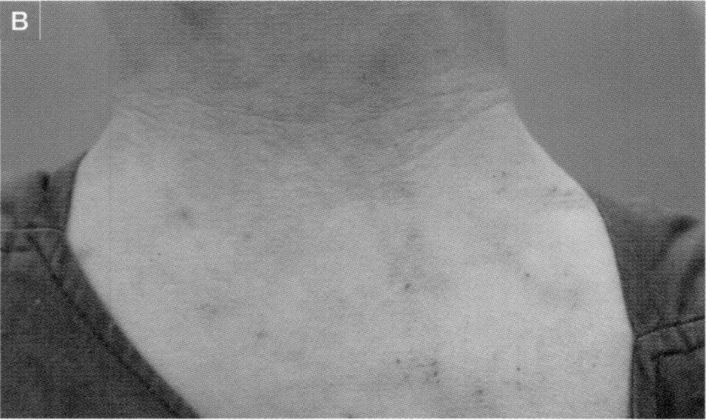

(A) 아토피피부염 증상의 리바운드 발현 시기에 홍반과 기타 증상이 진행되는 시점의 증상 모습입니다.

(B) 3주 후 홍반과 인설이 완화된 시기의 모습이지만 오히려 찰상은 증가되어 있는 증상이 보입니다. 만성 염증성 피부질환의 가려움증은 전체증상과 별개로 여러 요인에 있어서 심해질 수 있으며 그때 찰상을 동반할 수 있기 때문에, 가려움과 찰상만으로 전체 증상의 호전도를 파악하기는 힘든 이유가 될 수 있습니다.

습진의 치료 경과는 어떻게 나타나나요?

한의원에 내원하는 습진 환자들은 대부분 여러 의료기관에서 다양한 치료와 관리법을 경험하고 오는 경우가 많습니다. 따라서 한의원 치료를 시작하게 되면 환자의 습진 치료 경과도 백이면 백 제각각으로 다양하게 경과가 나타나게 됩니다. 하지만 장기적인 치료를 이끌어가는 의료인의 입장에서 환자의 이탈의 막고 완치까지 잘 끌고 가야 하기 때문에 어느 정도의 경과는 파악할 수 있도록 노력해야 합니다.

① 초기 습진의 경과

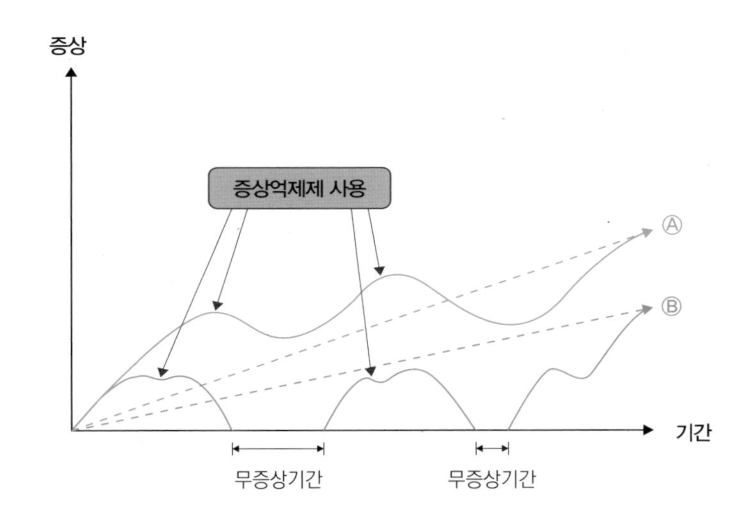

습진 초기에 올바른 방향으로 치료를 시작하는 것은 전체 치료 경과에 있어서 아주 중요합니다. 하지만 상당수의 환자들이 습진 초기에 증상의 심각성을 느끼지 못하는 경우가 많습니다. 의료기관이나 약국에서 증상억제제를 쉽게 받아 사용하거나 심지어 다른 가족이 처방받은 피부연고를 아무 생각 없이 사용하는 경우도 많습니다.

초기에 증상억제제를 사용하게 되면, Ⓐ습진의 염증 양상은 일시적으로 억제되었다가 어느 정도 시점이 지난 후에 다시 증상이 발현됩니다. Ⓑ경우에 따라 증상이 사라져서 무증상기간이 존재하기도 하나 역시 조건이 되었을 때 다시 증상이 발현되기 쉽습니다. 그리고 이러한 과정이 반복되면서 습진은 좀 더 중증화, 만성화 상태로 들어가게 됩니다.

② 증상억제제의 중단과 한의치료의 시작

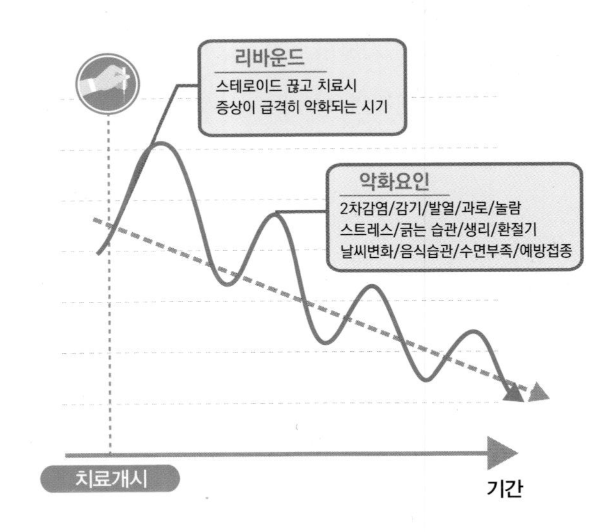

증상억제제를 중단할 시 일시적으로 리바운드 반응이 나타나(그 정도는 개인차가 많이 있습니다) 습진증상의 전반적인 악화 시기를 겪게 됩니다. 그 후 안정기에 들어서면서 습진의 증상이 조금씩 완화되나 악화요인(이차감염, 감기, 발열, 과로, 놀람, 스트레스, 긁는 습관, 생리, 날씨, 음식, 수면, 예

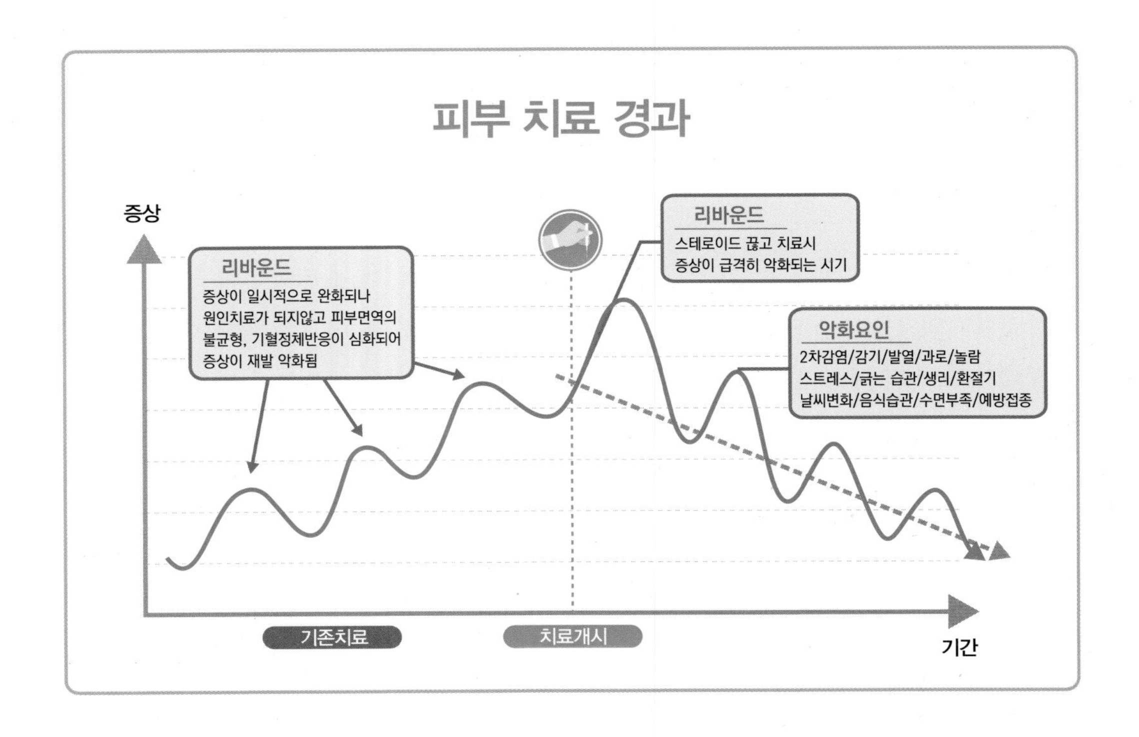

방접종 등)의 영향으로 일시적으로 증상의 악화가 있을 수 있습니다. 그러한 과정을 거치며 인체 내외의 병인이 소실되고 인체의 균형과 피부의 면역이 회복되면서 습진이 치료되게 됩니다.

습진은 난치성 재발성 질환이지만, 몸의 전체적인 관점에서 몸의 균형과 면역에 대한 올바른 치료를 하면 몸과 피부의 변화에 따라 결국에는 호전될 수 있는 질환입니다.

습진의 중증도 평가를 위한 방법은 어떤 것이 있나요?

임상에서 염증성 피부질환 진료를 하다 보면 여러 가지 이유로 염증성 피부질환의 중증도에 대한 평가 방법의 필요성을 느낄 때가 있습니다.

① 한 환자를 치료하면서 시기와 단계에 따른 증상의 중증도 변화를 파악하기 위해
② 같은 진단명의 여러 피부질환 환자들 사이의 중증도를 비교하기 위해
③ 여러 염증성 피부질환들 간의 중증도를 비교하기 위해
④ 임상 연구를 위한 목적으로

염증성 피부질환의 중증도 연구는 대표적인 염증성 피부질환인 아토피피부염에 대한 것들이 많습니다. 그중 가장 대표적인 것은 SCORAD입니다.

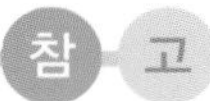

SCORAD

European Task Force on Atopic Dermatitis에 의해 1993년 개발되었으며, 현재 가장 많이 이용되고 있는 아토피피부염 중증도 평가 지수입니다.

① extent : 9의 법칙을 사용하여 피부 병변의 인체 침범 범위(extent)를 파악
② intensity : 증상의 강도(intensity)를 파악
홍반, 부종/구진, 삼출/가피, 박리, 태선화, 건조를 0~3으로 계산
③ subjective symptoms : 주관적인 증상, 소양증과 수면 장애를 0~10으로 계산
④ total : extent/5 + 3.5*intensity + subjective symptoms

그 외 EASI, SASSAD, ADAM, BCSS, ADSI, SIS 등 다양한 방법이 있습니다. 대부분 병변의 면적, 증상의 중증도, 주관적 증상을 파악한 후 수치화해서 종합적으로 파악하는 방법입니다.

습진의 중증도 평가를 위한 새로운 평가 방법의 제안

위의 여러 평가 방법들은 아토피피부염 중등도 평가에 있어서 각각 장단점을 갖고 있으나, 중증도 외에 병증의 진행양상을 파악할 수 없다는 단점이 있습니다. 앞에서 언급했던 것처럼, 피부의 증상은 염증과 손상(만성적 퇴행)이라는 두 가지 방향의 증상 양상으로 이해할 수 있습니다. 염증양상의 증상(원발진)들이 진행되면 피부질환은 염증이 심해지는 상황이라고 볼 수 있으며, 손상양상의 증상(속발진)들이 진행되면 피부질환은 만성화 증상이 심해지는 상황이라고 파악할 수 있습니다. 하지만 기존 중증도 평가 방법들은 이러한 질환의 변화 양상과 방향에 대한 측정이 힘든 부분이 있습니다.

실제 케이스를 통해 보도록 하겠습니다.

Case 15 | **아토피피부염 증상을 치료하기 위해 20대 여성이 내원하였습니다. 1년 전 증상이 처음 발생하여 초기에는 국소 스테로이드제를 사용하였고, 내원 2개월간은 전신 스테로이드제를 복용하였습니다.**

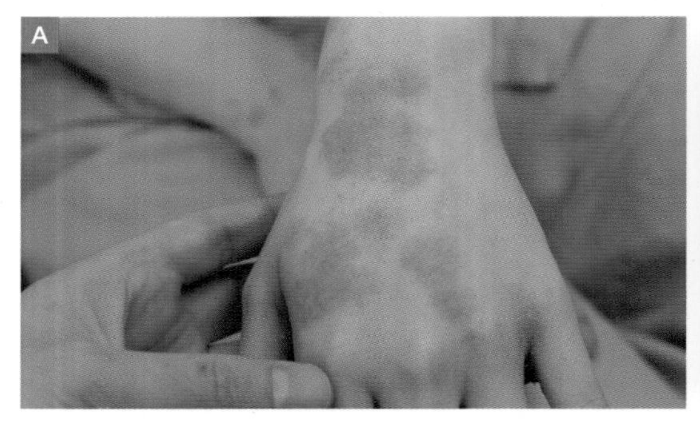

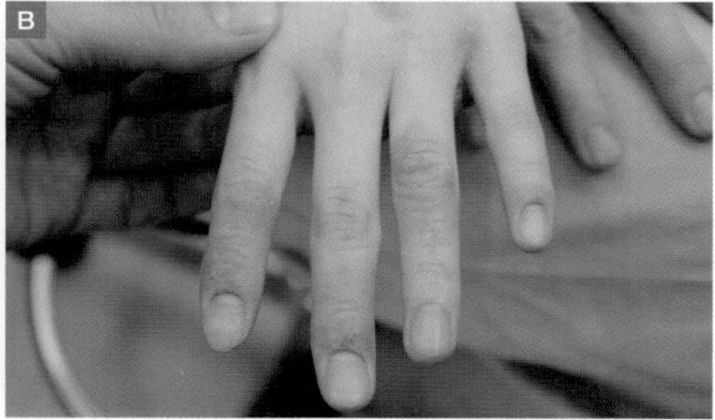

본원 치료 초기에 극심한 스테로이드 리바운드 증상이 나타남.

(A, B) 치료 한 달이 지난 시점의 손등, 손가락의 피부 증상입니다. 이 시점에 리바운드 증상으로 염증반응이 극심하여 새로운 홍반이 계속 늘어나고 있었으며, 피부의 부종, 삼출이 반복되는 상황이었습니다. 이때의 증상을 SCORAD에 대입하여 62.8의 점수를 파악할 수 있었습니다.

Case 16 | 그 후 2개월 후의 증상 모습입니다.

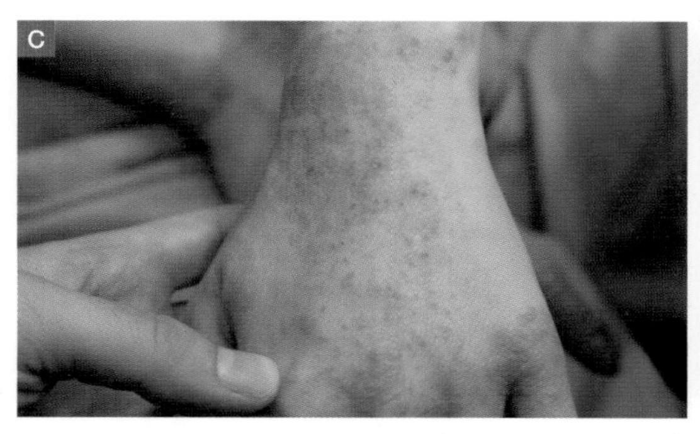

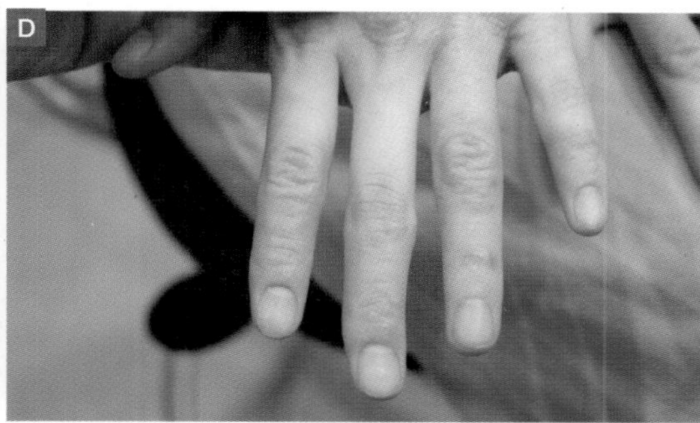

(C, D) 확인할 수 있듯이 피부의 홍반, 부종, 삼출 증상은 완화되었으나, 태선화, 인설, 색소침착과 같은 만성화 경향의 증상양상이 특징적이었습니다. 이 시점의 증상을 SCORAD에 대입해서 62.6의 점수를 얻을 수 있었으며, 2개월 전의 증상과 수치가 거의 비슷했습니다. 따라서 이러한 중증도 평가 방법들이 증상의 중증도 외에 피부질환의 진행 양상을 파악하기에는 어려운 부분이 있었습니다.

그래서 필자는 피부질환의 중증도 평가에 있어 피부의 염증의 정도를 파악하는 지표(skin inflammation idex: II)와 피부의 만성 손상반응의 정도를 파악하는 지표(skin chronicization index: CI)를 파악하여, 이 피부질환이 염증양상이 심해지고 있는지와 만성화 양상이 심해지고 있는지를 판단하는 평가 방법으로 제시합니다.

II

	1	2	3	
홍반, 홍조				
구진				
부종				
수포				
삼출				
Total				

CI

	1	2	3	
건조				
인설				
균열				
색소침착				
태선화				
Total				

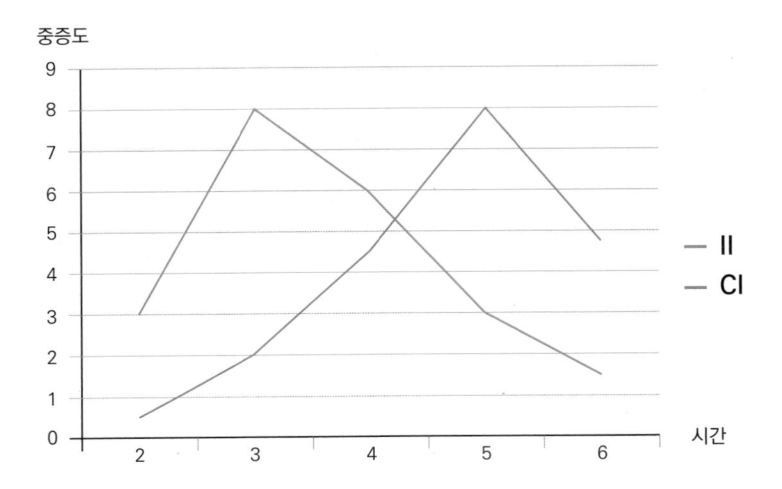

위의 아토피피부염 환자의 증상을 시간에 따라 II, CI 수치를 통해서 평가해 본 그래프입니다. II 수치는 초반 리바운드 증상 발현 시기에 급격히 올라갔다가 일정 시점 이후로는 서서히 내려가며, CI 수치는 초기에는 심하지 않다가 증상이 만성화되며 점점 올라간 후 II 수치보다 뒤늦게 서서히 회복되는 양상을 보입니다.

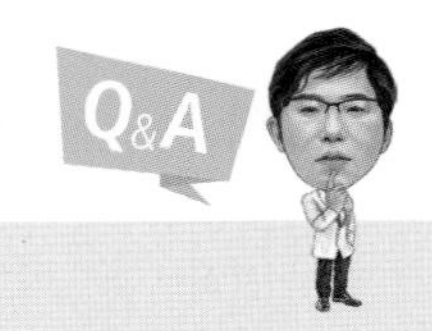

Q 습진은 어디까지 치료될 수 있나요? 완치될 수 있나요?

A **아토피피부염이나 화폐상습진과 같은 습진이 완치될 수 있는지 환자가 물어본다면, 정답은 환자의 증상 정도에 따라 완치될 수도 있고 아닐 수도 있다고 하는 것이 정답일 것입니다. 하지만 환자들이 제일 듣고 싶어 하지 않는 대답이겠죠?**

경증의 습진은 초기에 올바른 치료접근을 하게 되면 수월하게 치료될 수 있습니다. 하지만 중증 만성화된 습진은 치료과정에 많은 어려움이 있으며, 태선화 색소침착과 같은 만성화 증상이 완전히 소실되지 않을 수도 있습니다.

따라서 치료의 목표지점은 환자피부증상의 경중도와 만성화 경향을 고려하여 환자에 따라 다르게 설정해야 하는 것이 옳은 것입니다. 만성화된 환자에게 무조건 완치된다고 하는 것은 헛된 기대와 큰 실망을 안겨 줄 수도 있으므로, 의료진의 판단에 따른 경과에 대해 너무 직설적이지 않게 환자에게 표현하되, 치료에 대한 의지를 놓지 않게 희망적인 부분에 대한 강조도 필요하겠습니다.

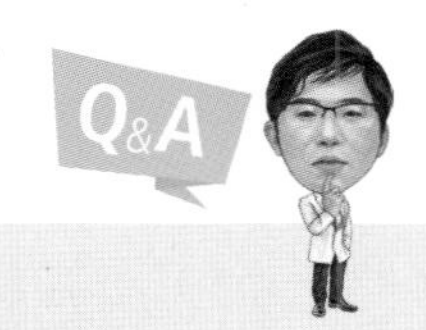

Q 습진은 무조건 재발된다는데 정말 그런가요?

A 경증의 습진은 초기에 올바른 방향으로 접근한다면 재발 없이 완치될 있습니다. 하지만 증상이 만성화 된 경중증도 이상의 습진은 약간의 재발의 위험이 있습니다.

Q 그렇다면 증상억제제를 써서 치료하는 것과 똑같은 것 아닌가요?

A 그렇지 않습니다. 증상억제제는 증상을 누르는 약물의 힘이 약해지면 높은 비율로 증상이 다시 나타나지만, 인체의 균형과 면역에 대한 관점의 올바른 치료를 한다면 증상이 다시 나타나는 비율과 정도가 심하지 않습니다.

Q 재발이 되지 않을 수는 없나요?

A 면역과 인체의 불균형의 회복에 집중한 치료를 통해 피부 증상이 회복되었다면 치료의 1차 단계(집중치료시기)가 마무리된 것입니다. 여기에서 치료와 기존의 모든 관리를 갑자기 중단한다면 어느 정도 시간이 흐른 뒤 피부 증상이 다시 나타날 수도 있습니다. 집중치료가 마무리된 2차 단계에서는 기존의(1차 단계) 생활관리(수면, 식이, 운동, 목욕 등)을 기존의 방식대로 지속적으로 이어나가는 시기라고 볼 수 있습니다. 2차 단계(집중관리시기)를 적극적으로 잘 보내야 완전한 치료가 마무리되고 더 안정적인 피부상태를 만들 수 있습니다.

02 아토피피부염[Atopic dermatitis] (1)

아토피피부염

아토피피부염은 안면, 목, 사지 굴측부 등의 피부에 극심한 가려움을 동반한 홍반성 구진을 특징으로 하는 대표적인 만성 염증성 질환으로, 증상 변화가 극심한 양상을 보이며, 만성화 경향이 심한 난치성 피부질환입니다.

질병코드

L20	아토피성피부염	Atopic dermatitis
L20.8	기타 아토피성 피부염	Other atopic dermatitis
L20.80	아토피성 신경피부염	Atopic neurodermatitis
L20.81	굴측습진	Flexural eczema
L20.82	영아습진	Infantile eczema
L20.83	내인성 습진	Intrinsic exzema
L20.88	기타 아토피성 피부염	Other atopic dermatitis
L20.9	상세불명의 아토피성 피부염	Atopic dermatitis, unspecific

질환 요약

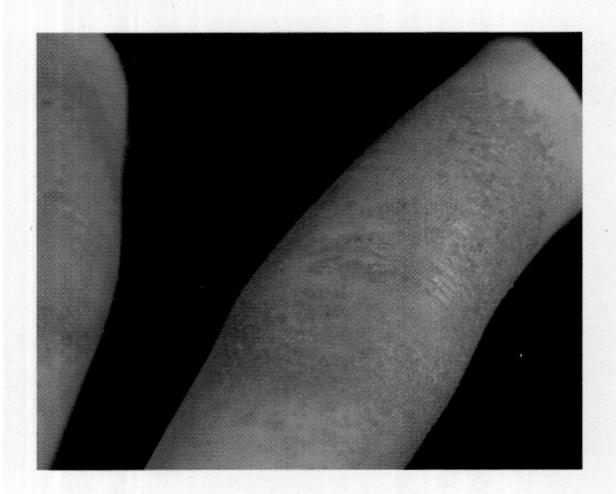

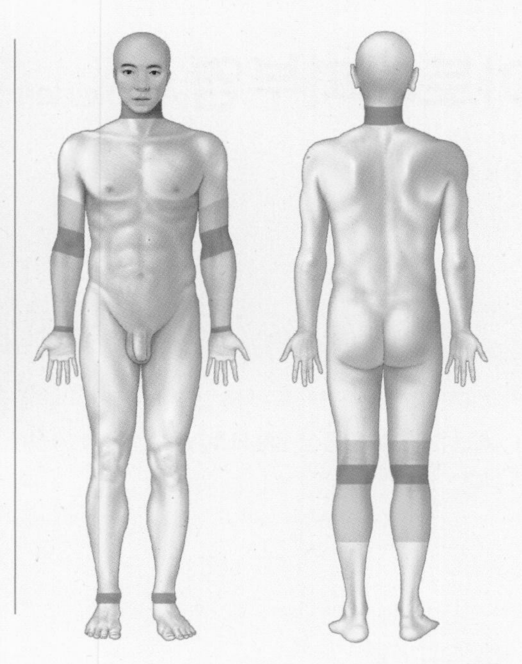

- 주요증상: 가려움 ★☆☆　통증 ☆☆☆

홍반	구진	결절	수포	농포	판	팽진	진물
인설	찰상	미란	가피	균열	반흔	태선화	색소 침착

질환표 보는 법

- 주요 증상 : 자각증상인 가려움과 통증의 정도를 표시했습니다. 가장 심한 경우 ★★★, 중간인 경우 ★★, 간헐적으로 있는 경우 ★, 거의 없는 경우 ☆으로 표시했다.
- 피부의 원발진과 속발진을 표시하였으며, 증상이 전형적인 경우는 ▢,로 표시, 부증상 정도인 경우는 ▢, 거의 없는 증상인 경우는 ▢ 로 표시했습니다.
- 우측의 사람 그림에 전형적인 증상 부위는 ▢ 로 표시하고, 부증상 정도의 부위는 ▢ 로 표시했습니다.

Case 1 | **사지 굴측부 피부의 홍반을 호소하며 환자가 내원했습니다. 무슨 피부질환일까요?**

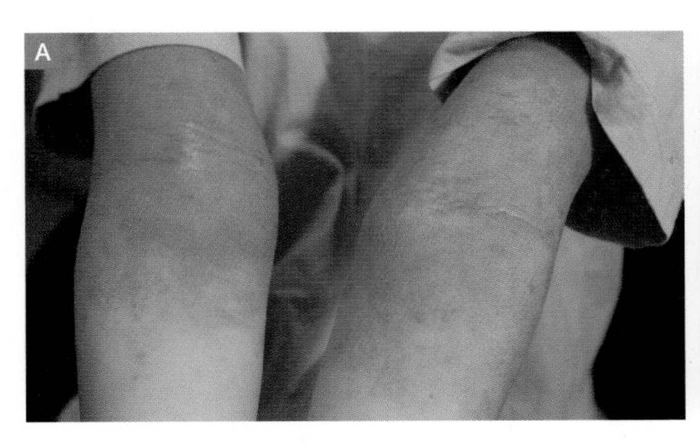

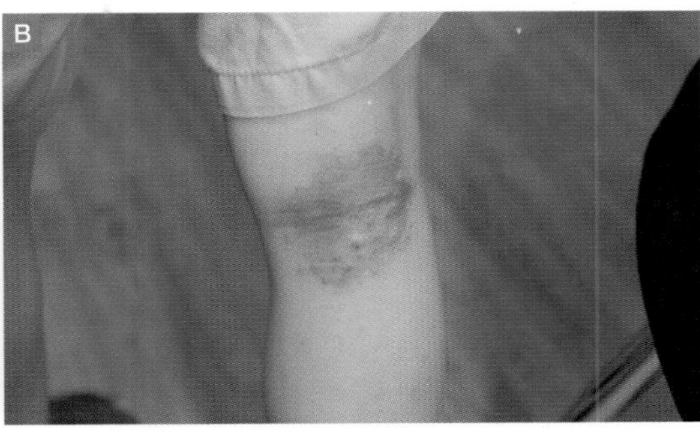

주와(A)와 오금 부위(B)의 극심한 가려움과 만성적인 습진 증상을 호소하며 내원했던 30대 여성 환자의 피부 증상 모습입니다. 인체 굴측부의 만성적인 습진 증상은 아토피피부염의 전형적인 증상 모습입니다.

아토피피부염의 원인과 관련 요인은?

아토피피부염은 다른 습진들과 마찬가지로 서양의학적으로 주된 발병 원인과 발병 기전이 밝혀지지 않은 상세 불명의 질환이며, 유전적 소인(아토피피부염, 천식, 알레르기 비염의 가족력)과 환경요인(주거환경, 의복, 음식, 스트레스)이 복합적으로 작용하여 발생하는 만성 습진입니다. 개개인에 따라 어떤 요인이 더 작용하는 것인지에 대해서는 개인차가 크며, 보통 유아에 있어서는 유전적 소인이 많이 작용하고, 성인에 있어서는 후천적 환경적 영향이 더 많은 것으로 봅니다.

한의학적으로도 역시 다른 습진들과 마찬가지로 환자 개개인의 체질적 특이성과 인체 내부의 기혈, 장부의 부조화로 인한 면역의 불균형으로 피부에 발생하는 염증성 증상입니다. 특히 아토피성피부염은 다른 피부질환에 비해 상열하한, 내한외열 등의 병리적 특징을 더 나타내는 경향이 있습니다.

아토피피부염이 원인 불명의 질환이며 복잡한 발병기전의 질환임이 분명한데, 많은 의료기관에서 아토피피부염의 원인을 단순 알레르기 요인과 과도하게 연관시키는 경향이 있으며, 환자들도 이러한 국소적인 부분에 과도하게 집착하게 되어 치료에 오히려 어려움이 많은 경우들이 있습니다.

아토피피부염의 증상은 어떤가요?

특징적인 부위의 홍반, 구진, 진물, 인설 등 습진 증상을 위주로 하는 아토피성 피부염의 증상은 다른 질환에 비해 연령별, 환자 개개인별 특이성이 상당히 다양한 질환입니다.

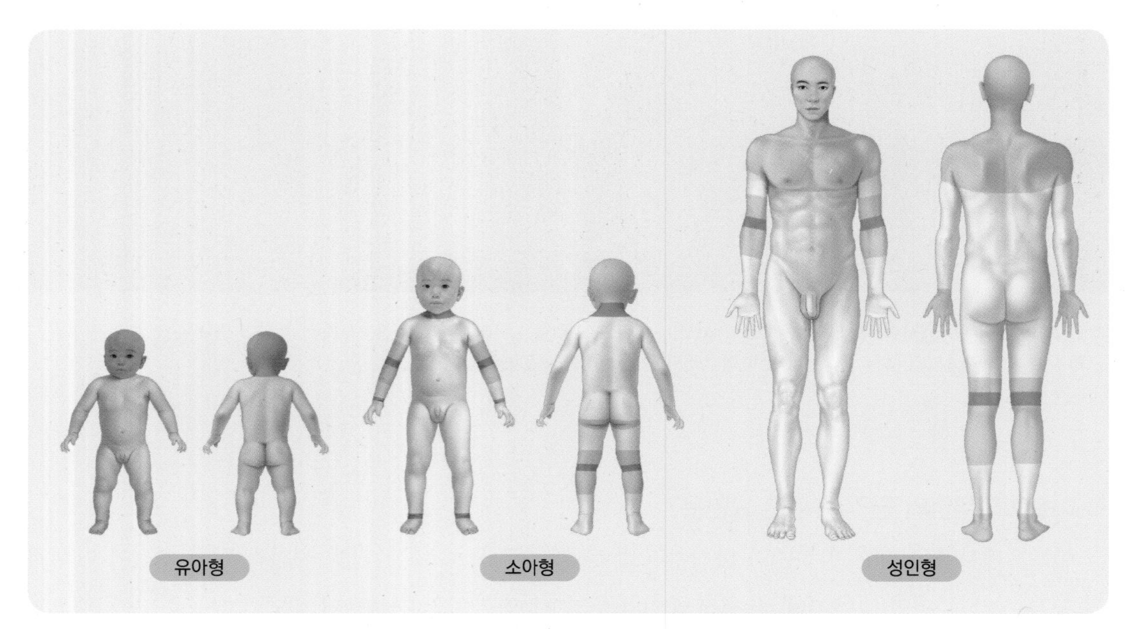

〈연령대에 따른 아토피성 피부염의 증상 호발부위〉

① 유아형 아토피피부염(생후 2개월~2세)

얼굴 특히 볼의 습진 증상이 특징적이며, 증상이 두피, 목을 따라 체간과 사지의 신전부, 전신으로 퍼지는 경향이 있습니다. 소양증을 동반한 진물을 동반한 홍반성 구진 증상이 점점 전신으로 퍼져나갑니다.

간혹 소양증을 잘 못 느끼거나 피부를 긁거나 비비지 않는 경우도 있으나, 가려움에 민감하게 반응하는 경우는 반복적으로 환부를 비비고 자극함으로써 급격하게 증상이 퍼져나가면서 악화되는 경우도 있으니 주의해야 합니다. 이 시기의 아토피피부염 증상은 만성화된 병변보다는 급성 증상의 반복이 더 특징적입니다.

Case 2 | 생후 6개월 유아의 안면과 체간 피부에 습진 증상이 반복되고 있습니다. 아토피피부염인가요? 태열인가요?

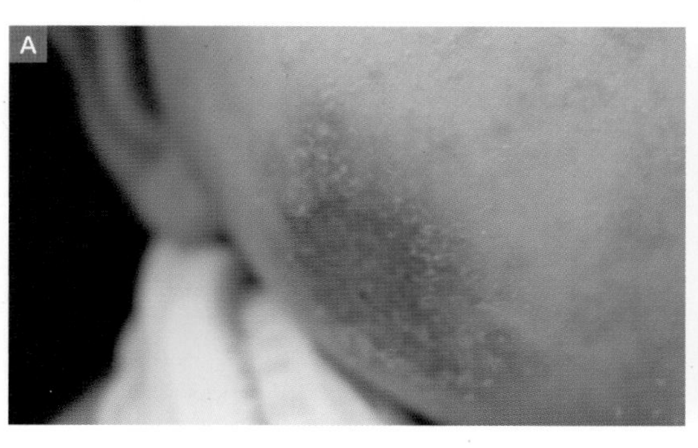

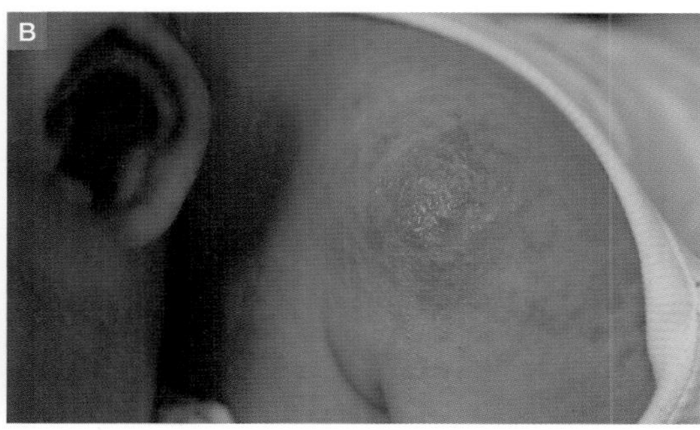

(A) 유아 환자의 볼 부위의 특징적인 습진 증상 모습입니다.
(B) 급격한 증상 진행을 보이며 증상이 몸통 사지 바깥쪽 부분으로 퍼져나가는 증상 모습입니다. 전형적인 유아 아토피피부염의 증상입니다.

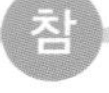
참 고

태열(胎熱)

임상에서 태열과 아토피피부염을 같은 질환으로 보는 경우가 많습니다. 하지만 태열은 태아가 모태에 있을 때 여러 상황(음식, 감기·감염 등 외감성 질환, 스트레스·정신적 충격·과도한 긴장 등 심리적인 요인 등)의 영향을 받아 열사(熱邪: 열과 연관된 독소)를 받아서 발생하는 병증으로, 적절한 관리를 통해 회복될 수 있는 질환입니다. 따라서 유아 아토피피부염과는 다르게 분류하고 치료 또한 다르게 접근해야 합니다. 잘못된 접근과 방치, 잘못된 치료를 통해 아토피피부염으로 진행될 수도 있습니다.

② 소아형 아토피피부염(2~10세)

얼굴과 목, 주와, 오금 등 신체 굴측부의 홍반성 구진과 만성 습진 증상을 보이는 것이 특징입니다. 가려움과 긁는 행위에 대한 제어가 되지 않는 경우에 찰상과 습진 증상이 반복되며 더욱 만성화되는 경향을 보입니다.

이 시기는 소아가 사회성이 형성되는 시기이므로, 소아가 심리적으로 불안정한 경우 이러한 심리적인 요인이 소양증의 민감도와 긁는 행위, 상처에 영향을 미치는 경우도 있으니, 치료에 있어서 피부에 대한 치료접근과 함께 심리적인 부분에 대한 관심과 접근도 필요할 수 있습니다.

Case 3 | **7세 남아가 피부의 습진 증상을 호소하며 내원했습니다. 무슨 질환일까요?**

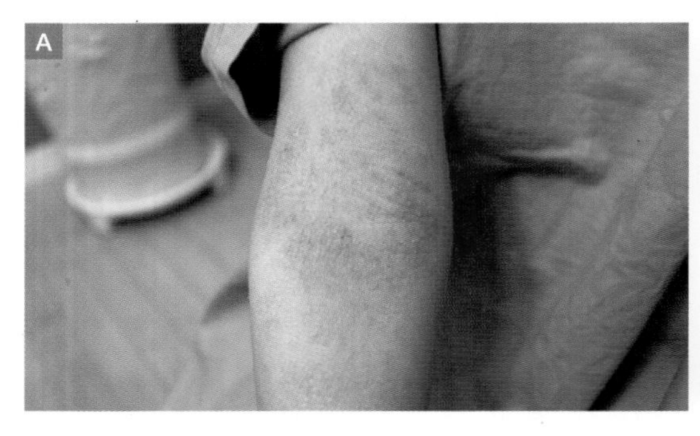

(A) 소아 환자 팔의 굴측부위의 특징적인 피부 증상입니다.
(B) 얼굴의 습진 증상입니다. 이 외에 목 피부와 오금 피부의 홍반성 구진과 만성 습진 증상과 가려움을 호소하였습니다. 전형적인 소아 아토피피부염 증상의 모습입니다.

③ 성인형 아토피피부염(10세 이후)

아토피피부염의 전형적인 얼굴, 목, 굴측부 증상 외에 몸의 불균형과 심리적 요인의 영향으로 가슴 및 상체 부위 피부의 증상 발현을 특징으로 합니다. 초기에 치료가 되지 않으면 태선화, 색소침착 등 만성 습진의 경향을 보입니다.

유소아 아토피가 반복되거나 증상의 휴지기 후 재발되어 성인형 아토피피부염으로 진행되는 경우도 많으나, 유소아기에 피부 증상의 발현이 없었는데 성인기에 증상이 나타나는 경우도 많습니다.

Case 4 | 만성적인 피부의 습진 증상을 호소하며 20대 성인 환자가 내원했습니다. 무슨 질환일까요?

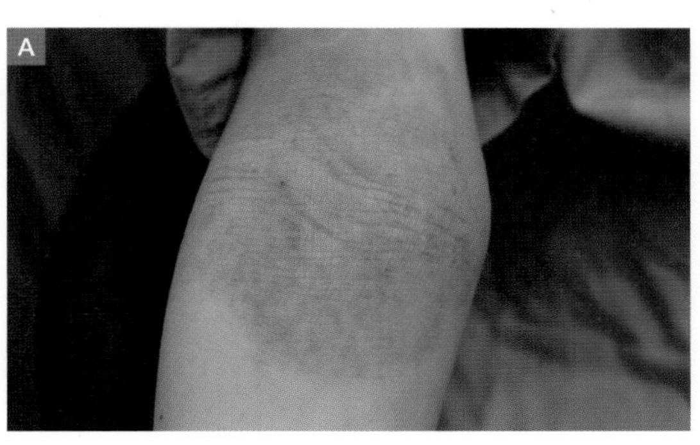

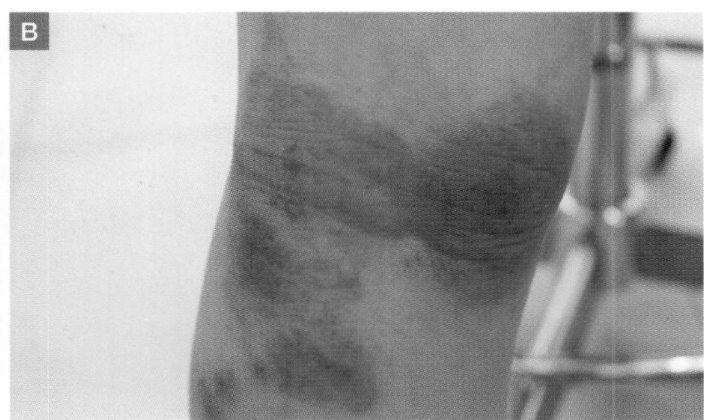

(A) 환자의 팔 굴측부의 만성화된 습진 증상입니다.
(B) 오금 피부의 만성화된 습진 모습입니다. 이 외에 목과 얼굴, 가슴 부위에 홍반성 구진과 가려움을 호소했습니다. 전형적인 성인형 아토피피부염의 증상 모습입니다.

아토피피부염의 진단은 어떻게 하나요?

아토피피부염을 절대적으로 확진할 수 있는 진단검사는 없습니다. 따라서 진단은 피부 증상의 특징적인 홍반성 구진과 습진의 특징을 파악하여 진단합니다. 진단 감별에 있어 추가 검사가 필요한 상황에는 별도의 조직검사를 통해 병리적 특징을 관찰하여 감별할 수 있습니다.

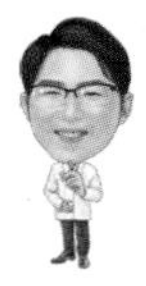

- 아토피피부염의 진단에 가장 중요한 임상 소견 ⇨ 굴측부 만성 재발성 습진
- 아토피성 피부염에 잘 동반되는 재발성 국소 부위 습진
  ⇨ 눈, 귀, 구순, 구각, 유두, 손발 피부의 습진 증상

* 아토피피부염의 진단기준(2006. 대한피부과학회)
(주 진단기준 중 2개 이상+ 보조진단 중 4개 이상을 만족시킨 경우 아토피성 피부염으로 진단합니다.)

주 진단기준

① 소양증(가려움증)

아토피피부염은 많은 염증성 피부질환 중에서도 극심한 가려움증을 나타내는 대표적인 질환이며, 개인차는 있으나 대부분 심한 가려움과 그로 인한 상처와 생활의 불편함을 호소하는 특징이 있습니다.

② 특징적인 피부염의 모양 및 부위

신체 굴측부의 만성 재발성 습진 증상, 얼굴 목의 습진 양상이 아토피피부염에서 특징적입니다.

Case 5 | 10대 후반 남자 아토피피부염 환자의 피부 증상 모습입니다. 아토피피부염의 특징적인 증상 부위와 모양의 특징은 어떤가요?

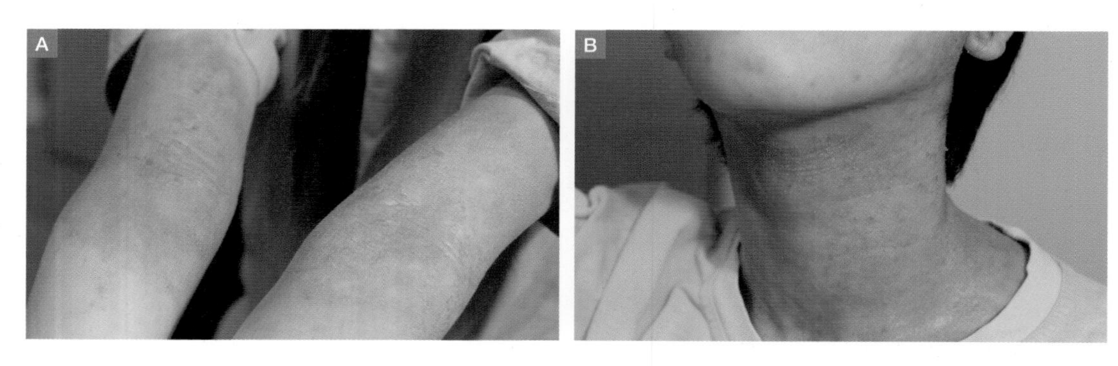

10대 후반의 남자 환자의 피부 증상 모습입니다. **(A)**는 아토피피부염의 진단에 있어 가장 특징적인 증상인 굴측부 습진 증상의 모습이며, **(B)**는 목, 얼굴의 습진 양상을 나타내는 증상 모습입니다.

③ 아토피 증상(천식, 알레르기 비염, 아토피성 피부염)의 개인 및 가족력

보조 진단기준

① 피부건조증

② 백색 비강진(마른버짐, 원형 또는 타원형의 인설성 저색소성 반점이 얼굴이나 목 어깨 등에 발생)

Case 6 | 10대 아토피피부염 환자가 내원했습니다. 아토피피부염 환자의 피부에는 어떤 특징이 있나요?

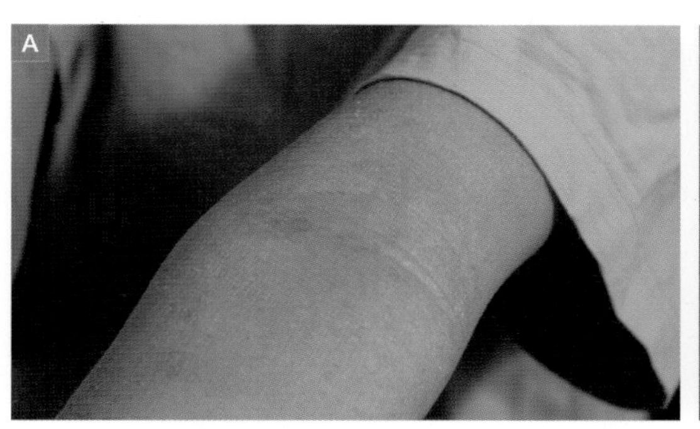

소아 아토피피부염으로 내원한 환자의 피부증상 모습입니다. 환자의 피부에서 보여지는 (A) 건조한 피부 양상과 얼굴 피부의 (B) 백색 비강진의 모습입니다.

③ 눈 주위의 습진성 병변 혹은 색소침착

눈 주변 피부(상안검, 하안검)의 염증 반응으로 홍반, 부종, 인설 등이 반복되며, 증상이 만성화되면 주름, 색소침착 등의 만성화 증상도 나타납니다. 아토피피부염 환자에 있어서 눈 주변에 대한 자극이 과하게 반복되면 아토피성 결막염이 생길 수 있으니 주의해야 합니다.

Case 7 | 아토피피부염 환자에게서 나타나는 눈 주변 피부의 증상 특징은 어떤 것이 있나요?

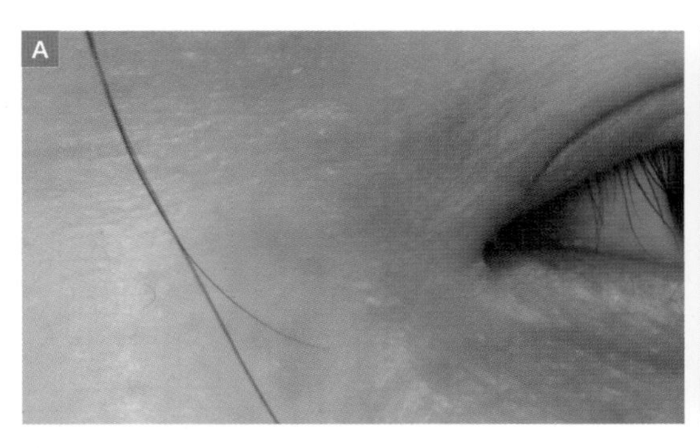
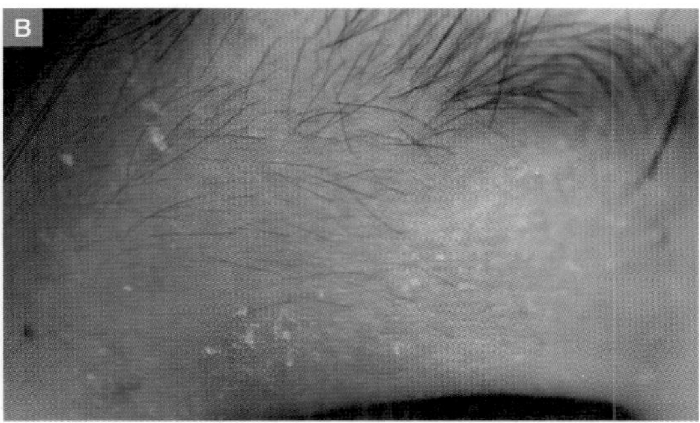

아토피피부염 증상으로 내원한 환자의 눈 주위의 피부 증상 모습입니다. (A)는 급성기 아토피피부염 환자의 홍반과 부종 위주의 눈 주위 습진성 증상 모습이며 (B)는 만성기 아토피피부염 환자의 홍반, 인설, 색소침착 위주의 눈 주위 습진성 증상의 모습입니다.

④ 귀주위의 습진성 병변

아토피피부염 환자에게 귀 주위 피부의 홍종, 진물, 찰상, 귓바퀴 갈라짐은 흔한 증상입니다.

Case 8 | 아토피피부염 환자에게 나타나는 귀 피부 증상의 특징은 어떤가요?

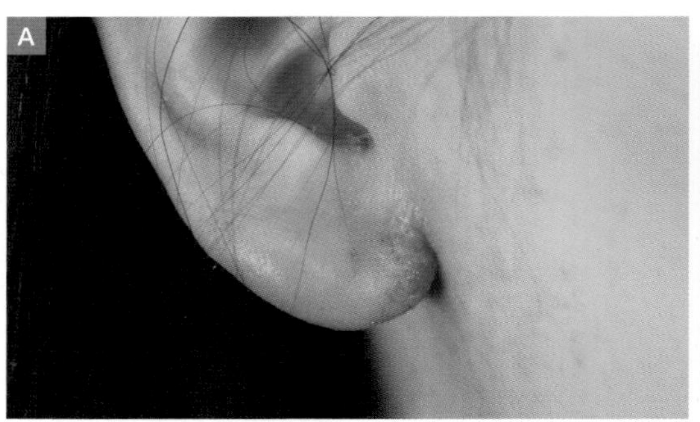

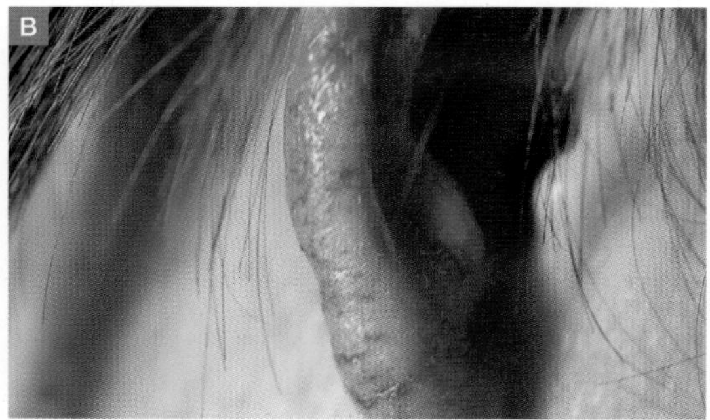

아토피피부염 치료를 위해 내원한 환자의 귀 주위의 습진성 병변의 모습입니다. (A)는 경증의 증상으로 귓바퀴 부위의 갈라짐, 진물, 홍종을 특징으로 하나, (B)는 중증의 경우로 귀 피부 전체의 홍반성 부종, 찰상, 진물 등 습진성 병변이 반복되기도 합니다.

⑤ 구순염

입술 가려움증, 건조, 균열, 부종, 딱지가 생기고 양쪽 입술 끝 부위가 짓무르며 갈색 색소 침착이 생깁니다.

Case 9 | 아토피피부염과 동반되는 구순염의 특징은 어떤가요?

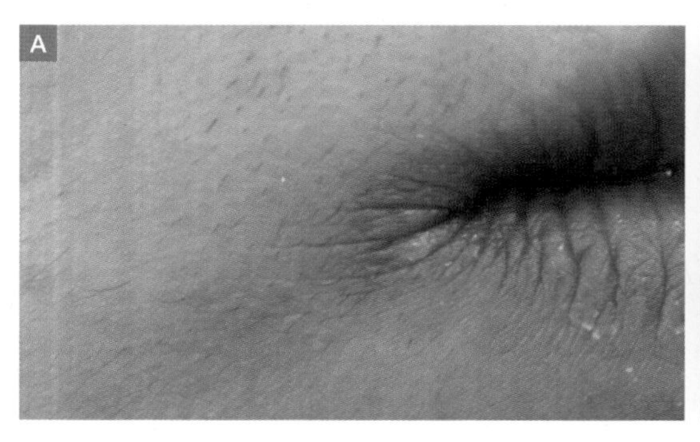

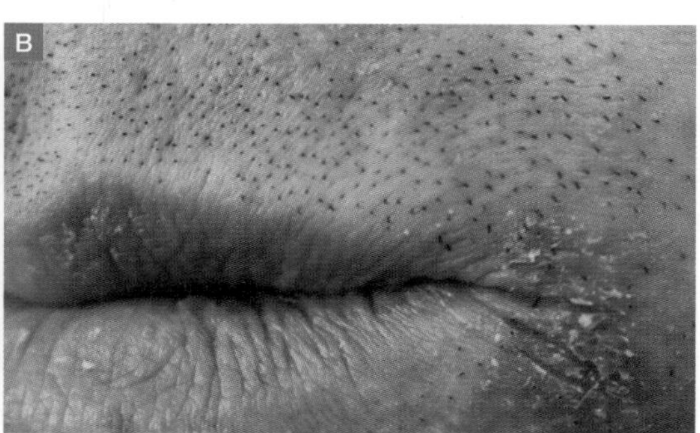

아토피피부염 치료를 위해 내원한 환자에게 동반되어 나타난 구순염의 모습입니다. (A)는 경증 아토피피부염 환자에서 나타난 균열, 홍반 증상 위주의 구순염의 모습이며, (B)는 중증 아토피피부염환자에서 나타난 홍반, 균열, 인설, 삼출, 가피 등 증상이 나타났던 증상 모습입니다.

⑥ 손, 발의 비특이적 습진

손, 발, 손목, 발목 등 피부에 습진성 양상을 동반합니다.

Case 10 | 아토피피부염에서 나타나는 손, 발의 비특이적 습진은 어떤 형태로 나타나나요?

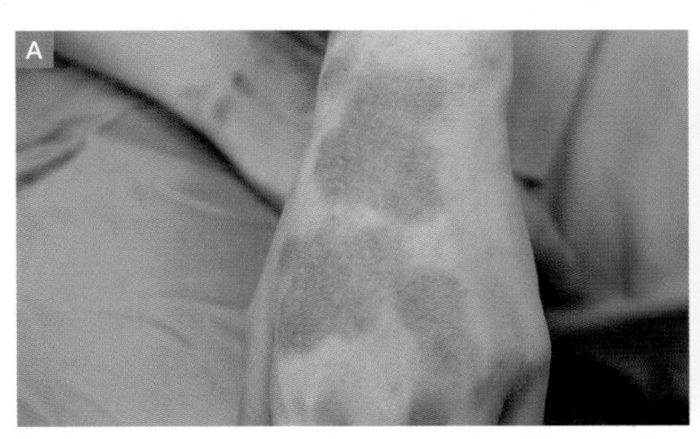

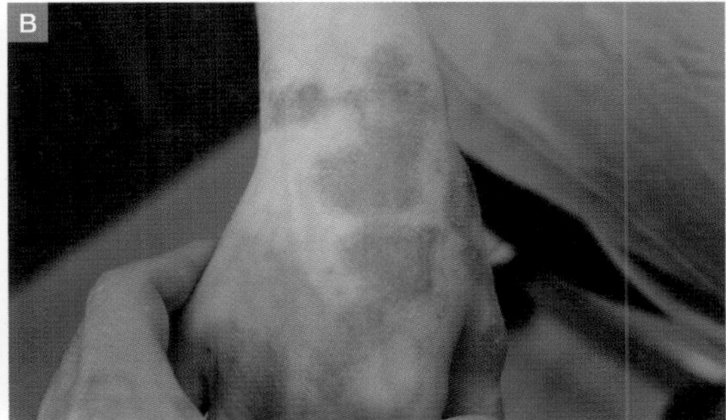

(A,B)는 전신 아토피피부염으로 내원한 환자에게서 나타난 손, 손목 피부의 습진 병변의 모습입니다.

⑦ 두피 비듬

⑧ 모공 주위 피부의 두드러짐

Case 11 | 아토피피부염에 동반되는 두피와 모공의 증상은 어떤 모습인가요?

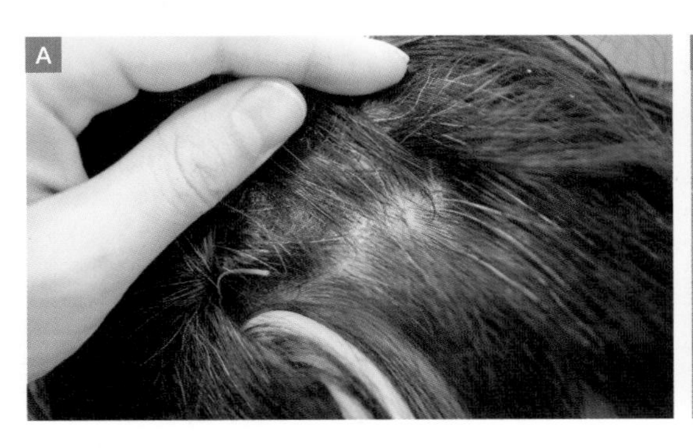

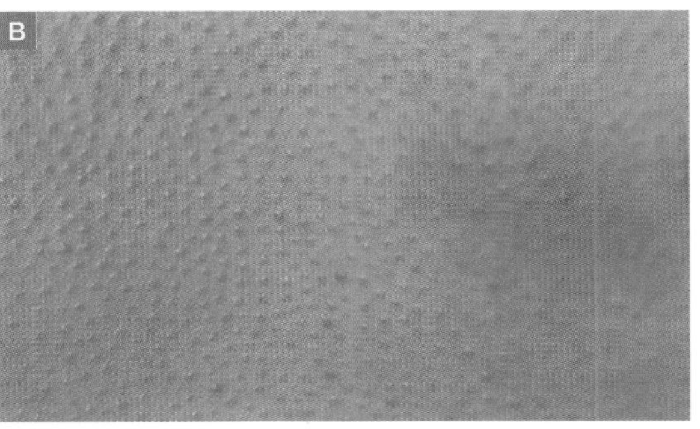

(A)는 아토피피부염 치료를 위해 내원한 환자의 두피에서 동반되어 보여 졌던 두피의 비듬 증상이며 **(B)**는 모공 주위 피부의 두드러짐 증상 모습입니다.

⑨ 유두 습진

유두와 주변 부위 피부 습진은 아토피피부염의 흔한 동반증상이며, 남성 환자에게서도 증상이 종종 나타납니다. 보통 유두와 유륜 및 주변 부위 피부의 가려움과 진물, 가피 등 습진성 병변이 반복됩니다. 보통 경증의 아토피피부염 보다 중증의 아토피피부염 증상에서 동반되는 경향이 있습니다.

Case 12 | 전신 아토피피부염 증상으로 10대 후반의 남자 환자가 내원했습니다. 환자의 유두에 습진 증상이 나타났는데 아토피피부염과 관련된 증상일까요?

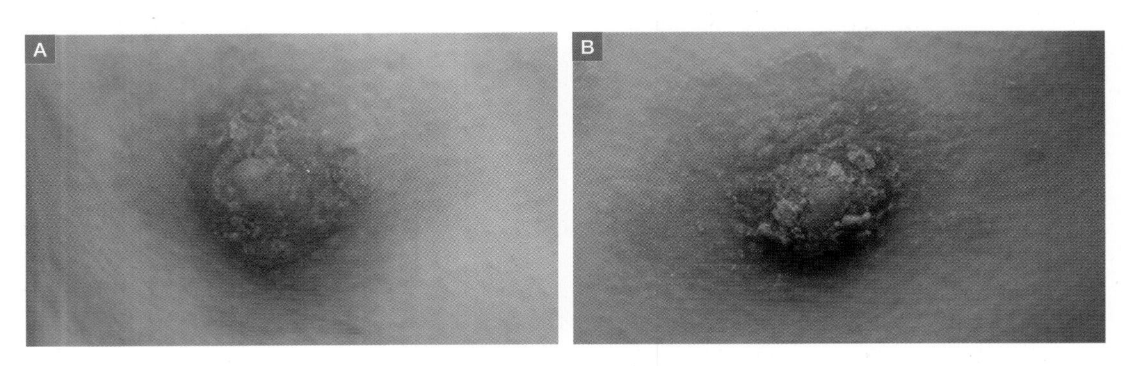

(A,B)는 중증 아토피피부염으로 치료받았던 10대 환자의 양측 유두에 나타났던 증상입니다. 가려움, 홍종, 진물, 가피 등의 습진성 증상이 수개월째 반복되고 있었습니다.

⑩ 땀을 흘릴 경우의 소양증(가려움증)

보통 아토피피부염 환자들은 운동이나 더운 환경에서 땀을 흘릴 경우 가려움을 느끼는 경우가 많으며, 이 이유로 땀을 내는 것이 아토피피부염을 악화시킨다고 해석되기도 합니다. 하지만, 임상 경험상 땀이 애매하게 나면서 피부의 열감이 생기는 상황에서 보통 가려움을 더 느끼며, 적절한 관리를 통한 적극적인 발한은 오히려 피부의 가려움을 완화시켜주는 경우가 많았습니다.

⑪ 백색 피부묘기증(피부를 긁으면 하얗게 변하는 증상)

중증 아토피성 피부염 환자의 피부를 긁게 되면 정상인과 다르게 긁힌 부위가 하얗게 변합니다. 아토피피부염 환자의 피부의 기혈순환정체 정도를 나타내주는 증상이며 이 증상이 심할수록 아토피피부염도 더욱 중증이고 만성화된 상태라고 판단할 수 있습니다.

Case 13 | **아토피피부염으로 치료 받고 있는 환자들입니다. 환자의 피부를 긁으면 하얗게 변하는 증상은 뭘까요?**

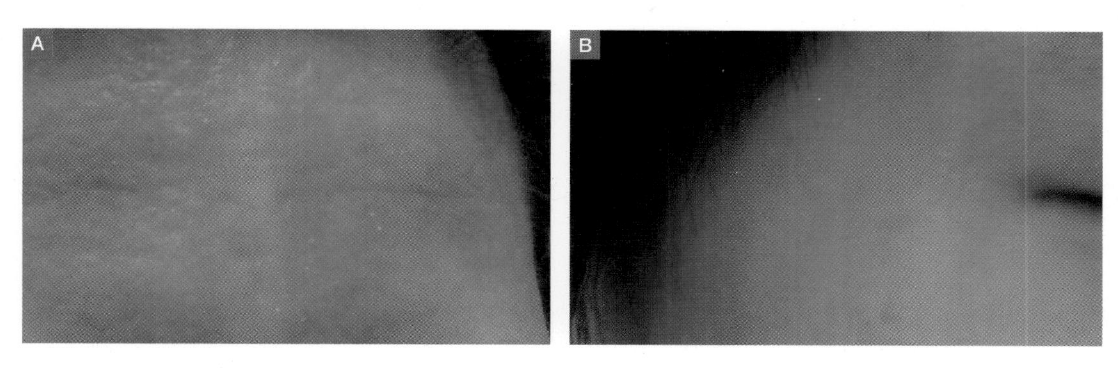

아토피피부염으로 치료받는 환자가 진료 중 얼굴을 손가락으로 긁은 후 나타난 백색피부묘기증 증상의 모습입니다. 심한 혈액순환 정체 반응으로 아토피피부염의 중증도를 판단할 수 있는 근거가 될 수 있습니다.

⑫ 피부단자시험 양성반응

특정 인자에 대한 알레르기 검사의 반응을 확인

⑬ 혈청 면역글로블린 E (IgE)의 증가

알레르기 표지단백질인 면역글로블린 E의 혈중수치를 측정

⑭ 피부 감염의 증가

아토피피부염 환자에게는 피부의 면역체계이상과 반복되는 상처의 틈을 통해 피부 감염이 쉽게 일어납니다.

Case 14 | **아토피피부염 치료를 위해 내원한 소아의 피부 증상입니다. 전형적인 아토피피부염 증상인가요?**

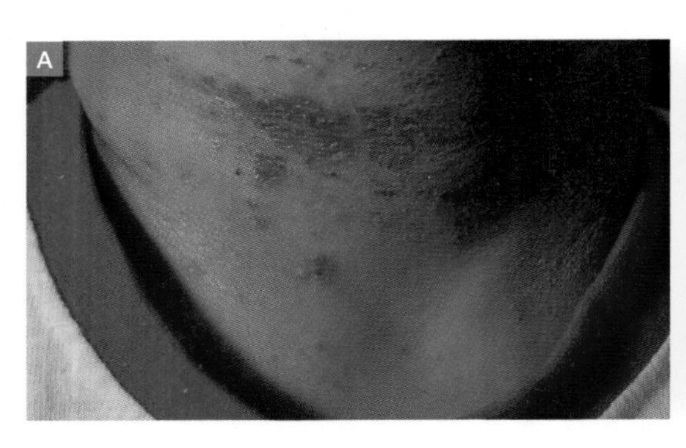

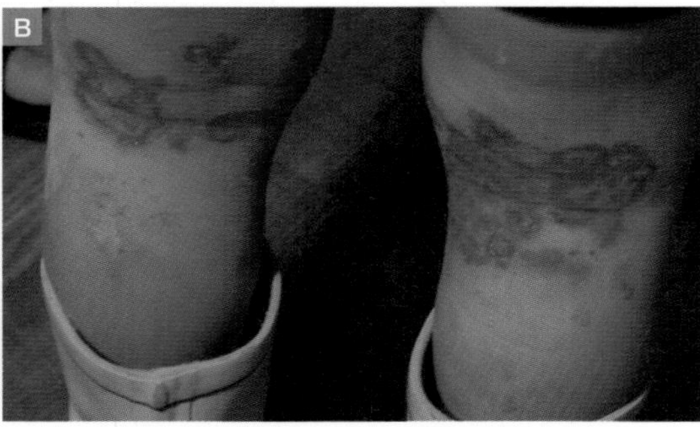

(A,B)의 증상처럼 환자의 피부에 나타난 증상은 전형적인 아토피피부염의 증상이 아니라, 이차감염으로 일시적으로 농포, 삼출, 가피 등 증상이 나타난 상태였습니다.

임상에서 아토피피부염의 진단과 관련한 오류가 많은 이유는?

피부질환의 정확한 진단을 통해 질환 치료의 방향을 올바르게 설정하고 치료 경과를 예측할 수 있습니다. 하지만 아토피피부염은 아주 흔한 피부질환임에도 불구하고, 실제 의료기관에서 진단이 정확하게 이루어지지 않는 경우가 많은 질환 중의 하나입니다. 또 실제 임상에서 염증성 피부질환의 진단에 있어서 감별되어야 할 유사 피부질환들도 아토피피부염으로 진단되는 경우가 많은 것이 사실입니다.

① 아토피피부염 진단의 기준을 면밀히 살피며 성의 있게 진단하지 않는 경우가 많습니다.

실제 임상에서 아토피성 피부염의 진단 시, 항상 주 진단기준과 보조 진단기준을 면밀히 살펴서 진단을 하지는 못하더라도, 특징적인 임상 양상과 증상 부위를 확인하면 아토피피부염이 진단이 아주 어려운 것은 아닙니다. 그럼에도 불구하고 임상에서 아토피성 피부염의 진단에 오류가 많은 것은 기본 원칙을 지키지 않고 무성의하게 진단하는 경우가 많기 때문입니다.

Case 15 | 피부에 홍반 위주의 피부 증상이 나타났습니다. 아토피피부염 일까요?

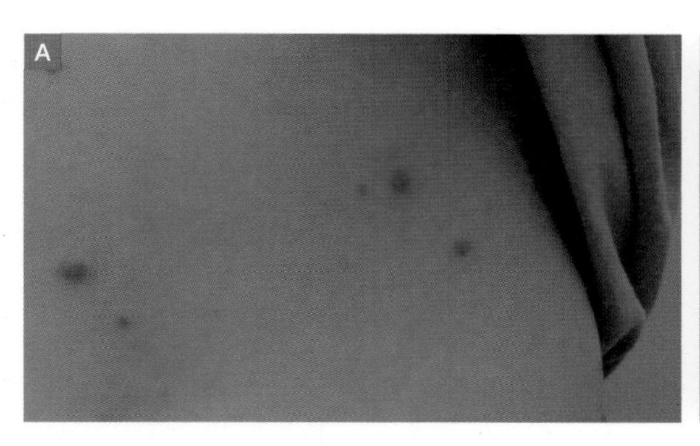

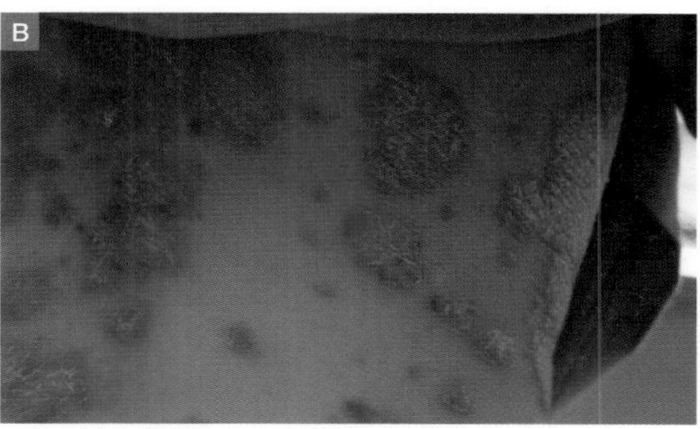

(A) 다른 의료기관에서 아토피피부염으로 진단받고 치료를 받다가 내원했던 환자의 사진입니다. 초기 홍반 위주의 증상을 나타냈기 때문에, 정확한 진단이 어려운 단계이지만, 환자는 가려움이 심하다고 호소하지 않았으며 증상 부위와 형태 역시 전형적인 아토피성 피부염의 증상과는 차이가 있어 보입니다.
(B) 위 사진의 환자가 기존 치료를 중단하고 증상이 더 발현되면서 나타난 전형적인 은백색의 인설 증상의 모습입니다. 가려움은 그다지 심하지 않았으며 최종적으로 건선으로 진단할 수 있었습니다.

② 가려움을 동반한 피부질환을 성급하게 아토피피부염으로 진단하는 경우가 많습니다.

가렵다고 다 아토피피부염이 아닙니다. 증상의 차이는 있으나 대부분의 염증성 피부질환이 소양감을 동반합니다. 심지어 피부 사마귀와 같은 비염증성 피부질환도 단계에 따라서 가려움을 호소하는 경우도 있습니다. 따라서 환자가 가려움을 호소하더라도 질환의 특징적인 증상의 특징, 증상 부위와 동반 증상, 과거력 등을 종합하여 신중하게 판단해서 진단해야 합니다.

Case 16 | 소아 환자의 팔에 가려움이 극심한 발진 증상이 반복되고 있습니다. 아토피 피부염인가요?

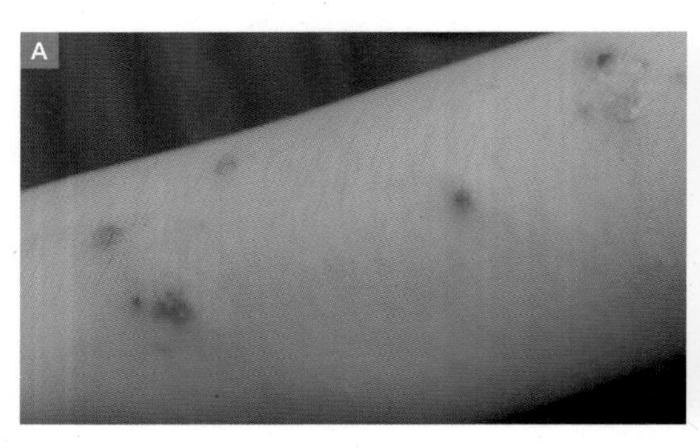

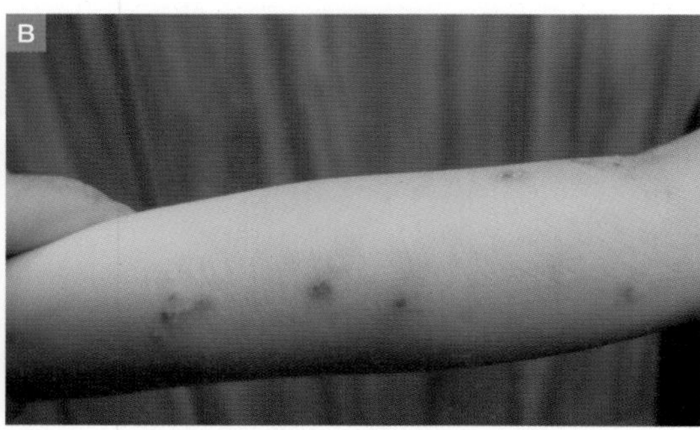

(A)의 다른 일차 의료기관에서 아토피피부염으로 진단을 받고 치료를 받다가 내원했던 소아 환자의 팔 증상 사진입니다. 실제로 환자는 극심한 가려움을 호소하고 상처, 홍반이 반복되었으나, 증상 발현이 심한 부위가 신체 외측 위주였으며 홍반 부위가 융기되는 결절 형태의 증상을 동반하였습니다.

(B)는 위 환자의 다른 각도에서의 팔 증상 모습입니다. 아토피피부염의 가장 전형적인 증상인 굴측부의 습진 증상이 확연히 나타나지 않았으며, 홍반성 결절과 극심한 가려움이 주증상인 결절성양진으로 진단할 수 있었습니다.

③ 아토피피부염은 다양한 임상 양상을 나타내기 때문에 신중히 진단해야 합니다.

아토피피부염의 증상이 항상 전형적인 임상 양상으로만 나타나는 것이 아니며, 기존 치료제의 영향, 생활 관리의 영향과 동반 질환 등의 영향으로 증상이 일시적으로 다르게 나타나서, 진료 시 바로 진단 감별이 어려운 경우가 있습니다. 진단에 확신이 서지 않는 경우에는 초기에 성급히 진단을 하려고 하지 말고, 과거력과 증상 양상의 변화를 관찰하여 시간을 갖고 신중히 진단을 하는 것이 좋습니다.

Case 17 | 팔 다리에 동전모양 습진의 홍반 병변을 호소하며 20대 환자가 내원했습니다. 화폐상습진인가요?

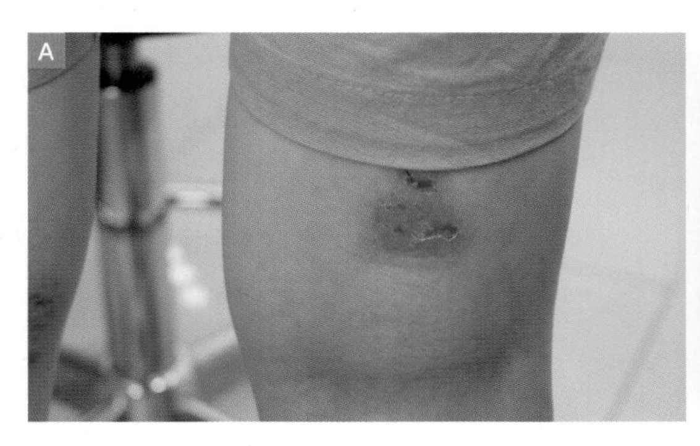

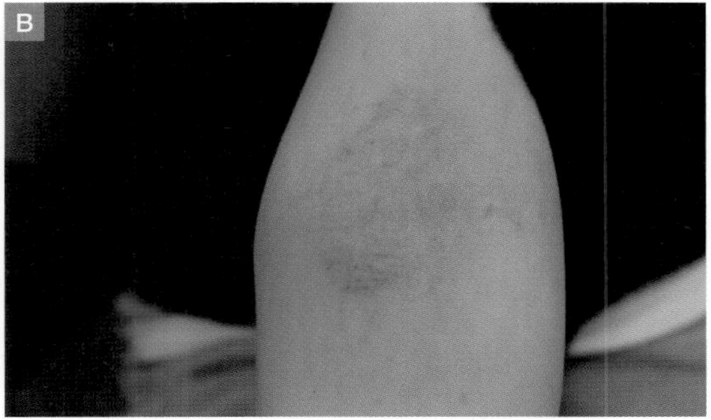

초기 환부의 형태는 심한 가려움을 동반한 동전모양의 습진증상이 나타났습니다. 화폐상습진과 매우 유사한 습진 형태이지만, 부위가 아토피피부염과 유사해서 시간을 갖고 진단을 하기로 했습니다.

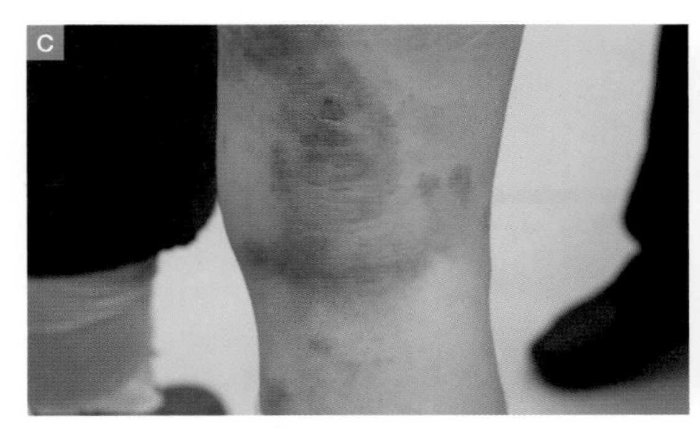

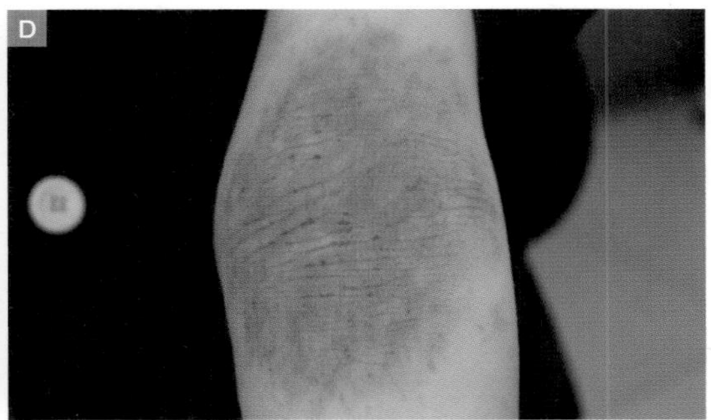

한 달 후의 피부 증상 모습입니다. 리바운드 증상이 나타나고 증상이 진행된 후 환부의 증상모습이 전형적인 아토피피부염의 증상 양상으로 나타났습니다.

아토피피부염의 피부감염

아토피피부염 환자에게 세균, 바이러스, 진균의 피부 감염으로 인한 이차감염증은 아주 흔한 증상입니다. 아토피피부염 환자들이 치료기간 동안에 한 번 혹은 여러 번의 이차감염증을 겪는 경우가 많습니다. 이차감염증의 증상은 각 병인에 따라서 증상의 차이가 있으나 보통 기존 아토피피부염의 기존 홍반, 구진, 삼출 등 염증성 증상, 가려움의 악화와 함께 병인에 따른 특이 양상을 보이는 경우가 많습니다.

하지만, 의료인이 염증성 피부질환의 치료 과정 중에 이러한 부분을 충분히 염두해 두지 않는 경우, 치료 과정 중에 나타난 이차감염증을 제대로 인식 감별하지 못하는 경우가 생길 수 있습니다. 이러한 경우 이차감염증을 단순히 염증성 피부질환의 악화상태라고 여기거나 혹은 명현 현상으로 여기고 치료를 진행하는 경우들도 많습니다.

Case 18 | 아토피피부염 치료를 위해 두 환자가 내원했습니다. 진물이 나고 농이 좀 보이는데 아토피피부염의 그냥 심한 정도의 증상인가요?

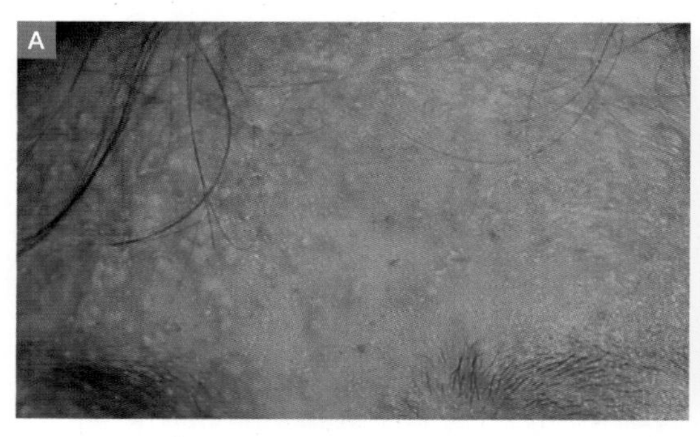

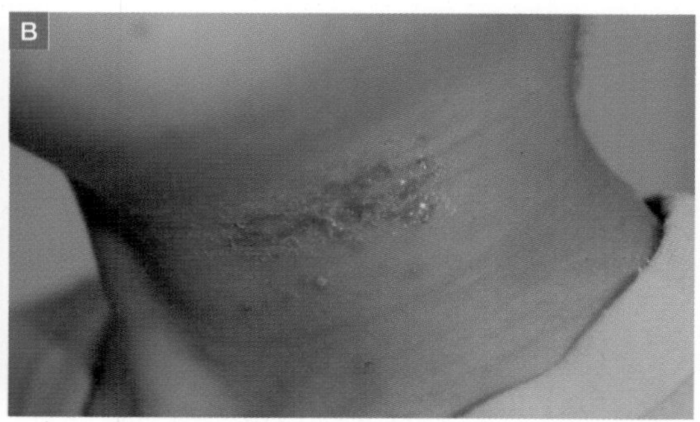

(A) 안면 아토피피부염 부위 환부에서 발생한 농포성 구진이 특징적인 이차감염의 모습입니다.
(B) 목 부위 아토피피부염 환부에서 발생한 이차감염증(농가진) 증상의 모습입니다.

① 아토피피부염의 세균감염증

아토피피부염 세균감염의 경우 기존 피부 염증성 증상이 갑자기 악화되는 경향의 피부 변화가 관찰되는 것이 특징입니다. 기존 피부염 증상의 홍반, 진물, 구진, 노란 인설 가피 등이 늘어나며 가려움도 심해지는 경우가 많습니다.

아토피피부염에서 나타나는 세균감염증의 가장 큰 감별점은 세균으로 인한 노란색 혹은 연두색, 녹색의 농포(고름)라고 할 수 있으나, 환자의 내원 시기에 따라 농포가 가피, 인설의 형태로 변했을 경우에는 모르고 지나칠 수 있으니 감별에 주의해야 합니다.

농포성 구진 형태와 농가진이 잘 나타나며, 세균감염의 특성상 초여름, 여름에 더 많이 발생하는 경향이 있습니다. 초기 1~3주 정도는 병변의 변화가 기존의 피부염과 다르게 빠른 변화를 보이는 경향이 있으며, 이 시기에 환자들이 심리적으로 불안감을 많이 느끼기 때문에 현 증상변화의 원인과 경과에 대해서 미리 설명하고 환자가 치료 이탈을 하지 않도록 해야 합니다.

Case 19 | 아토피피부염 치료를 받던 10대 환자의 피부 증상이 호전경과를 보이다가 갑자기, 발진이 늘어나고 삼출과 가피가 늘어났습니다. 아토피피부염 증상이 심해진 것인가요?

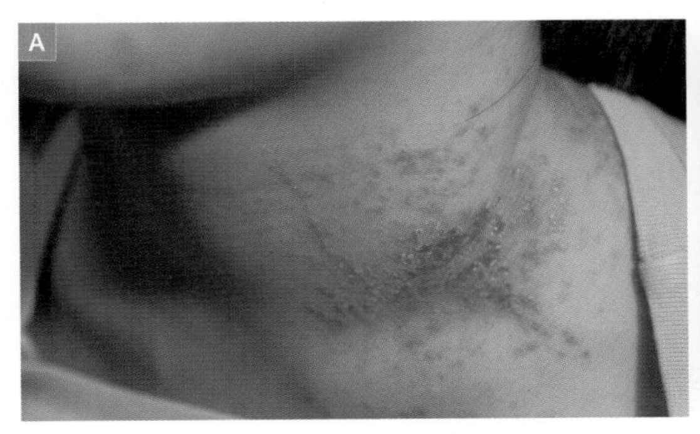

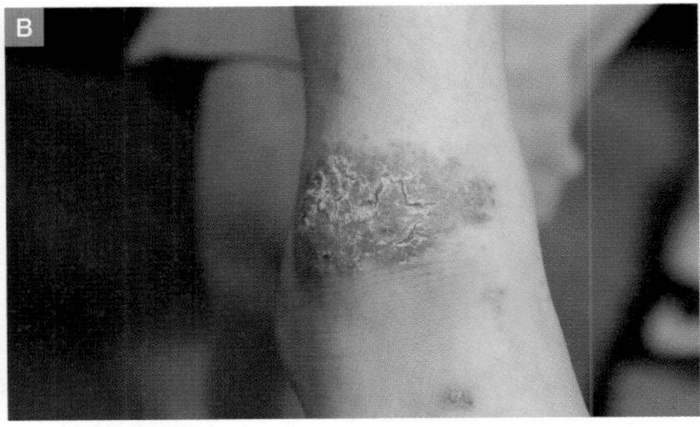

(A) 아토피피부염의 세균감염증이 심해지는 단계의 증상 모습입니다. 기존 환부의 삼출 증상이 생기며 홍반이 갑자기 주변으로 퍼져나가면서 악화되는 양상을 보이고 있습니다. 아토피피부염의 단순악화와 감별이 필요한 증상 모습입니다.

(B) 감염증상이 완화되는 단계에서 농포가 가피화되어 노란 가피가 보이는 건조한 느낌의 환부의 모습입니다. 이 시기에는 가피가 두꺼워지면서 환부에 건조감이 심해질 수 있고, 관절부 증상의 경우 피부의 균열과 출혈도 쉽게 생길 수 있습니다. 이차적인 감염을 막기 위해서는 균열부 피부에 대한 관리에도 신경을 써야 합니다.

아토피피부염 환자에게 피부감염증이 잘 나타나는 이유

① 아토피피부염은 피부의 면역체계에 문제가 생겨 발생하는 질환으로 이미 환자 피부의 방어 능력이 떨어져 있는 상태입니다.
② 아토피피부염 특유의 심한 가려움으로 인해, 환자가 피부에 지속적으로 상처를 냄으로써 그 상처를 통해 감염균이 쉽게 침투해 들어갈 수 있습니다.
③ 기존 면역억제제 위주의 치료를 장기간 했던 환자의 경우, 환부 피부의 면역이 저하되고 예민해져서 감염증에 쉽게 노출될 수 있습니다.

따라서, 아토피피부염 환자에서는 정상인에 비하여 세균, 바이러스, 진균에 의한 피부 감염증이 생길 확률이 높습니다.

② 바이러스감염증

기존 아토피피부염 증상 부위 혹은 주변 피부 부위로, 경계가 불분명한 홍반성 구진이 발생하거나 작은 팽진성 증상이 생기기도 합니다. 바이러스로 인한 감염증인 전염성연속종(물사마귀), 헤르페스 감염도 같이 발생할 수 있습니다. 세균감염증에 비해서 농포 및 가려움, 진물 증상은 심하지 않으며, 경과도 무난한 편입니다.

Case 20 | 아토피피부염 치료 중인 10대 환자의 피부 증상 모습입니다. 처음에는 없었는데 치료 중에 기존 환부 주변에 그다지 붉지 않은 새로운 구진이 생겼습니다. 이것도 아토피피부염 증상인가요?

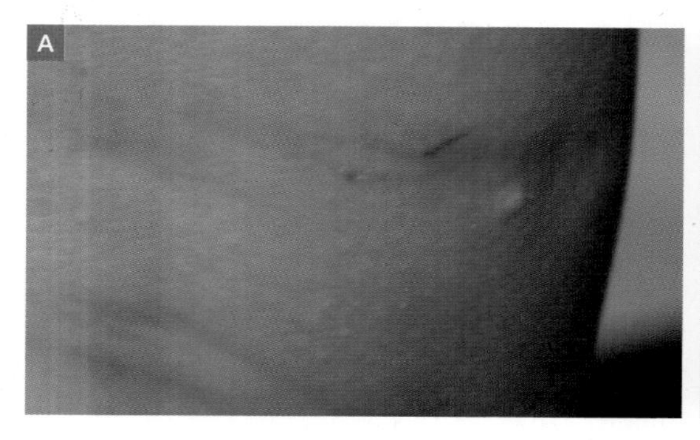

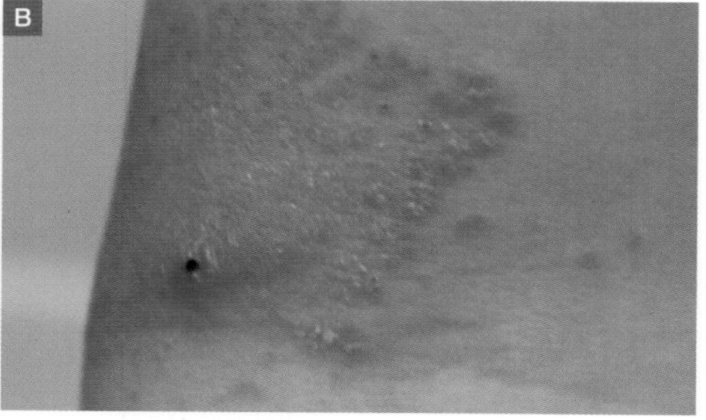

아토피피부염의 환부는 반복되는 증상과 상처로 많이 약해져 있기 때문에 감염증이 쉽게 동반될 수 있습니다. 원래의 증상과 다른 경향이 증상이 생겼다면 감염증을 의심해봐야 합니다. **(A)**는 아토피피부염 환자의 오금 부위에 발생했던 물사마귀 구진의 모습입니다. **(B)**는 아토피피부염 환자의 기존 환부에 물사마귀가 생겼고, 그 부위를 긁어서 가피가 생긴 모습입니다.

③ 진균감염증

기존 환부 주변으로 홍반, 인설, 가려움이 심해지거나 주변으로 고리모양의 홍반이 나타나기도 합니다. 다른 감염증에 비해 진물, 농포 등은 나타나지 않으며 경과는 완만한 경향이 있으나, 치료 변화가 느리고 경과가 좋지 않은 경우도 있습니다.

Case 21 | **전신 아토피피부염 증상으로 치료를 받고 있던 10대 초반의 소아 환자가 있었습니다. 어느 날부터 기존 홍반의 형태가 좀 다르게 변했습니다. 아토피피부염이 심해진 것인가요?**

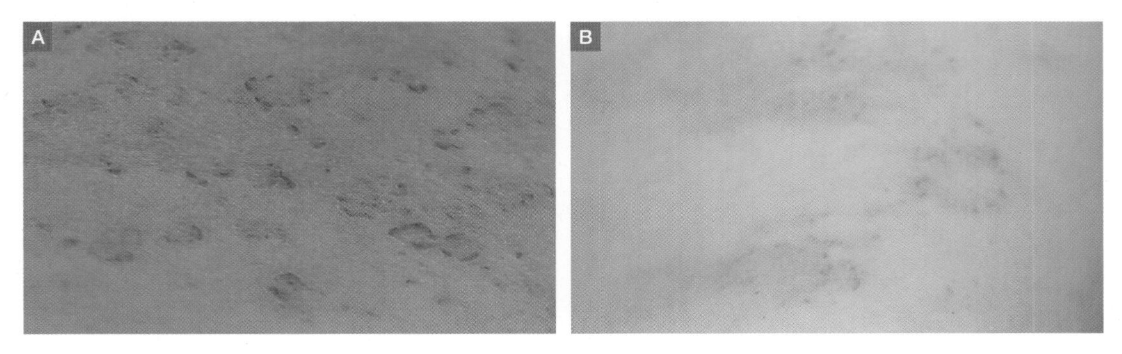

(A,B)의 피부 증상은 기존 아토피피부염 환부에 진균에 의한 이차감염으로 인해 증상의 특징이 변한 환부 모습입니다. 홍반, 구진, 삼출과 같은 증상보다는 약간의 홍반, 건조감, 인설 등이 특징적인 환부의 특성이 나타났습니다.

아토피피부염의 이차감염에 있어서 주의할 부분은?

- 아토피피부염 환자들은 대부분 극심한 가려움을 느끼는데, 환자의 증상과 성향에 따라 피부에 심한 상처를 내거나 습관적으로 환부를 만지는 경우가 많습니다. 이러한 습관이 이차감염의 통로가 될 수 있으므로 가려움과 상처 및 환부를 만지는 습관에 대한 적극적인 관리를 해야 합니다.

Case 22 | **아토피피부염으로 치료를 받던 10대 후반 환자의 증상 모습입니다. 가려움을 잘 참지 못하여 환부에 찰상이 자주 나타났는데, 한 번씩 깊은 상처가 생길 때가 있습니다. 주의할 점이 있을까요?**

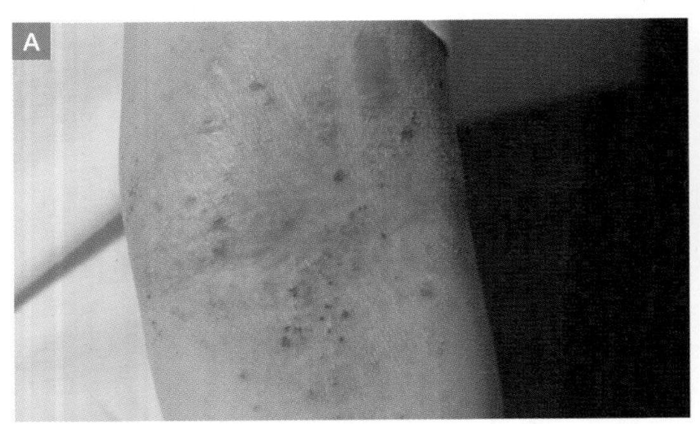

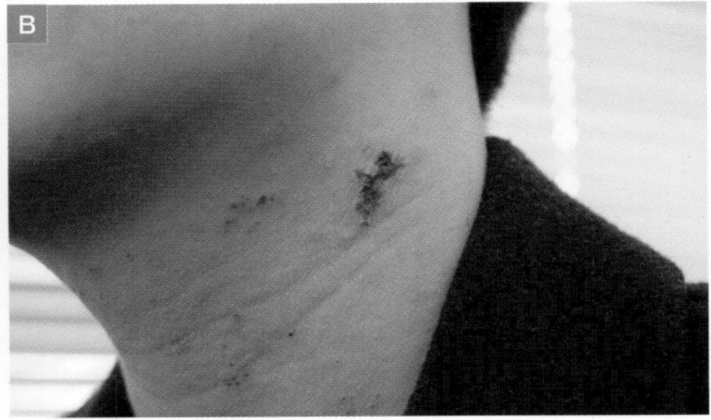

아토피피부염은 대표적으로 가려움이 심한 피부질환이며, 환부에 긁는 행위로 인한 찰상이 흔하게 관찰되는 질환입니다. **(A,B)**와 같이 심한 상처의 반복은 이차감염 발생의 가능성을 급격히 높일 수 있으니 주의해야 합니다.

- 만성 염증성 피부질환에서 환부에 대한 위생적이지 못한 관리와 습관적으로 환부에 손을 대는 행위는, 증상에 좋지 않은 영향을 줄 수 있습니다. 하지만 반대로 환부에 대한 과도한 위생, 청결에 대한 강박관념을 갖고 있는 경우도 문제입니다. 과도한 세정제, 세제, 소독약품의 사용은 피부에 자극이 되어 피부의 면역체계 불균형을 더욱 악화시킬 수 있으니 주의시켜야 합니다.

아토피성 피부염 이차감염의 치료는 어떻게 할까요?

① 아토피성 피부염 치료 중 이차감염이 발생한 경우 치료의 관점은 기존 아토피피부염 치료의 관점을 유지합니다.

② 피부 외적인 치료에 있어서는 피부의 진정을 최우선으로 합니다. 피부 외용제 치료에 있어서는 습포 및 미스트 형태의 진정외용제 등을 활용한 진정 치료를 강화해야 합니다. 감염 환부에 빠르게 가피가 형성될 수 있게 해야 하며, 환부에 대한 보습제의 과도한 사용은 추천하지 않습니다.

③ 처방에 있어서는 면역저하로 인한 외감 상태에 준하여 적절한 청열진정과 허증의 보강에 대한 부분을 강화해야 합니다. 과도한 청열제 및 발산제의 처방은 신중하게 하는 것이 좋습니다. 감염기에는 한약 복용 횟수를 늘리거나 일시적으로 추가 처방을 할 수도 있습니다.

④ 감염 증상이 전신적으로 나타나거나 부종을 동반하고 농가진과 같이 확산 속도가 너무 빠른 경우는 병원급 의료기관에 입원을 하거나 양방에서 항생제 치료를 병행해야 하는 경우가 있으니 경과에 대해 신중히 판단하는 것이 필요합니다.

⑤ 그리고 이차감염기에 가장 중요한 치료는 바로 환자의 휴식과 심리적인 안정입니다. 극심한 과로상태나 밤낮이 바뀌어있는 환자에 있어서는 규칙적인 생활 리듬을 찾도록 적극적으로 생활 교정을 해야 피부질환의 이차감염 상태에서 빨리 벗어날 수 있습니다.

아토피피부염의 치료는 어떻게 하나요?

전반적인 치료에 대한 내용은 습진의 치료와 같습니다.

① 서양의학적 치료

일차 치료제로는 국소 스테로이드제를 사용하며, 환자의 신체 부위와 증상 정도를 고려해서 사용해야 하며, 약한 피부에는 국소 칼시뉴린 억제제를 사용하기도 합니다. 중증 증상이거나 다른 치료에 반응하지 않는 경우 전신 스테로이드제나 혹은 전신 면역조절제를 사용하는 경우도 있습니다. 가려움의 완화를 위해 경구용 항히스타민제가 기본 처방으로 많이 사용됩니다.

② 한의학적 치료

기본 치료의 방향과 처방은 습진의 치료와 같습니다. 아토피피부염은 다른 습진에 비해서도 급성 염증 경향이 아주 심한 경우부터 만성화 정도가 아주 심한 경우까지 다양한 양상이 존재하는 질환입니다. 따라서 획일적인 처방이나 치료법보다는 정확한 변증과 증상 정도와 단계에 맞는 세밀한 치료가 필요한 질환입니다.

아토피성 피부염의 치료 과정은 어떻게 되나요?

① I－i (염증기)

피부의 습진성 증상이 아직 반복되고 있는 단계입니다.

피부의 홍반, 구진이 늘어나고 심하면 진물이 나고, 가려움증이 심해지며, 피부 증상의 범위가 점점 늘어나고 있습니다.

Case 23 | 아토피피부염 치료를 위해 두 환자가 내원했습니다. 치료 시작 후에도 기존 환부 주변으로 계속 홍반과 구진이 늘어나고 있습니다.

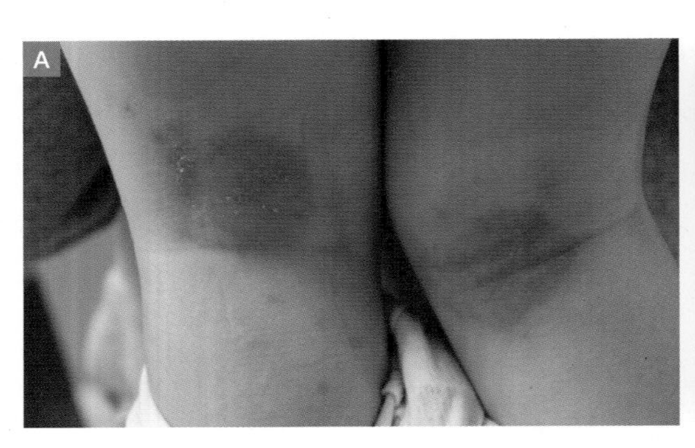

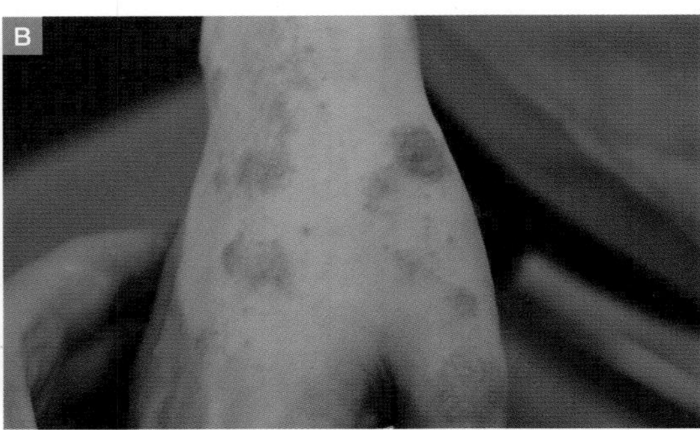

(A,B)는 아토피피부염 염증기 단계의 피부 증상 모습입니다. 한의원 치료를 시작한 후에도 일정 기간 동안 홍반과 구진이 늘어나며 주변으로 증상이 퍼지고 있습니다.

- 치료의 방향: 피부의 열독을 해소시켜주고, 피부의 기혈정체를 해소시켜야 합니다. 리바운드와 이차감염에 대한 가능성에 대한 부분을 주의시켜야 합니다.
- 다용처방: 청열해독탕, 가감승갈탕, 방풍통성산, 소풍산, 십미패독상 등 / 청열제 습포 외용

② I-ii (리바운드기)

스테로이드제 사용과 같은 증상억제제 위주 치료를 중단하고 리바운드 증상이 나타나는 시기로, 피부의 습진성 증상과 자각증상의 불편감이 더 심해지는 단계입니다. 염증이 심화되어 홍반과 구진, 진물, 가려움과 그로 인한 상처가 증가하며, 심각한 수면장애를 호소하는 경우도 많습니다. 기존 환부의 주변으로 증상이 빠른 속도로 퍼져나가며 확대됩니다. 이차감염의 위험도도 상당히 높아지는 단계입니다. 환자의 치료 이탈도 가장 많이 나타날 수 있는 단계이므로, 집중적인 증상변화 관찰과 관리, 환자와의 신뢰 형성에 공을 많이 들여야 합니다.

- 치료의 방향: 청열해독. 일시적으로 극심해진 피부의 열독과 상열을 진정해주며, 수면과 스트레스를 적극적으로 개선시켜야 합니다.
- 다용처방: 청열해독탕, 황련해독탕, 삼황사심탕, 탁리소독음 / 청열제 습포 외용

Case 24 | 아토피피부염 치료를 위해 두 환자가 내원했습니다. 치료 시작 후에도 기존 환부 주변으로 계속 홍반과 구진이 늘어나고 있습니다.

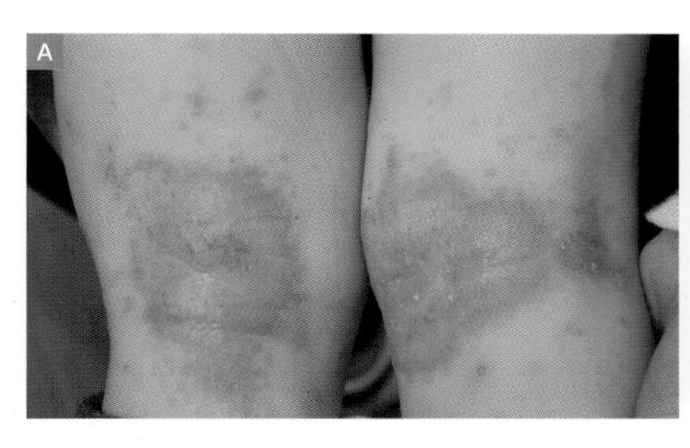

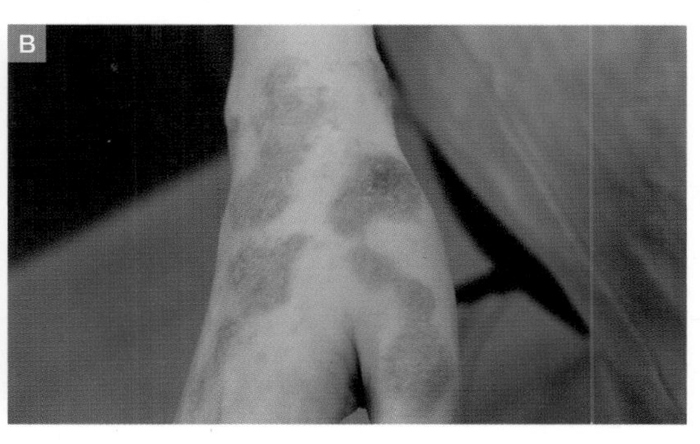

(A,B)는 아토피피부염 염증기 단계의 피부 증상 모습입니다. 한의원 치료를 시작한 후에도 일정 기간 동안 홍반과 구진이 늘어나며 주변으로 증상이 퍼지고 있습니다.

③ II (진정기)

리바운드 증상 시기에 악화되었던 습진성 증상이 진정되기 시작하며 완화되는 단계입니다. 새롭게 증가하는 홍반이 줄어들며, 홍반의 색이 암갈색으로 변화하며, 극심한 가려움과 수면장애도 완화되기 시작합니다. 증상이 완화되더라도 환부의 증상 면적은 완만하게 계속 확대될 수 있습니다. 구진과 결절의 돌출이 완만해지기 시작하며, 진물부위에 가피형성이 증가됩니다. 환부에 인설이 두꺼워지면서 일시적으로 피부건조감과 그로 인한 가려움을 호소하기도 합니다(증상이 호전되는 과정임을 잘 이해시켜야 하며 건조한 부위에 과도하게 보습제를 사용하는 것을 주의시켜야 합니다).

- 치료의 방향: 피부의 열독을 지속적으로 관리해주며, 피부의 기혈소통과 재생력을 높여줍니다.
- 다용처방: 소풍산, 청기산, 시호청간탕, 가미온청음

Case 25 | 리바운드기를 거친 아토피피부염 환자의 증상의 악화 양상이 좀 덜해진 느낌입니다. 환자의 피부증상 경과는 어떨까요?

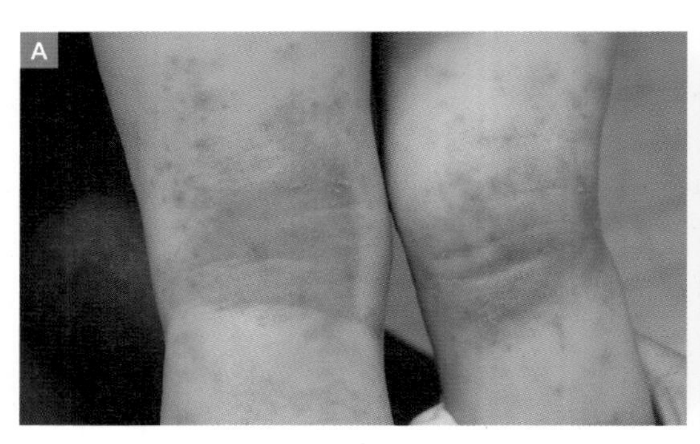

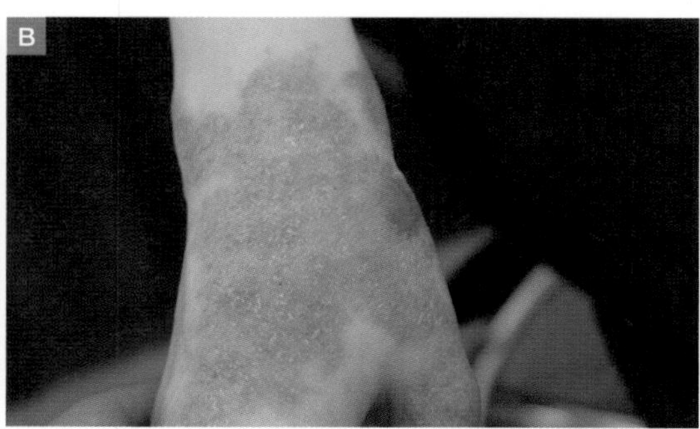

(A,B)는 진정기의 피부 환부의 증상 모습입니다. 리바운드기에 빠른 속도로 늘어나던 홍반과 구진의 확대 속도가 진정되면서 인설이 늘어나고 있습니다. 하지만 이 시기에 증상이 완화되면서도 환부의 면적은 약간씩은 확대되는 경향이 있습니다.

④ III (회복기)

환부의 습진성 증상이 더욱 완화되며, 색소침착과 태선화, 인설 증상도 서서히 완화되는 단계입니다. 가려움과 수면장애와 같은 자각증상도 더욱 완화되며, 이 시기에 심한 찰상이 생기는 것은 드뭅니다.

- 치료의 방향: 피부의 기혈소통을 강화하며, 피부재생과 인체 내부 기혈허증에 대한 보법을 강화합니다.
- 다용처방: 가미윤조탕, 당귀음자, 생혈윤부음, 육미지황탕

Case 26 | 진정기의 아토피피부염 증상이 더욱 완화되어, 이제 기존 증상이 소실되고 있습니다.

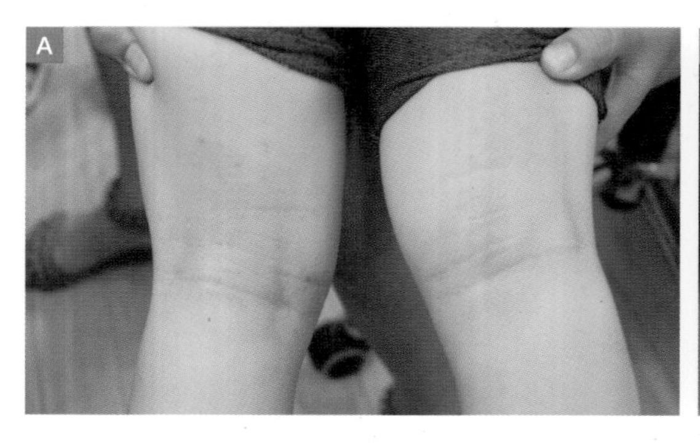

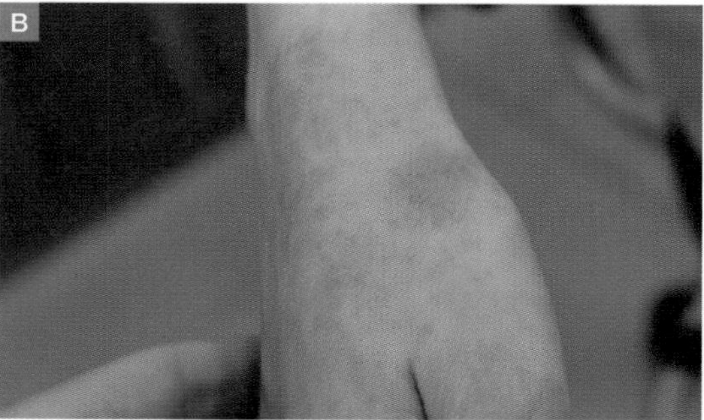

(A,B)는 회복기의 아토피피부염 증상 모습입니다. 기존 아토피피부염 병변의 인설과 홍반, 찰상이 더욱 완화되고 있습니다.

* 치료의 단계가 항상 Ⅰ-i ⇨ Ⅰ-ii ⇨ Ⅱ ⇨ Ⅲ의 전형적인 과정을 거쳐 진행되지는 않습니다. Ⅰ ⇨ Ⅱ ⇨ Ⅲ로 진행되기도 하고, Ⅰ-i ⇨ Ⅰ-ii ⇨ Ⅱ ⇨ Ⅰ-ii ⇨ Ⅲ(리바운드 증상이 두 번 발생하는 경우)로 진행되는 경우도 있습니다.

Case 27 | 중증의 아토피피부염 증상으로 20대 환자가 내원했습니다. 심한 리바운드 증상의 발현이 예상됩니다. 경과가 어떨까요?

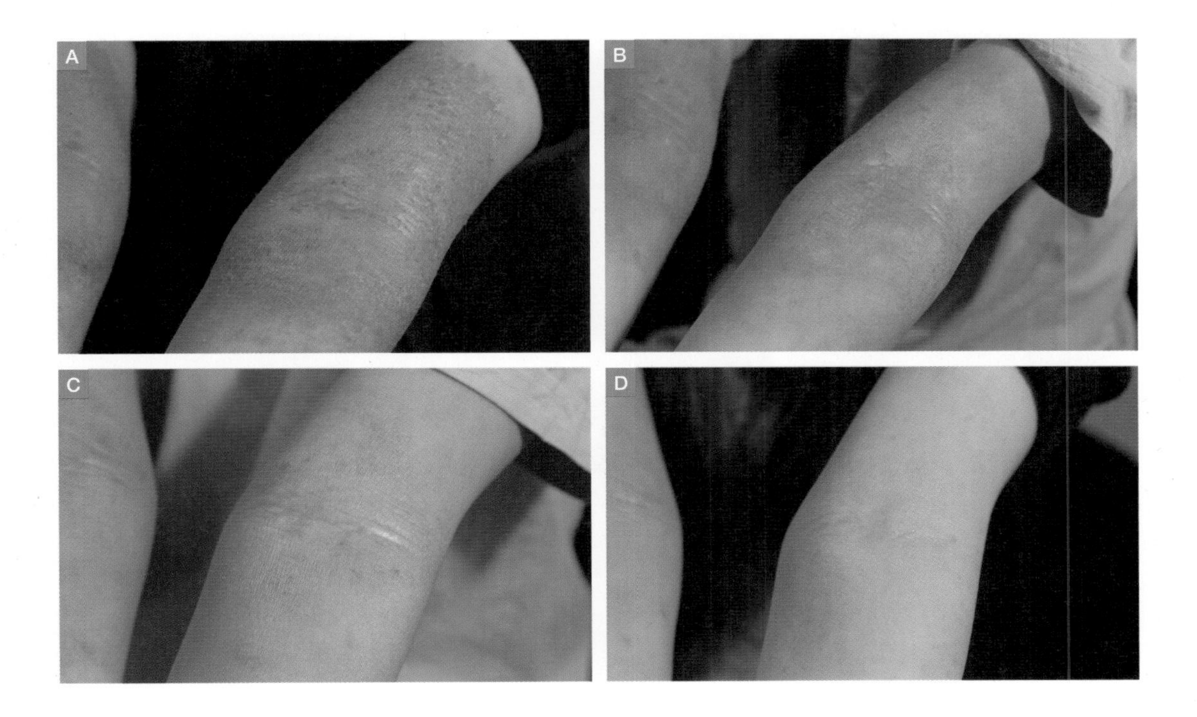

증상억제제 위주의 치료를 했다고 하더라도, 모든 환자들이 전형적인 경과를 나타내지는 않습니다. 위의 환자는 극심한 리바운드와 악화 단계 없이, 피부의 홍반과 구진, 인설 증상이 점차적으로 완화되어 완치되었습니다. (A–B–C–D)가 Ⅰ ⇨ Ⅱ ⇨ Ⅱ ⇨ Ⅲ의 과정으로 안정적으로 호전된 경우입니다.

Case 28 | **수년간 아토피피부염으로 여러 치료를 하다 내원한 20대 초반 환자입니다. 치료경과가 어떨까요?**

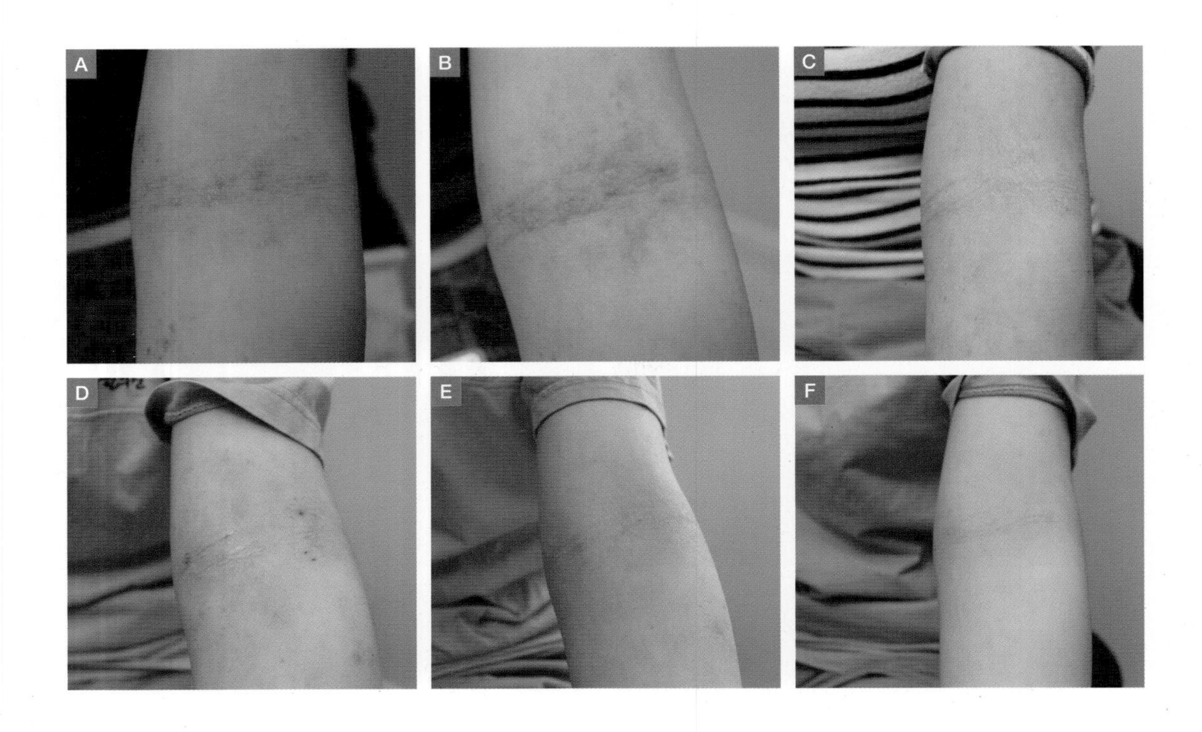

위의 환자는 아토피피부염 치료를 시작한 후, 일시적으로 홍반과 구진이 올라오고 완화되었다가, 중간에 다시 증상이 악화되었다가 다시 Ⅱ, Ⅲ 단계를 거쳐 증상이 호전되었습니다. Ⅰ ⇨ Ⅰ–ii ⇨ Ⅱ ⇨ Ⅰ ⇨ Ⅱ ⇨ Ⅲ 단계로 호전된 경우입니다.

아토피성 피부염의 중증도 평가(SCORAD Index)

SCORAD (SCORing Atopic Dermatitis) Index는 1993년 European Task Force on Atopic Dermatitis에 의해서 개발된 아토피 중증도 평가지수로 최근까지 가장 많이 이용되고 있는 방법입니다.

A: 피부의 병변 부위(인체를 부위로 나눠 각 부위에 해당하는 점수를 측정)

B: 증상 중증도(건조, 홍조, 부기, 삼출/가피, 상처, 피부 두꺼워짐을 0~3으로 점수를 측정)

C: 주관적 증상(수면장애, 가려움증을 0~10까지 점수를 측정)

총점으로 중증도를 파악하는 방법입니다.

03

지루성 피부염[Seborrheic dermatitis]

지루성 피부염

지루성 피부염은 안면, 두피 등 피지선 발달 피부부위에 잘 발생하는 특징적인 인설과 홍반을 특징으로 하는 만성 염증성 피부질환입니다.

질병코드

L21	지루성 피부염	Seborrhoeic dermatitis
L21.0	두피지루	Seborrhoea capitis
	아기머릿기름딱지	Cradle cap
L21.1	영아지루피부염	Seborrhoeic infantile dermatitis
L21.8	기타 지루피부염	Other seborrhoeic dermatitis
L21.9	상세불명의 지루피부염	Seborrhoeic dermatitis, unspecified

질환 요약

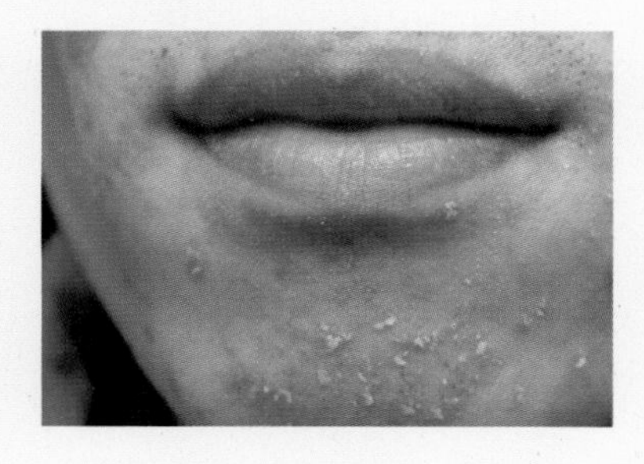

• 주요증상: 가려움 ★☆☆ 통증 ☆☆☆

홍반	구진	결절	수포	농포	판	팽진	진물
인설	찰상	미란	가피	균열	반흔	태선화	색소 침착

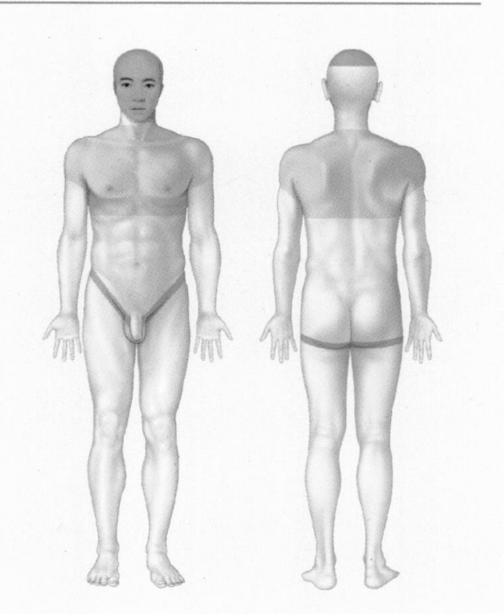

지루성 피부염이란

지루성 피부염은 피지선의 활동이 증가된 피부 부위에 발생하는 만성적인 습진성 피부질환으로, 주로 인설을 동반한 홍반증상과 약간의 가려움(다른 습진 질환에 비해 상대적으로 덜한)을 특징으로 합니다. 신생아와 중년 성인에게서 발생빈도가 높으며, 남성 환자 비율이 높은 경향이 있습니다.

Case 1 | 얼굴의 만성적인 습진증상을 호소하며 30대 환자가 내원했습니다. 무슨 피부 질환일까요?

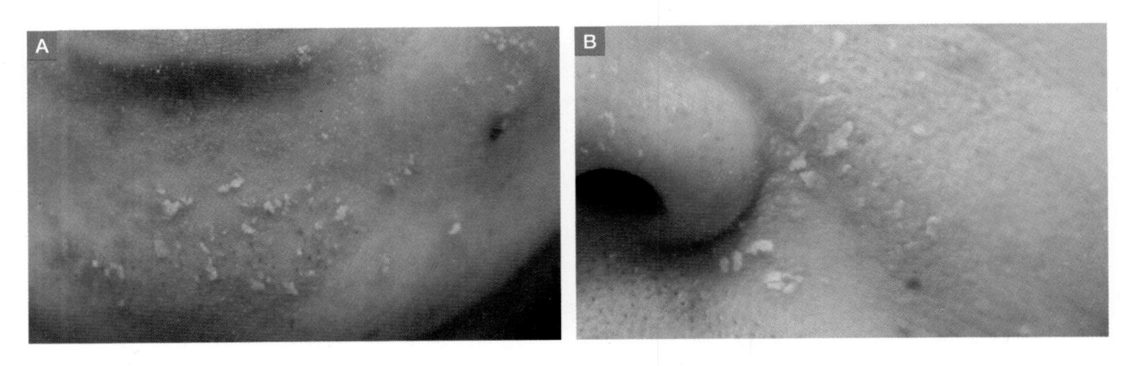

어떤 질환일까요? 증상의 특징을 자세히 살펴봅니다. (A,B)의 증상을 보면 안면부 피부의 홍반, 구진과 함께 황색인설이 보입니다. 가려움은 아주 극심한 정도는 아니었습니다. 전형적인 지루성 피부염의 증상 모습입니다.

지루성 피부염의 원인과 관련 요인은?

지루성 피부염은 다른 습진들과 마찬가지로 상세 불명의 원인으로 나타나는 질환입니다. 특유의 피지와 관련된 황색 인설증상이 지루성 피부염의 대표적인 증상인데, 단순히 피지 분비량이 많다고 지루성 피부염이 나타나는 것은 아니고 피지 분비와 관련한 피부의 면역 과민반응으로 나타나는 염증 반응이라고 봐야 합니다. 그리고 피부 상재균인 말라쎄지아(Malassezia) 효모균이 지루성 피부염의 유발요인으로 작용할 수 있다고 알려져 있습니다.

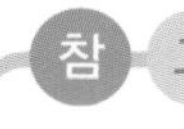

말라세지아(Malassezia)

피부의 정상 상재균 중 하나이며, 진균의 하나인 효모균으로, 온도 습도 등 여러 복합적인 원인으로 병원성을 띄게 되면 어루러기(癜風), 말라쎄지아 모낭염 등의 원인균이 됩니다.

지루성 피부염의 증상은 어떤가요?

① 인설과 홍반

지루성 피부염의 가장 특징적인 증상은 황색인설을 동반한 홍반입니다. 인설의 색은 보통 특징적인 노란색이거나 흰색으로 나타나며, 기름진 형태이거나 때로는 건성의 형태를 보이기도 한다. 지루성 피부염의 증상 변화에 따라 인설이 두꺼워지고 하고 얇아지기도 하며, 증상 단계에 따라 때로는 인설이 탈락되어 홍반만 나타나기도 합니다.

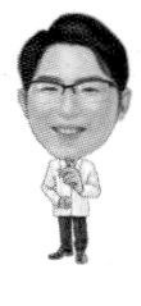

황색인설과 홍반이 지루성 피부염의 가장 중요한 증상 특징입니다.

Case 2 | **지루성 피부염 치료를 위해 환자가 내원했습니다. 지루성 피부염은 항상 환부가 기름져 보이나요?**

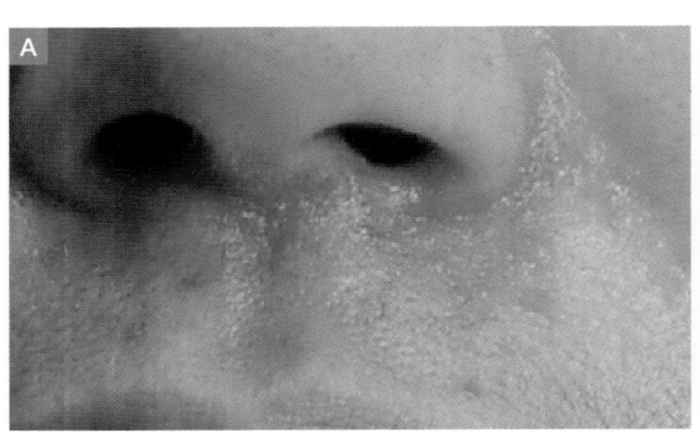

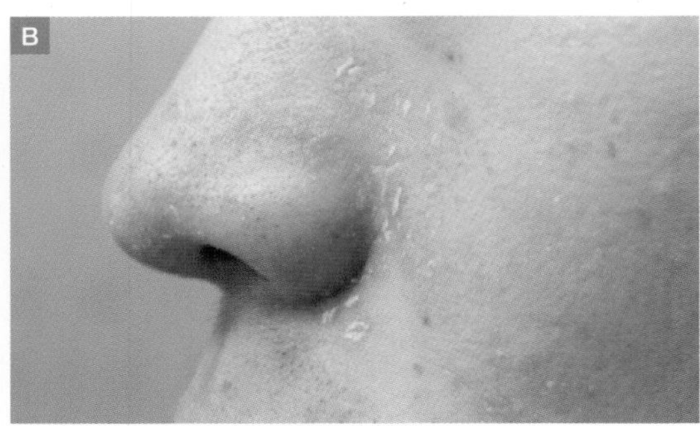

지루성 피부염이라고 해도 질환의 진행단계와 개인차에 따라 환부의 인설부가 건조한 형태를 보이는 경우가 있으니 진단 감별에 유의해야 합니다. **(A)**는 초기 염증 증상이 특징적인 단계의 지루성 피부염 환부 모습입니다. 코 주변 피부가 기름져 보이고 환부가 붉은 특징이 나타나며, 인설은 별로 보이는 않는 모습입니다. **(B)**는 좀 더 만성화된 단계의 지루성 피부염 환부의 모습이며, 기름진 환부의 느낌은 별로 나타나지 않으나 황색 인설과 홍반이 특징적입니다.

② 가려움

거의 모든 습진은 가려움을 동반하며 아토피피부염이나 화폐상습진과 같이 환자가 극심한 가려움을 호소하는 질환도 많습니다. 이에 비해 지루성 피부염의 가려움은 상대적으로 정도가 덜한 편입니다.

Case 3 | **두피 지루성 피부염 치료를 위해 환자가 내원했습니다. 지루성 피부염은 가려움이 심하지 않다고 들었는데, 두피의 심한 가려움을 호소하고 두피의 찰상도 반복되고 있습니다.**

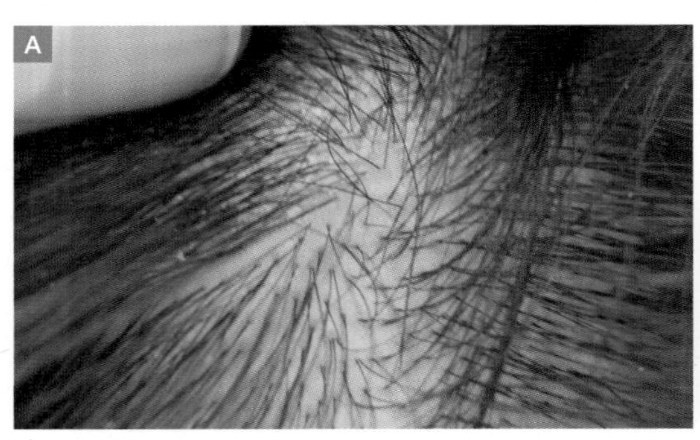

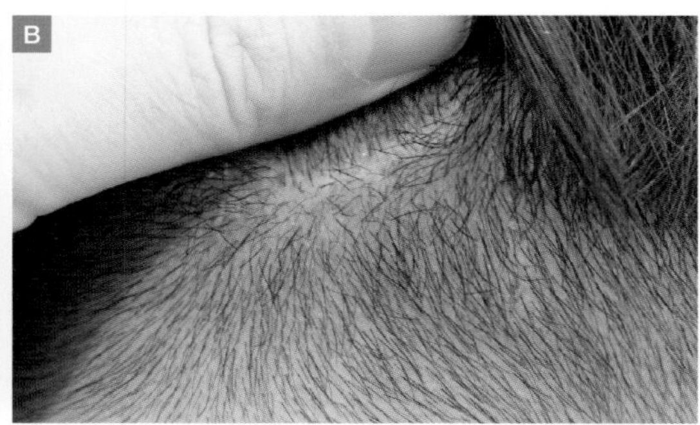

지루성 피부염 환자들의 환부에는 상처가 심하지 않은 것이 보통이나, 만성화가 심하고 증상억제제 치료를 오래 받은 경우에는 극심한 가려움을 호소하는 경우도 있습니다. 특히 다른 부위 지루성 피부염에 비해 **(A,B)**의 증상 사진처럼 두피 지루성 피부염의 경우에는 가려움과 상처가 반복되는 경우가 있는 편입니다. 이렇게 상처가 반복되는 경우, 치료 경과에도 많은 영향을 주므로 상처와 긁는 행위에 대한 관리에 더 신경 써야 합니다.

③ 호발부위

보통 증상은 피지선이 발달한 두피와 안면의 눈, 코, 귀, 입 주변, 전흉골부, 액와부, 배꼽부위의 피부에 많이 나타납니다. 이러한 특징적인 호발부위가 다른 피부염 증상과 지루성 피부염을 감별하는 포인트가 될 수 있습니다.

부위에 따른 지루성 피부염을 살펴봅시다.

① 두피 지루성 피부염

Case 4 | 두피 지루성 피부염 치료를 위해 환자가 내원했습니다. 두피의 증상 양상은 어떻게 다른가요?

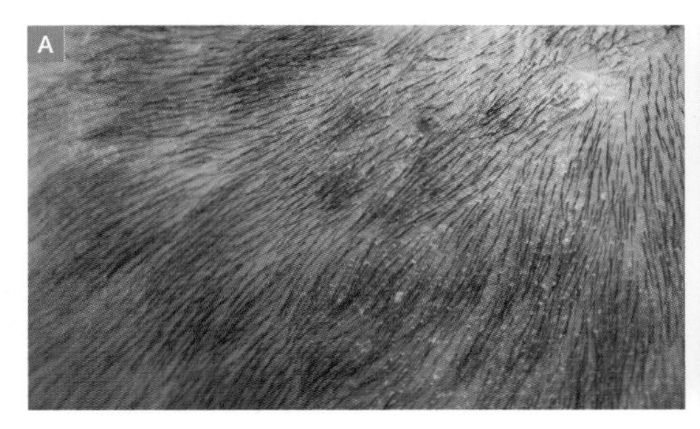

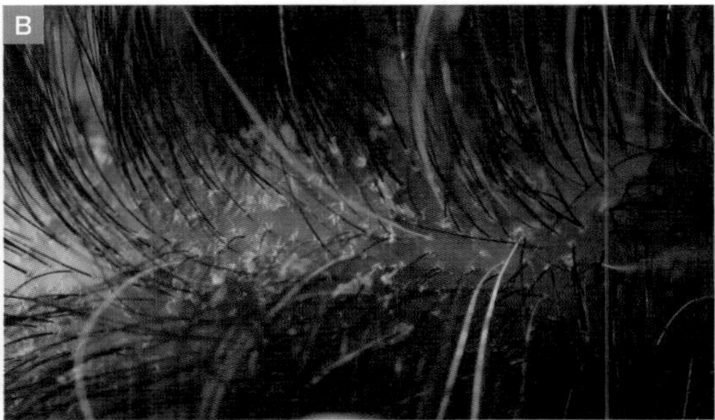

두피의 지루성 피부염 증상의 모습입니다. 황백색 인설과 홍반이 넓게 분포하고 있고 경계가 뚜렷하지 않습니다. (A)의 증상은 경증으로 인설이 얇고 피부의 홍반이 심하지 않으나, (B)의 증상은 경중증으로 황색의 두꺼운 인설과 붉은 홍반이 특징적으로 나타나고 있습니다. 보통 두피 지루성 피부염 증상은 다른 부위 증상과 비교해서 두피에 황백색의 인설이 동반된 홍반이 넓게 판형으로 나타나며, 그 경계는 명확하지 않은 편입니다.

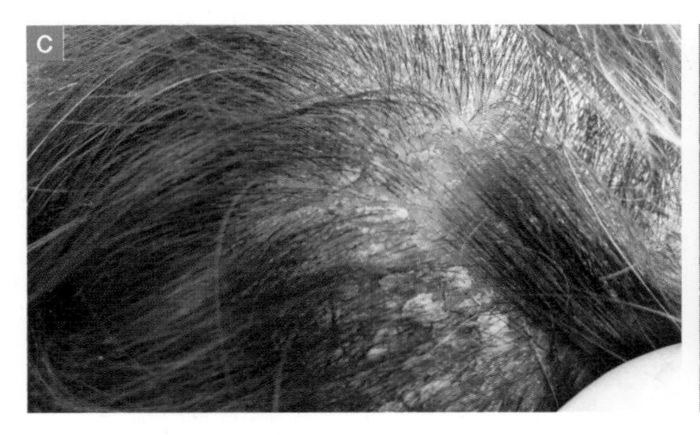

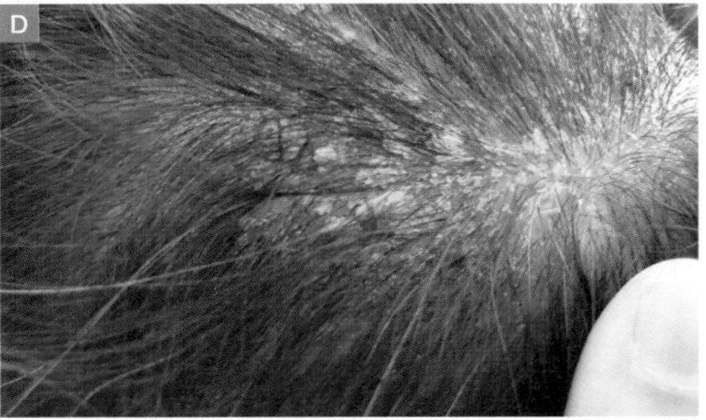

(C,D)는 두꺼운 인설을 동반한 두피 지루성 피부염의 모습입니다. 두피 지루성 피부염이 급성으로 심하게 악화되거나 만성화 경향이 심한 경우에는 두꺼운 인설과 심한 가려움이 동반되는 경우가 있습니다. 보통 두피 지루성 피부염은 두피건선과 비교해 병변의 경계가 뚜렷하지 않은 편이나 심하게 만성화된 병변에서는 경계가 뚜렷한 경우도 간혹 있으니 감별에 주의해야 합니다.

Case 5 | 안면과 두피의 만성화된 지루성 피부염으로 수년간 고생했던 환자가 치료를 받고 있습니다. 몇 개월 전 지루성 피부염 증상이 심해지며 두피에 원형 탈모 증상이 생겼습니다. 경과는 어떨까요?

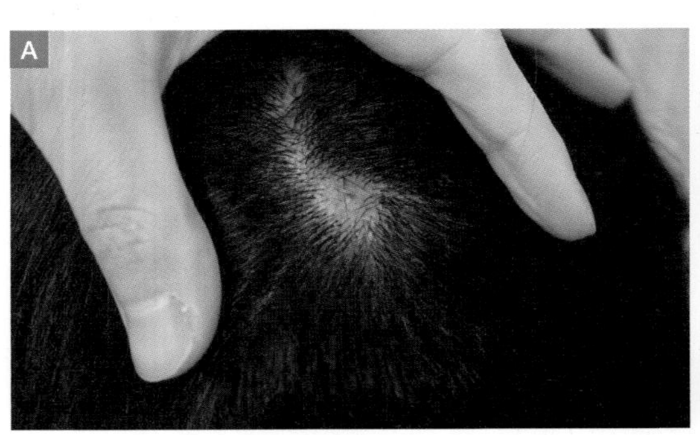

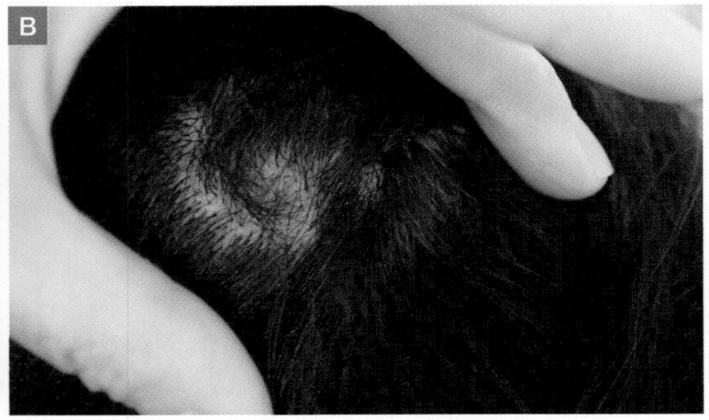

(A)는 홍반, 인설 위주의 두피 지루성 피부염 증상과 그로 인한 원형 탈모 증상의 모습입니다. 피부의 염증 증상이 만성화 악화되면 해당 두피의 모발도 영향을 받을 수 있습니다. **(B)**는 그 후 수개월의 치료를 통해 지루성 피부염 증상이 호전되면서 탈모 증상도 서서히 회복된 모습입니다. 하지만 피부치료의 시기를 놓쳐 탈모 부위가 확대되고 고착화되면 모발 회복의 한계가 있을 수 있으니 주의해야 합니다.

② 안면 지루성 피부염

Case 6 | 안면 지루성 피부염 증상으로 환자가 내원했습니다. 안면부 증상은 어떤 증상의 특징이 있나요?

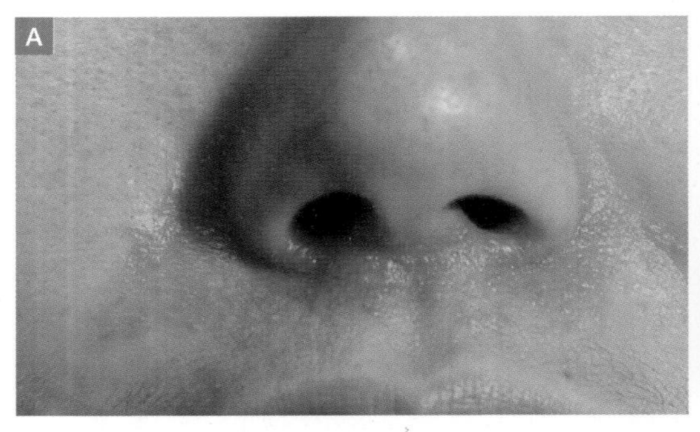

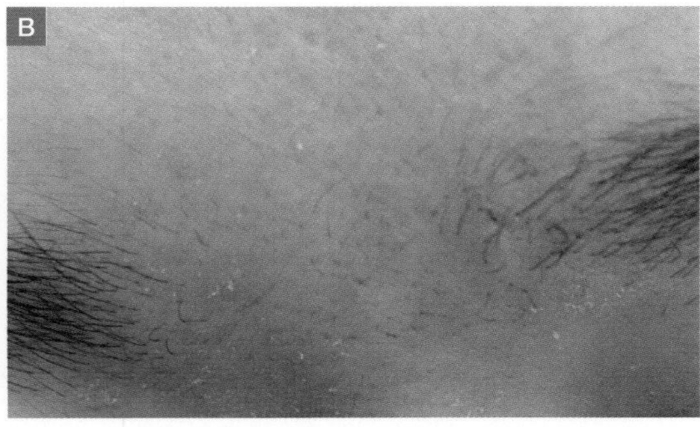

(A,B)는 안면부 지루성 피부염 환자의 증상 모습입니다. 안면의 지루성 피부염은 눈꺼풀, 콧방울 옆 주변, 미간, 귀 주변, 입 주변의 피부로 황백색의 인설이 동반된 홍반이 반복되며 나타납니다. 보통은 약간의 가려움을 호소하나 가끔 심한 가려움을 호소하며 찰상이 반복되는 경우도 있습니다.

③ 체간 지루성 피부염

Case 7 | 체간 지루성 피부염 치료를 위해 환자가 내원했습니다. 체간 지루성 피부염의 증상 특징은 어떤가요?

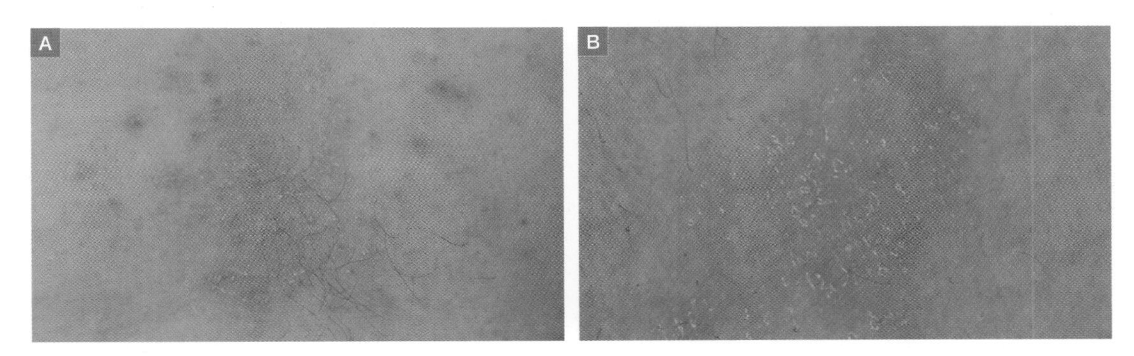

체간 지루성 피부염은 주로 액와부, 전흉부, 서혜부, 둔부 등 체간에 황백색의 인설을 동반한 홍반 병변이 나타납니다. **(A)**는 가슴 부위 피부에 발생한 지루성 피부염의 증상 모습이며 **(B)**는 액와부 주변 피부에 발생한 체간 지루성 피부염의 증상 모습입니다. 체간 지루성 피부염 인설의 두께는 건선에 비해서는 얇은 편이며 임상 증상이 체부 백선과 유사한 부분이 많기 때문에 감별에 주의해야 합니다.

④ 유아 지루성 피부염

Case 8 | 생후 5개월이 된 유아의 피부에 노란 인설과 홍반을 특징으로 하는 지루성 피부염 증상이 나타났습니다. 적극적인 치료를 해야 하나요?

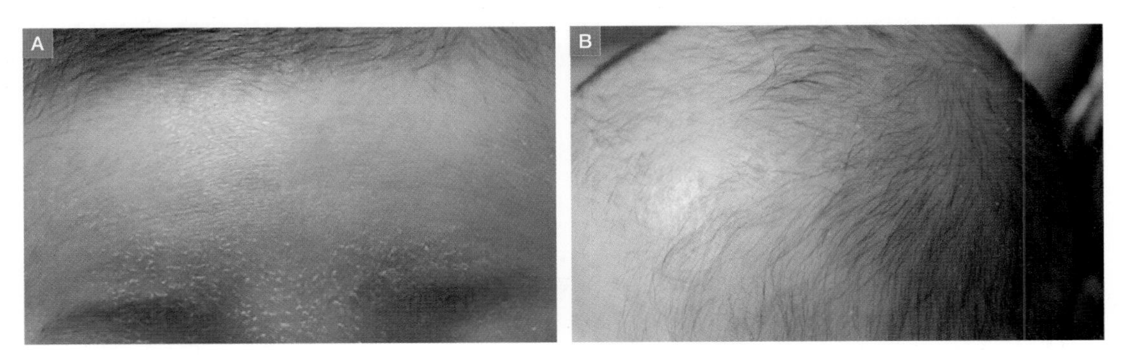

유아 지루성 피부염은 보통 생후 2주~6개월까지의 유아에게 호발하는 증상입니다. **(A,B)**와 같이 피지선이 발달한 두피, 이마, 눈썹, 볼, 코 주변에 기름져 보이는 황백색 인설과 홍반 증상을 나타냅니다. 보통 기본 관리만 제대로 해주면 시간이 경과하면서 소실되는 특징이 있습니다.

참 고

자연치유 경과의 습진

유아 지루성 피부염, 유아 비립종, 유아 여드름

유아기의 피부질환 중 이들 질환은 자연치유 경향이 있습니다. 너무 초기부터 스테로이드 제제와 같은 증상 억제제를 사용하는 것은 바람직하지 않습니다. 피부 자극요인 등을 살피고 기본적인 식이, 환경 등에 관한 관리에 유의하면서 경과를 보는 것이 좋습니다.

지루성 피부염의 증상은 어떤가요?

지루성 피부염의 진단은 피부 증상의 특징적인 임상 증상 양상을 관찰하여 판단합니다. 특징적인 황백색의 인설과 홍반의 습진성 증상을 파악하여 진단합니다. 특히 다른 습진성 피부질환, 인설성 피부 질환과 증상에 유사한 부분이 많기 때문에, 감별에 주의를 요합니다.

① 건선(Psoriasis, L40)

Case 9 | 두피에 인설과 홍반 그리고 가려움을 특징으로 하는 피부질환 환자가 내원했습니다. 어느 쪽이 두피 지루성 피부염일까요?

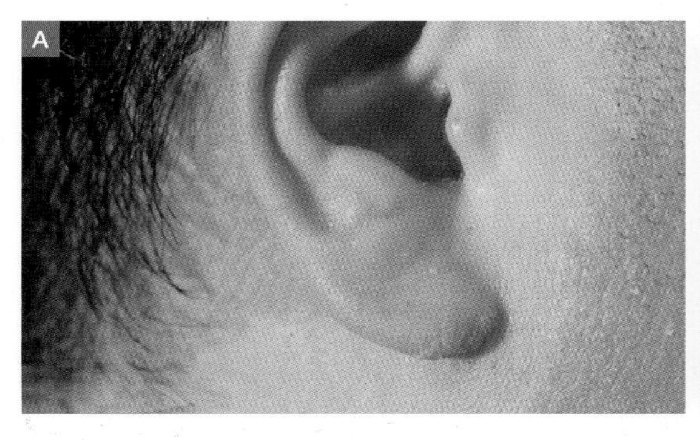

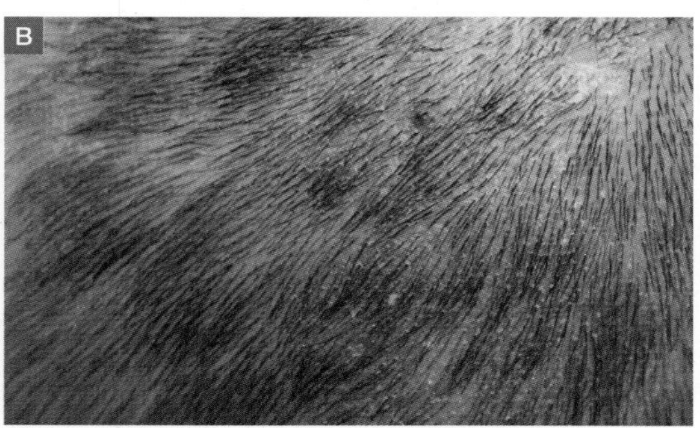

두피 지루성 피부염과 두피 건선은 증상이 모발에 가려서 부분적으로만 확인할 수 있기 때문에 외견상의 특징을 정확하게 파악하기 어려우며 혼돈되는 경우가 많습니다. (A)는 두피 건선의 증상 모습이며, 지루성 피부염에 비해 인설이 더 두껍고 환부의 경계가 더 뚜렷합니다. (B)는 두피 지루성 피부염의 증상 모습으로, 인설이 얇고 환부의 경계가 불분명한 경향이 있습니다. 하지만 두피 지루성 피부염이 중증 만성화되었거나 감염이 동반된 경우에 있어서 두피 건선과 비슷하게 인설이 두껍고 경계가 뚜렷한 경우도 간혹 있으니 감별에 주의해야 합니다.

② 체부백선(Tinea corporis, B35.4), 수염 및 두피 백선(Tinea barbae and tinea capitis, B35.0)

Case 10 | 몸통 피부에 약간의 인설과 홍반이 특징적인 환자가 내원했습니다. 어느 쪽이 체부 지루성 피부염일까요?

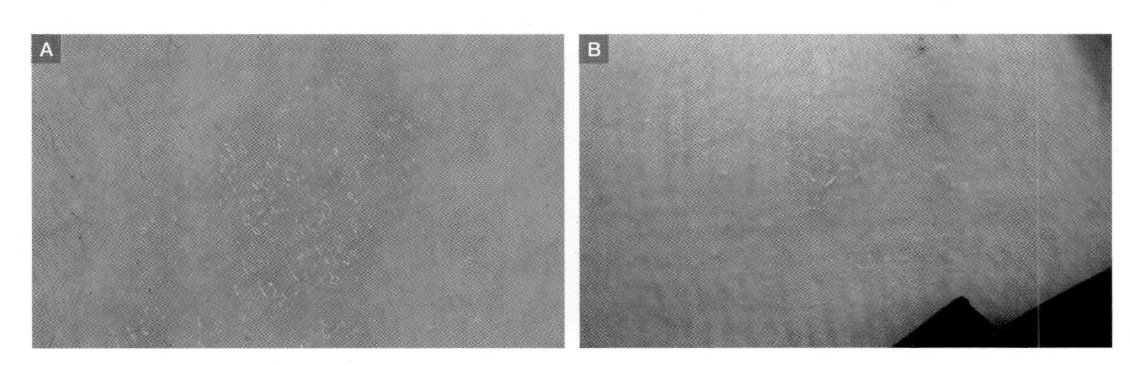

체부백선은 피부사상균에 의해 일어나는 피부의 표재성감염증으로 약간의 가려움과 인설, 홍반의 병변이 나타나는데, 그 임상 양상이 체부 지루성 피부염과 유사해 보이는 부분이 있습니다. 체부 지루성 피부염은 주로 전흉부, 액와부, 서혜부, 둔부 등 부위에 호발하며 임상 양상으로 감별이 어려운 경우 진균 검사를 시행해야 할 수 있습니다. **(A)**는 체부 지루성 피부염의 증상 모습이며, **(B)**는 옆구리 부위 피부에 발생한 체부백선의 증상 모습입니다.

③ 아토피성 피부염(Atopic dermatitis, L20)

Case 11 | 안면에 홍반과 인설을 특징으로 하는 두 환자가 내원했습니다. 어느 쪽이 안면 지루성 피부염 증상일까요?

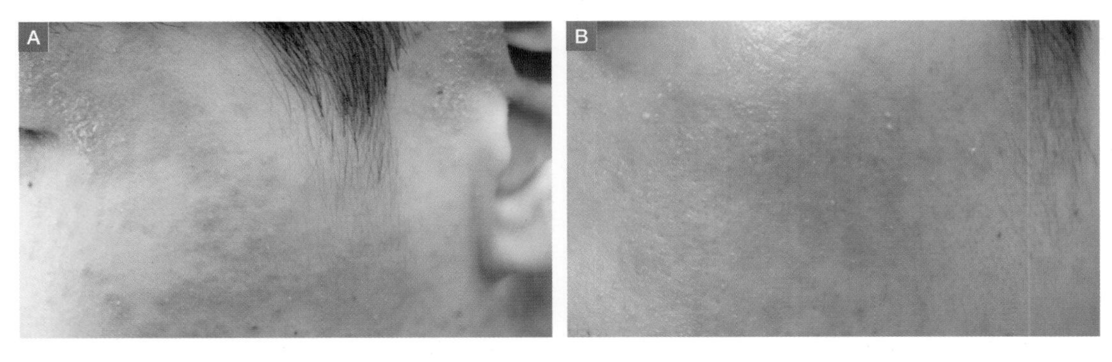

안면 부위의 아토피피부염은 안면 지루성 피부염과 유사해 보이는 경우가 많으며 두 증상이 혼재되어 있는 경우도 있을 수 있습니다. 호발 부위와 동반증상 부위, 특징적인 인설을 관찰해 진단해야 합니다. 보통 아토피피부염의 가려움은 지루성 피부염의 가려움보다 극심한 경우가 대부분이며, 홍반, 삼출 등 증상의 변화도 훨씬 빠른 경향이 있습니다. **(A)**는 안면 부위의 아토피성 피부염의 증상 모습이고 **(B)**는 안면 지루성 피부염의 증상 모습입니다.

④ 단독(Erysipelas, A46)

Case 12 ｜ **안면의 피부 염증 증상으로 두 환자가 내원했습니다. 어느 쪽이 안면 지루성 피부염일까요?**

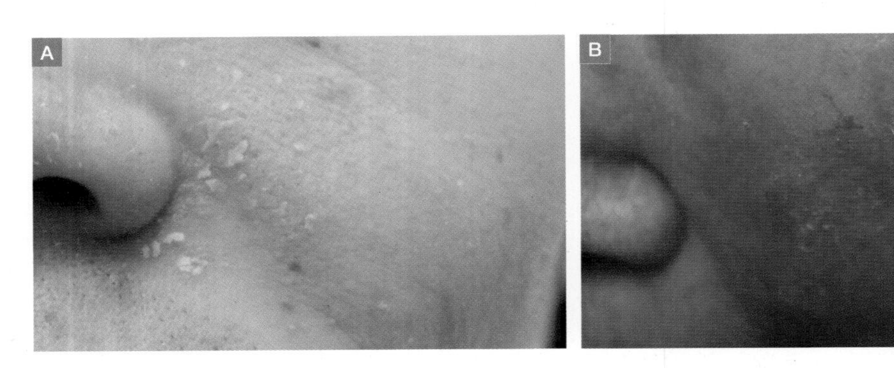

단독은 세균의 피부감염으로 인해 생기며 피부가 붉어지고 붓고 열감을 나타내는 특징이 있습니다. 피부의 압통을 동반하며 증상 부위 경계가 분명하며, 발열, 두통과 같은 전신증상을 동반하기도 합니다. 피부 및 피하조직까지 감염이 되어 발생하며, 연쇄구균이 주요 원인균이나 황색포도구균이나 폐렴구균에 의해서도 생길 수 있습니다. **(A)**는 안면 지루성 피부염의 증상 모습이며, **(B)**는 단독의 증상 모습입니다.

⑤ 주사(Rosacea, L71)

Case 13 ｜ **피부의 증상으로 두 환자가 내원했습니다. 어느 쪽이 안면 지루성 피부염일까요?**

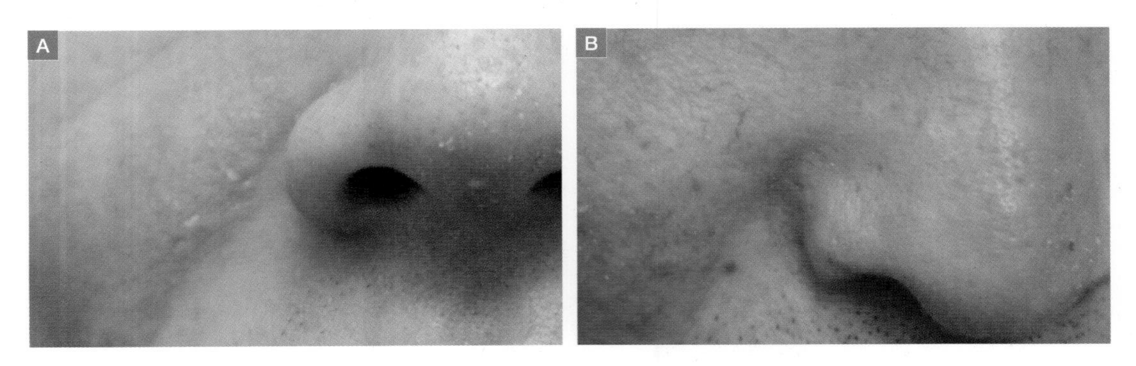

주사는 주로 코와 코 주변, 뺨, 이마 등 얼굴의 가운데 부위 피부의 붉어짐과 혈관 확장이 주 증상이며, 경우에 따라 구진과 농포가 동반되기도 합니다. 지루성 피부염과 호발 부위가 비슷하며 증상이 혼재되어 있는 경우도 있습니다. **(A)**는 황백색 인설과 홍반을 보이는 안면 지루성 피부염의 모습이며, **(B)**는 특징적인 코 피부의 붉어짐과 혈관 확장을 보이는 주사의 증상 모습입니다.

지루성 피부염의 치료는 어떻게 하나요?

① 지루성 피부염의 서양의학적 치료

기본 치료에 있어서는 기타 습진과 같은 방식으로 국소요법(국소 스테로이드제, 국소 Calcineurin 억제제) 위주로 치료를 접근하며 국소 항진균제가 같이 사용됩니다. 전신요법으로는 항히스타민제, 항생제, 스테로이드제, 항진균제를 사용합니다.

- 항진균제의 사용: 지루성 피부염의 발생에 말라쎄지아 효모균이 관여한다는 이론에 근거해서 지루성 피부염의 치료에 항진균제가 사용됩니다.

② 지루성 피부염의 한의학적 치료

지루성 피부염의 한의학적 치료의 기본 방향은 다른 습진의 치료와 같습니다. 특히, 지루성 피부염은 피지분비와 관련되어 있고 다른 습진에 비해 인체의 상부에 집중적으로 나타나는 질환이기 때문에 상열을 살펴서 인체의 수승화강(水昇火降)을 회복할 수 있는 치료를 더 강화해야 하며 더불어 칠정상(七情傷)에 대한 치료와 관리가 역시 중요합니다. 환자의 변증에 따라서 청열화습(淸熱化濕)과 거풍(祛風) 처방들이 주로 사용되며, 변증에 따라 자음양혈(滋陰凉血)류의 처방들이 사용될 수 있습니다.

보통의 지루성 피부염은 급성 실열증 보다는 열증을 겸한 만성 허증의 경향이 많으며, 상열과 혈허를 겸한 증에는 온청음, 구진과 화농을 겸한 증상에는 십미패독산, 가려움과 진물이 겸한 경우는 소풍산, 만성화 정도가 심하고 혈허증 양상이 뚜렷하면 육미지황탕, 당귀음자, 생혈윤부음 등의 처방을 활용해 볼 수 있습니다. 지루성 피부염의 증상과 변증이 실열증이 뚜렷한 경우는 황련해독탕, 방풍통성산을 사용할 수 있으며, 열독과 삼출이 겸한 경우 치두창일방을 사용할 수 있습니다.

③ 지루성 피부염의 관리

피부에 자극을 줄 수 있는(특히 피지를 자극할 수 있는) 화장품 및 세정제 사용을 주의해야 하며, 환부 피부(얼굴, 두피)에 두꺼운 인설가피가 붙어 있는 경우는 올리브오일을 바른 후 시간 경과 후 조심스럽게 제거하도록 하고, 환자 임의로 환부에 손을 대는 것은 금하도록 합니다. 다른 식이, 수면 등의 기본 원칙은 다른 습진과 같습니다.

지루성 피부염과 동반증상은?

지루성 피부염은 경증에서는 증상이 단독으로 발생할 수도 있으나, 아토피피부염, 화폐상습진, 한포진, 안면홍조, 모낭염, 여드름 등 다른 피부증상과 함께 나타나는 경우도 흔합니다.

Case 14 | 안면의 지루성 피부염 증상으로 환자가 내원했습니다. 증상으로는 안면홍조의 증상도 같이 나타나는 듯합니다.

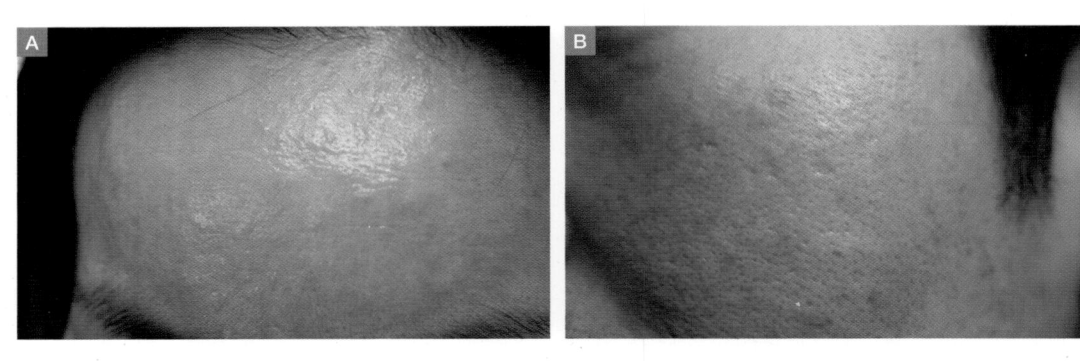

지루성 피부염을 호소하며 내원하는 환자들 중 국소부위의 황백색 인설과 홍반 증상과 함께 얼굴의 홍조와 열감을 호소하는 환자들이 많습니다. **(A,B)**의 경우처럼 안면 지루성 피부염 환자에 있어서 안면홍조는 아주 흔한 동반증상입니다. 환자에게는 각 질환의 특징적인 부분을 설명해주고 여러 증상이 혼재되어 있다는 것과 그에 따른 경과를 이해시키는 것이 필요합니다.

Case 15 | 안면 지루성 피부염 치료를 위해 환자가 내원했습니다. 안면부 외에 다른 피부부위에도 염증성 증상이 나타났습니다. 이것도 지루성 피부염 증상일까요?

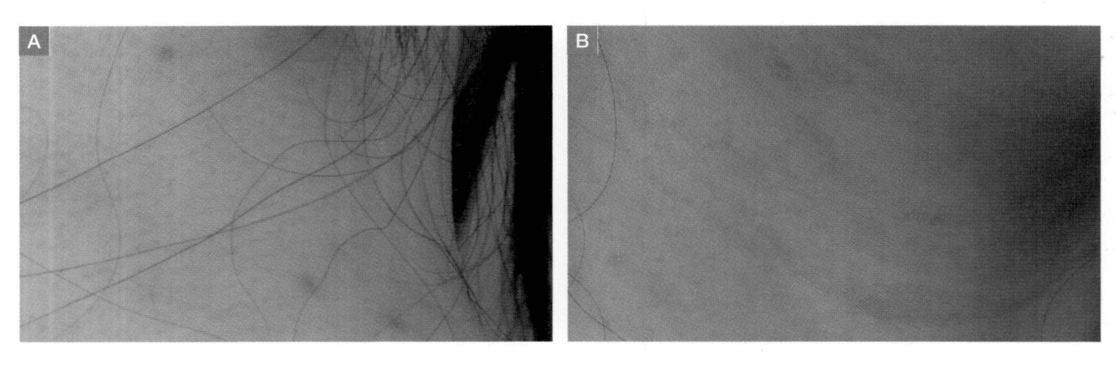

환자가 안면 지루성 피부염 증상을 주로 호소하면서 내원했지만, 다른 피부 부위에도 염증성 증상이 동반되어 발견되는 경우도 많습니다. **(A)**는 지루성 피부염 환자에게 동반되어 나타났던 모낭염 증상이며, **(B)**는 아토피피부염 증상입니다. 단독으로 증상이 있는 경우에 비해 치료경과가 다르게 나타날 수 있다는 점을 환자에게 미리 인지시켜주는 것이 좋습니다.

지루성 피부염의 치료과정은 어떻게 되나요?

① I－i (염증기)

지루성 피부염의 습진성 증상이 진행 및 반복되는 단계로, 지루성 피부염의 특징적인 지성 혹은 건성의 인설과 홍반이 반복됩니다.

② I－ii (반동기)

스테로이드 연고와 같은 증상억제제 치료를 중단하고 리바운드 증상이 나타나는 시기로, 피부의 습진성 증상과 자각증상의 불편감이 더 심해지는 단계입니다. 염증이 심화되어 홍반과 구진, 노란 인설이 증가하며, 기존 환부의 주변으로 증상이 퍼져나가며 확대됩니다. 이 시기에 면역억제치료를 장기간 받은 경우는 심한 진물과 홍종, 극심한 소양감을 호소하는 경우도 있습니다. 환자의 치료 이탈도 가장 많이 나타날 수 있는 단계이므로, 철저한 증상변화 관찰과 환자와의 신뢰 형성에 공을 많이 들여야 합니다.

③ II (진정기)

반동기 단계에 악화되었던 습진성 증상이 완화되기 시작하는 단계입니다. 새롭게 증가하는 홍반은 줄어들기 시작하며, 홍반의 색이 암갈색으로 변화합니다. 인설은 초기에는 더 증가할 수도 있으나 그 후 서서히 탈락하며 얇아지기 시작합니다.

④ III (회복기)

환부의 습진성 증상이 더욱 완화되며, 인설, 색소침착과 태선화도 서서히 증상이 완화됩니다.

Case 16 | 30대 남자 환자가 안면부 지루성 피부염 치료를 위해 내원했습니다. 1년 동안 안면의 홍반과 인설이 반복되고 있었습니다. 지루성 피부염은 어떤 단계를 거치며 치료가 될까요?

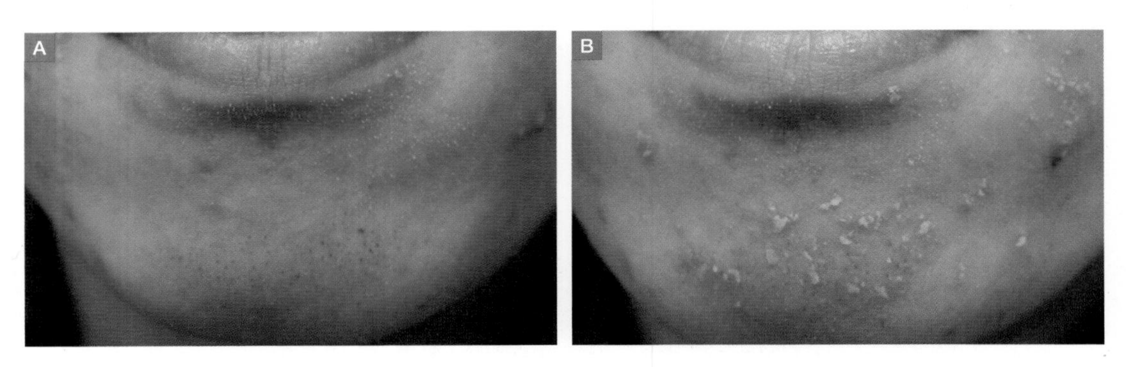

(A)는 지루성 피부염의 Ⅰ-ⅰ (염증기)의 치료 초기 증상 모습입니다. **(B)**는 기존의 증상억제제를 중단하고 일시적으로 홍반이 확대되고 인설이 늘어난 시점의 증상 모습이며 환자의 가려움, 당김, 건조감 등의 자각증상도 더 심해지고 있습니다. 지루성 피부염의 Ⅰ-ⅱ (반동기)의 증상 모습입니다.

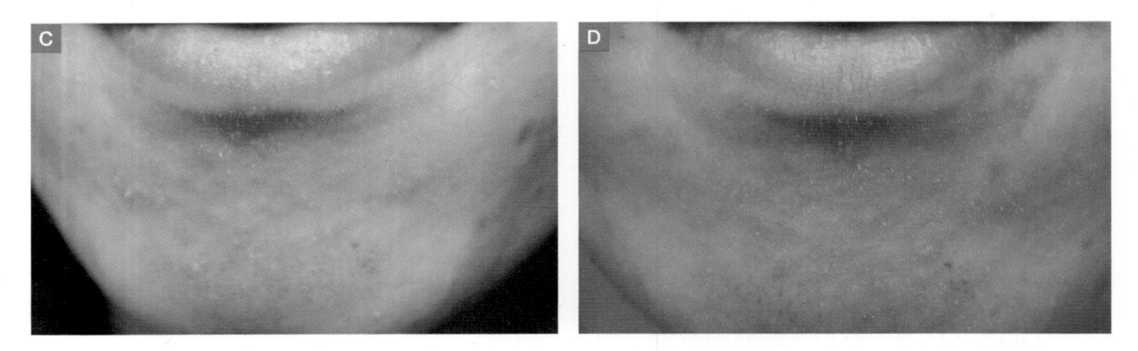

(C)는 Ⅰ-ⅱ 단계에서 늘어났던 인설이 자연스럽게 탈락하고 붉어졌던 홍반도 색이 옅어지고 있는 모습입니다. 자각증상도 개선되고 있습니다. 지루성 피부염의 Ⅱ (진정기)의 증상 모습입니다. **(D)**는 기존 홍반과 인설, 색소침착도 많이 완화된 Ⅲ (회복기) 단계의 증상 모습입니다.

지루성 피부염의 치료 경과는 어떤가요?

지루성 피부염은 다른 난치성 습진에 비해 염증의 양상이나 증상의 변화가 완만한 부분이 있으나 그 치료에 있어서는 아토피피부염이나 화폐상 습진 못지않게 장기간의 치료가 필요한 케이스들도 많습니다. 발병 초기 내원 환자의 경우 치료 경과가 아주 좋은 경우들도 있으나, 유병기간이 1년이 넘은 만성화된 케이스거나, 환부에 습관적으로 손을 대고 지속적으로 상처를 내는 케이스는 치료 기간을 길게 설정하는 것이 좋습니다.

04

한포진, 물집습진

[Acute vesiculobullous hand eczema, Pompholyx, Dyshidrotic eczema]

한포진

한포진은 주로 손, 발 피부에 가려움을 동반한 수포, 구진을 특징으로 나타나는 만성 난치성 염증성 질환입니다. 증상 변화가 심한 편이며, 피부와 생활에 대한 관리가 중요한 질환입니다.

질병코드

L30.1	발한이상[한포]

질환 요약

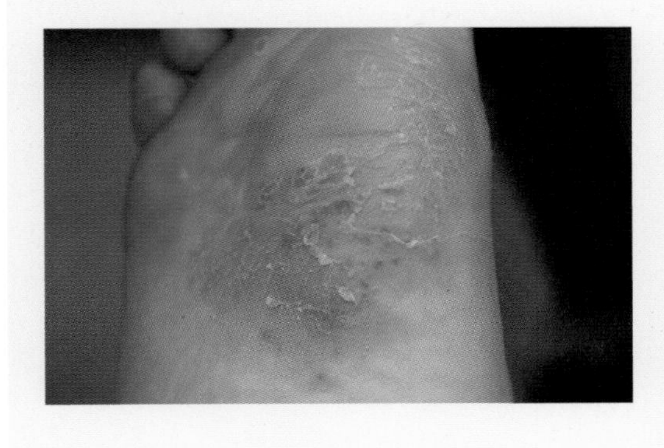

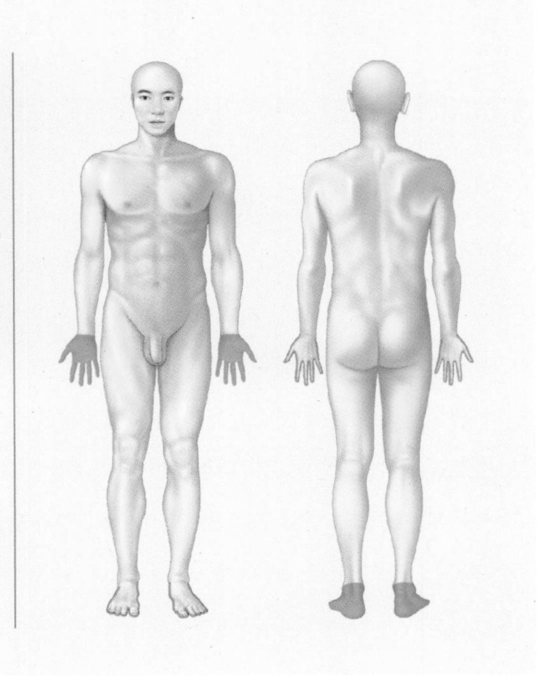

- 주요증상: 가려움 ★☆☆ 통증 ☆☆☆

홍반	구진	결절	수포	농포	판	팽진	진물
인설	찰상	미란	가피	균열	반흔	태선화	색소 침착

한포진은?

한포진은 손, 발 피부의 표피 내에 생기는 수포가 특징적인 재발성 염증성 피부질환이며, 피부질환의 큰 범주에 있어서 피부 습진의 한 종류입니다.

Case 1 | 손가락과 손바닥의 습진을 호소하며 30대 환자가 내원했습니다. 가려움이 심하며 발진 증상을 호소했습니다. 무슨 피부질환일까요?

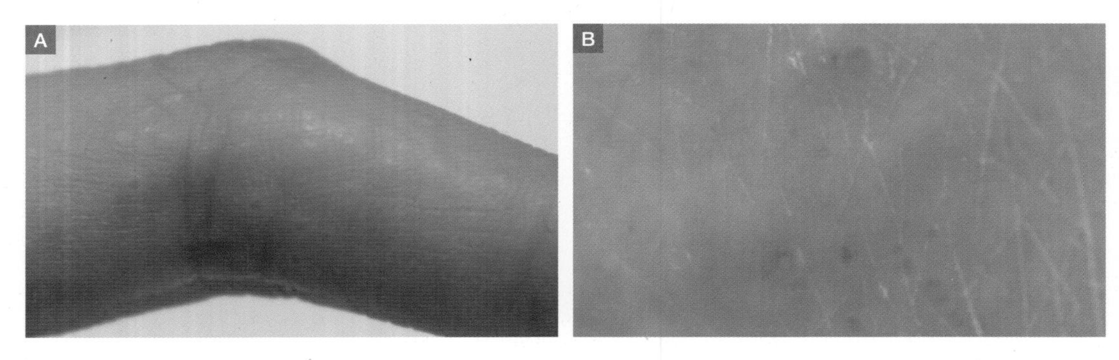

(A)는 손가락 부위에 나타난 작은 수포 증상이며 (B)는 손바닥에 나타난 수포 증상입니다. 한포진의 가장 특징적인 증상인 수포를 동반한 발진의 모습입니다.

손, 발바닥 피부는 다른 피부보다 두껍고 각질층의 바로 밑에 투명층이 존재하는데 이 부분에 수포가 생깁니다. 일부에서 수포만 있는 경우 한포라고 하고 발적과 같은 피부염증상이 동반되면 이한성 습진으로 구분하기도 하나 임상적으로는 그냥 한포진으로 분류합니다.

임상에서 피부질환진단 명확하게 되지 않는 경우, 손에 생기는 모든 습진 증상을 한포진이라고 진단하는 경우도 많습니다. 하지만 한포진은 손의 습진 중 수포성 증상의 현병력이 있는 경우로 한정해서 진단하는 것이 필요합니다.

한포진의 원인과 악화요인은?

서양의학적으로는 다른 습진과 마찬가지로 발병 기전과 발병 원인이 밝혀지지 않은 상세 불명의 질환입니다. 한포진이 에크린샘이 많이 분포되어 있는 손바닥, 발바닥 피부에 호발하기 때문에 한포진의 원인을 땀샘과 관련되어 생각할 수 있으나, 땀샘과 관련이 없는 것으로 알려져 있습니다(하지만 한포진의 상병명인 '발한이상'이나 dyshidrotic eczema의 명칭에 아직 그 흔적이 남아 있습니다). 실제로 수족다한증 환자에게서 나타나는 피부염 증상은 한포진과는 임상적 특이점이 다른 편입니다(감별질환 부분 참조).

한포진은 한의학적으로도 다른 습진과 마찬가지로 환자 개개인의 특이성을 가진 몸 내부의 기혈, 장부의 부조화로 인한 한열의 불균형으로 피부에 발생하는 염증성 증상으로, 특히 다른 피부질환에 비해 상열하한의 병리적 특징을 더 나타내는 경향이 있습니다.

한포진은 현대인에 특화된 피부질환이라고 해도 될 만큼 정신적 스트레스가 피부의 주된 악화요인으로 작용하며, 치료 과정에서도 스트레스의 강도가 치료 경과에 큰 영향을 주는 경우들이 많습니다.

한포진은 알레르기성 접촉피부염과는 원인과 병리가 다른 질환이지만, 한포진에서도 외부의 화학적, 물리적 자극이 증상을 악화시키는 경우가 많습니다. 실제 임상에서 내원환자를 분석했을 때 직업적으로 이미용업에 종사하거나, 종이 서류를 많이 다뤄야 하는 직업, 화학물질을 접촉하는 직업, 세제와 물을 자주 사용 접촉하는 요식업종 등의 직업군을 가진 환자들의 비율이 높았었습니다.

한포진의 특징과 증상은 어떻게 나타날까요?

한포진은 주로 손가락, 손바닥, 발가락, 발바닥 등에 가려움과 홍반을 동반한 수포성 구진으로 증상이 시작됩니다. 가려움은 수포가 발생되는 시점에 심한 편이며, 가려움이 항상 있기보다는 괜찮다가 한번 심해지면 참을 수 없는 가려움이 느껴지는 경향이 있습니다. 환부를 긁거나 자극을 줄 경우 환부 주변 피부의 팽진, 부종 증상과 불쾌한 느낌이 동반되기도 합니다.

병변이 편측에서 시작되어 증상이 진행되면 양측 손발로 퍼져나가는 경향이 있으며, 보통 증상은 손 증상이 발 증상보다 더 흔합니다.

Case 2 | 발의 습진증상을 호소하며 환자가 내원했습니다. 무슨 피부질환일까요?

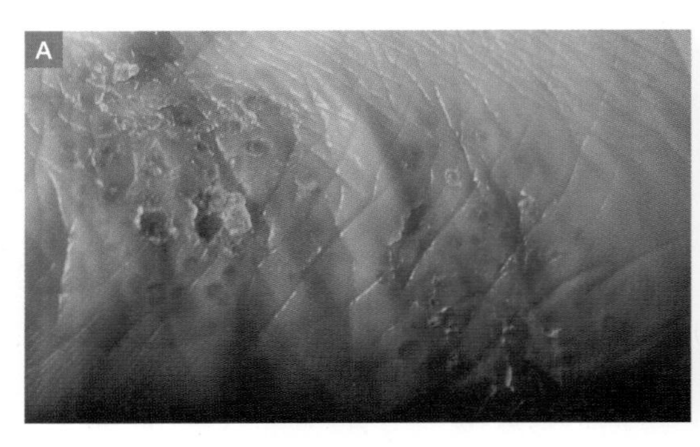

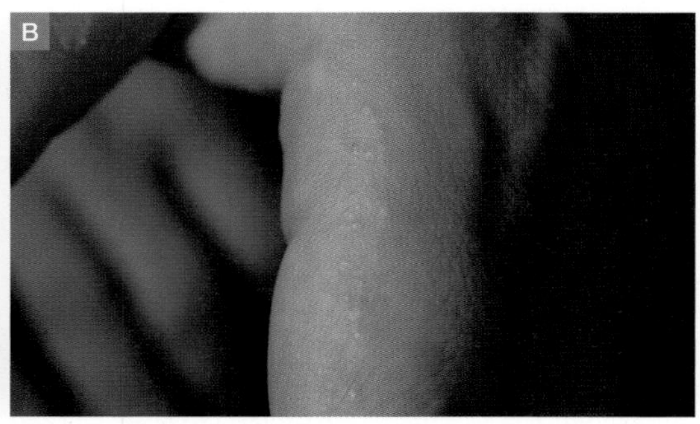

(A)는 한포진의 전형적인 증상인 수포성 발진의 증상을 나타냈던 발 피부 병변의 모습이고, (B)는 수포성 구진의 초기 한포진 증상을 나타냈던 손가락 피부의 증상 모습입니다. 한포진은 증상이 치료되지 않고 진행되면, 양측 및 다른 손발로 증상이 퍼져나가는 경향이 있습니다.

한포진도 피부의 염증을 주증상으로 하는 피부질환이므로, 증상이 여름에 더 악화되는 경향이 있습니다. 건강보험심사평가원 통계자료에 따르면 3월부터 한포진 진료인원이 증가하다 5월에 급증해서 8월까지 크게 늘어나는 것으로 나타났습니다.

한의원에 내원하는 주 환자 연령대는 20~40대가 가장 많으며, 물론 10대와 50대 이상의 환자도 있습니다.

보통은 작은 수포로 시작되며, 증상이 진행됨에 따라 수포끼리 융합하여 대수포를 형성하기도 합니다. 수포가 각화되면서 동그란 갈색의 점 같은 가피가 형성되며, 만성화가 될수록 인설이 늘어나고 태선화 등의 만성화 증상도 나타나게 됩니다. 만성화된 한포진 증상의 경우, 수포가 소실된 경우에는, 다른 손, 발 부위에 발생하는 습진과 구별이 어려운 경우도 있습니다.

Case 3 | 피부에 수포증상이 반복되고 있습니다. 무슨 피부질환일까요?

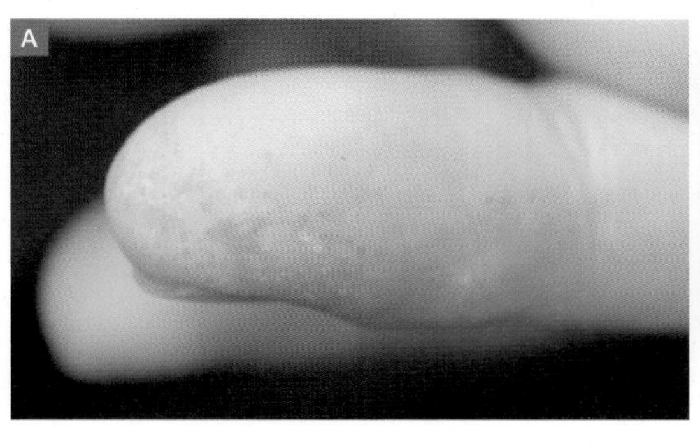

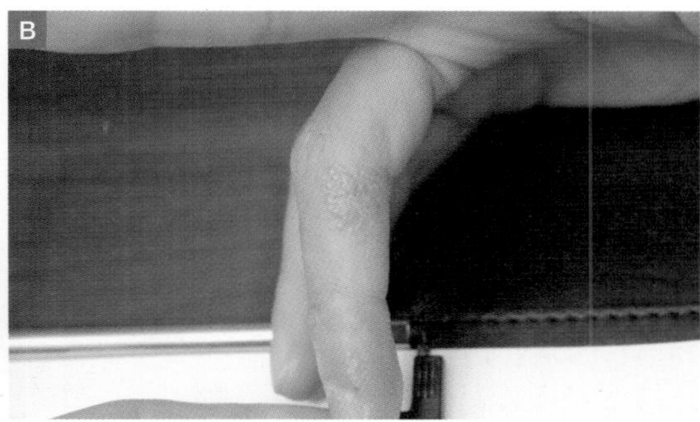

(A)는 한포진의 초기에 가려움이 심한 소수포로 시작된 한포진의 증상 모습입니다.
(B)는 만성화된 한포진에서 수포가 주변 수포와 융합되어 커지고 있는 증상 모습입니다.

Case 4 | 피부에 수포 증상이 반복되고 있습니다. 무슨 피부질환일까요?

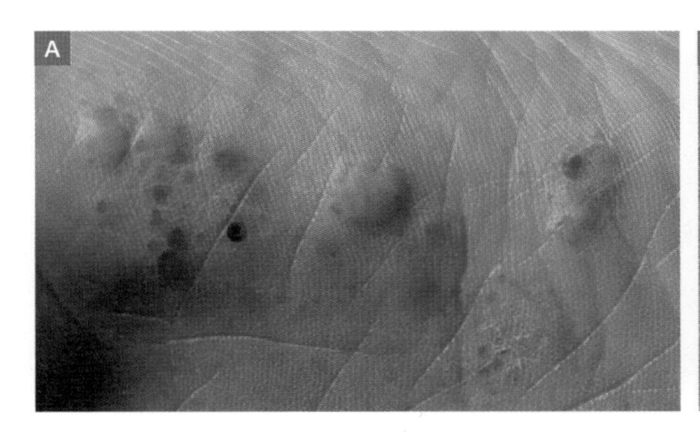

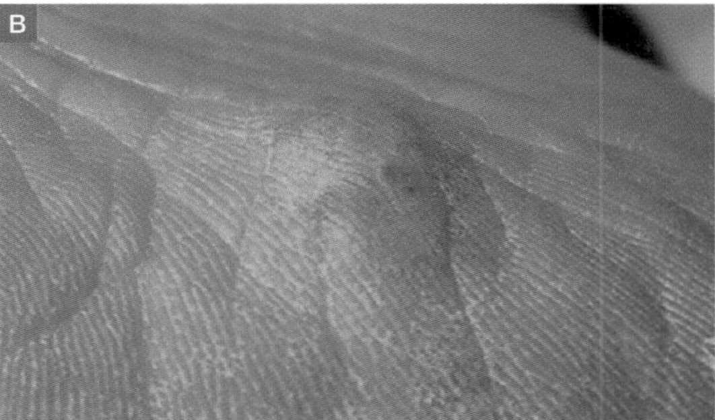

(A,B)는 한포진에서 증상이 진행됨에 따라 소수포가 서로 융합되어 커진 대수포의 모습입니다.

Case 5 | 피부에 가피와 인설 위주 증상이 관찰됩니다. 무슨 피부질환일까요?

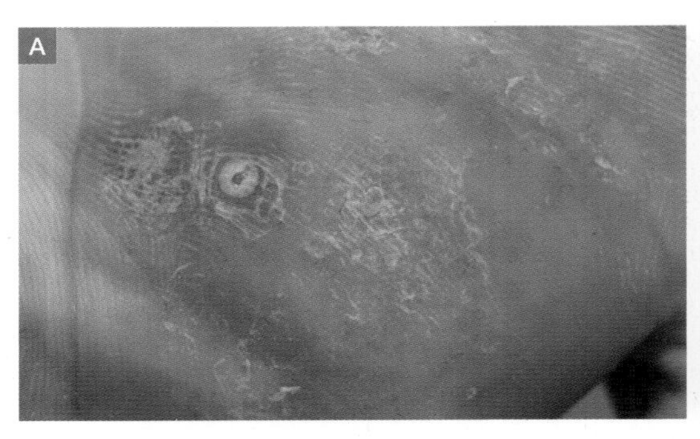

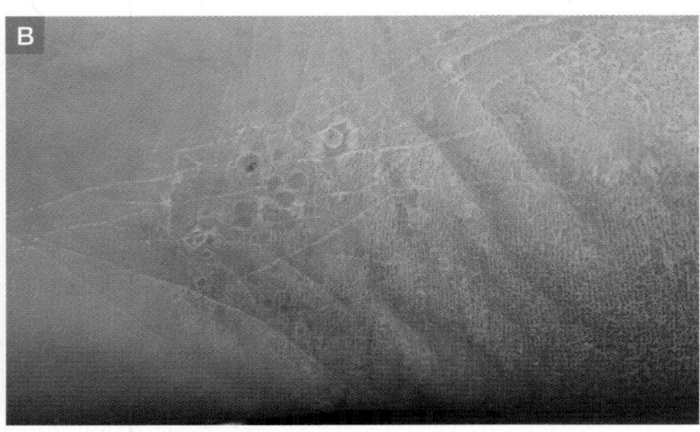

한포진은 특징적인 수포와 발진의 증상이 나타나는 단계에서는 진단, 감별이 어렵지 않습니다. 하지만 (A,B)에서 한포진의 초기 수포 증상은 시간이 경과하면서 특징적인 원형 모양의 살색, 갈색의 가피 위주로 증상이 나타나고 있습니다. 이 시기의 한포진은 진단이 어려울 수 있으나, 수포가 없더라도 이러한 증상을 세심히 관찰하여 한포진을 진단해야 합니다.

한포진의 진단과 감별질환은?

한포진은 피부증상의 임상 양상의 특징과 경과를 관찰하여, 표피의 특징적인 수포성 구진과 습진성 증상을 파악하여 진단합니다. 필요한 경우 조직검사를 통해 병리조직상 특징을 관찰할 수 있습니다.

표피 내 수포 및 구진을 동반한 습진성 피부질환은 한포진과 증상의 특징이 비슷한 부분들이 있으니, 질환의 과거력과 임상 양상 등을 근거로 신중하게 감별해야 합니다.

① 알레르기접촉피부염(Allergic contact dermatitis, L23)

알레르기접촉피부염의 정확한 진단을 위해서는 환자의 자세한 병력 청취를 통해 자극요인을 찾아내는 것이 중요합니다. 알레르기접촉피부염은 노출부위나 자극 부의의 명확한 경계와 특유의 발진 등을 통해 진단하는 것이 어렵지 않으나, 항상 외부에 노출되어 있는 손 부위 피부에 있어서는 좀 더 신중하게 진단해야 하는 부분이 있습니다. 한포진과 임상적 특징이 비슷한 경우도 있기 때문에 급만성의 경향, 수포의 양상, 경과, 자극요인에 대해 자세히 살펴야 합니다.

Case 6 | 손의 한포진 증상을 호소하며 20대 여성이 내원했습니다. 한포진일까요?

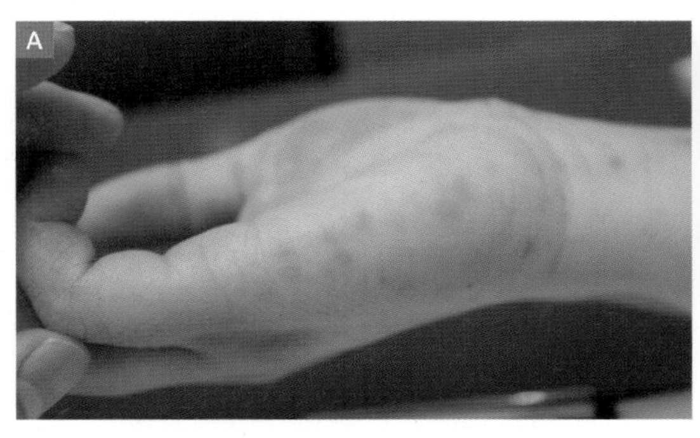

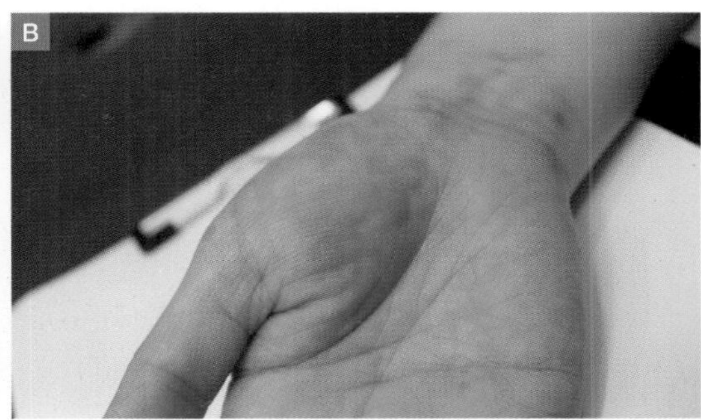

(A,B)의 증상 모습을 보면 한포진에서 특징적인 수포나 가피의 증상은 확인되지 않았습니다. 증상이 발현된 지 5일 정도밖에 되지 않은 급성증상으로 화학적 물질에 접촉한 부분을 확인하고 알레르기접촉피부염으로 파악할 수 있었습니다.

Case 7 | 2주전부터 점점 진행되고 있는 피부의 홍반 구진 증상 치료를 위해 환자가 내원했습니다. 무슨 피부질환일까요?

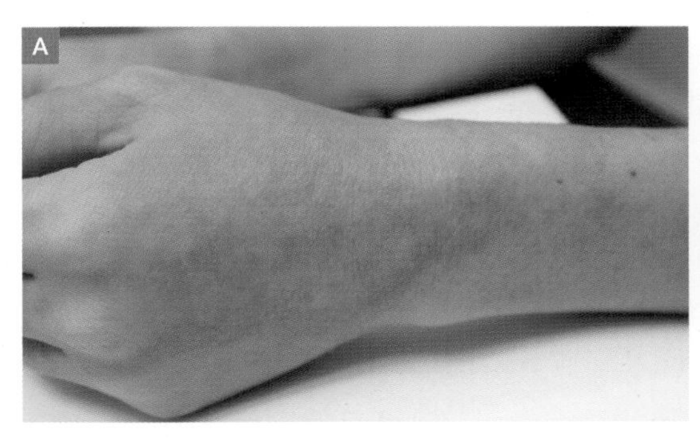

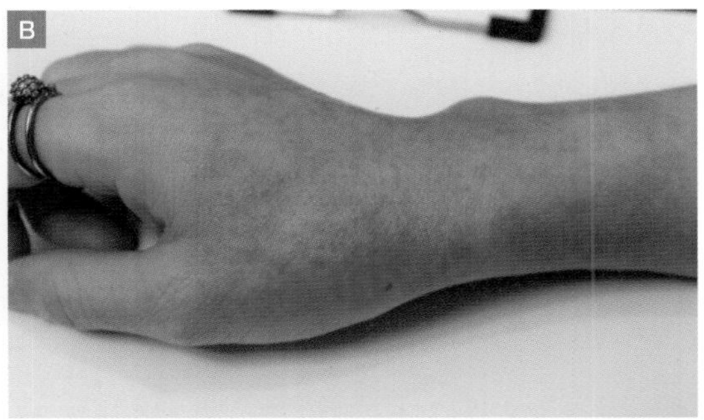

양쪽 손과 팔 부위 피부에 작은 수포성 구진 증상의 피부병변이 발생했습니다. **(A,B)** 환자는 며칠 전 옻칠 작업을 한 후 증상이 발생했으며, 알레르기접촉피부염으로 파악할 수 있었습니다.

Case 8 | 수 일 전 발생한 피부의 수포성 증상으로 환자가 내원했습니다. 무슨 피부질환일까요?

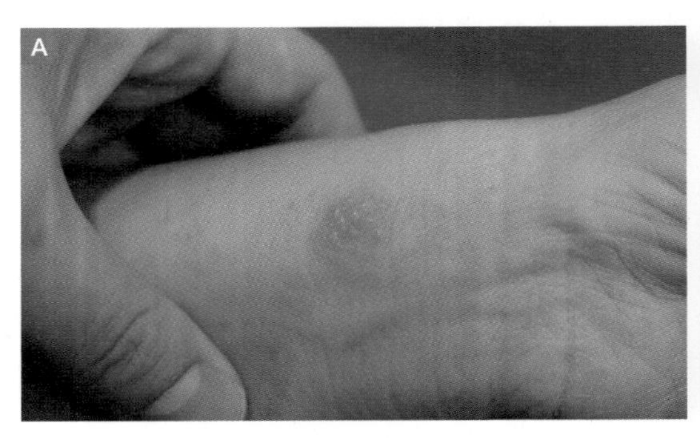
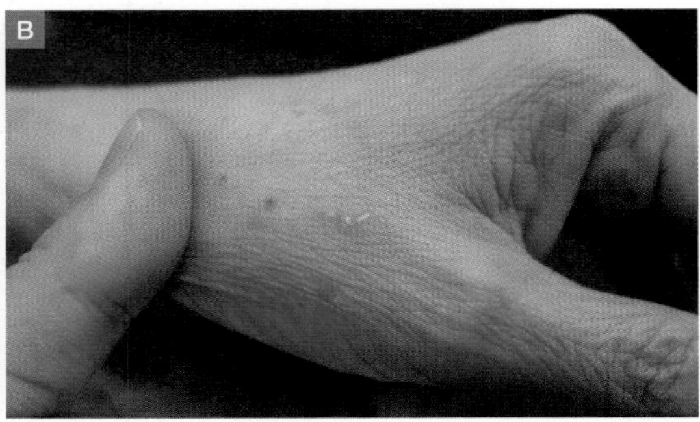

손과 손목에 수포성 증상을 호소하며 환자가 내원했는데, 수포와 발진의 양상이 일반적인 한포진 증상과는 차이가 있어 보입니다. **(A,B)** 환자는 자극 요인에 대해 인식하지 못하였으나, 자세한 문진을 통해 며칠 전 옻닭을 복용한 것을 확인할 수 있었으며, 그 후로 나타난 알레르기성피부염임을 확인할 수 있었습니다.

② **수부 백선**(Tinea manuum, B352), **족부 백선**(Tenea pedis, B353)

수, 족부 백선에서 보이는 소수포형 증상은 그 부위와 가려움증, 홍반, 인설의 증상이라는 부분의 한포진과 유사해 보이는 경우가 있습니다. 그리고 실제로 의료기관에서 잘못된 진단으로 치료하는 경우도 많으니, 임상적인 특징과 경과를 통해 진단하며 필요한 경우 KOH, 우드등 검사 등을 시행합니다. 수부백선은 편측성인 경우가 많습니다.

Case 9 | 발의 수포와 가려움 발진을 호소하며 환자가 내원했습니다. 무슨 피부질환일까요?

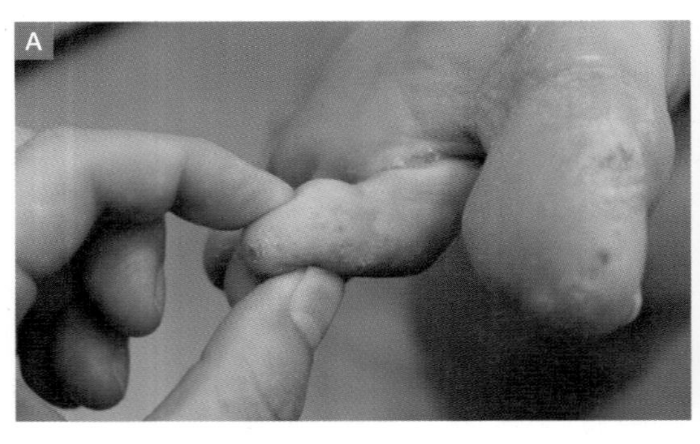
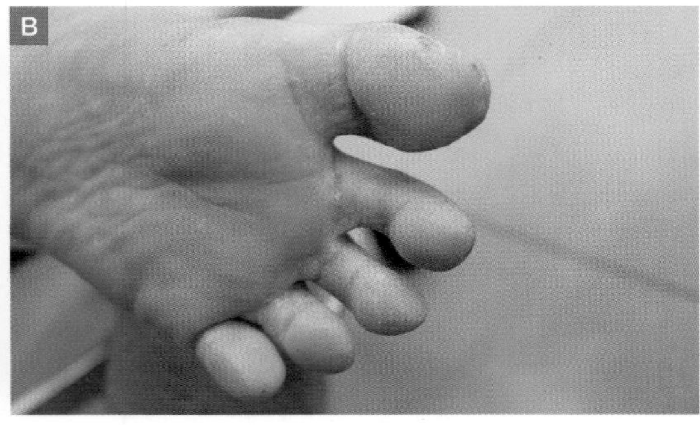

발 한포진 증상을 호소하며 내원하는 환자 중에 족부 백선환자도 많으며, 반대로 족부백선을 호소하며 내원했으나 발 한포진 증상인 경우도 있습니다. **(A,B)**는 족부 백선에서 보이는 소수포이며, 백선의 특징적인 동반 증상을 파악하고 과거력과 경과를 관찰하여 진단해야 합니다.

③ 다한증에서 동반되는 습진

중증 수족다한증 환자의 손, 발바닥 피부에서 종종 한포진과 유사해 보이는 피부염 증상이 나타나는 경우가 있으나, 그 비율이 높지는 않았습니다. 환자에 따라 증상이 다양하나 보통, 실제 임상에서 인설과 약간의 가려움 정도의 증상이 많고, 수포, 홍반, 가려움 등 증상이 심한 경우는 드물었습니다.

Case 10 | 수족다한증 치료를 위해 5세 소아 환자가 내원했습니다. 손과 발의 다한증과 함께 피부의 증상도 관찰이 되었습니다. 무슨 피부질환일까요?

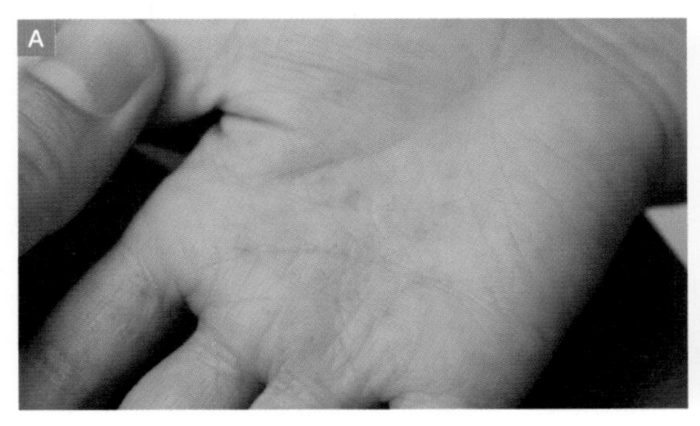

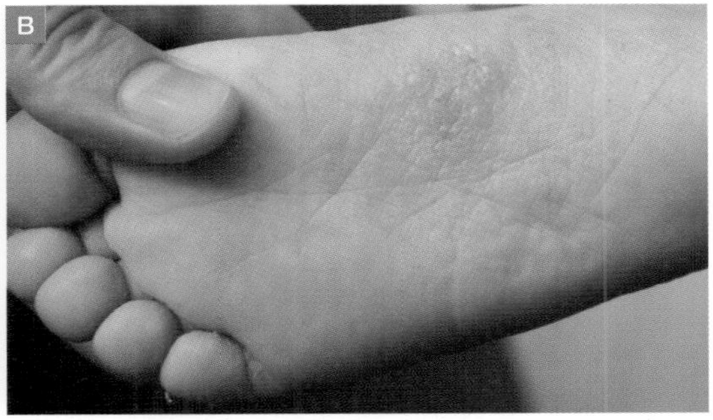

한포진은 그 질환명 때문에 다한증과의 연관성이 있을 것으로 생각할 수 있으나 실제로는 그 연관성이 많지 않습니다. (A,B)는 수족다한증이 심한 소아 환자에게서 보였던 피부염 증상 모습으로 약간의 인설, 수포, 진무른 피부의 증상을 나타냈지만, 한포진과 다르게 가려움과 홍반증상은 심하지 않았습니다.

④ 수장족저 농포증(Pustulosis Palmaris et Plantaris, L403), 농포성 건선

수장족저 농포증은 건선의 한 종류로 수장족저에 무균성 농포와 홍반을 특징으로 하는 질환으로, 그 부위와 농포라는 특성 때문에 한포진과 간혹 혼돈될 수 있는 질환입니다. 일반적인 한포진의 수포와 비교해서 좀 더 큰 농포가 특징적입니다. 일반적인 건선은 가려움이 심하지 않은 경우가 많으나, 농포가 생길 때 가려움이 심한 경우가 있으며, 두꺼운 인설이 탈락할 때 피부의 통증이 느껴지기도 합니다. 높은 등급의 스테로이드 연고를 계속 사용하고 있는 환자의 경우에는 특징적인 농포가 보이지 않을 수 있으므로 이런 경우 진단에 주의해야 합니다.

Case 11 | 손, 발에 농포와 구진 증상을 특징으로 하는 60대 환자가 내원했습니다. 무슨 피부질환일까요?

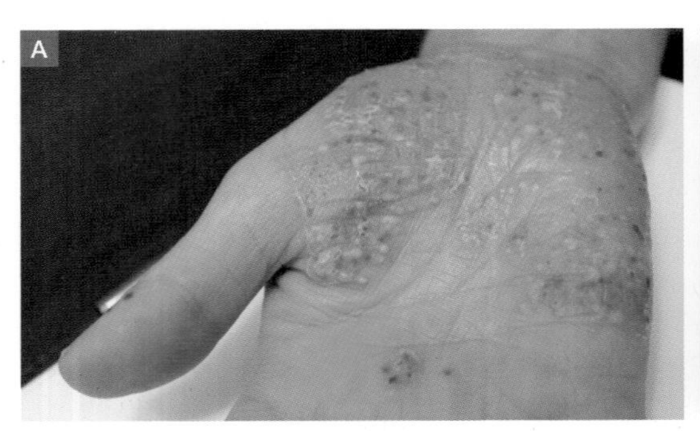

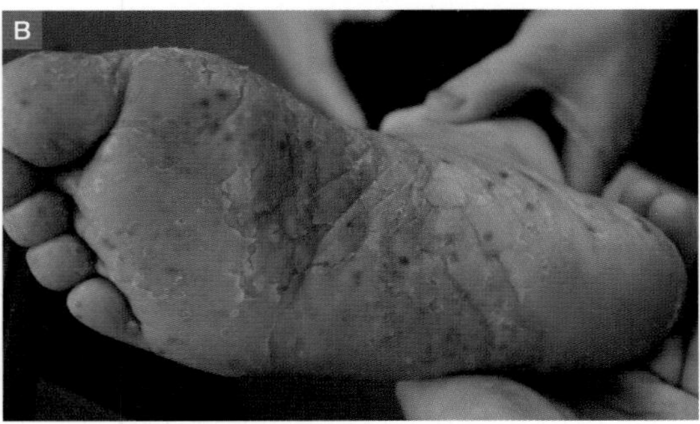

수포성 습진인 한포진은 때로는 농포성 염증 질환과 그 증상이 유사해 보일 수 있으며, 특히 수포와 농포가 가피 상태일 때는 더욱 감별에 주의해야 합니다. **(A,B)**는 수장족저 농포증에서의 손, 발바닥 농포의 모습입니다.

⑤ **수족구**(Hand-foot-and-mouth disease)

수족구는 손, 발, 입 피부에 수포와 발진이 생기는 급성 바이러스 감염 증상입니다. 장바이러스의 일종인 콕사키바이러스에 의한 발병이 대부분입니다. 특징적인 증상으로 감별이 어렵지는 않으나 손, 발 위주로 증상이 나타날 경우는 한포진과 감별이 필요합니다. 수족구는 주로 유소아층에서 잘 발생하며, 수포는 타원형이고, 감염증상이기 때문에 경과는 급성의 경과를 나타냅니다. 한포진은 모든 연령층에서 나타날 수 있고(주로 성인), 수포는 원형이며 만성적인 경과를 나타낼 때가 많습니다.

⑥ **다형홍반**(Erythema multiforme, L51)

다형홍반은 주로 바이러스나 약물에 대한 면역 반응으로 인해 피부 및 점막에 다양한 형태로 나타나는 홍반성 피부 질환입니다. 홍반은 여러 가지 모양으로 나타날 수 있는데 고리 모양, 둥근 모양, 과녁 모양의 붉은색 반점, 수포 등으로 구성되며 그 중 과녁 모양의 병변이 특징적입니다. 병변은 전신 피부의 어느 곳에나 생길 수 있지만 대칭적으로 양쪽 팔다리의 바깥쪽이나 얼굴, 손발바닥에 흔하게 발생합니다. 손, 발 피부에 병변이 생길 경우 수포성 홍반의 증상이 한포진과 유사해 보일 수도 있으니 감별이 필요합니다. 자각증상은 없으나 단기간에 증상의 호전이 나타나는 질환이 아니기 때문에, 장기간의 관리와 치료가 필요합니다.

Case 12 | 피부에 특이한 수포와 홍반 증상을 특징으로 하는 환자가 내원했습니다. 무슨 피부질환일까요?

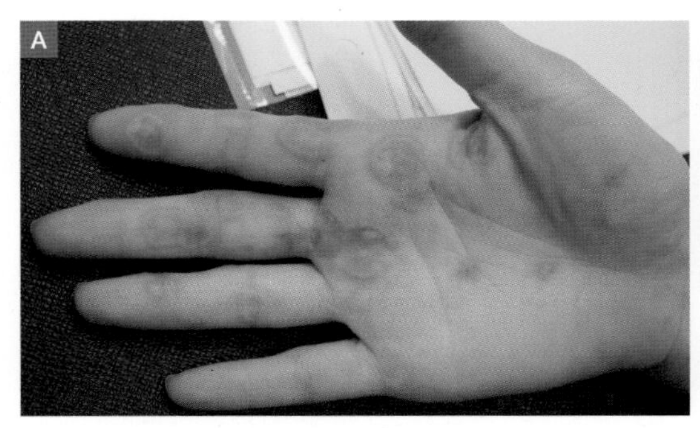

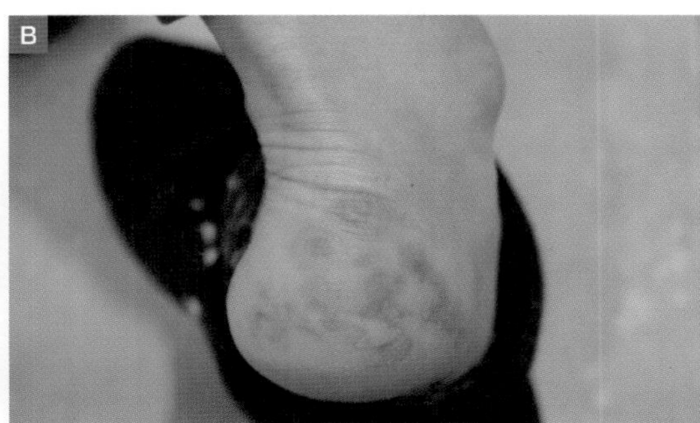

(A,B)는 특징적인 과녁 모양 병변을 나타내는 다형홍반의 증상 모습입니다.

한포진과 동반증상에 대해

한포진 환자에 있어 피부 증상이 손, 발의 한포진 증상으로만 나타나는 것은 아닙니다. 환자에 따라 손, 발의 한포진과 더불어 유두습진, 화폐상 습진, 아토피성 피부염 등의 증상과 동반되어 나타나는 경우도 많습니다. 따라서 진료 시 환자가 호소하는 증상 부위 외의 몸의 전체적인 피부의 상태를 같이 살피는 것도 필요합니다.

한포진의 치료는 어떻게 하나요?

① 한포진의 서양의학적 치료

기본 치료에 있어서는 기타 습진과 같은 방식으로 국소요법(국소 스테로이드제, 국소 칼시뉴린 억제제) 위주로 치료를 접근하며 국소 항진균제가 같이 사용됩니다. 전신요법으로는 항히스타민제, 항생제, 스테로이드제를 사용합니다. 손, 발 피부의 특성상 높은 등급의 국소 스테로이드제가 보통 사용되어지며, 이것은 한포진에 있어서 심한 리바운드 증상 발현과 연관성이 있습니다.

② 한포진의 한의학적 치료

습진의 처방과 같이 한포진의 증상과 환자의 인체 내부 상태에 대한 변증에 따라 치료의 방향을 정하게 되며, 청열제, 거풍습제, 자윤보혈제, 보기제 등을 적절히 활용해야 합니다. 다른 습진에 비해 한포진은 칠정상의 영향을 많이 받는 경향이 있으므로 변증에 따라 시호소간탕, 가미소요산 같은 처방도 응용해 볼 수 있습니다.

한포진의 치료와 관리의 주의할 부분은

Case 13 | 손, 발의 한포진 증상으로 30대 여성이 내원했습니다. 증상 초반에 외용 스테로이드제를 중단하고 2주 후부터 증상이 없던 목(A)과 팔 피부(B)에 새로운 홍반 증상이 나타났습니다. 증상이 악화된 것일까요?

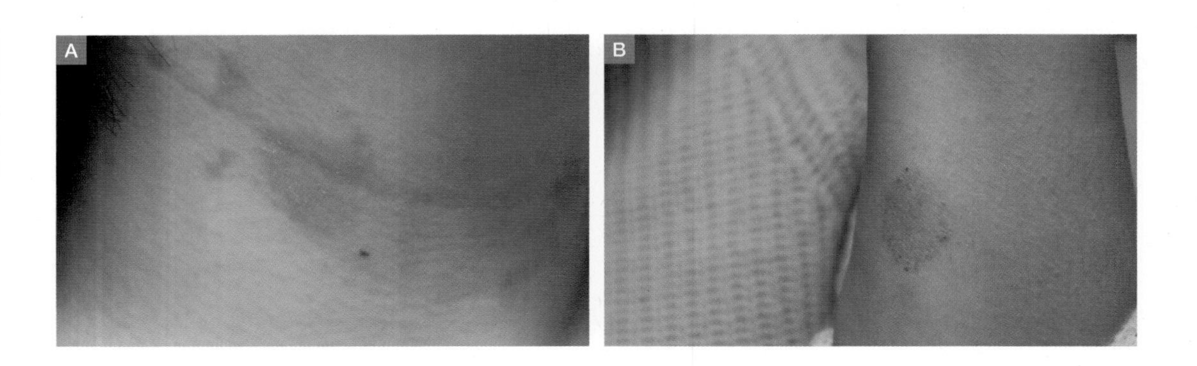

기존에 양방 의료기관에서 치료를 하다 내원한 한포진 환자의 경우, 손, 발 피부의 특성상 대부분 높은 등급의 스테로이드 연고를 사용한 경우가 많습니다. 따라서 기존의 스테로이드 연고를 중단했을 시에 리바운드 현상이 심하게 나타나는 경우가 많으며, 특히 기존에 증상이 있던 손, 발 피부 이외에 증상이 없던 얼굴, 목, 팔 등 약한 피부에 홍반, 구진, 진물 등의 피부염 증상이 나타날 수 있으니 진료 시 주의를 요합니다. 환자에게 초진 진료 시 이러한 가능성에 대해서 미리 충분히 이해시켜야 합니다.

만성화된 한포진의 경우 인설이 두꺼워서 피부의 갈라짐이 있는 경우가 많고, 손, 발의 특성상 외부와 접촉이 많으며, 기존의 면역억제제를 사용했던 환자의 경우 쉽게 이차감염에 노출될 수 있으니 주의해야 합니다. 갈라지는 피부에 대한 위생 관리에 주의를 해야 하나 과도한 소독제 사용은 추천하지 않습니다. 한포진이 발생한 피부를 피부에 지속적으로 만지고 손을 대는 것이 감염의 원인이 되므로 습관적으로 손을 대거나, 가려울 때 긁는 것을 최대한 주의시켜야 하며, 각질이 일어났을 때 올라온 부분만 기구를 사용해서 제거하도록 합니다.

Case 14 | 한포진 증상에서 이차감염이 잘 생기나요?

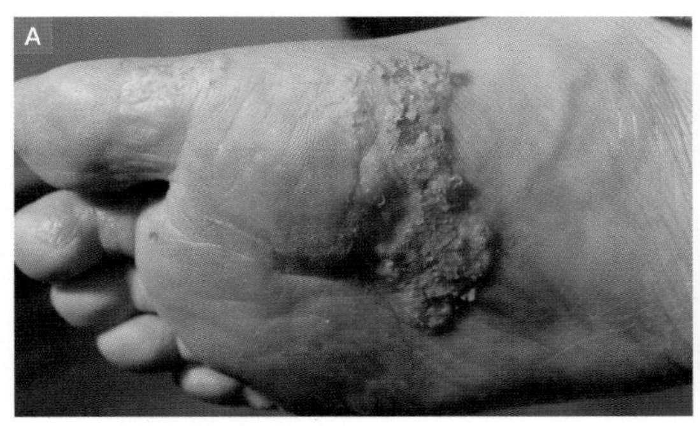

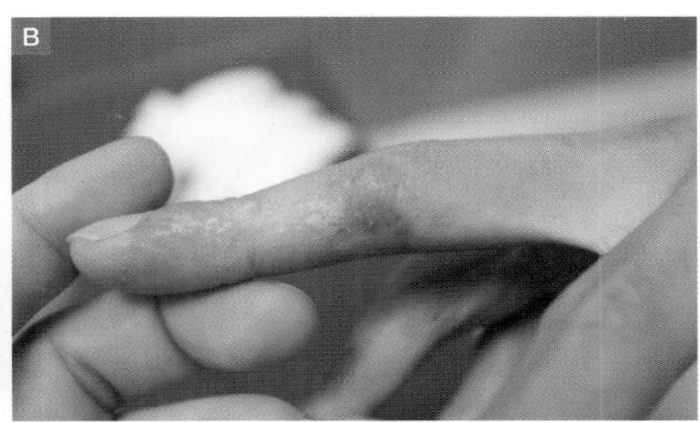

손과 발은 부위의 특성상 외부와 접촉이 많고 자극을 많이 받기 때문에 이차감염의 위험이 높은 피부 부위입니다. 특히 한포진에서 수포와 가피에 대한 관리가 제대로 되지 않으면 미란과 균열 부위가 이차감염의 통로가 될 수 있으므로 주의해야 합니다. **(A)**는 발 한포진 증상 부위의 가피 관리를 제대로 하지 못하여 감염증상이 나타난 병변의 모습입니다. **(B)**는 손가락 부위 한포진 증상에서 발생한 수포가 융합된 대수포 양상의 이차감염 증상 모습입니다.

직업적으로 손, 발 피부에 지속적으로 자극요인을 접촉해야 하는 경우에는 적극적인 생활환경개선과 관리가 필요합니다. 발 피부 증상이 있는 경우 업무상 하루 종일 서 있거나 신발을 벗을 수 없는 경우에서는 발의 피부염 증상이 악화될 수 있으니 주의해야 합니다.

한포진의 치료과정은 어떻게 되나요?

① I–i (염증기)

한포진의 습진성 증상이 진행, 반복되는 단계로, 가려움을 동반한 작은 수포, 홍반성 구진들이 손, 발 피부 위주로 반복됩니다.

② I–ii (리바운드기)

스테로이드 연고와 같은 증상억제제 치료를 중단한 후 리바운드 증상이 나타나는 시기로, 피부의 습진성 증상과 자각증상의 불편감이 더 심해지는 단계입니다. 수포와 홍반성 구진, 진물이 늘어나며, 소수포가 서로 융합되어 대수포가 나타나기도 합니다. 가려움의 정도가 심해지며 증상 부위의 진물과 미란 증상으로 통증을 호소하기도 합니다. 기존 한포진 환부 주변으로 증상이 빠른 속도로 퍼져 나가며 확대됩니다. 특히 손, 발 피부 외에 전에 증상이 없었던 목, 얼굴, 팔, 다리 피부에 새로운 습진성 증상이 생길 수 있으니 주의해야 합니다. 이 시기에는 여러 증상과 불편감으로 심각한 수면장애를 호소하는 경우도 있습니다. 또한 이차감염의 위험도가 높아지는 단계이므로 가려움과 상처, 환부에 대한 관리를 철저히 해야 합니다. 환자의 치료 이탈도 가장 많이 나타날 수 있는 단계이므로, 철저한 증상변화 관찰과 환자와의 신뢰 형성에 공을 많이 들여야 합니다.

③ II (진정기)

리바운드 증상 시기에 악화되었던 습진성 증상이 진정되기 시작하며, 피부염 증상이 완화되기 시작하는 단계입니다. 새롭게 증가하는 수포와 홍반이 줄어들며, 홍반의 색이 암갈색으로 변화하며, 극심한 가려움과 수면장애도 완화되는 경향이 있습니다. 수포와 진물 증상이 심하던 부위에 가피형성이 증가됩니다. 환부에 인설과 가피가 두꺼워지면서 일시적으로 피부건조감과 그로 인한 가려움을 호소하기도 합니다(증상이 호전되는 과정임을 잘 이해시켜야 한다. 건조한 부위에 과도하게 보습제를 사용하는 것을 주의시킨다).

④ III (회복기)

환부의 습진성 증상이 더욱 완화되며, 새로 발생하는 수포가 거의 없으며, 가려움과 같은 자각증상도 호전되는 시기입니다.

Case 15 I 1년 이상 반복된 한포진 증상을 치료하기 위해 20대 환자가 내원했습니다. 치료과정의 양상은 어떻게 되나요?

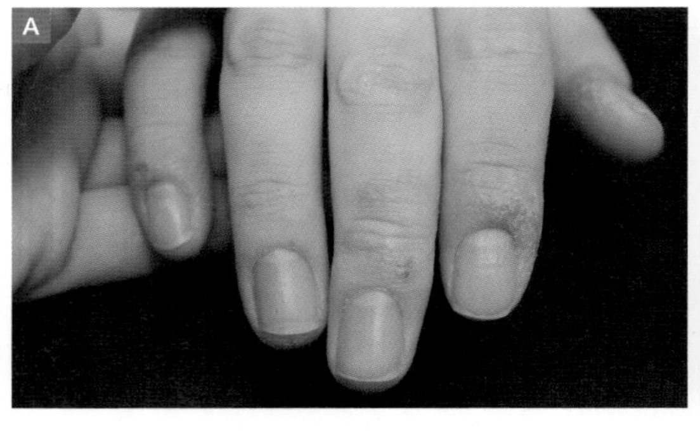

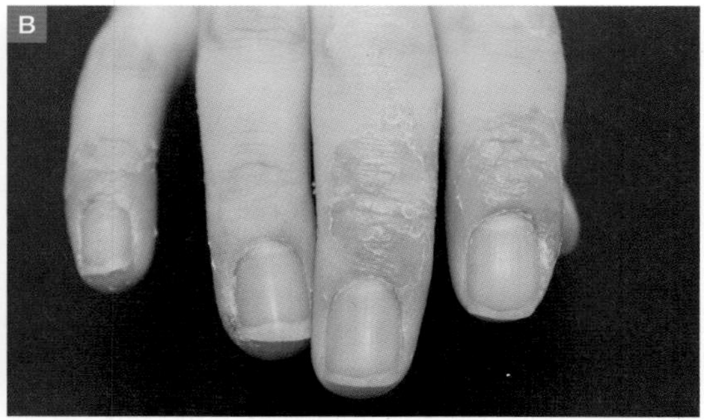

(A)는 치료 초기의 I - i (염증기) 단계의 한포진 증상의 모습이며 **(B)**는 I - ii (리바운드기)의 리바운드 증상으로 수포, 홍반, 부종 증상이 심해지고 병변이 확대된 증상 모습입니다.

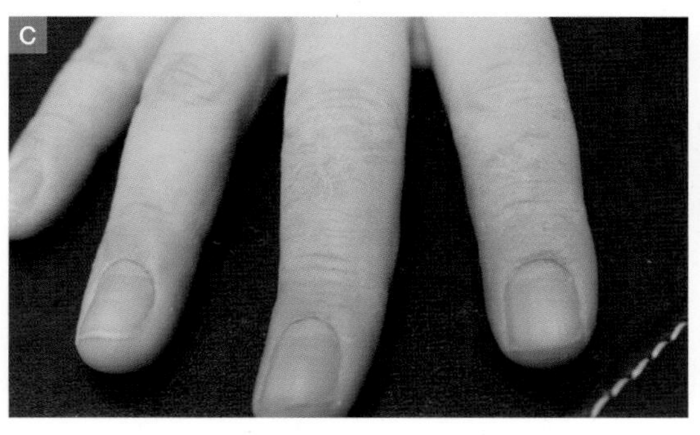

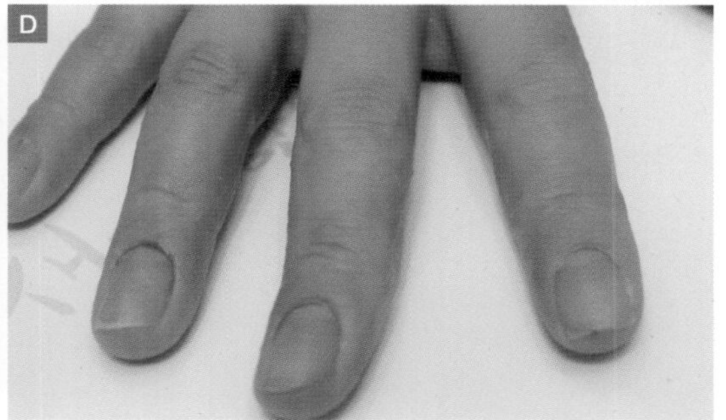

(C)는 II(진정기) 단계의 홍반, 부종, 수포 증상이 완화되고 인설이 증가한 병변부위의 모습입니다. **(D)**는 III(회복기) 단계의 모습으로 기존 증상이 거의 소실되고 정상 피부가 회복되고 있는 모습입니다.

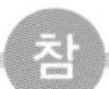
참 고

피부의 자가면역성 수포 형성 질환

① 천포창[pemphigus]

자가면역에 의해 생긴 자가 항체가 피부 표피의 데스모글레인(desmoglein: 세포간 접착 역할을 하는 desmosome을 이루는 물질)이라는 물질과 결합해 표피와 점막상피 내에서 세포 간 부착이 용해되어 피부와 점막에 수포가 생기는 질환입니다. 크게는 심상성 천포창과 낙엽상 천포창으로 구분할 수 있습니다. 심상성 천포창에서는 Dsg1과 Dsg3에 대한 자가항체가 심부의 기저층 표피 내에서 수포를 만들고 낙엽천포창에서는 Dsg1에 대한 자가항체가 표면과 각질층하방 표층에서 수포를 만듭니다.

② 유천포창[pemphigoid]

유천포창은 피부/점막의 기저막대 성분 중 반교소체(hemidesmosome)항원에 대한 자가항체를 가지는 자가면역 피부질환의 하나로, 표피하 수포형성(subepidermal blister)이 특징적으로 나타나는 만성 수포성 피부질환입니다. 이 질환은 노년층에서 가장 많이 발병되고 있으나 드물지만 젊은 사람에게도 나타납니다.

③ 후천성 수포성 표피박리증(epidermolysis bullosa acquisita: EBA)

④ 포진성 피부염(dermatitis herpetiformis Duhring: DH) 등이 알려져 있습니다.

이 자가면역성 수포성 질환들은 모두 천포창의 변종으로 서로 다른 임상적 특성을 보이지만 유사한 면역학적 기전을 공유하고 있으며 현재의 치료 방법은 높은 등급의 스테로이드 제제가 주로 사용됩니다.

이러한 피부질환들은 기타 다른 염증성 피부질환에 비해서도 훨씬 난치성 피부질환이며, 스테로이드의 테이퍼링도 아주 조심스럽게 접근해야 합니다.

05

화폐상습진[Nummular dermatitis, 동전모양피부염]

*nummular: 주화 모양의, 원형의, 동전 모양의

화폐상습진

화폐상습진은 팔다리, 손, 발 및 전신 피부에 극심한 가려움을 동반한 동전모양 홍반성 구진을 특징으로 하는 만성 난치성 염증성 질환으로, 증상 변화가 극심하며, 이차감염도 흔하게 동반되는 질환입니다.

질환 요약

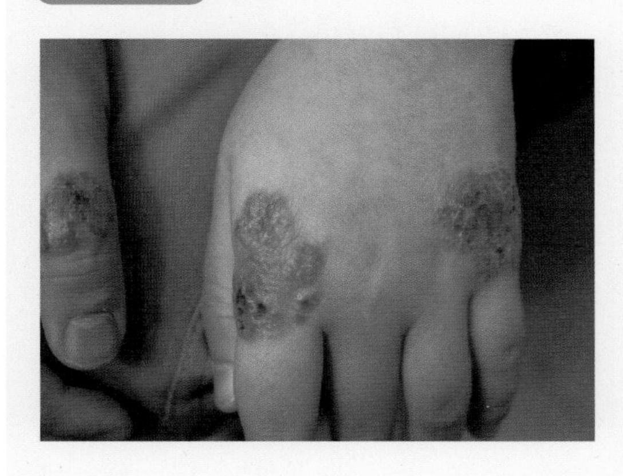

• 주요증상: 가려움 ★★★ 통증 ☆☆☆

홍반	구진	결절	수포	농포	판	팽진	진물
인설	찰상	미란	가피	균열	반흔	태선화	색소침착

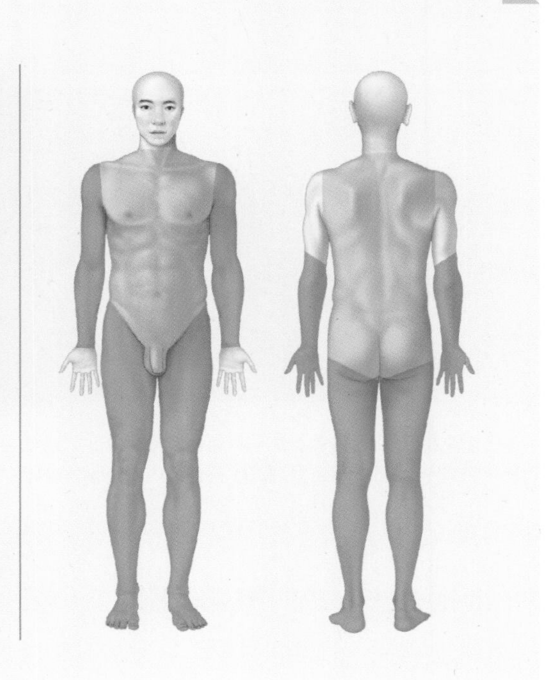

화폐상습진은

화폐상습진은 심한 가려움을 동반한 구진, 홍반, 소수포로 이루어진 원형 혹은 난원형의 병변 경계가 뚜렷한 습진 증상입니다.

Case 1 | 피부에 타원형의 붉고 가려움이 심한 피부 병변이 나타났습니다. 무슨 피부질환일까요?

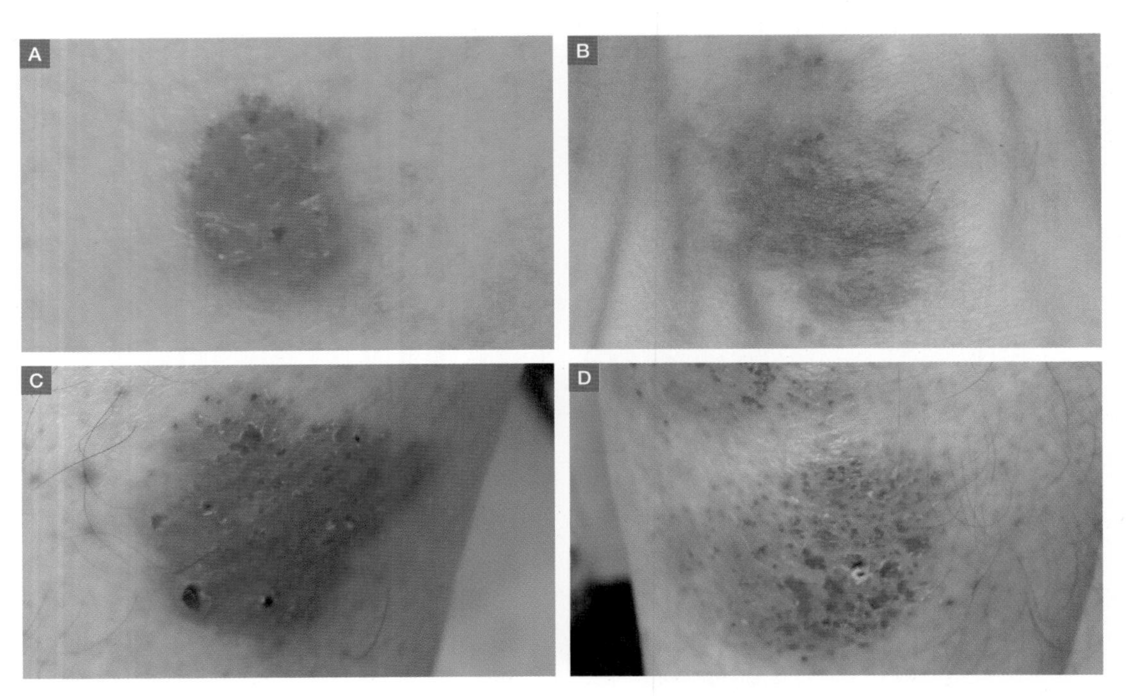

동전모양의 홍반, 구진의 특징을 나타내는 화폐상습진 병변의 증상 모습입니다. (A,B)는 증상이 덜 만성화되고 가려움이 심하지 않은 시기의 병변 모습이고, (C,D)는 극심한 가려움을 동반하여 찰상과 가피 증상이 나타나는 만성화된 병변의 모습입니다.

화폐상습진의 원인과 악화요인은?

화폐상습진은 서양의학적으로 다른 습진과 마찬가지로 발병 원인과 발병 기전이 밝혀지지 않은 상세불명의 만성 염증성질환입니다. 다양한 요인들이 복합적으로 영향을 미쳐서 발생한다고 알려져 있고, 아토피피부염, 한포진 등 다른 피부질환, 곤충 및 미생물, 유전적인 요인, 스트레스, 음주 등이 관련이 있다고 추정되고 있습니다.

다른 습진과 마찬가지로 한의학적으로도 환자 개개인의 특이성을 가진 몸 내부의 기혈, 장부의 부조화로 인한 피부 면역의 불균형으로 피부에 발생하는 만성 염증성 질환입니다.

화폐상습진은 아토피피부염과 비슷하게 가을, 겨울에 더 악화된다고 알려져 있으나, 임상적으로는 환자에 따라 개별성이 많은 편입니다. 스트레스와 과로, 음주 등에 의해 증상이 바로 악화되는 경우들이 있기 때문에, 치료에 있어 생활과 심리적 부분에 대한 관리가 중요합니다.

화폐상습진의 특징과 증상은 어떤가요?

화폐상습진은 초기에는 피부 국소 부위의 붉고 작은 구진과 수포로 증상이 시작되며, 그 후 증상들이 주변으로 퍼져나가고 서로 융합되면서 특징적인 동전모양의 피부염 병변을 만들어냅니다. 습진 중에서 화폐상습진은 아토피성 피부염과 함께 가려움이 가장 극심한 피부질환 중의 하나이며, 긁는 행위에 대한 통제와 관리가 치료경과의 관건이 됩니다.

Case 2 | 얼마 전부터 피부에 작고 붉은 발진이 나타난 후 점점 주변으로 퍼져 나가고 있습니다. 무슨 피부질환일까요?

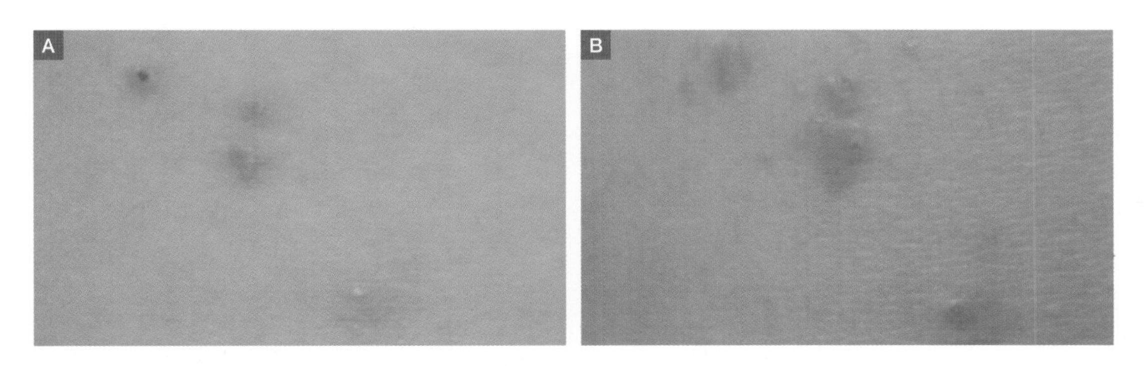

(A)는 화폐상습진의 초기 병변의 모습입니다. 작은 홍반성 구진이 모낭염과 같은 형태의 증상으로 나타나며, 이 시기에는 정확한 진단, 감별이 쉽지 않습니다. **(B)**는 일주일 후 같은 부위 피부 병변의 모습입니다. 홍반이 넓어지고 구진이 늘어나고 있습니다. 초기에 올바른 치료가 잘 이루어지면 화폐상습진의 완치율이 많이 높아질 수 있습니다.

화폐상습진의 병변은 주로 팔, 다리, 손, 발 피부에서 호발하나 몸통, 얼굴 등 전신 피부에도 증상이 나타날 수 있습니다. 초기에는 직경 1 cm 미만의 작은 병변에서 시작되어, 직경 3~6 cm의 원형, 난원형의 병변을 형성하며, 증상이 더 진행되면서 주변 병변과 융합되어 팔, 다리 전체가 병변으로 덮이는 경우도 있습니다.

Case 3 | 다리 피부의 넓은 부위가 검붉고 인설이 두꺼운 증상으로 환자가 내원했습니다. 무슨 피부질환일까요?

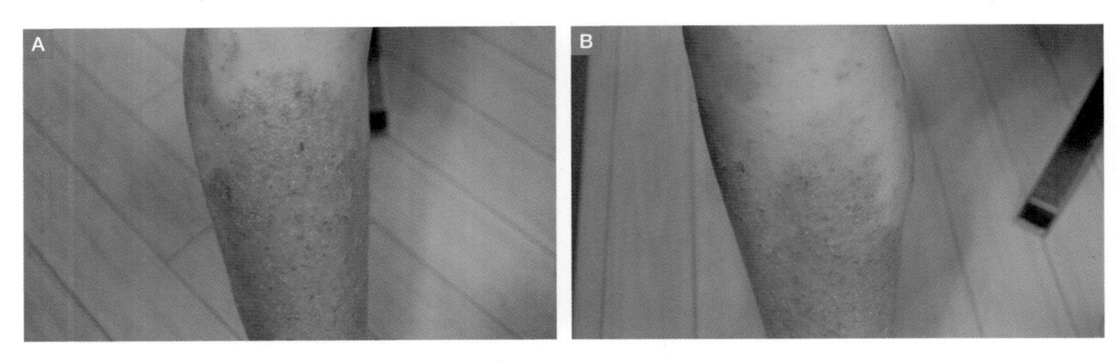

(A,B)는 작은 홍반으로 시작 된 화폐상습진이 초기에 치료되지 못하고 만성화, 악화되어 병변이 다리 대부분을 덮고 있는 화폐상습진의 증상 모습입니다.

화폐상습진도 아토피성 피부염과 비슷하게, 환자에 따라 증상의 다양성이 큰 질환입니다. 증상의 크기, 가려움의 정도, 증상의 급 만성 정도도 환자에 따라 다양한 편입니다.

Case 4 | 피부에 작고 건조한 경향의 동전모양 발진 증상의 환자가 내원했습니다. 무슨 피부질환일까요?

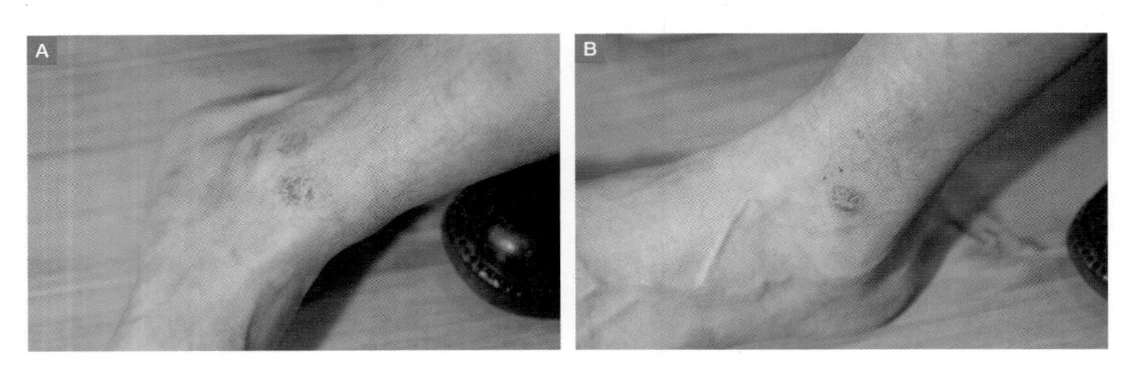

화폐상습진은 개인에 따라 증상의 임상양상이 다양한 질환입니다. 질환이 오래되고 만성화가 많이 진행되었으나 병변의 크기가 많이 커지지 않고 작고 건조한 표면의 특징을 나타내었던 피부 증상의 모습입니다(A,B).

화폐상습진의 증상 급 만성 단계는?

① 급성

심한 가려움을 동반한 붉은 구진, 수포, 진물 등의 증상이 반복되며 증상이 주변으로 빠른 속도로 퍼져나갑니다.

Case 5 | 화폐상습진 치료를 위해 내원한 환자의 피부에 붉은 홍반과 진물, 가피 등의 증상이 급격하게 퍼지고 있습니다.

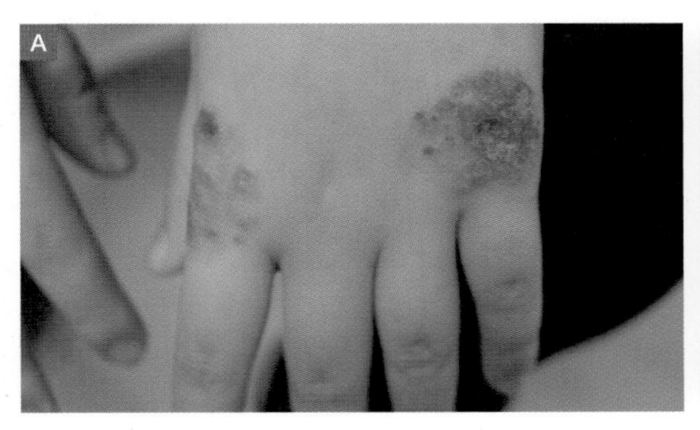

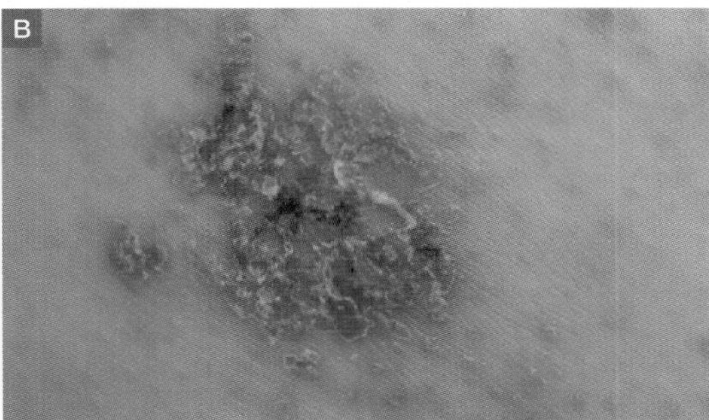

(A)는 급성 단계의 화폐상습진 병변 모습입니다. **(B)**의 모습처럼 화폐상 습진의 급성기에는 환부 발적 증상이 두드러지며 진물, 구진, 가피 등의 증상도 특징적으로 나타납니다.

② 아급성

심한 가려움과 붉은 구진, 수포가 퍼져나가는 것이 좀 완만해지며, 진물이 줄어들면서 그 부위에 가피가 증가합니다.

Case 6 | **화폐상습진 환자가 치료를 받고 있습니다. 초기에 급격히 퍼지던 홍반과 기타 증상은 좀 진정된 것 같으나, 홍반의 색이 어두워지고 가피가 늘어나고 있습니다.**

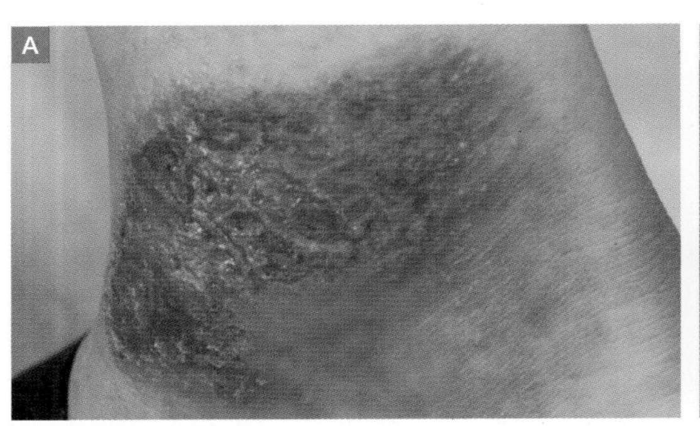

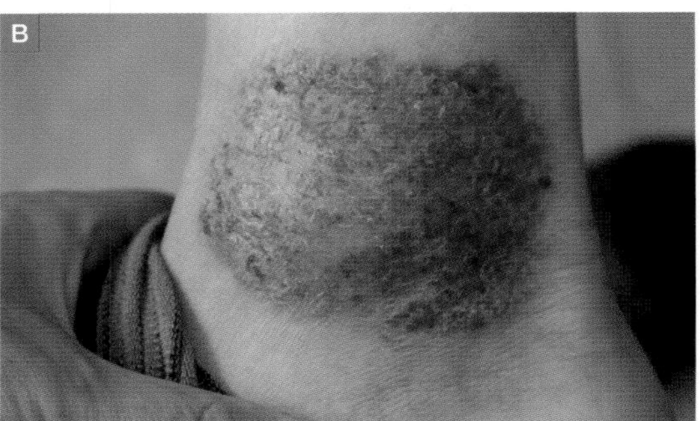

아급성 단계의 화폐상습진의 증상 모습입니다. 환부주변으로 홍반과 구진이 퍼져나가는 속도는 완만해졌으며 진물이 줄어들며 가피가 늘어난 상태입니다(A,B).

③ 만성

붉은 구진의 색이 암갈색으로 변하며, 인설이 두꺼워지고, 태선화 증상이 나타납니다.

Case 7 | **화폐상습진 환자가 내원했는데 환부의 표면이 암갈색으로 어둡고 증상의 변화는 많지 않습니다.**

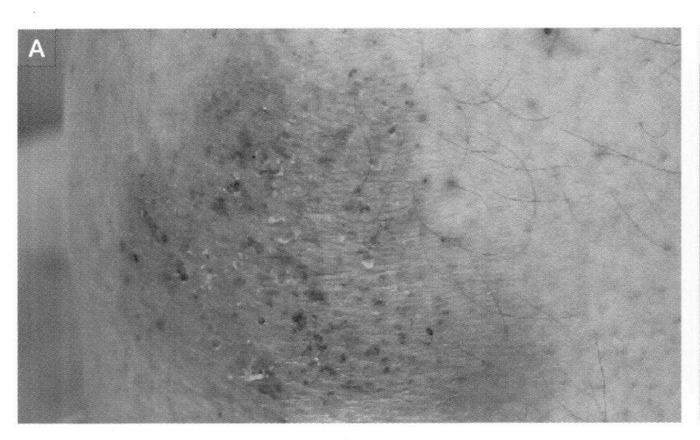

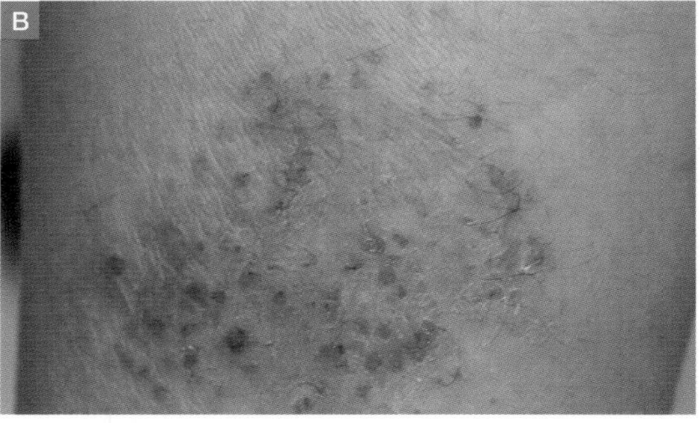

(A,B)는 화폐상습진 만성 단계의 증상 모습입니다. 환부의 표면이 건조하고 태선화된 양상을 나타내며 병변의 홍반은 암갈색 경향이며, 인설이 두꺼워져 있고 상처에 따라 가피가 보이는 특징이 있습니다.

화폐상습진의 진단 및 감별질환은?

피부증상의 임상 양상 특징과 경과를 관찰하여, 표피의 특징적인 동전모양 병변과 습진성 증상을 파악하여 진단합니다.

동전모양으로 원형, 난원형의 증상을 보이는 피부질환은 화폐상습진과 외견상 비슷한 부분들이 있으니, 질환의 과거력과 임상 양상 등을 근거로 신중하게 감별해야 합니다.

① 건선(Psoriasis, L40)

건선은 증상이 진행되면서 두꺼운 인설을 동반한 원형, 난원형의 병변 형태를 나타내는데, 이때의 외견상의 증상이 화폐상습진과 유사해 보일 수 있습니다. 증상의 임상 변화 양상과 가려움의 정도, 특징적인 인설 등을 파악하여 진단해야 합니다.

Case 8 | 동전모양 홍반 병변을 특징으로 하는 두 환자가 내원했습니다. 어느 쪽이 화폐상습진일까요?

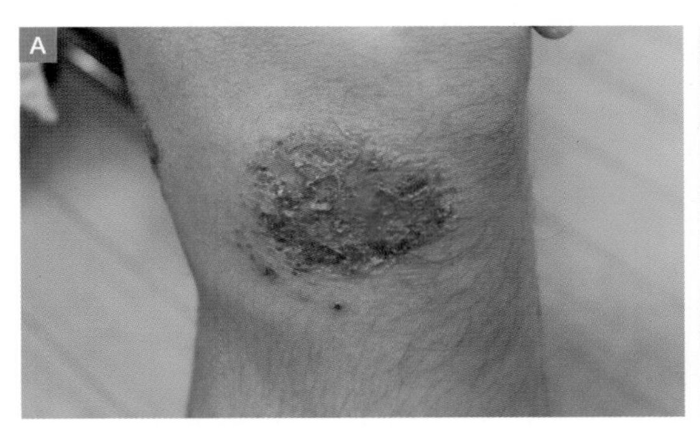

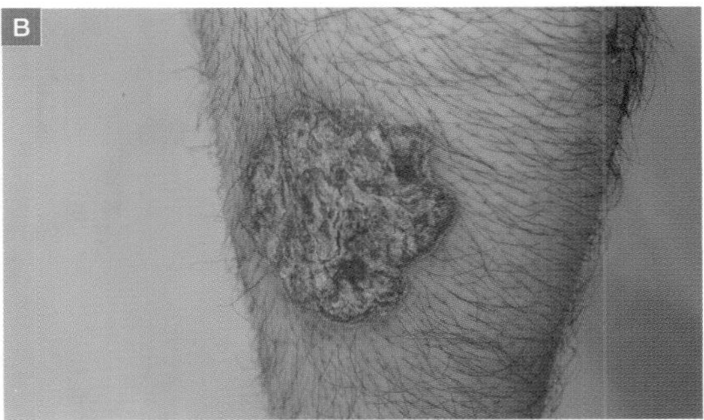

(A)는 화폐상습진에서의 동전모양 환부의 모습이며, (B)는 건선에서의 인설이 두꺼운 상태의 동전모양 환부의 모습입니다. 형태적으로는 비슷해 보일 수 있으나 (A)의 화폐상습진에서는 심한 가려움을 호소하고 찰상과 진물, 가피의 증상이 반복, 악화된 상태이며, (B)의 건선은 증상 변화의 양상이 완만한 특징이 있습니다.

② **체부백선** (Tinea corporis, B35.4)

피부사상균에 의해 일어나는 피부의 표재성감염증으로 약간의 가려움과 인설, 홍반의 병변이 나타나는데, 원형의 병변 형태를 이루고 있을 때 형태적으로 화폐상습진과 유사해 보이는 부분이 있습니다. 특유의 인설과 가려움, 임상양상의 변화를 파악하여 진단해야 합니다.

Case 9 | **피부에 동그란 홍반 병변을 호소하며 환자가 내원했습니다. 어느 쪽이 화폐상습진일까요?**

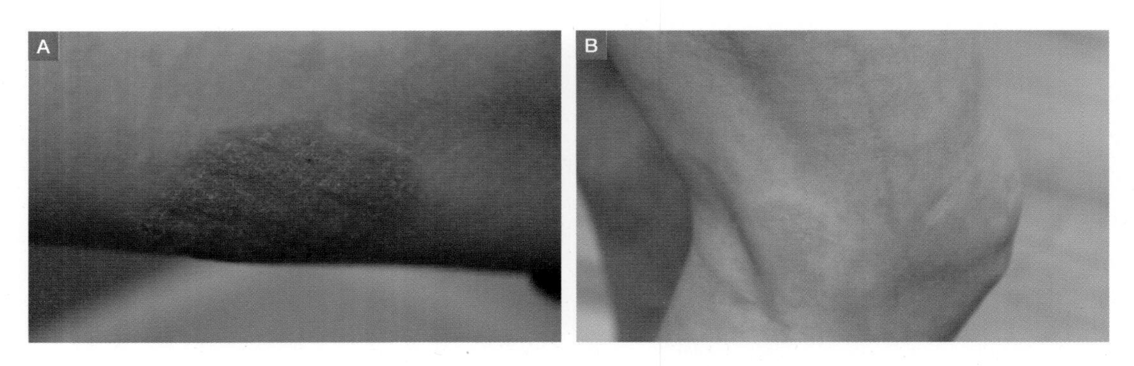

(A)는 동전모양 홍반 인설 병변의 화폐상습진의 증상모습이며, **(B)**는 체부백선에서의 특유의 고리모양의 병변의 모습입니다.

③ **농가진**(Impetigo, L01)

피부의 표재성 화농성 감염증상인 농가진은 수포와 붉은 구진, 인설 등의 증상이 특징적인데 이러한 증상이 급성기의 화폐상습진 증상과 유사해 보일 수 있습니다. 농가진 특유의 대수포와 임상양상으로 감별 진단할 수 있습니다.

Case 10 | **피부에 동그랗고 작은 홍반들이 급격하게 퍼져나가고 있습니다. 어느 쪽이 화폐상습진일까요?**

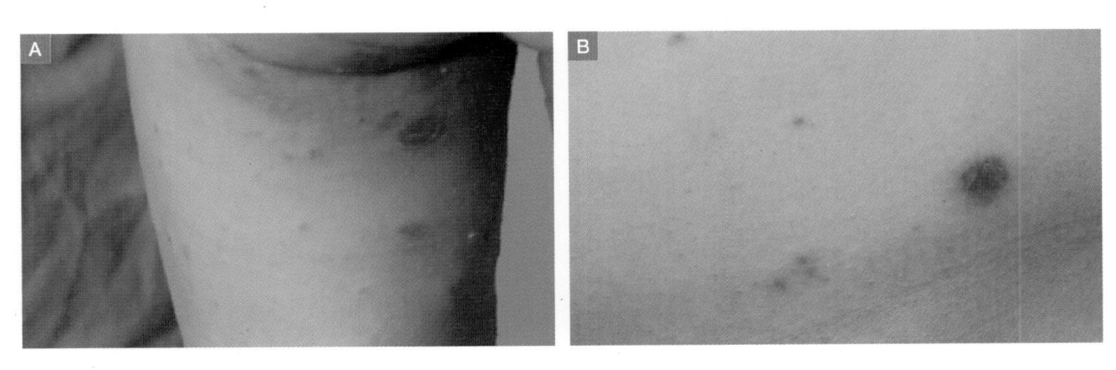

(A)는 농가진에서의 대수포를 동반한 홍반 양상이며 (B)는 화폐상습진 급성 단계의 병변모습입니다. 농가진의 대수포 양상이 화폐상습진의 삼출 양상과 비슷해 보일 수 있으니 주의해서 감별해야 합니다.

화폐상습진과 동반증상은?

만성 화폐상습진 증상이 있는 환자에 있어 아토피피부염, 유두습진, 한포진, 결절성양진 등 다른 염증성 피부질환이 동반되어 나타나는 경우는 흔하며, 진단명은 다르더라도 한의학적 치료에 있어서는 변증에 따라 같은 관점에서 치료를 진행합니다. 동반질환을 치료 중간에 뒤늦게 발견하는 경우도 있으니, 환자의 진료 시에 꼼꼼히 전체 피부의 증상을 파악하는 것이 중요합니다.

Case 11 | **전신의 만성화된 화폐상습진 치료를 받던 환자의 손에 새로운 증상이 나타났습니다. 무슨 피부질환일까요?**

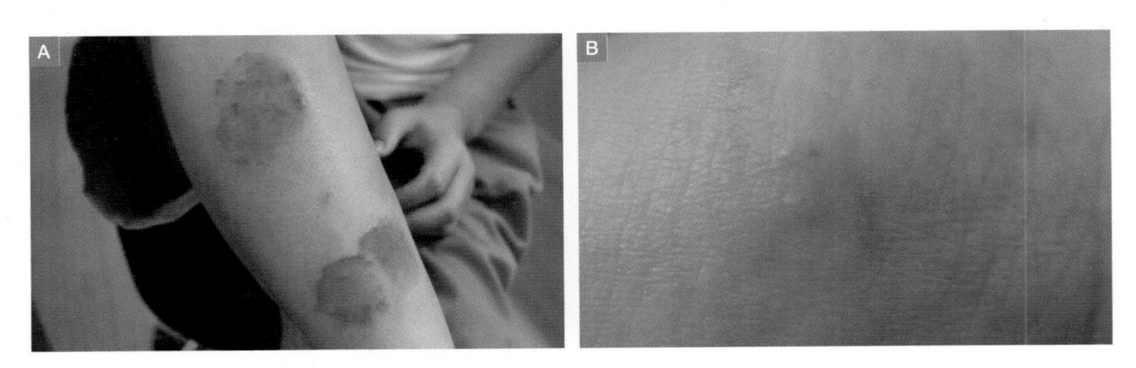

(A)는 전신 화폐상습진으로 내원했던 환자의 화폐상습진 다리병변의 모습이며 (B)는 동반해서 나타난 같은 환자의 손 피부의 한포진 수포성 구진 증상 모습입니다.

화폐상습진은 다른 염증성 피부질환의 후속 동반 증상으로 나타나는 경우도 많습니다. 초기에는 아토피피부염 증상 위주로 임상 양상이 존재했었는데, 리바운드 반응 후 증상이 진행되면서 아토피피부염 증상 외에 화폐상습진의 병변 양상이 동반되어 나타나는 경우도 많습니다.

화폐상습진과 피부감염

화폐상습진도 아토피성 피부염과 유사하게, ① 이미 피부의 면역체계에 문제가 있는 상황으로 피부의 방어 능력이 떨어져 있습니다. ② 특유의 심한 가려움으로 인해, 지속적으로 상처를 냄으로써 그 상처를 통해 균이 쉽게 침투해 들어갈 수 있습니다. ③ 기존에 대부분 면역억제제 위주의 치료를 했기 때문에 환부 피부의 면역이 더욱 문제가 생길 확률이 높은 이유로 피부감염증이 쉽게 발생할 수 있습니다.

특히 화폐상습진의 리바운드 시기에는 진물 상처와 여러 경로를 통해서 이차감염이 쉽게 일어날 수 있으니 더욱 주의를 요합니다. 화폐상습진 부위에 이차감염이 발생하면 홍반 주변으로 농포가 생기거나 노란 진물이 극심하게 늘어나며, 노란색의 가피, 인설이 나타나는 경우가 많습니다.

Case 12 | 화폐상습진으로 치료를 받던 환자의 손 부위 병변이 갑자기 진물, 가피가 늘어나며 악화되었습니다.

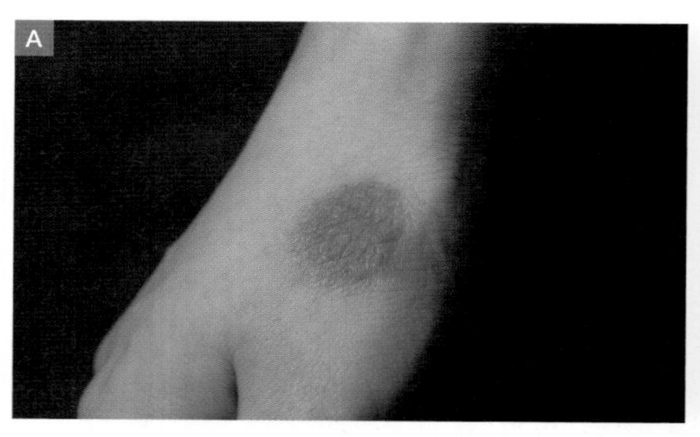

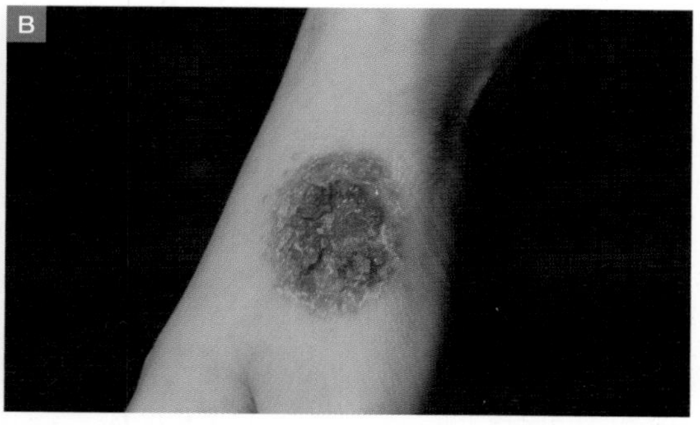

화폐상습진은 만성 염증성 피부질환 중에서도 이차감염이 흔하게 동반되는 질환입니다. **(A)**는 화폐상습진의 손 부위의 병변의 모습이며, **(B)**는 13일 후 이차감염이 발생한 같은 부위의 증상 모습입니다.

Case 13 | 화폐상습진 증상으로 치료를 받고 있는 환자입니다. 화폐상습진은 이차감염이 잘 발생할 수 있다고 하는데 치료 중에 한 번만 발생하나요?

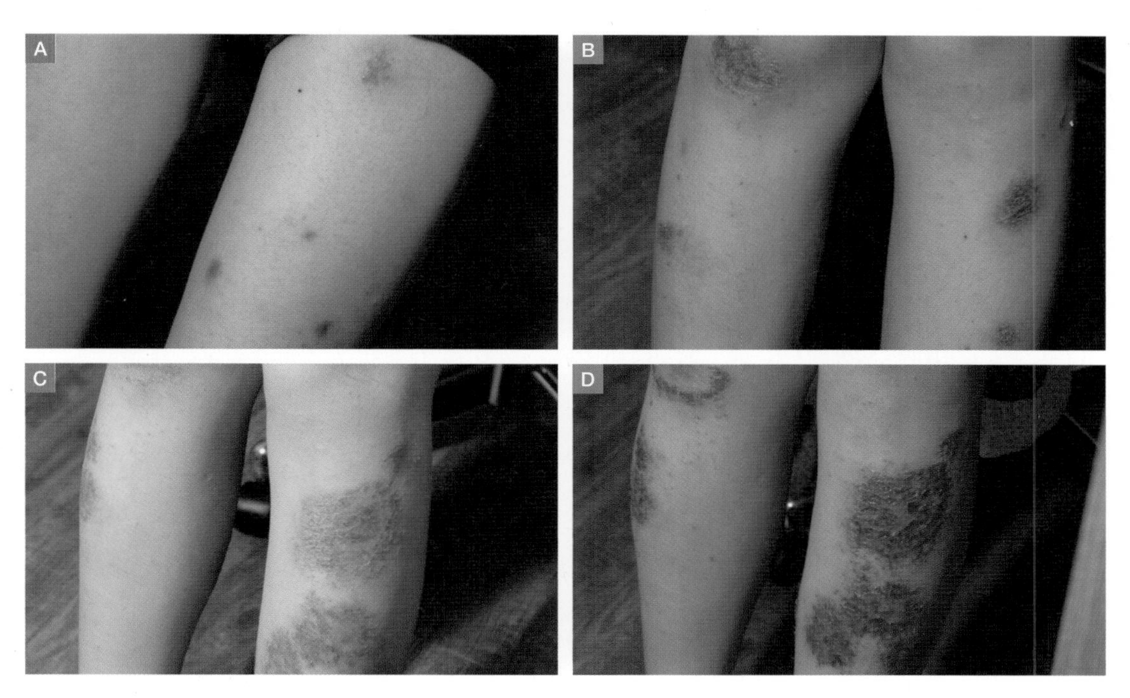

화폐상습진은 이차감염이 쉽게 발생할 수 있는 피부질환으로 치료기간 동안 피부감염이 한 번만 발생하는 것이 아니라 상황에 따라 여러 번도 발생할 수 있습니다. **(A,B)**는 화폐상습진 환자의 치료 초기에 발생했던 이차감염 당시의 증상 모습이며, **(C,D)**는 그 후 증상이 호전되었다가 다시 발생했던 이차감염의 증상 모습입니다.

Case 14 | 화폐상습진으로 치료를 받는 소아 환자입니다. 평소에 가려움을 참지 못해 찰상을 많이 내는 편이었는데, 최근 들어 증상의 변화가 있었습니다.

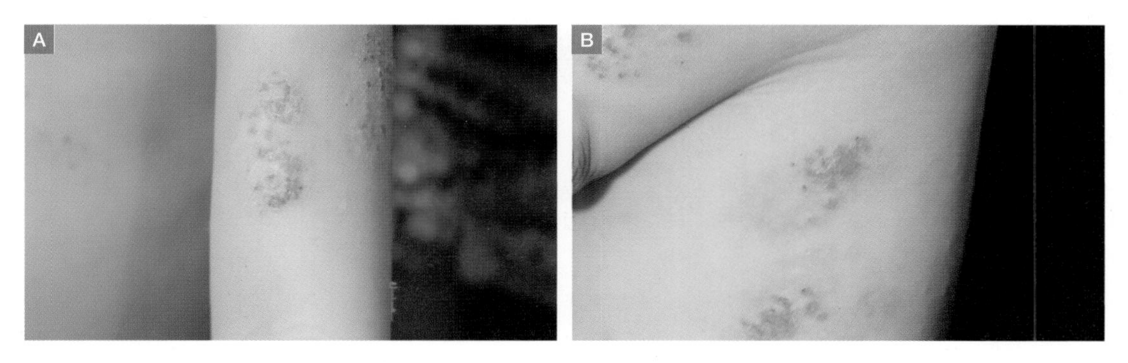

화폐상습진 치료 중 가려움에 대한 통제가 되지 않고 상처를 많이 내는 소아나 일부 성인에 있어서는 더 쉽게 농가진과 같은 이차감염에 노출될 수 있으니 주의해야 합니다. **(A)**는 치료 중 찰상을 많이 냈던 환자의 증상 모습이며, **(B)**는 그 후 발생한 농가진 증상의 모습입니다.

● 화폐상습진의 치료는 어떻게 하나요?

① 화폐상습진의 서양의학적 치료

기본 치료에 있어서는 기타 습진과 같은 방식으로 국소요법(국소 스테로이드제, 국소 칼시뉴린 억제제) 위주로 치료를 합니다. 전신요법으로는 항히스타민제, 항생제, 경구 스테로이드제를 사용합니다. 만성 병변내에 스테로이드제를 주사로 주입할 수도 있습니다.

② 화폐상습진의 한의학적 치료

습진의 처방과 같이 화폐상습진의 증상과 환자의 인체 내부 상태에 대한 변증에 따라 치료의 방향을 정하게 됩니다. 초기 염증성 증상이 악화되는 단계에서는 황련해독탕 등 청열제를 사용할 수 있으나 만성화경향이 나타나는 단계에서부터는, 거풍습제, 자윤보혈제, 보기제 등을 적절히 활용해야 합니다.

● 화폐상습진의 치료와 관리의 주의할 부분은?

화폐상습진도 아토피피부염과 더불어 대표적인 난치성 만성 피부질환이기 때문에 대부분의 환자들이 스테로이드 계통 약물을 장기간 사용하다가 한의원에 내원하는 경우가 많으며, 기존 치료를 중단하면서 리바운드 증상이 심하게 나타나는 경우가 많습니다. 기존의 병변 주변으로 새로운 홍반이 늘어나거나 가려움이 더욱 극심해지고 삼출물이 늘어나는 경우가 많습니다. 기존의 증상 부위 외에 새로운 피부에 증상이 나타나는 경우도 많으니, 이러한 경우 환자에게 충분히 이해를 시켜야 합니다.

Case 15 | 화폐상습진으로 치료 받던 10대 환자의 피부증상이 갑자기 악화되는 경향을 보였습니다.

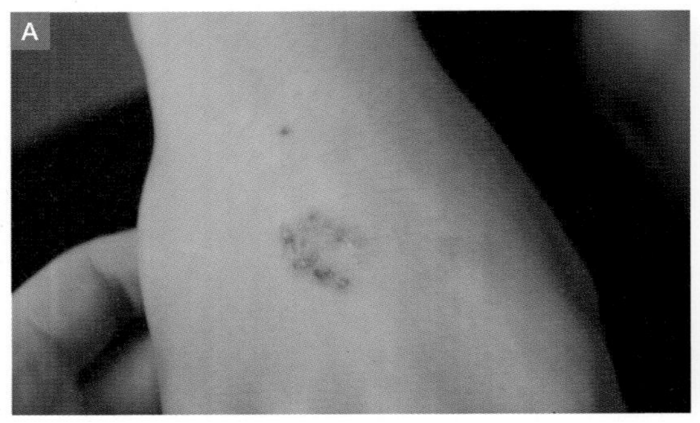

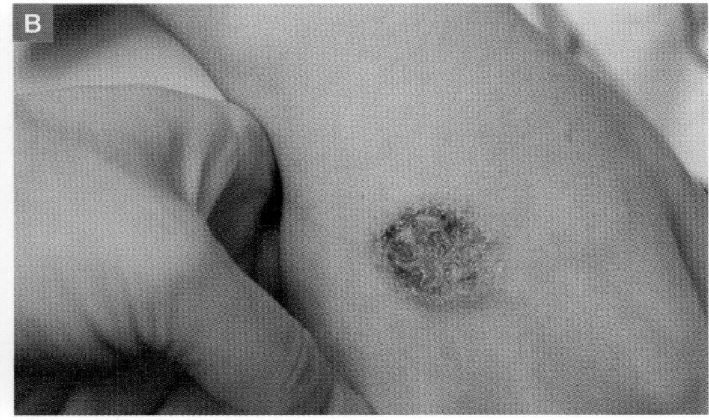

(A)는 스테로이드 연고를 사용하다가 내원한 화폐상습진 환자의 첫 내원 시 병변의 병변의 모습이며, **(B)**는 2주 후 리바운드 증상으로 변화된 병변의 모습입니다.

화폐상 습진의 치료과정은 어떻게 되나요?

① I-i (염증기)

화폐상습진의 습진성 증상이 진행, 반복되는 단계로, 작은 홍반들이 융합되어 특유의 동전모양의 병변이 늘어나게 됩니다.

② I-ii (리바운드기)

스테로이드 연고와 같은 증상억제제 치료를 중단하고 리바운드 증상이 나타나는 시기로, 피부의 습진성 증상과 자각증상의 불편감이 더 심해지는 단계입니다. 염증이 심화되어 홍반과 구진, 진물과 가려움과 그로 인한 상처가 증가하며, 심각한 수면장애를 호소하는 경우도 있다. 동전모양 환부의 주변으로 증상이 빠른 속도로 퍼져나가며 확대됩니다. 이차감염의 위험도가 높고 환자의 치료 이탈도 가장 많이 나타날 수 있는 단계이므로, 철저한 증상변화 관찰과 환자와의 신뢰형성에 공을 많이 들여야 합니다.

③ II (진정기)

리바운드 증상 시기에 악화되었던 습진 증상이 진정되기 시작하는 단계입니다. 새롭게 증가하는 홍반이 줄어들며, 홍반의 색이 암갈색으로 변화하고 극심한 가려움과 수면장애도 완화되는 경향이 있습니다. 구진과 결절의 돌출이 완만해지기 시작하며, 진물부위에 가피형성이 증가됩니다. 환부에 인설과 가피가 두꺼워지면서 일시적으로 피부건조감과 그로 인한 가려움을 호소하기도 합니다(증상이 호전되는 과정임을 잘 이해시켜야 합니다. 건조한 부위에 과도하게 보습제를 사용하는 것을 주의시켜야 합니다).

④ III (회복기)

환부의 습진성 증상이 더욱 완화되며, 색소침착과 태선화, 인설도 서서히 증상이 완화되는 단계입니다. 가려움과 같은 자각증상이 더욱 완화되며, 심한 상처는 드뭅니다.

Case 16 I 화폐상습진으로 치료를 받았던 20대 환자입니다. 화폐상습진의 증상은 치료 단계에 따라 어떻게 변화하나요?

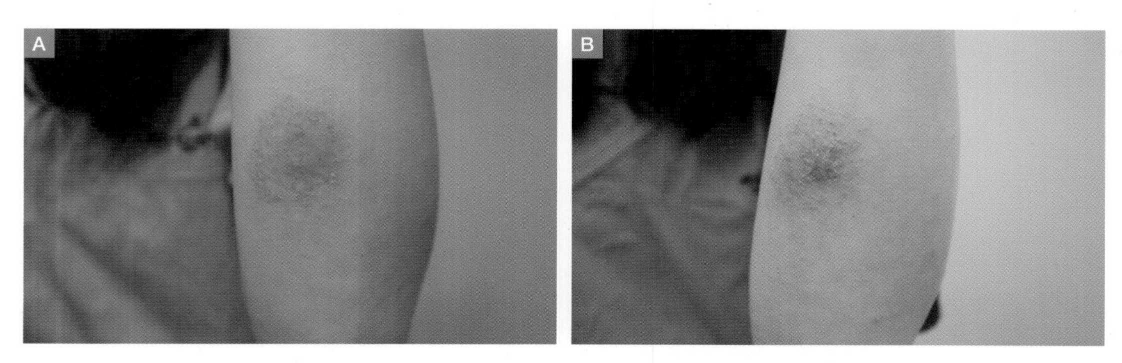

(A)는 화폐상습진의 Ⅰ- i (염증기)의 증상이며 **(B)**는 홍반과 구진, 진물, 가피 증상이 늘어나고 있는 Ⅰ- ii (리바운드기)의 증상 모습입니다.

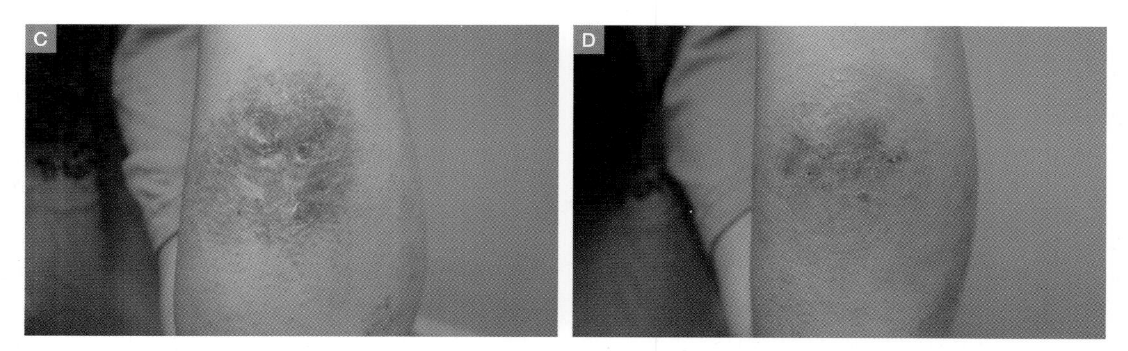

(C)는 홍반이 주변으로 계속 퍼지고 있는 화폐상습진의 Ⅰ- ii (리바운드기)의 증상이며, **(D)**는 가피와 인설이 늘어나고 습진양상이 진정되고 있는 Ⅱ (진정기)의 증상 모습입니다.

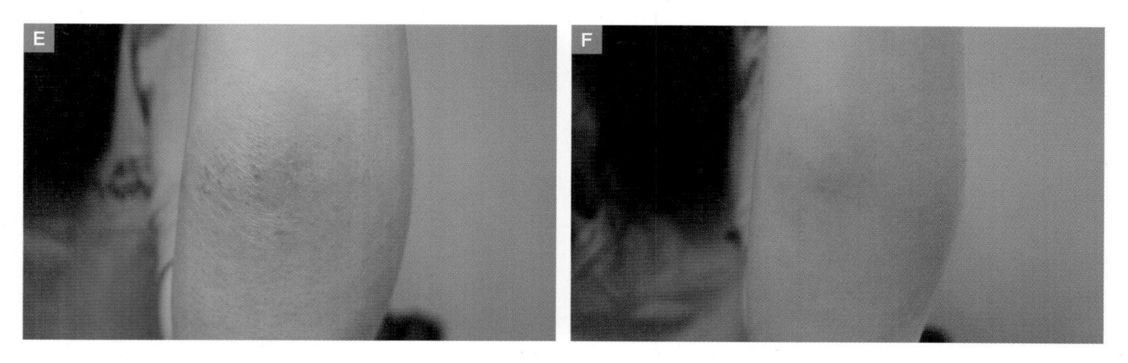

(E)는 화폐상습진의 Ⅱ (진정기)의 증상이며, **(F)**는 Ⅲ (회복기)의 증상 모습입니다.

06 가려움증, 결절성 양진, 태선

1. 가려움증(Pruritus, L29)

가려움증

가려움증은 피부와 점막 표면에 가려움증을 위주로 한 증상을 나타내는 질환으로, 그 원인과 경과가 개인에 따라 특이성이 많은 질환입니다.

질병코드

코드	한글명	영문명
L29	가려움	Pruritus
L29.0	항문가려움	Pruritus ani
L29.1	음낭가려움	Pruritus scroti
L29.2	외음가려움	Pruritus vulvae
L29.3	상세불명의 항문생식기가려움	Anogenital pruritus, unspecified
L29.9	상세불명의 가려움	Pruritus, unspecified

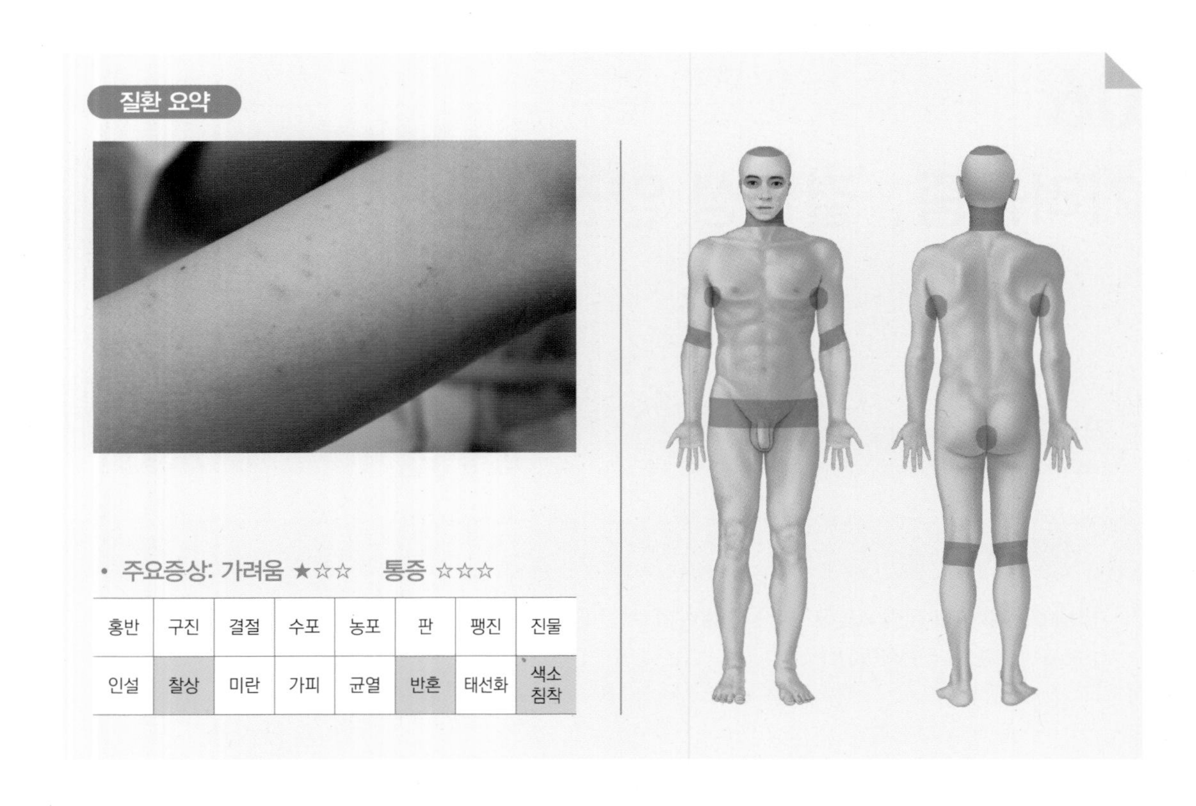

질환 요약

• 주요증상: 가려움 ★☆☆ 통증 ☆☆☆

홍반	구진	결절	수포	농포	판	팽진	진물
인설	찰상	미란	가피	균열	반흔	태선화	색소 침착

가려움이란

가려움은 피부를 긁고 문지르고 싶은 충동을 일으키는 불쾌한 감각으로, 누구나 겪을 수 있는 아주 흔한 감각증상이지만 환자 본인에게는 심리적으로나 생활에 상당한 불편함을 주는 피부의 자각증상입니다.

가려움은 언제 나타나나요?

① 피부질환의 동반 증상으로 나타나는 가려움증

정도의 차이는 있지만 아토피성 피부염, 화폐상습진, 한포진, 건선, 태선, 벌레물림, 피부건조증, 감염성 피부질환 등 대부분의 피부질환에서 가려움을 느끼며, 임상적으로 피부질환 치료경과에 상당히 큰 영향을 끼치는 경우가 많습니다. 이러한 피부질환과 동반된 가려움증은 단독적으로 제거하기 힘들며, 가려움과 긁는 행위에 대한 통제와 피부질환 자체에 대한 적극적인 치료를 통해 가려움증도 같이 호전되게 됩니다.

Case 1 | 피부질환 치료를 위해 환자가 내원했습니다. 가려움을 심하게 호소하고 있습니다.

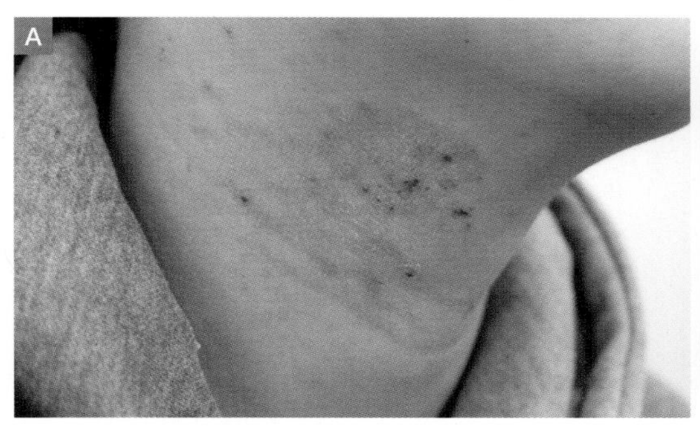

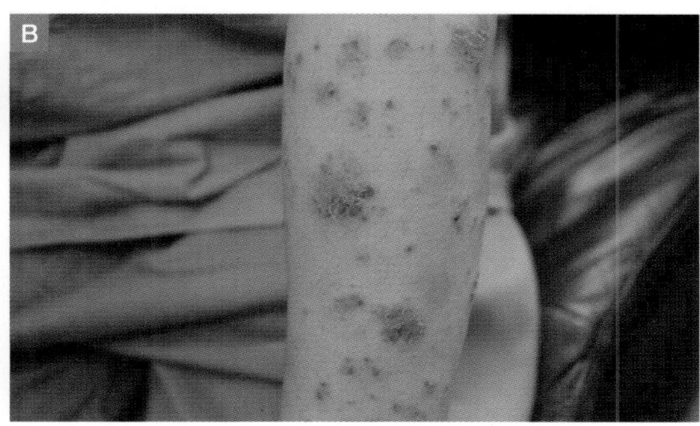

대표적인 만성 염증성 피부질환인 (A)아토피피부염과 (B)화폐상습진 피부병변의 모습입니다. 가려움과 그로 인한 긁는 행위로 인한 상처와 가피가 특징적으로 보입니다. 가려움증은 피부질환의 가장 대표적인 증상으로, 그로 인한 긁음과 상처로 인해 피부질환의 홍반, 구진, 진물, 가피 등 염증성 증상이 더욱 악화되는 악순환이 시작됩니다.

② 전신질환의 동반 증상으로 나타나는 가려움증

만성 신부전증, 악성 종양, 갑상선 기능 항진증, 갑상선 기능 저하증, 당뇨병 등 전신질환에서도 흔히 가려움이 나타날 수 있습니다. 질환 자체의 병리적인 문제로 생길 수도 있으나, 약물치료 중인 경우 치료 약물에 대한 이상 반응으로써도 가려움이 생길 수 있습니다. 선행 질환에 대한 적극적인 접근과 치료 방법과 치료제에 대한 신중한 접근을 통해 가려움을 해결하려고 해야 합니다.

③ 기타 질환 없이 나타나는 가려움증

특별한 선행질환이나 병리적 병변은 없는 인체 상태에서 신체기능의 저하, 순환의 문제 등으로 나타나는 가려움증이 있습니다. 장기능이 약한 사람에게 항문 가려움증이 유발되는 경우가 있으며, 순환이 저하된 사람에게서 하체의 가려움증이 생기거나, 피부가 접히는 부위에 가려움증이 나타나는 경우가 있습니다.

④ 정신과적 관점의 영향으로 나타나는 가려움증, 상세불명의 가려움증

생각보다 많은 사람들이 일상에서 가려움증을 느끼지만, 실제로는 특별한 동반 질환 없이 나타나는 가려움증이 더 많습니다. 스트레스와 긴장, 조울증, 방어기제 등 다양한 심리적 요인들의 영향으로 가려움증이 생길 수 있습니다. 이러한 가려움증을 무조건 정신과적 약물치료의 대상으로 삼아서는 안 되며, 한의학적으로 몸 내부의 불균형과 기혈의 정체, 장부의 문제를 파악해서 적극적으로 해소하려는 접근이 필요합니다.

①,②의 경우에는 질환에 대한 접근을 우선으로 해야 하며 ③,④의 경우는 전신과 기혈, 심리에 대한 접근이 필요하기 때문에 더욱더 한의학적 접근이 필요한 상황이라고 할 수 있습니다.

'가려움 = 상처' 인가요?

피부에 발생한 모든 상처가 극심한 가려움을 의미한다고 해석할 수는 없습니다. 상처가 있다는 것은 긁는 행위가 있거나 외부의 심한 자극요인이 있었다는 것이며, 가려움이 있었을 확률이 높다고 해석할 수 있으나, 가려움이 없이도 외부의 마찰과 같은 자극이나 습관적인 긁는 행위가 있었을 수도 있습니다. 환자의 성향과 외부 환경요인 등을 종합적으로 고려하여 치료와 관리의 방향을 정해야 합니다.

Case 2 | **피부의 가려움 위주의 증상을 호소하는 환자 두 명이 내원했습니다. 양쪽 다 가려움 발진(양진) 증상인가요?**

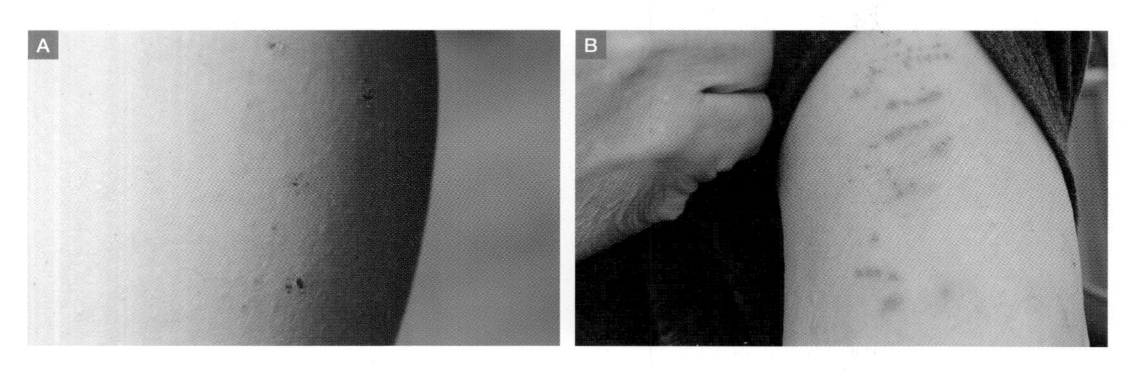

임상에서 환자가 가려움증을 호소하고 피부에 상처가 있다면 가려움 발진(양진)으로 진단하는 경우가 있습니다. **(A)**는 가려움증의 호소와 상처가피가 있으나 발진증상(홍반)을 동반하지 않는 가려움증으로 봐야하고 **(B)**는 가려움증과 상처, 그리고 발진을 동반한 가려움 발진으로 구분하는 것이 맞습니다.

요 약

가려움증 진료의 기본 단계

① 염증성 피부질환이나 기타 피부의 이상증상, 전신질환(약물복용 확인)과 같은 선행질환이 있는지를 파악합니다.
② 질환은 없으나 기능적인 저하, 인체 순환과 불균형 등이 있는지 파악합니다.
③ 극심한 스트레스, 긴장 상태의 영향을 받는 심인성 증상인지를 파악합니다.

①의 경우는 선행질환에 대한 집중적인 접근이 필요하며, ②,③에서는 '가려움증'으로 진단하고 한의학적으로 변증하고 그에 따른 치료를 진행합니다.

가려움증의 치료는 어떻게 하나요?

① 가려움의 서양의학적 치료

보통 가려움과 관련한 질환에는 스테로이드제의 전신 투여 또는 국소 도포, 항히스타민제 복용이 가장 일반적입니다. 하지만 이러한 약물들이 정확한 선행질환과 현재 상태에 대한 진료와 그에 대한 판단으로 처방, 사용되어야 하며, 철저한 원칙 없이 이러한 약물들이 사용되어지면 나중에 더 큰 문제를 유발할 수도 있습니다.

기타 피부의 냉감, 청량감, 마비감 등의 효과를 낼 수 있는 칼라민(calamine) 로션, 멘톨(menthol) 로션, 페놀 로션, 캡사이신 연고 등도 활용할 수 있습니다. 이러한 보조제들이 효과가 있는 경우도 있으나 피부, 점막에 자극이 될 수 있으니 주의해야 합니다.

② 가려움의 한의학적 치료

세심한 가려움증 진료를 통해 변증을 하고, 선행질환 및 다른 피부질환이 없다면 변증에 따른 처방을 합니다. 혈열 및 실열증에는 황련해독탕, 백호탕을 사용할 수 있고, 체표의 풍과 습의 문제가 있으면 소풍산, 계마각반탕, 월비가출탕을 활용할 수 있습니다. 혈허로 인한 가려움에는 당귀음자, 지황음자 등 처방을 활용할 수 있습니다.

참 고

옴(Scabies, B86)

의료기관에 '가려움증' 및 '가려움발진, 양진' 등으로 진료로 오는 소아 및 노년층에서 큰 비율은 아니지만 종종 옴 환자가 있습니다. 옴은 옴진드기에 의해 발생하는 피부질환으로, 전염성이 있으며 4~6주간의 잠복기 후 증상이 나타나며, 밤에 가려움이 심해지는 특징이 있습니다. 손가락 사이 부위에 특징적인 옴 진드기 굴을 발견하면 진단이 쉬울 수 있으나, 실제 임상에서 찾기가 쉽지 않은 편입니다. 만성화된 경우 다른 피부질환과 감별이 쉽지 않으니 주의해야 하는 질환입니다.

가려움증 진료에 있어서 참고해야 하는 점

① 가려움은 자각증상이기 때문에 증상을 측정하는 기준과 표현이 주관적일 수밖에 없습니다. 가능하면 VAS (visual analogue scale) 등의 방법을 활용하여 가려움증 정도를 객관적으로 기록해 놓을 수 있도록 하는 것이 좋습니다.

② 가려움증은 그 증상 정도에 영향을 줄 수 있는 요인들이 아주 많습니다. 기온, 습도, 음식, 음주, 소화상태, 스트레스, 수면 등이 모두 가려움증에 영향을 줄 수 있으며 이는 치료 중간의 경과에 일시적인 영향을 미칠 수 있으므로 주의해야 합니다.

③ 가려움증의 치료 경과는 다른 피부질환의 치료 경과와 다를 수 있습니다.

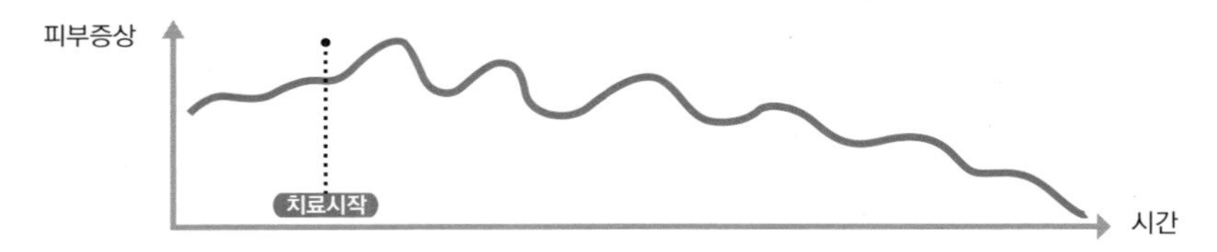

보통 피부질환은 악화와 호전이 반복되며 서서히 호전되는 경향이 있으나,

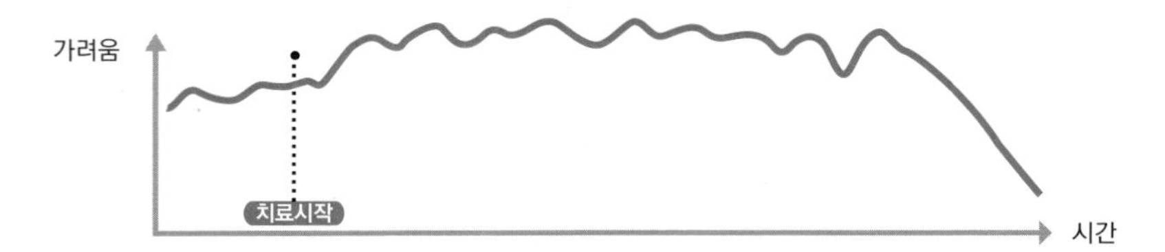

가려움증은 치료의 중간과정에서 환자가 느낄 수 있는 호전반응이 없다가 종료시점에 가까이 가서야 환자가 호전을 느끼게 되는 경우도 있습니다. 치료중간에 환자의 이탈이 없게 가려움증 치료경과의 특이성을 잘 이해시켜야 합니다.

2. 결절성 양진
[Prurigo nodularis, 結節性 痒疹]

결절성 양진

결절성 양진은 사지와 체간 피부에 가려움을 동반한 태선화된 결절을 특징으로 하는 만성 염증성 질환으로, 증상 변화가 느리며, 만성화되기 쉬운 난치성 피부질환입니다.

질병코드

L28.1	결절성 가려움발진

질환 요약

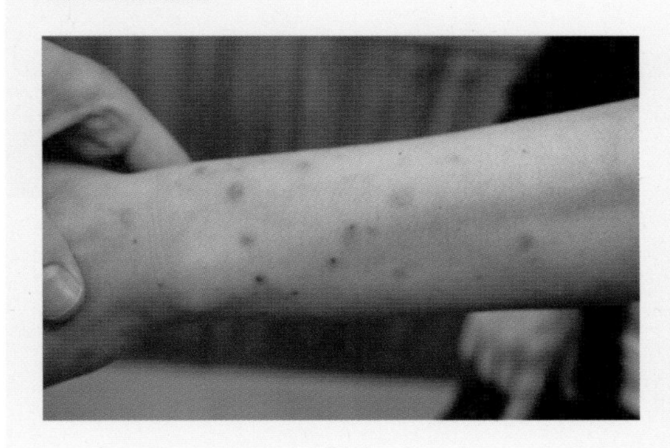

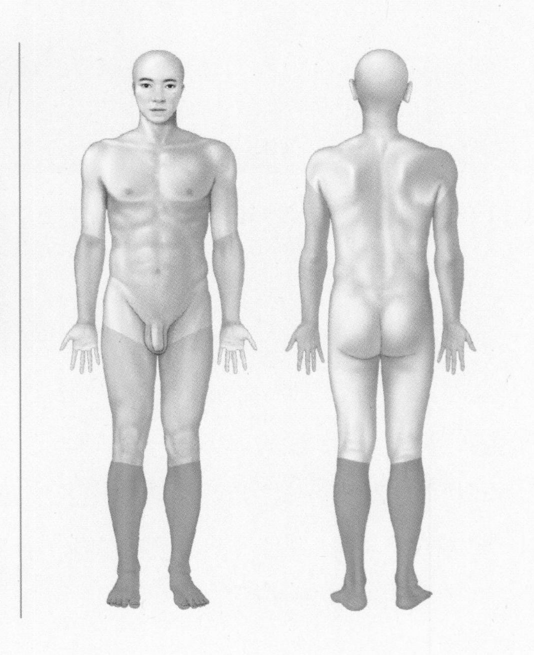

- 주요증상: 가려움 ★★☆ 통증 ☆☆☆

홍반	구진	결절	수포	농포	판	팽진	진물
인설	찰상	미란	가피	균열	반흔	태선화	색소 침착

결절성 양진은?

결절성 양진은 피부에 심한 가려움을 동반한 태선화된(피부의 각질이 두꺼워지고 거칠어져있는) 결절이 생기는 질환입니다. 아토피피부염처럼 아주 흔한 피부질환은 아니지만 한번 증상이 생기면 가려움이 심해 생활에 불편함이 많고, 만성화 경향이 심하고 쉽게 치유되지 않는 난치성 피부질환입니다.

Case 3 | 피부에 거칠거칠한 표면의 융기 증상 병변이 점점 늘어나고 있습니다. 무슨 피부질환일까요?

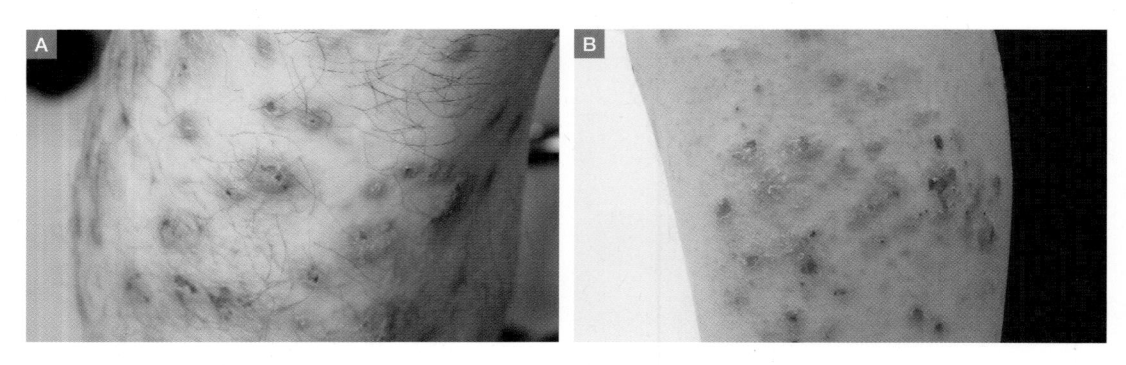

(A,B) 두 환자의 경우 둘 다 피부의 홍반과 상처가 나타나는 가려움을 동반한 염증성 피부질환이라는 것을 알 수 있습니다. 다른 염증성 피부질환과 구별되는 특징은 어떤 것일까요? 바로 결절성 양진의 핵심적인 증상인 태선화 된 결절입니다.

결절성 양진은 피부의 가려움, 홍반, 구진을 동반한 '양진(痒疹)' 중, 가려움에 대한 상처의 반복에 대한 피부의 이상반응으로 보통 구진보다 큰 결절형태의 병변이 생기는 질환입니다.

서양의학적으로는 다른 염증성 피부질환들처럼 원인과 발생 기전이 밝혀져 있지 않으나, 정신적인 스트레스나 과로, 다른 질환의 영향(아토피성 피부염, 간질환, 신부전, HIV 등) 등이 원인이 될 수 있다고 알려져 있습니다.

결절성 양진의 결절은 외부의 손상 자극 없이 자연스럽게 발현되기보다는, 피부의 상처와 외부 자극이 반복되면서 그에 대한 특이한(피부의 체질적 특이성과 연관된) 반응으로 인해 결절이 생기는 것으로 추정됩니다(그 형성 과정이 켈로이드 반응과도 약간 유사성이 있습니다). 몸과 피부의 면역 균형상실이 된 상태에서 여러 과민반응으로 가려움과 피부의 염증이 생기고, 그 부위를 긁음으로써

(외부자극) 생긴 상처에 다시 염증과 상처치유(재생)반응이 생기는 과정에서 특이적인 반응이 일어나며 결절이 생기는 것으로 파악합니다.

① 가려움 발진(Prurigo, 痒疹, L28.2)

가려움 발진(양진)은 심한 가려움증을 동반한 홍반, 구진, 결절 등의 증상을 특징으로 하는 만성적이고 재발성의 질환을 말합니다. 결절성 양진은 가려움 발진(양진)의 한 종류라고 볼 수 있습니다.

Case 4 | 환자가 가려움을 주로 호소하며 내원했습니다. 무슨 피부질환일까요?

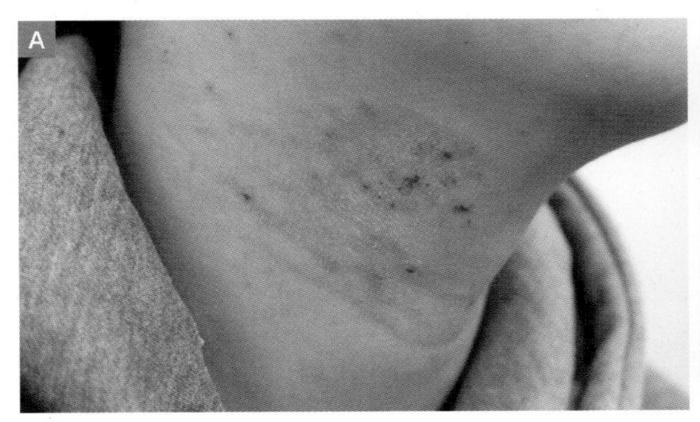

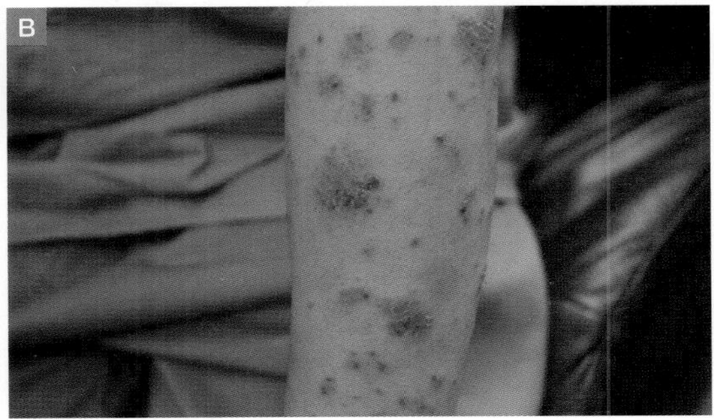

(A,B)는 피부의 증상을 호소하며 내원한 환자의 체간 피부의 병변 모습입니다. 주로 가려움과 피부의 홍반, 상처, 가피 등의 증상을 특징으로하는 가려움 발진(양진)으로 볼 수 있습니다. 여기에 결절증상이 같이 나타난다면 결절성 양진으로 분류해야 합니다.

결절성 양진의 증상은 어떤가요?

결절성 양진은 하지의 대퇴, 하퇴 전면부와 상지의 외측에 호발하며, 심하면 엉덩이, 체간에도 증상이 나타날 수 있습니다. 보통 다발성으로 퍼져나가며 증상이 다른 습진들처럼 쉽게 융합되어 병변이 넓어지기보다는 산발적으로 퍼져나가는 경우가 더 일반적입니다(물론 결절성 양진에서도 병변이 융합되는 경우도 있습니다).

Case 5 | 환자가 가려움을 주로 호소하며 내원했습니다. 무슨 피부질환일까요?

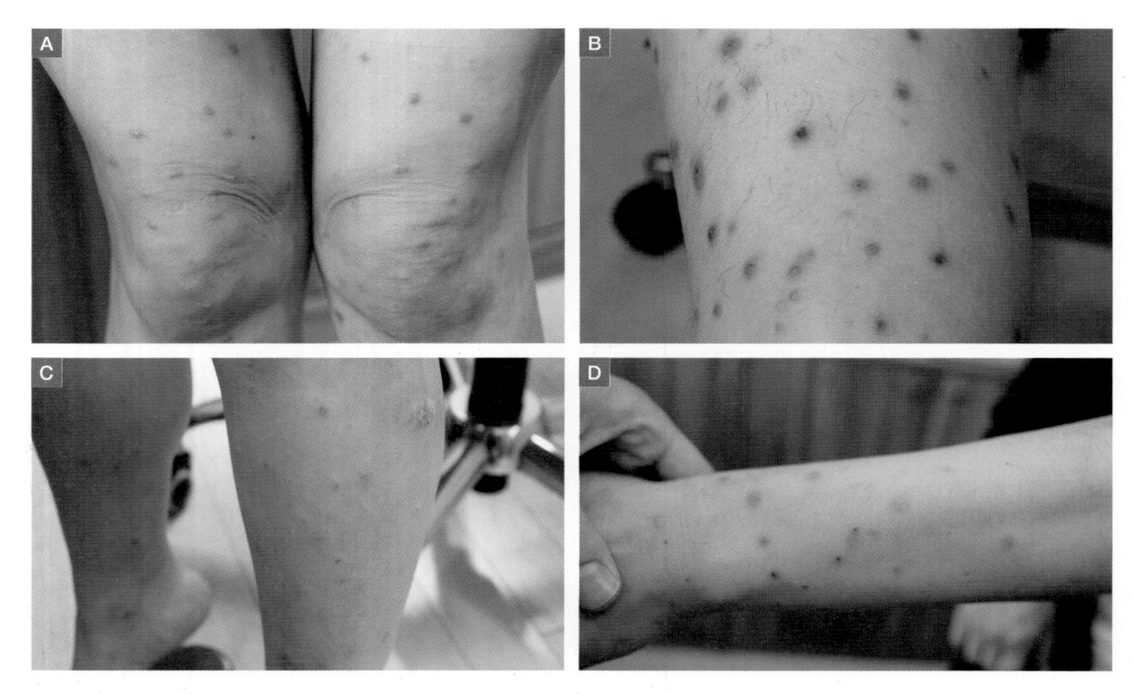

결절성 양진은 주로 사지의 외측 면 위주로 증상이 잘 나타납니다. 대표적인 호발부위는 (A),(B)대퇴 전면, (C)하퇴 측면, (D)상지 외측면 등입니다.

대부분의 결절성 양진 환자들은 극심한 가려움을 호소하는데, 상시적인 가려움보다는 간헐적이고 발작적인 가려움을 호소하는 경향이 있습니다. 보통 결절성 양진의 가려움은 특정시간(저녁, 퇴근 후, 야간)이나 스트레스, 과로, 음주 등의 상황에서 더 심해지는 경우가 많습니다.

보통의 병변은 사마귀 모양의 표면이 태선화된 결절을 특징으로 하며, 환자들이 대부분 가려움에 대해 잘 참지 못하는 경우가 많고, 상처를 반복적으로 내거나 가피를 뜯는 행위가 반복되는 경우가 대부분입니다.

증상이 완화되지 않고 반복될수록 환부의 결절은 점점 커지고 개수가 많아지며, 결절이 주변 피부로 퍼져나가게 됩니다.

결절성 양진은 건선과 비슷하게 상처에 대한 면역반응, 재생반응이 병변에 영향을 주는 질환입니다. 따라서 환자가 피부를 긁는 것과, 상처 등 외부자극을 얼마나 차단할 수 있는가가 경과에 중요합니다. 피부에 상처와 외부 자극이 반복되는 경우 그 자극 부위를 따라 새로운 결절이 계속 늘어날 수 있습니다.

Case 6 | 결절성 양진 환자의 피부에서 새로운 증상이 나타나고 있습니다. 다른 증상인가요?

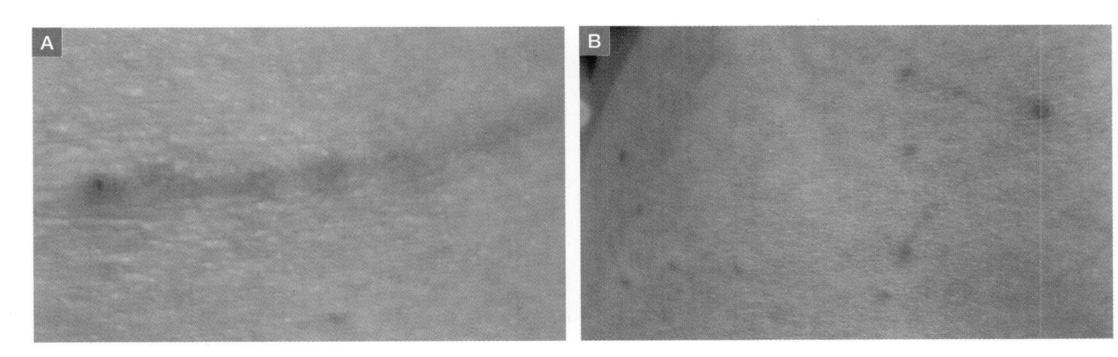

결절성 양진은 외부 자극과 상처에 대한 면역, 재생반응의 문제로 발생하는 질환입니다. 따라서 치료 과정에서도 피부에 상처와 외부 자극이 반복되는 경우 그 자극 부위에 새로운 결절이 계속 늘어날 수 있습니다. (A,B)는 전신 결절성 양진 환자의 상처부위에 선상으로 생기고 있는 결절 증상의 모습입니다.

결절성 양진의 증상은 가려움, 태선화, 상처 등 주로 만성화된 습진의 특징을 나타내며, 다른 염증성 피부질환과 비교해서 진물, 홍반, 부종이 심한 경우는 별로 없습니다. 하지만 기존 스테로이드 제제를 중단한 경우나 가려움이 심해서 환자가 피부에 심한 찰상을 유발하는 상황에서는 일시적으로 삼출성 습진 증상을 나타내는 경우도 있습니다.

결절성 양진은 어떻게 진단, 감별 해야 하나요?

다른 염증성 피부질환들과 비교해서, 결절성 양진은 진단, 감별이 까다로운 질환은 아닙니다. 가려움과 발진 그리고 동반된 특징적인 태선화된 결절 증상을 기준으로 진단합니다. 증상의 초기에 결절이 아직 성숙하지 않은 단계와 만성화된 증상에서 결절이 융합되는 경우에 진단에 약간 혼돈이 있을 수 있으니, 그런 경우에는 다른 부위의 증상과 증상의 변화양상을 관찰해서 진단해야 합니다.

Case 7 | 결절성 양진의 진단에 중요한 증상은 무엇일까요?

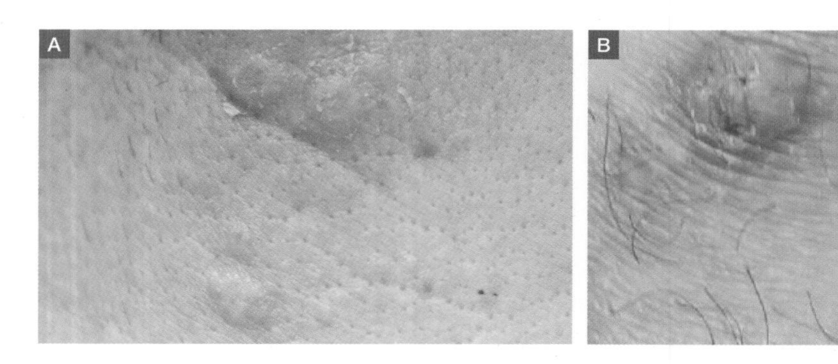

(A,B)는 태선화된 결절 증상의 모습이며, 바로 결절성 양진에서의 진단, 감별에 가장 중요한 증상입니다.

결절성 양진 환자의 피부에 지속적으로 가려움과 그에 대한 상처가 반복되는 경우, 결절 위주의 증상 외에 화폐상 습진 형태의 증상이 동반되는 경우가 있습니다(초진 시 그러한 증상이 관찰되는 경우는 다른 부위의 피부 증상을 함께 살피면서 신중히 감별해야 합니다).

Case 8 | 결절을 동반한 습진 증상 치료를 위해 환자가 내원했습니다. 결절성 양진과 비슷하나 증상 양상이 좀 다릅니다.

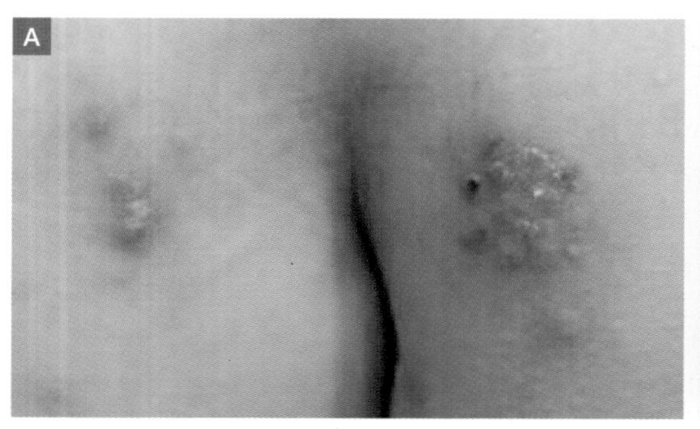

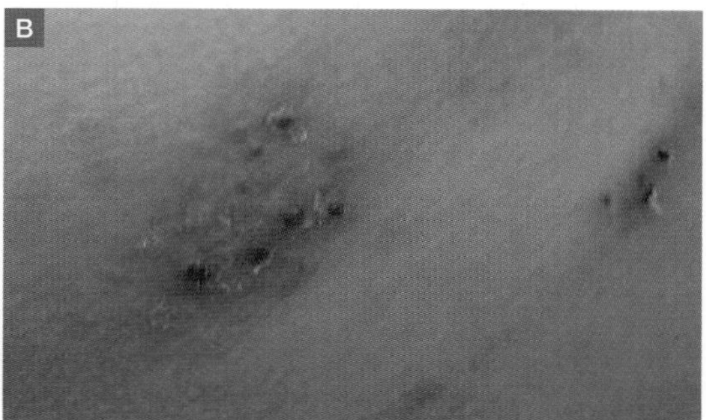

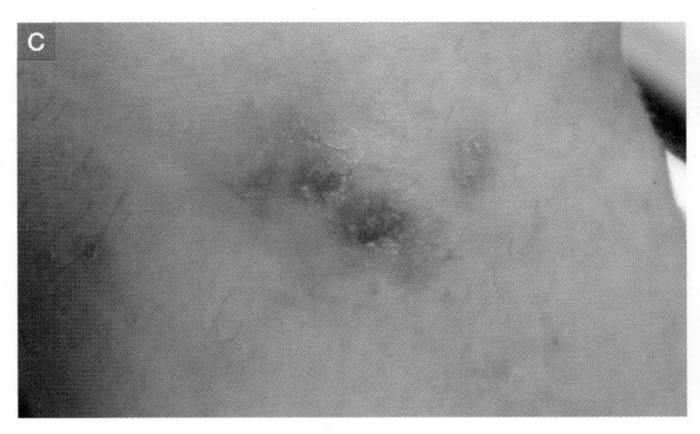

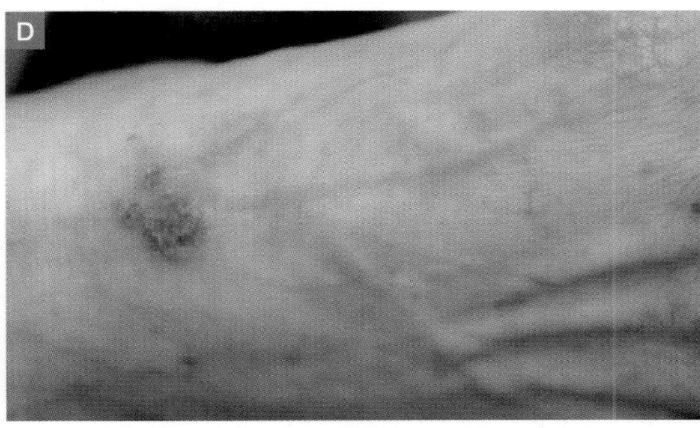

결절성양진의 결절 증상은 보통 산발적으로 존재하나, 경우에 따라 결절이 융합되고 진물이 동반하며 화폐상 습진과 유사한 증상을 보이는 경우가 있습니다. (A),(B)는 결절이 융합되어 화폐상 습진과 유사하게 동전모양의 병변을 나타내는 상태이며, (C),(D)는 결절과 그 주변 부위 피부를 지속적으로 자극하여 진물, 가피의 습진상 증상을 나타내고 있는 결절성양진 환자의 환부 모습입니다.

결절성 양진의 특징 및 경과는 어떤가요?

결절성 양진은 주로 10~40대에 호발하는 질환이나, 60~70대 노인층 환자도 어느 정도 비율로 존재합니다.

초기 단계에는 보통 가려움에 대한 제어가 되지 않고 상처, 홍반이 반복되며, 결절의 개수도 지속적으로 늘어나는 경우가 많습니다. 치료가 어느 정도 진행되면서 가려움증에 대한 제어가 개선되며, 상처가 감소되고 피부가 재생되기 시작하여, 결과적으로 피부의 결절이 얇아지고 정상피부로 회복되는 경과를 보입니다.

평소에 가피를 많이 뜯었던 환자의 경우에는 결절성 양진이 치료되고 난 후에도 색소침착이 오래 지속될 수 있고 환부에 반흔이 남을 수 있습니다. 결절성 양진 환주 중 평소에 과도한 상처를 내는 환자에게는 경과에 대해 미리 고지하는 것이 필요합니다.

Case 9 | **결절 부위를 많이 긁고 뜯어서 상처가 반복되었던 결절성 양진 환자가 있었습니다. 수개월 치료 후 결절은 대부분 소실되었는데, 치료 후에 색소침착과 반흔이 남았어요.**

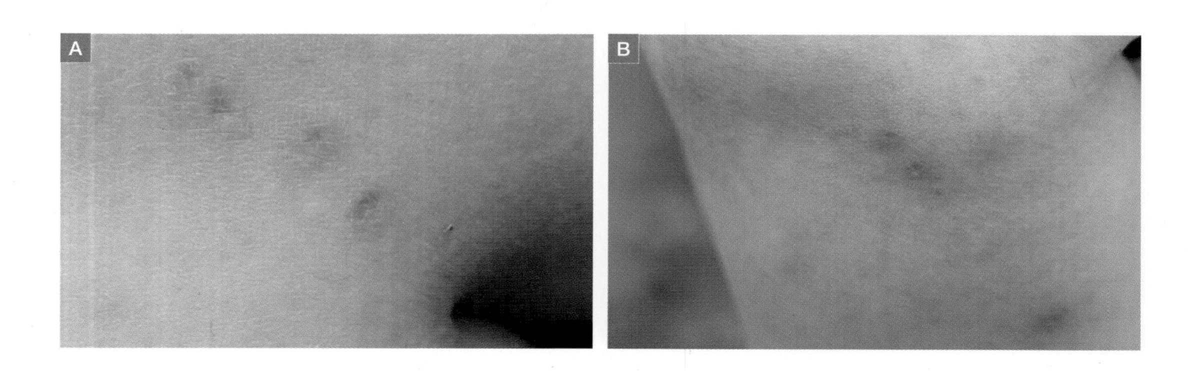

결절성 양진의 가려움과 염증증상은 치료가 완료되었으나, 오랫동안 염증과 상처가 반복되었던 경우는 패인 흉터가 소실되지 않는 경우가 있으니 경과설명 시 미리 가능성을 인지시키는 것이 필요합니다. 이러한 반흔은 치료 후 올바른 재생 관리와 생활 관리를 통해 약간은 회복되는 경향이 있습니다.

결절성 양진은 다른 습진에 비해 기존 스테로이드제 치료 중단 시, 리바운드 반응이 매우 급격하게(진물, 극심한 홍반의 퍼짐 등) 일어나는 경우는 많지 않습니다. 보통 일시적으로 가려움이 심해지고 상처가 증가하는 정도의 리바운드 증상은 흔하게 있습니다. 환자의 피부 상태에 따라 리바운드 시기에 결절주변으로 홍반, 진물이 화폐상습진과 같이 퍼지는 경우들이 있습니다.

Case 10 | 결절성 양진 치료를 시작한 환자입니다. 치료 시작후 2주가 지났는데 증상 양상이 달라지고 있습니다. 결절성 양진이 악화되고 있는 상태인가요?

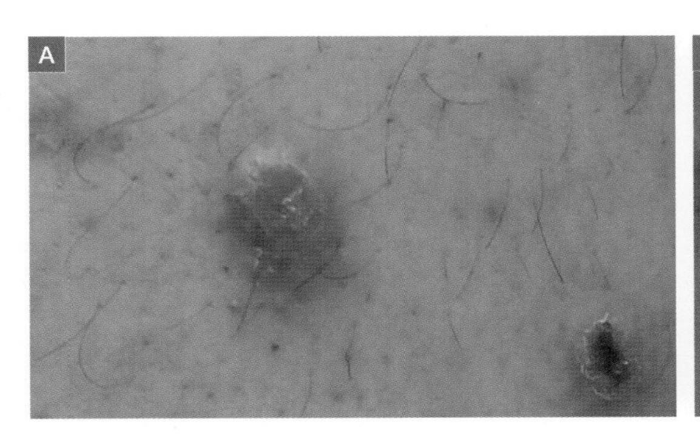

(A)는 결절성 양진 증상에 스테로이드제 위주 치료를 지속적으로 하다가 중단하고 난 후, 리바운드 증상으로 결절 주변 염증반응이 늘어나고 있는 모습입니다. (B) 이 시기에는 기존 병변부와 주변 피부로 가려움증과 홍반이 더 증가하고 간혹 진물 반응이 나타날 수 있습니다.

결절성 양진은 전체 치료에 있어서, 치료 초기에 가려움, 상처, 병변 증가에 대한 문제로 치료 이탈이 있을 수 있으나, 가려움이 완화되는 단계까지 잘 끌고 가면 장기적으로 시간은 좀 걸리더라도 치료 경과가 좋은 질환입니다.

결절성 양진의 감별질환은?

① 켈로이드(Keloid, cheloid, L91.0)

켈로이드란 피부 손상 후 발생하는 상처 치유과정에서 비정상적으로 섬유조직이 밀집되게 성장하는 질환으로, 본래 상처나 염증 발생부위의 범위보다 넓게 주변으로 확대되는 성질을 갖고 있습니다. 상처와 외부 자극에 대한 특이 반응이라는 병리적 부분에서 결절성 양진과 유사한 부분이 있으며, 외견상 증상도 유사해 보일 수 있는 부분이 있습니다. 결절성 양진은 가려움증과 결절부의 태선화된 병변의 특징을 나타내므로 켈로이드와 구분할 수 있습니다.

Case 11 | 피부의 융기된 병변을 특징으로 하는 환자가 내원했습니다. 어느 쪽이 결절성 양진일까요?

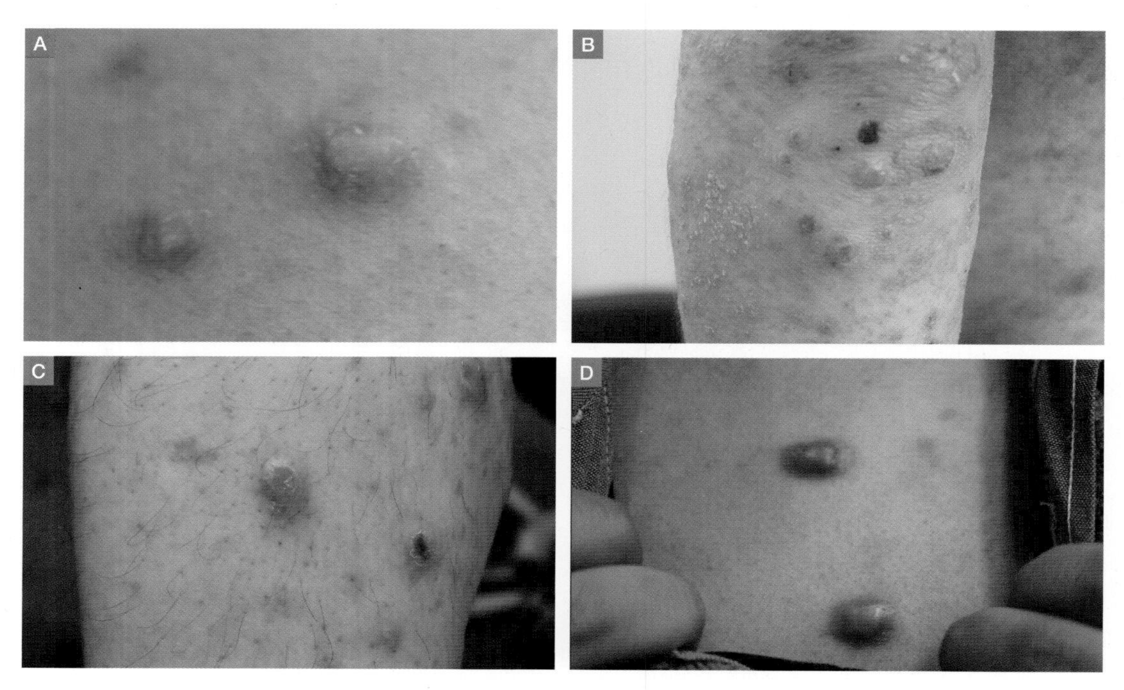

결절성 양진과 켈로이드는 그 발생 병리와 증상의 형태에 있어서 유사성이 있습니다. **(A),(D)**는 피부손상 반응 후 비정상적인 조직 성장으로 나타난 켈로이드 증상이며 **(B),(C)**는 태선화된 결절을 특징으로 하는 결절성 양진 증상입니다.

② 모낭염(Folliculitis, L73.9)

모낭(피부 속에서 털을 감싸고 영양분을 공급하는 주머니)에서 시작되는 세균 감염에 의한 염증으로, 비슷한 크기의 모낭염과 결절성 양진은 형태상 비슷해 보일 수 있습니다. 모낭염은 결절성 양진에 비해 급성의 염증증상과 농이 있으며 눌렀을 때 통증을 느낄 수도 있습니다. 결절성 양진은 병변의 표면이 더 거칠고 건조하고 딱딱한 느낌이며, 통증은 별로 느껴지지 않는 경우가 많습니다. 모낭염은 발생부위도 결절성 양진과 달리 피지선이 많이 분포하는 인체 상부에 많이 발생하는 편입니다.

Case 12 | 융기된 피부 습진 증상을 호소하며 환자가 내원했습니다. 어느 쪽이 결절성 양진일까요?

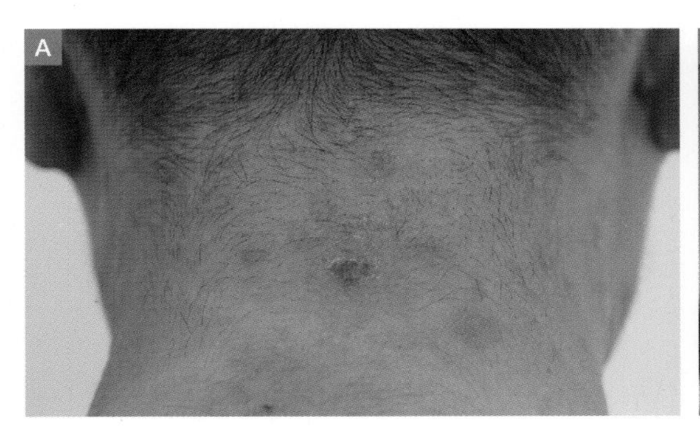

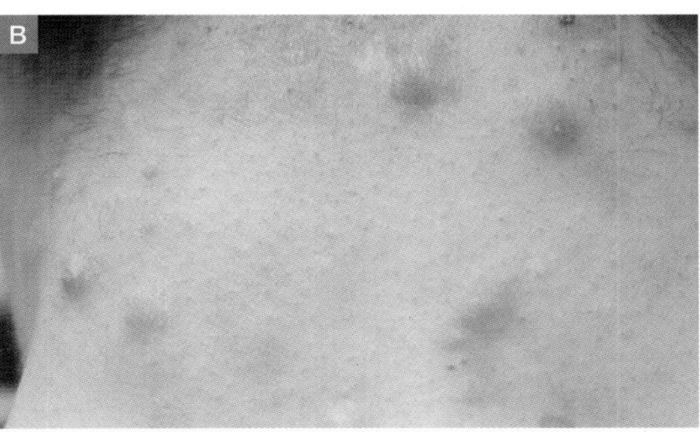

(A)는 태선화된 결절을 특징으로 하는 결절성 양진의 증상모습이며, (B)는 종기에서의 결절의 모습입니다. 형택적인 부분이 비슷해서 진단에 확신이 서지 않을때는 자각증상과 촉진 등을 통해 더 정확한 진단을 하고자 노력해야 합니다.

③ 화폐상습진(Nummular dermatitis, L30.0)

화폐상습진은 심한 가려움을 동반한 구진, 홍반, 소수포로 이루어진 원형 혹은 난원형의 경계가 뚜렷한 경향의 만성 습진 증상입니다. 결절성양진이 보통은 산발적인 결절 형태의 증상 양상을 나타내지만, 주변의 결절을 넓게 지속적으로 긁어서 마찰을 준 경우, 주변 결절과 융합되어 화폐상습진과 비슷한 임상 증상을 보이는 경우가 있으니 진단에 유의해야 합니다.

Case 13 | **동전 모양의 습진 병변을 호소하며 환자가 내원했습니다. 어느 쪽이 결절성 양진일까요?**

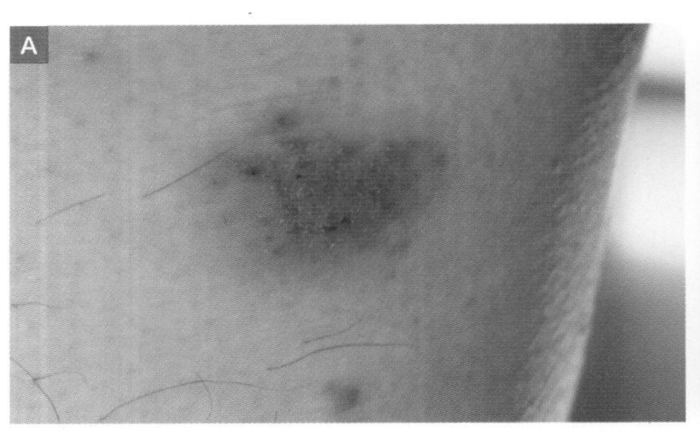

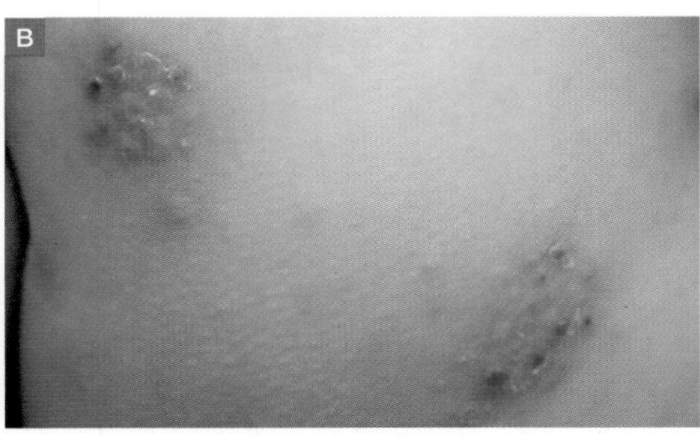

(A)는 화폐상습진의 특징적인 동전모양 습진 병변이며, (B)는 산발적으로 존재하다 지속적인 상처로 결절이 융합되어 동전모양의 병변을 형성한 결절성 양진의 증상모습입니다.

결절성 양진의 치료와 단계는 어떻게 되나요?

1) 서양의학적 치료

기본적인 치료의 방향은 기타 습진과 같으나, 결절성 양진에 있어서는 강한 스테로이드제를 도포하고 밀폐요법을 시행하는 경우가 있습니다. 결절성 양진의 병변 밑으로 스테로이드제의 병변 내 주사를 시행하며, 냉동치료나 CO_2 레이저로 병변의 제거 요법을 시행하기도 합니다. 가려움에 대한 대증치료로 경구 항히스타민제와 항우울제를 복용하기도 합니다.

2) 한의학적 치료

기타 습진과 같은 관점에서 변증시치 하되, 결절의 증상적 특징을 고려해서 치료에 가감합니다. 다른 습진과 다르게 내치만으로는 국소 부위 태선화된 결절의 치료 변화가 느리게 나타날 수 있으며, 국소부위의 적극적인 치료도 같이 시행해야 합니다. 실열증으로 인한 증상에는 황련해독탕, 방풍통성산 등 처방을 활용할 수 있으나 아주 초기를 제외하고는 실열증인 경우는 많지는 않습니다. 결절성 양진은 대부분 만성화 경향의 증상이 많으며, 풍으로 인한 변증이 주가 되면 거풍지양약을 사용하여 소풍도적산, 청기산 등을 활용합니다. 혈허, 혈어 변증이 주가 될 때는 생혈윤부음, 계지복령환 등 처방을 활용할 수 있습니다.

3) 치료의 단계

① Ⅰ-ⅰ (염증기)

만성화된 결절성 양진 증상이 진행, 반복되는 단계로, 특징적인 피부 결절과 상처가 반복되면서 증상이 반복되며 결절의 개수가 늘어나고 있는 상태입니다.

② Ⅰ-ⅱ (리바운드기)

스테로이드 연고와 같은 증상억제제 치료를 중단하고 리바운드 증상이 나타나는 시기로, 피부의 습진성 증상과 자각증상의 불편감이 더 심해지는 단계입니다. 결절부 피부의 가려움과 그로 인한 주변 피부 상처가 증가하며, 새로운 홍반과 구진들이 주변으로 늘어날 수 있습니다. 심한 경우 결절부 주변으로 진물 및 습진성 증상이 심해지는 경우도 있습니다.

Case 14 | 결절성 양진 치료를 시작한 지 2주가 지났습니다. 가려움, 삼출이 늘어나고 병변이 확대되고 있습니다. 악화되는 것인가요?

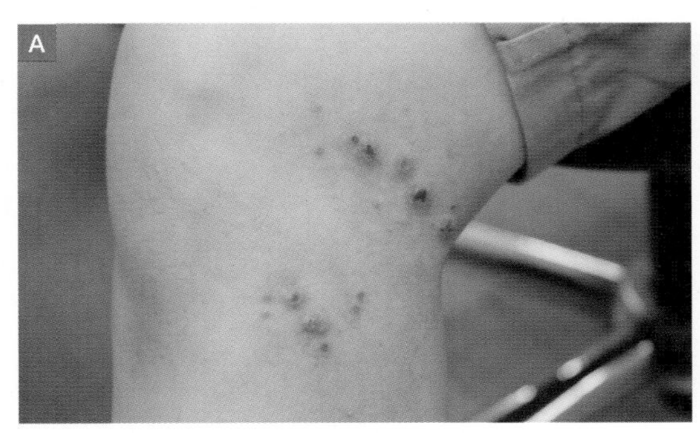

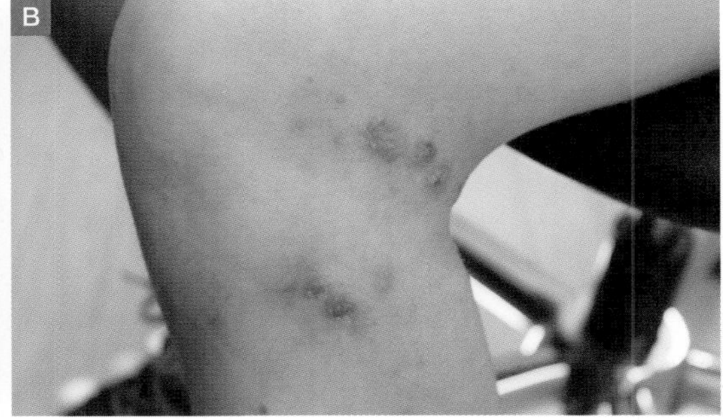

(A)는 결절성 양진 Ⅰ-ⅰ 의 염증과 가려움이 반복되는 단계의 증상모습입니다. **(B)**는 기존의 스테로이드제 위주의 치료를 중단하고 나타난 Ⅰ-ⅱ 단계의 증상모습입니다. 주변으로 홍반과 진물 가피가 늘어나고 가려움증도 심해진 상태입니다.

③ Ⅱ (진정기)

리바운드기에 악화되었던 가려움, 상처가 완화되기 시작하며, 새로 생기는 결절의 수도 더 이상 늘어나지 않는 단계입니다.

④ Ⅲ(회복기)

가려움이 심하게 느껴지지 않으며, 결절이 점점 편평해지고 색소침착 위주의 증상이 관찰됩니다. 상처가 거의 없으며, 정상피부가 재생되는 단계입니다. 단, 환자의 증상 특징에 따라 반흔은 남아 있을 수 있습니다.

Case 15 | 결절성 양진으로 치료받고 있는 환자입니다. 결절이 얇아지고 있습니다. 호전되는 것인가요?

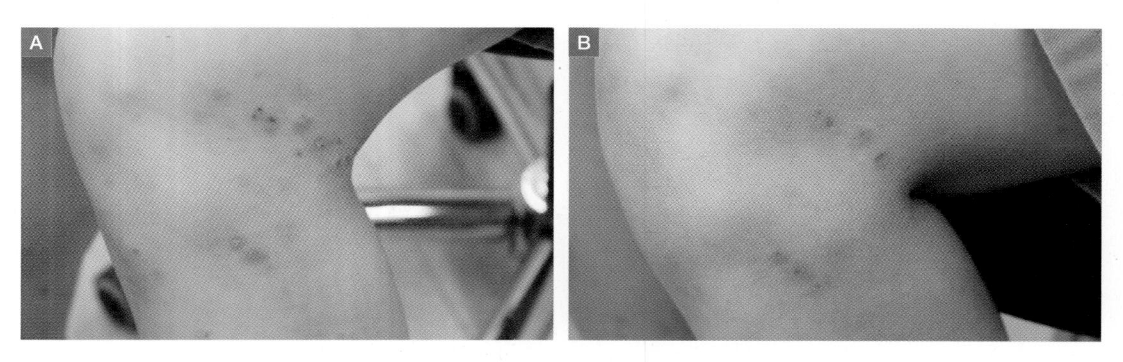

(A)는 단계 Ⅱ에서 피부의 증상이 호전되고 있는 단계의 증상모습이며, **(B)**는 단계 Ⅲ에서의 증상이 거의 회복되고 약간의 색소침착과 반흔 증상이 나타나고 있는 모습입니다.

3. 태선[Lichen, 苔癬]

태선

태선은 피부와 점막 표면에 가려움을 동반한 구진 및 두꺼운 각질의 피부를 특징으로 하는 만성 질환으로, 증상과 경과 변화가 느리며, 만성화 경향이 심한 난치성 질환입니다.

질병코드

L28	만성 단순태선 및 가려움발진	Lichen simplex chronicus and prurigo
L28.0	만성 단순태선	Lichen simplex chronicus
	태선 NOS	Lichen NOS
L43	편평태선	Lichen planus
L43.9	상세불명의 편평태선	Lichen planus, unspecified
L44.1	광택태선	Lichen nitidus
L44.2	선상태선	Lichen striatus

질환 요약

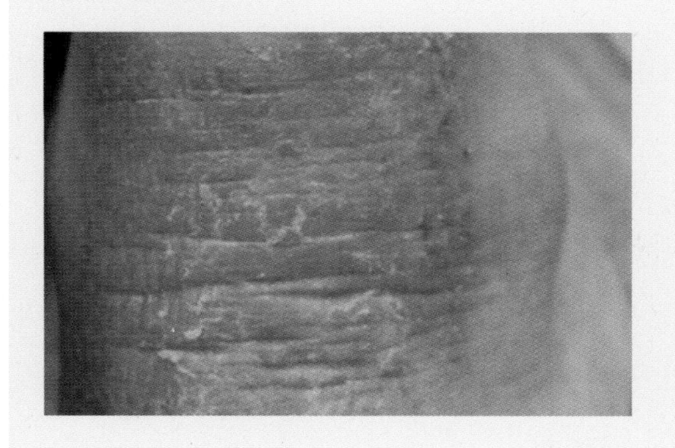

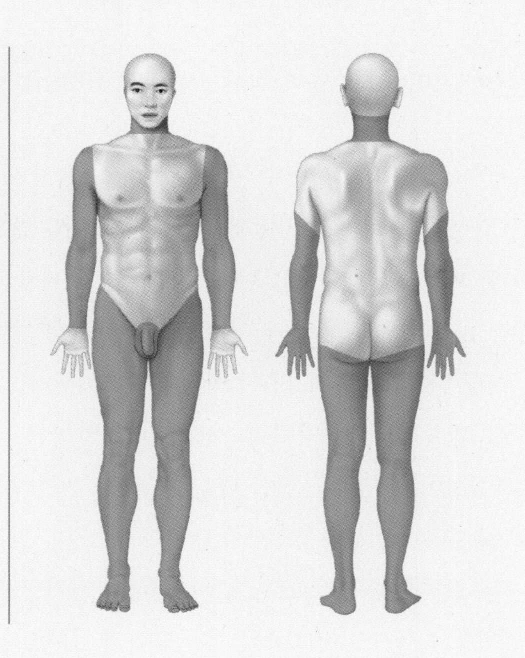

• 주요증상: 가려움 ★★☆ 통증 ☆☆☆

홍반	구진	결절	수포	농포	판	팽진	진물
인설	찰상	미란	가피	균열	반흔	태선화	색소 침착

태선이란?

태선은 피부나 점막의 표면에 만성적인 구진 및 각질의 비후 등의 증상을 나타내며 그 증상이 연속성을 갖고 있는 질환군을 지칭하는 피부진단명입니다. 태선 자체가 병명 자체로도 쓰이며 증상의 상태를 나타내는 형용사로도 사용됩니다.

① 만성단순태선(Lichen simplex chronicus, L28.0)

Case 16 | 피부질환 치료를 위해 내원한 환자의 병변 모습입니다. 피부가 거칠어져 있고 각질이 두꺼워져있습니다. 무슨 증상일까요?

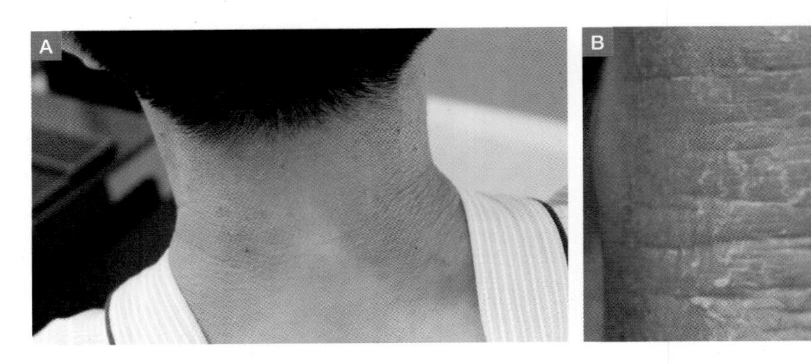

아토피피부염 증상으로 내원했던 10대 환자의 피부증상 모습입니다. (A)는 환자의 목 부위 피부에서 보이는 만성단순태선의 증상 모습이며, (B)는 발목 부위에 나타난 만성단순태선의 증상입니다.

만성단순태선은 가려움증 및 선행 질환의 영향으로 피부의 국소 부위를 지속적으로 비비거나 긁어서 피부가 거칠어지고 두꺼워지는 질환입니다. 단순 가려움증, 아토피피부염, 알레르기접촉피부염, 기타 습진, 곤충교상 등의 피부질환과 내과적 원인, 정신적 스트레스 등에 의해 유발될 수 있습니다.

피부의 국소 부위가 태선화되어 두꺼워진 인설로 덮인 홍반성 판이 나타나며, 가려움은 불규칙적이고 발작적인 가려움을 호소합니다. 호발하는 증상 부위는 사지, 목, 등 및 손이 잘 닿는 부위 위주로 증상이 나타나며, 전신 피부 어디라도 생길 수 있습니다.

특징적인 임상양상으로 진단할 수 있으며, 필요한 경우 조직검사를 시행하게 합니다. 치료를 위해서는 피부를 습관적으로 긁고 자극하고 상처를 내는 행위를 적극적으로 차단하며, 근본적으로는 가려움증의 제거 및 심리적인 이완과 관리, 선행질환에 대한 치료를 적극적으로 시행해야 합니다.

② 편평태선(Lichen planus, L43)

Case 17 | 피부질환 치료를 위해 환자가 내원했습니다. 피부의 각질이 두꺼워져 있고 환부에 흰색 선이 보입니다. 무슨 피부질환일까요?

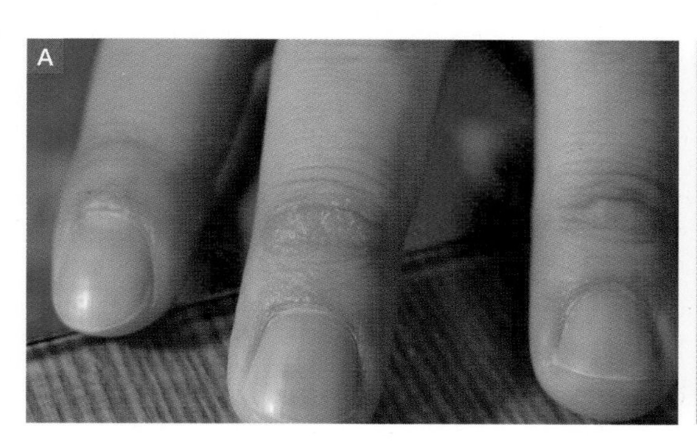

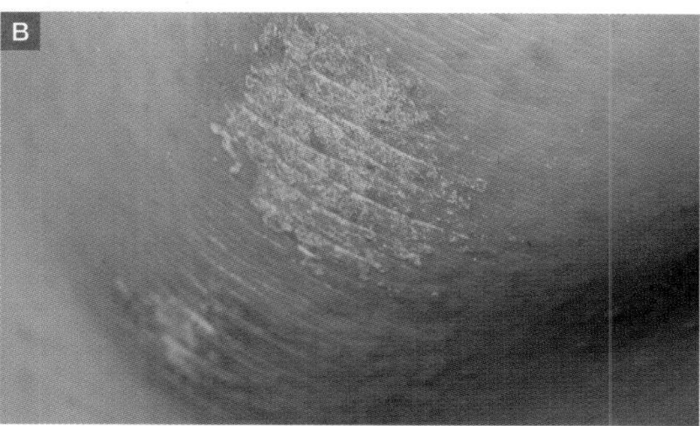

20대 환자의 **(A)**손가락과 **(B)**하지에서 나타난 편평태선의 증상 모습입니다. 미세한 망상백선인 Wickham선을 관찰할 수 있습니다.

편평태선은 피부와 점막에 발생하는 상세불명 원인의 소양감이 심한 만성 염증성 질환으로 피부와 점막의 여러 부위에 있어서 다양하고 특징적인 임상 증상을 보이는 질환입니다.

편평태선은 다른 피부질환에 비해 증상 양상이 다양한 질환입니다. 초기에는 암갈색이나 자주색의 작고 편평한 구진으로 시작되며, 증상이 진행됨에 따라 증상부위가 확대되며 인설이 두꺼워집니다. 구진의 표면에서 미세한 망상백선인 Wickham선을 관찰할 수 있습니다.

Case 18 | 20대 환자가 손, 발의 작은 암갈색 구진 증상을 호소하며 내원하였습니다. 무슨 피부질환일까요?

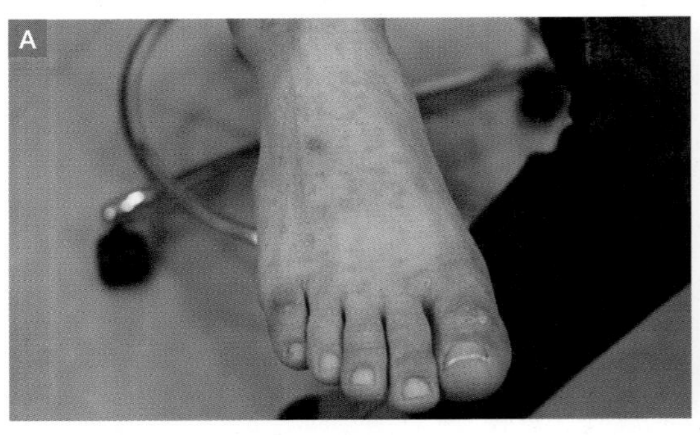

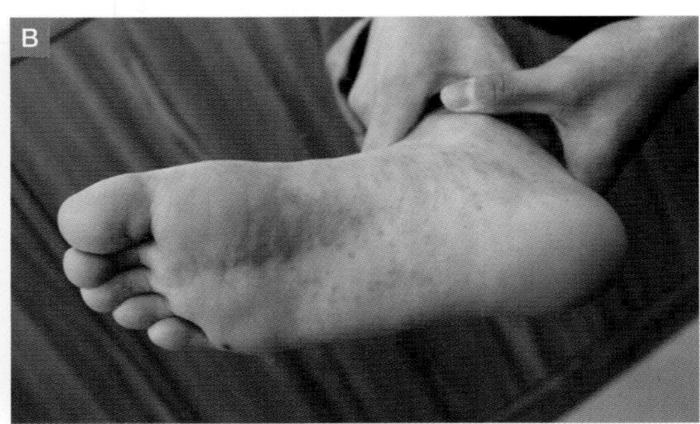

(A,B)는 환자의 발 부위의 피부 증상 모습입니다. 대학병원에서 조직검사 후 편평태선 진단을 받고 내원하였으며, 단순히 증상의 형태적인 특징만으로는 쉽게 진단하기 어려운 초기 편평태선 증상이었습니다.

편평태선의 호발부위는 손, 발, 손목, 발목 등 사지, 몸통 및 음경귀두이며 전신 피부 및 점막에 발생할 수 있습니다. 피부 및 점막의 자극 받은 부위에 증상이 발생하는 Koebner현상도 있을 수 있으며, 소양증은 환자에 따라 개인차가 있으나, 간헐적인 경우가 많습니다.

Case 19 | 피부의 만성적인 습진 증상으로 환자가 내원했습니다. 병변의 변화는 빠르지 않고 만성화된 증상으로 보이는데 어떤 피부질환일까요?

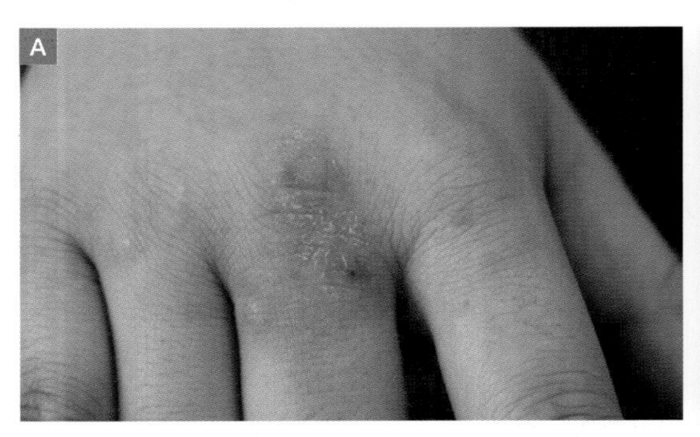

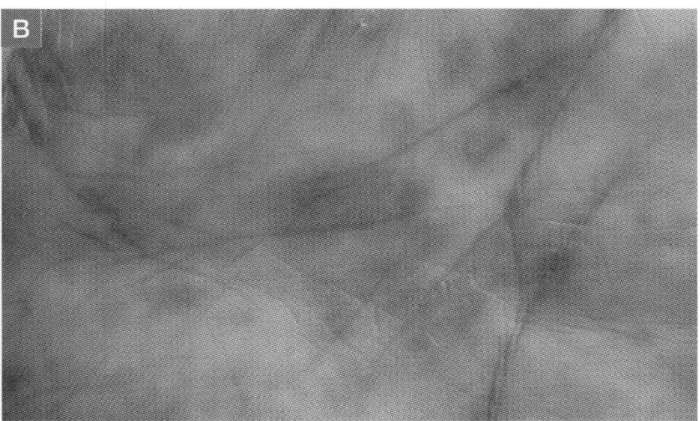

손의 습진 증상을 호소하며 내원했던 환자의 (A) 손등과 (B) 손바닥 부위에서 관찰 된 만성화되고 주변으로 퍼지고 있는 편평태선의 증상 모습입니다.

• 구강편평태선

피부와 점막에 발생하는 편평태선 질환 중 구강 내 점막에 발생하는 증상으로, 보통 구강 점막에 흰색선이 보이는 태선 조직이 관찰됩니다.

환자들은 혀로 만졌을 때 구강 내 이물감을 호소하며, 구강 내 자극요인이 있을 때(매운 음식, 뜨거운 음식 섭취 시 등) 증상 부위의 따가움, 통증, 열감을 느끼고, 심한 경우는 평소에도 점막에 쓰리거나 따가운 느낌을 호소합니다. 태선 증상 이외에 전체적인 구강점막 자체가 붉게 충혈되어 있고 점막의 감각이 예민해져 있는 환자들이 많습니다.

Case 20 | 구강 내에 쓰리고 뭔가가 만져집니다. 하얀 선도 보입니다. 무슨 질환일까요?

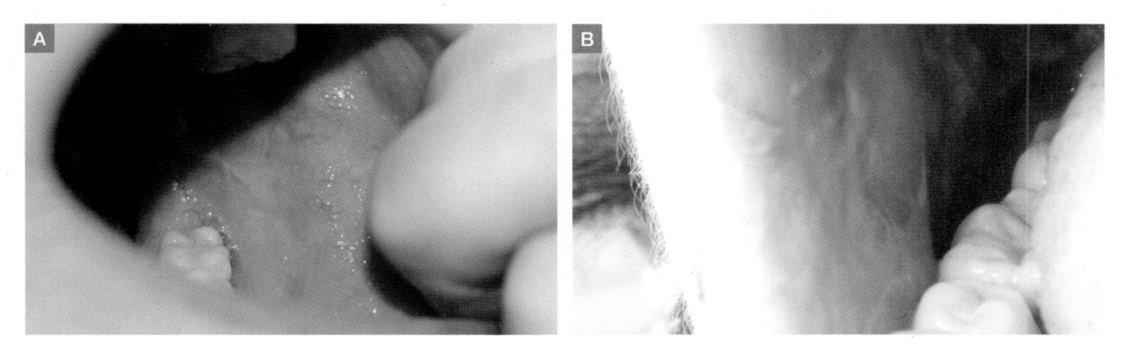

(A,B)는 구강 편평태선 환자의 구강내 점막의 모습입니다. 초기에는 구강 내 점막 부위의 따갑고 쓰린 증상이 나타나며 구강 내 망상 백선이 관찰됩니다.

③ **선상태선**(Lichen striatus, L44.2)

소아에서 호발하는 상세불명 원인의 염증성 피부질환으로, 하얀 인설의 태선과 홍반 증상이 선상으로 나타나는 증상을 특징으로 합니다. 인설을 동반한 암자색이나 붉은색의 홍반이 선상으로 이어져 있는 증상이 팔, 다리에 발생하는 경우가 많습니다. 특징적인 선상 증상으로 감별하기는 쉽습니다.

④ 광택태선(Lichen nitidus, L44.1)

Case 21 | 피부에 약간의 가려움과 구진 증상을 호소하며 9세의 환자가 내원했습니다. 무슨 피부질환일까요?

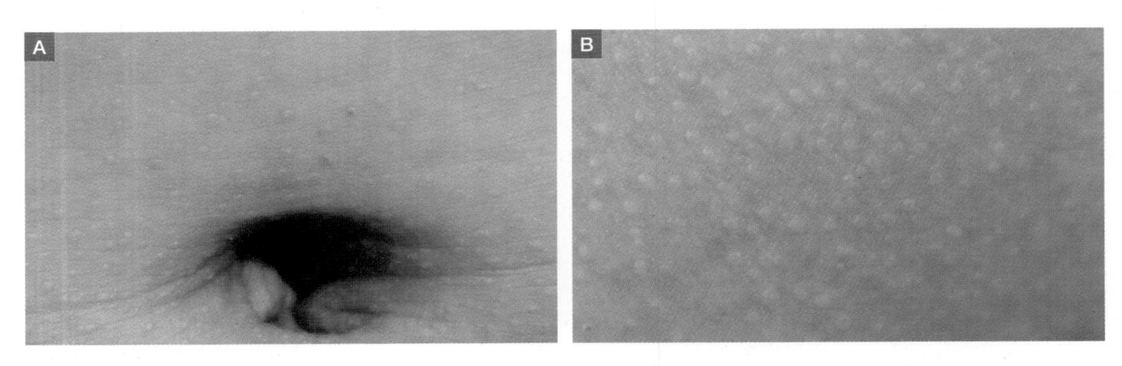

환자의 (A) 복부와 (B) 손등의 증상 모습입니다. 광택이 있는 구진위주의 전형적인 광택태선의 증상 모습을 나타내었습니다.

광택태선은 피부에 광택을 보이는 작은 구진들이 국소적으로 모여 있는 형태의 증상을 특징으로 하는 피부질환입니다. 크기가 비슷한 작은 구진들이 부분적으로 모여 있으며, 증상이 진행되더라도 구진들의 융합은 거의 발견되지 않습니다. 구진들은 광택의 둥근 병변을 보이며, 때로는 광택이 별로 느껴지지 않는 경우도 있습니다.

다른 피부질환에 비해 가려움과 같은 자각증상은 거의 없는 질환이나, 소아의 경우 습관적으로 긁거나 비벼서 병변주위로 약간의 상처가 보이는 경우도 있습니다. 증상은 단독으로 발생하는 경우도 많으나, 아토피성 피부염이나 다른 습진과 동반되어 나타날 수도 있습니다.

- 태선화(Lichenification)

피부의 염증 및 여러 외부자극(주로 가려움에 긁는것)의 반복으로 인한 피부손상의 결과로서 피부가 거칠어지고 판상형태로 두꺼워지는 현상을 표현하는 용어입니다.

- 모공각화(Keratosis pilaris, L85.8, L85.9)

모공 각화증은 팔, 다리, 등, 가슴의 바깥쪽 피부 모공 부위에 보통 살색 혹은 암갈색의 작은 구진이 닭살 모양 형태를 보이는 질환입니다. 유전성 질환이며, 피부가 건조하거나, 모낭염, 아토피성 피부염, 습진성 피부인 경우에도 증상이 동반되는 경우가 많습니다.

Case 22 | **피부에 구진을 동반한 증상을 호소하며 환자가 내원했습니다. 어느 쪽이 광택태선일까요?**

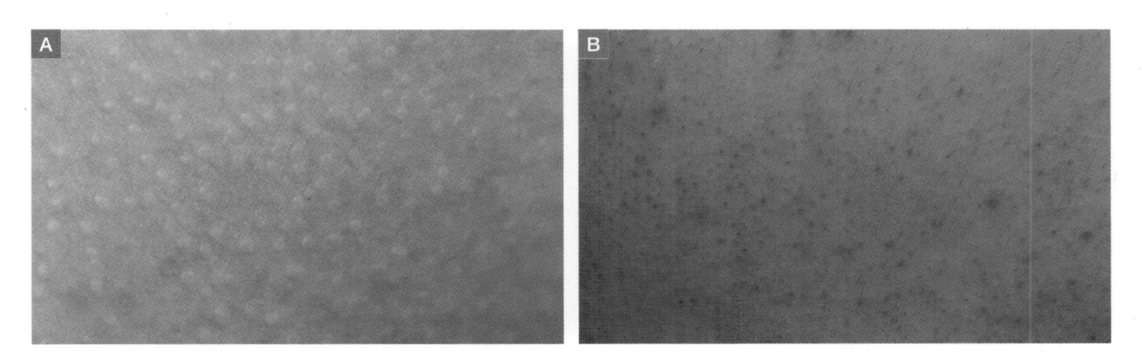

(A)는 광택을 띈 작은 구진들이 특징적인 광택태선이며, (B)는 암갈색 닭살 모양의 구진이 특징적인 모공각화증의 증상 모습입니다.

태선의 치료는?

① 태선의 서양의학적 치료

다른 습진에 비해 증상의 만성화 경향이 심한 질환으로 높은 등급의 스테로이드제를 사용하는 경향이 있습니다. 높은 등급의 국소 스테로이드제, 병변 내 스테로이드 주사, 경구 스테로이드제 복용 등의 치료를 시행합니다. 항히스타민제를 경구 복용하고 자외선 치료를 병행합니다.

② 태선의 한의학적 치료

습진의 처방과 같이 화폐상습진의 증상과 환자의 인체 내부 상태에 대한 변증에 따라 치료의 방향을 정하게 됩니다. 초기 염증성 증상의 태선은 거의 보기 힘들며, 대부분 만성화 증상이 특징적이기 때문에 가려움이 심한 경우는 거풍지양, 혈허 경향이 심한 경우는 보혈에 처방의 초점을 맞추게 됩니다. 아주 장기간의 치료가 필요한 질환입니다.

07
모낭염, 화농성 한선염, 여드름

1. 모낭염(Folliculitis)

모낭염

모낭염은 피부의 모낭과 그 주변 피부 부위의 세균감염에 의해 발생하는 만성 염증성 피부질환으로 자각증상은 심하지 않으나, 만성화될 수 있는 난치성 질환입니다.

질병코드

L73.9	모낭염	Folliculitis
L73.1	수염 거짓 모낭염	Pseudofolliculitis barbae
L02.01	얼굴의 종기	Furuncle of face
L02.21	몸통의 종기	Furuncle of trunk
L02.31	둔부의 종기	Furuncle of buttock
L02.41	사지의 종기	Furuncle of limb
L02.81	기타 부위의 종기	Furuncle of other sites

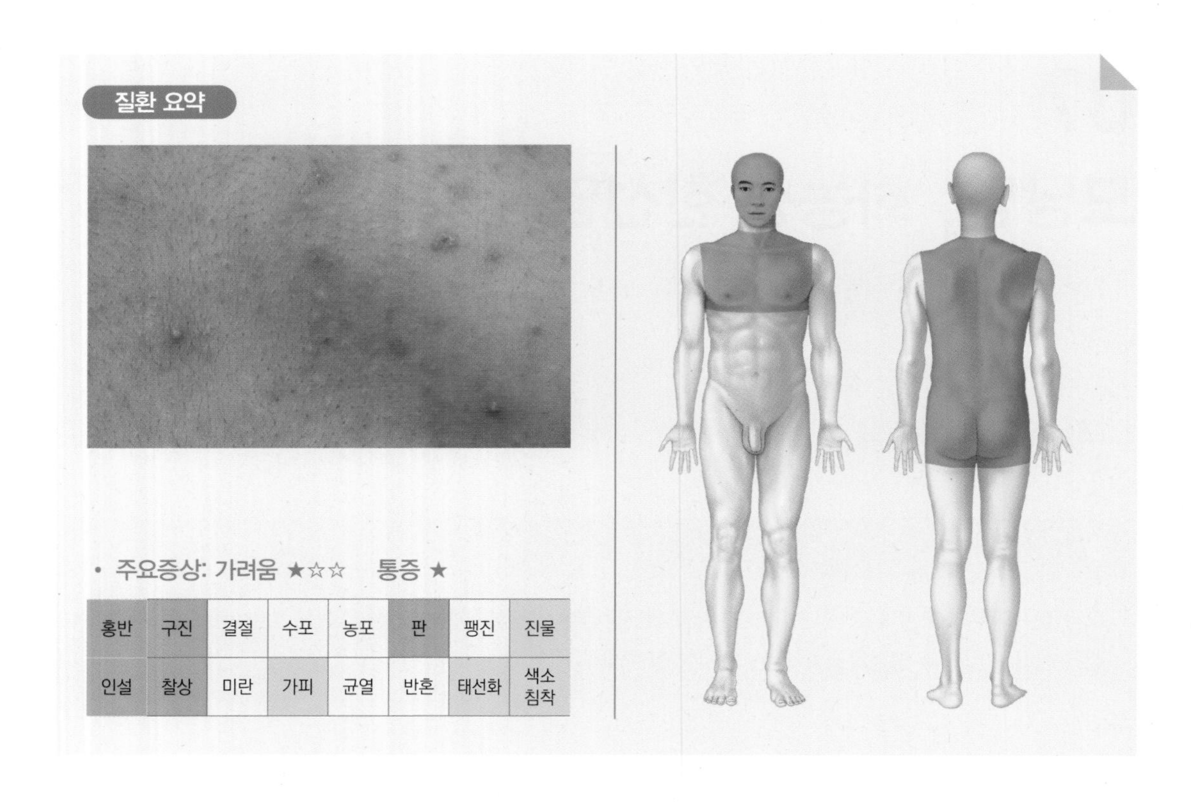

• 주요증상: 가려움 ★☆☆ 통증 ★

홍반	구진	결절	수포	농포	판	팽진	진물
인설	찰상	미란	가피	균열	반흔	태선화	색소침착

모낭염이란?

모낭염은 피부의 모낭과 그 주변 피부 부위의 세균 감염에 의해 발생하는 염증성 피부질환입니다. 그중 모낭염 증상이 심해져서 결절이 생긴 것을 종기라고 합니다.

모낭염은 왜 생기고, 증상은 어떤가요?

모낭염은 특정 질환, 상처, 스트레스, 과로, 수면부족 등에 의해 면역력이 약해진 피부 안으로 세균이 침투해 들어가 만들어내는 염증성 피부질환으로, 주로 표피 포도상구균이나 황색포도상구균에 의해 발생됩니다.

증상은 대체로 모낭을 중심으로 작은 구진과 농포, 가려움과 통증을 특징으로 하며, 심한 경우 발열 오한 등의 전신증상도 나타날 수 있습니다.

모낭염은 세균이 침범한 모낭 깊이에 따라 '얕은 고름물집 모낭염'과 '깊은 고름물집 모낭염'으로 나누어집니다. '얕은 고름물집 모낭염'은 모낭의 천부를 침범당한 질환으로 얼굴, 가슴, 등 피부에 발생하며 병변 소실 후 반흔을 남기지는 않습니다. '깊은 고름물집 모낭염'은 모낭의 심부를 침범당한 질환으로 안면 부위 중 윗입술 콧수염 부위 주변으로 잘 발생하며, 염증이 깊어지면 탈모, 가피, 반흔 등의 증상이 생길 수 있습니다.

Case 1 | 피부에 작은 구진들과 화농이 보이는 증상이 나타났습니다. 무슨 질환일까요?

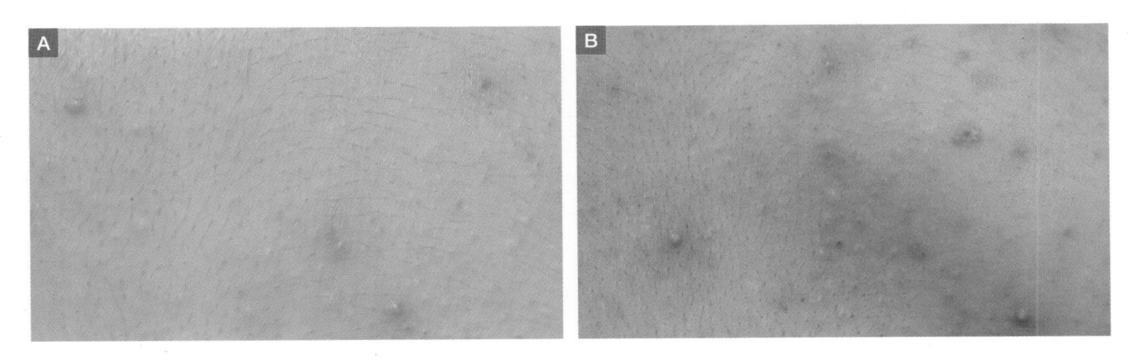

(A,B)는 얕은 고름물집 모낭염의 작은 구진과 농포 증상입니다.

Case 2 | 피부에 큰 결절 증상이 반복되고 있습니다. 무슨 피부질환인가요?

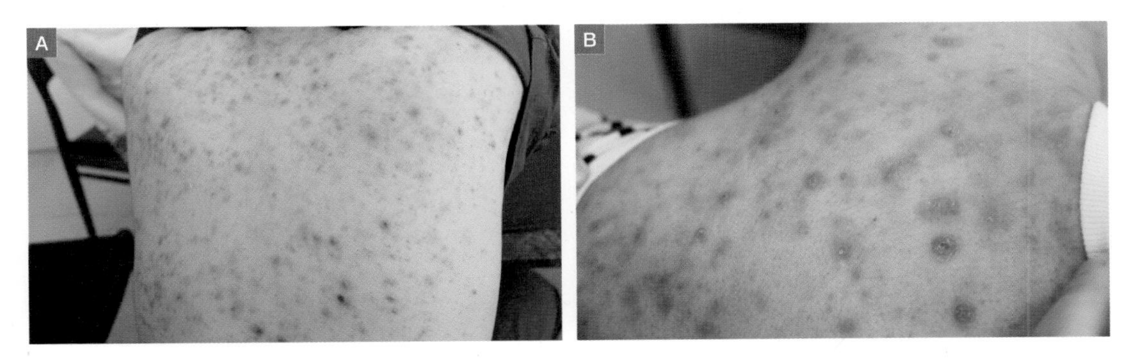

(A,B)는 깊은 고름물집 모낭염의 특징적인 증상인 농포성 구진, 결절의 증상입니다.

① 말라쎄지아 모낭염

어루러기의 원인균인 말라쎄지아(Malassezia furfur)에 의해 생기는 모낭염으로, 염증 증상은 세균성 모낭염에 비해서 약합니다.

② 그람음성 모낭염

여드름 치료를 위해 장기간 항생제를 사용하다가 급성으로 생기는 표재성 농포성 모낭염으로 항생제에 반응하지 않습니다(포도상구균은 그람양성균입니다).

Case 3 | 근골격계 질환 치료를 위해 장기간의 항생제 사용 후 피부에 발진이 나타났다고 합니다. 무슨 피부질환인가요?

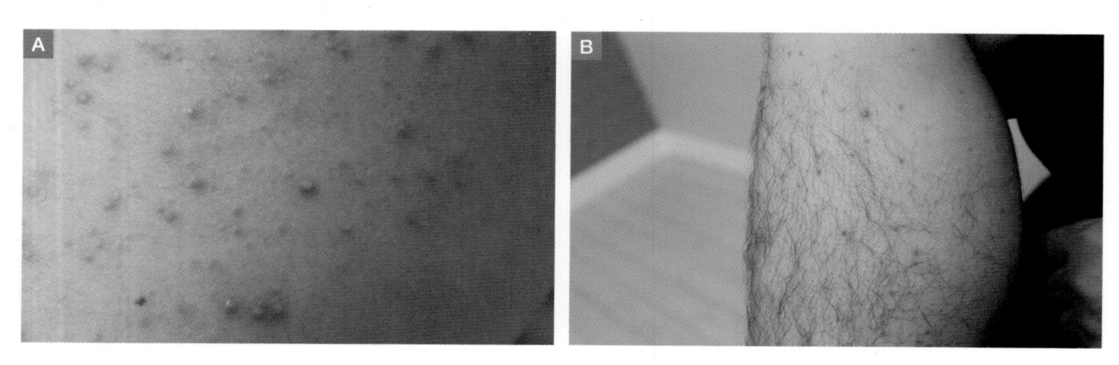

(A,B)는 장기간의 항생제 복용 후 피부에 나타난 농포성 모낭염의 증상입니다.

Case 4 | 피부에 반복되는 큰 결절과 발적 증상을 호소하며 환자가 내원했습니다.

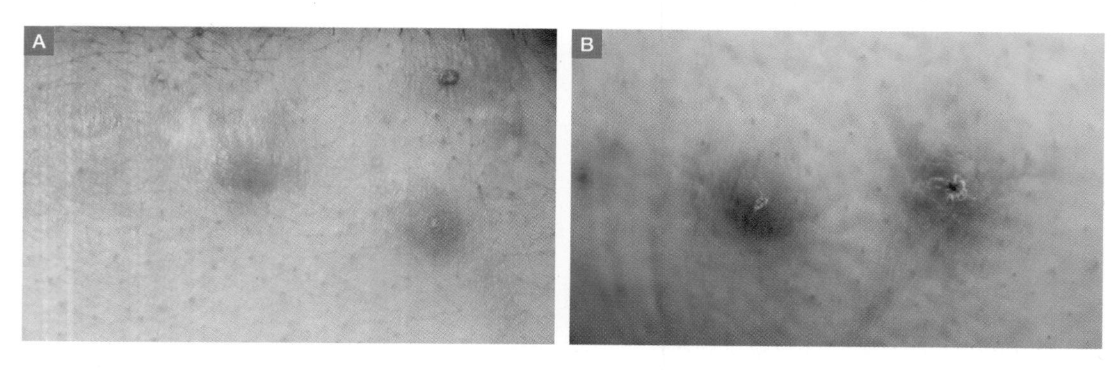

(A,B)는 표재성 모낭염이 심해져 모낭 주위 조직에 염증이 생긴 절종이며, 통증을 동반한 발적과 결절을 특징으로 하는 감염성 증상입니다.

참 고

세균 감염성 피부질환의 비교

- 절종, 옹종(Cutaneous abscess, furuncle and carbuncle of other sites, L02.8): 표재성 모낭염에서 시작된 증상이 진피 더 깊숙이 들어가 모낭 주위 조직에 염증을 일으키는 증상이 절종(종기)이며, 통증과 결절, 발적, 부종 등 증상과 심하면 오한, 발열 등 전신증상도 동반합니다. 절종이 융합되어 크고 깊은 부위에 발생한 증상이 옹종입니다.

- 단독(Erysipelas, A46): 단독은 세균의 피부감염으로 인해 생기며 피부가 붉어지고 붓는 증상의 특징을 나타냅니다. 피부의 압통을 동반하며 증상 부위 경계가 분명하며, 발열, 두통과 같은 전신증상을 동반하기도 합니다. 피부 및 피하조직까지 감염이 되어 발생하며, 연쇄구균이 주요 원인균이나 황색포도구균이나 폐렴구균에 의해서도 생길 수 있습니다.

- 봉와직염(Cellulitis, L03): 급성 세균감염증의 하나이며 진피와 피하 조직까지 침범할 수 있으며 단독보다 좀 더 심부에 나타나는 증상입니다. 보통 연쇄구균이나 황색포도구균의 침범에 의해 발생합니다. 피부의 홍반, 부종, 열감, 통증이 나타날 수 있습니다.

감염으로 인한 심부 농양이 깊은 곳에 있으면 절개를 통해 배농을 해야 할 수 있습니다.

모낭염의 치료와 관리는 어떻게 하나요?

① 모낭염의 서양의학적 치료

양방치료는 주로 항생제 위주의 치료를 하는데, 항균제(tricholosan이나 cychlohexidine)가 포함된 비누를 사용할 수 있고, 국소 항생제를 7~10일간 병변부에 도포합니다. 지속적으로 재발하고 병변이 광범위한 경우, 치료에 잘 반응하지 않는 경우 경구 항생제를 투여합니다.

당뇨, 비만, 불결한 위생 상태가 종기나 세균 감염의 원인으로 작용할 수 있으므로 이를 개선하기 위해 노력합니다. 만성적으로 코 주변에 모낭염이 재발하는 경우는 코를 후비는 습관이 원인일 수 있으므로 이를 고치도록 합니다. 제대로 소독을 하지 않고 손으로 농포를 짜거나 터트리거나 불결한 손으로 병변을 자주 만지는 경우에는 세균 감염을 더 악화시킬 수 있으므로 삼가도록 합니다.

② 모낭염의 한의학적 치료

습진의 처방과 같이 화폐상습진의 증상과 환자의 인체 내부 상태에 대한 변증에 따라 치료의 방향을 정하게 됩니다. 초기 염증성 증상이 악화되는 단계에서는 황련해독탕 등 청열제를 사용할 수 있으나 만성화경향이 나타나는 단계에서부터는, 거풍습제, 자윤보혈제, 보기제 등을 적절히 활용해야 합니다. 병변이 붉고 농이 보이는 경우 십미패독산을 활용해 볼 수 있으며, 농이 만성화되고 사라지지 않는 경우에는 선방활명음, 탁리소독음 등 처방을 사용할 수 있습니다.

모낭염 진단과 감별은 어떻게 할가요?

대부분의 모낭염의 진단은 특징적인 임상 양상으로 진단할 수 있으며, 특수한 경우, 분비물을 채취하여 현미경으로 관찰해서 확인하는 그람염색법과 분비물을 배지에 배양해서 균을 확인하는 세균검사를 실시하기도 합니다.

① 여드름(Acne, L70)

Case 5 | 피부의 작은 농포성 구진을 호소하는 환자가 내원했습니다. 어느 쪽이 모낭염일까요?

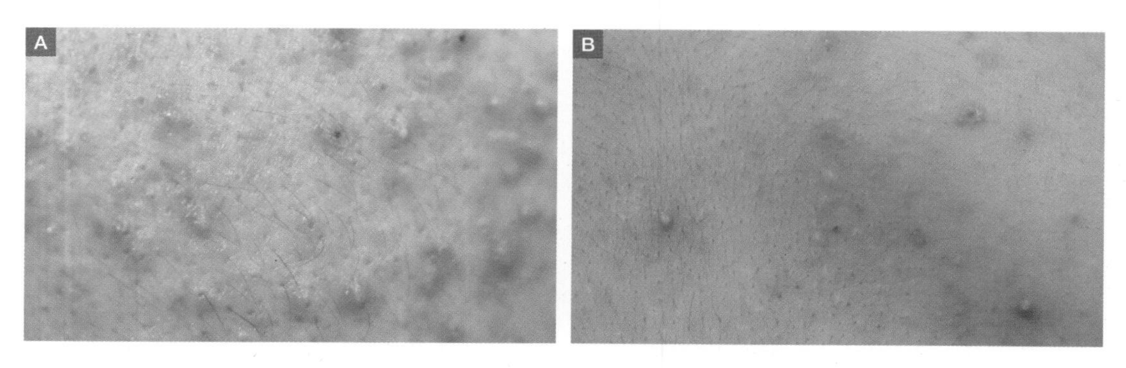

피부 표면에서 작은 농포성 증상이 특징적인 증상은 대표적으로 여드름과 모낭염이 있습니다. **(A)**는 면포가 특징적인 여드름의 증상이며 **(B)**는 모낭염의 증상 모습입니다.

2. 화농성 한선염(Hidradenitis suppurativa)

화농성 한선염

화농성 한선염은 주로 겨드랑이, 외음, 둔부, 유방부 주위 피부 등 한선이 발달하는 부위에 발생하는 피하 농양으로, 주변 피부의 발적, 자발통을 수반하고 대부분 감염을 동반하는 것이 특징인 난치성 질환입니다.

질병코드

L73.2	화농성 한선염

질환 요약

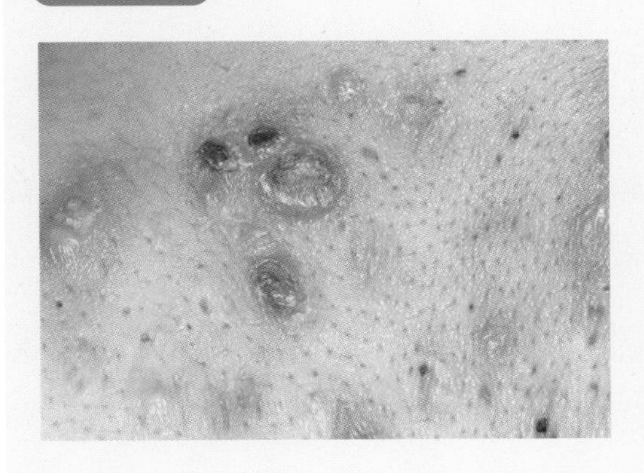

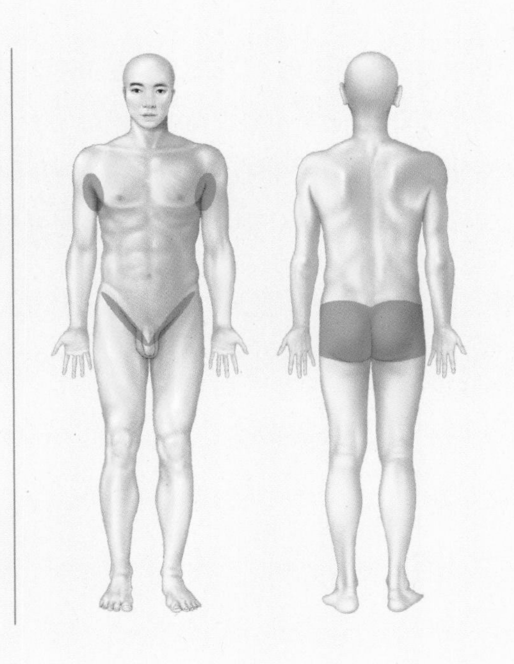

• 주요증상: 가려움 ☆☆☆ 통증 ★★☆

홍반	구진	결절	수포	농포	판	팽진	진물
인설	찰상	미란	가피	균열	반흔	태선화	색소 침착

화농성 한선염이란?

화농성 한선염은 주로 겨드랑이, 외음, 둔부, 유방부 주위 피부 등 한선이 발달하는 부위에 생기는 피하농양입니다. 주변 피부의 발적, 자발통을 수반하고 대부분 감염을 동반하는 것이 특징입니다.

Case 6 | 피부의 발적과 결절이 특징적인 환자가 내원했습니다. 무슨 질환일까요?

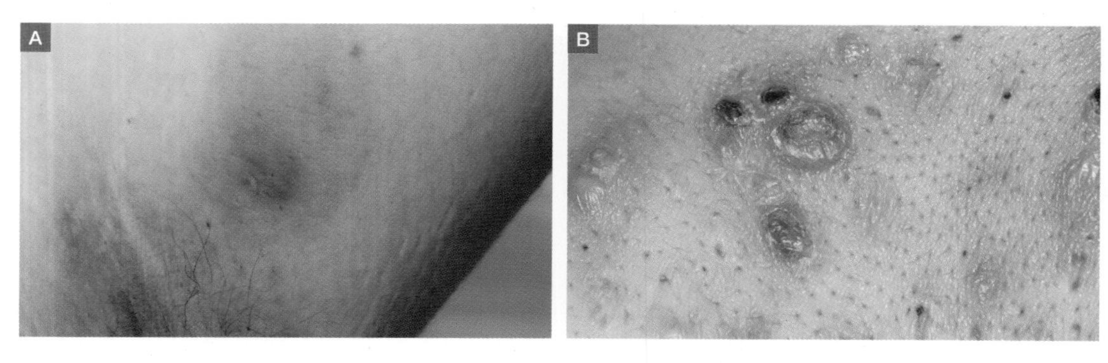

(A)는 겨드랑이 부위에 화농성 한선염 피부 발적이 진행되고 있는 모습이며, (B)는 농양이 진행되고 누관이 형성되어 농이 터져 나오고 있는 모습입니다.

화농성 한선염은 왜 생기고, 증상은 어떤가요?

황색 포도상구균의 감염에 의한 한선성 농피증의 하나로, 초기에는 갈색의 단단한 종기로 시작되어 증상이 진행되면 농양이 형성되며, 누관이 형성되면 고름이 피부 밖으로 터져 나오거나, 주변 피부 안에서 증상이 퍼져나갑니다. 증상부의 농이 터진 부위 위주로 흉터가 쉽게 생길 수 있습니다.

Case 7 | 엉덩이 부위의 종기 증상을 호소하며 환자가 내원했습니다. 무슨 질환일까요?

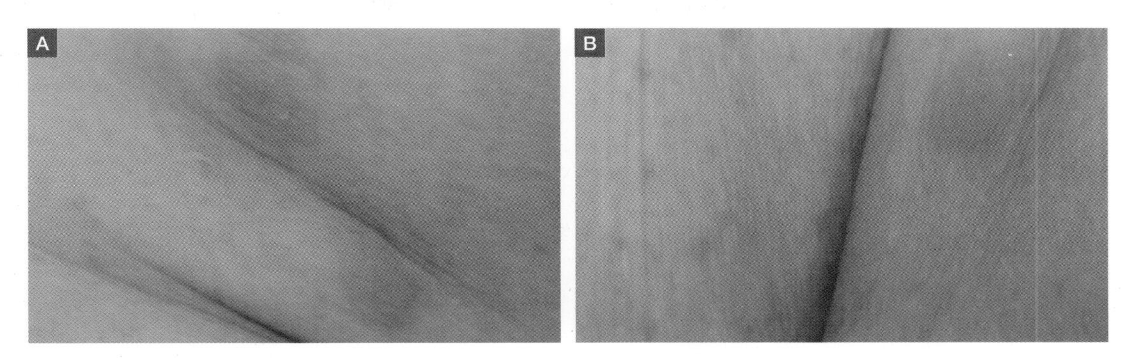

(A,B)는 초기의 화농성 한선염의 증상입니다. 초기에는 농이 확인되지 않는 단단하고 종기 형태로 증상이 나타납니다.

Case 8 | 환자가 화농성 한선염으로 치료를 받고 있습니다. 화농 증상이 점차 호전되고는 있는데 피부의 반흔이 걱정입니다.

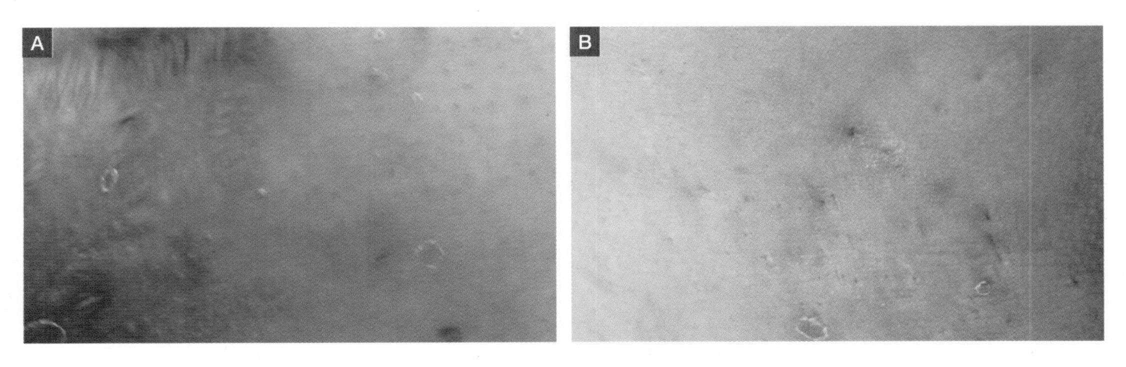

만성화된 화농성 한선염 증상에서는 농양의 크기와 만성화정도, 농양의 개수에 따라서 반흔이 쉽게 남을 수 있습니다. 배농을 위해 절개 시술을 한 경우도 반흔이 흔히 동반됩니다. **(A,B)**는 환자의 둔부 피부의 반흔 증상 모습입니다.

화농성 한선염은 어떻게 치료하고 관리해야 하나요?

① 화농성 한선염의 서양의학적 치료

보통 증상에 따라 진통소염제를 복용하거나, 화농이 되면 환부를 누관을 뚫거나 절개하여 배농하고 항생제를 투여합니다. 적절한 절개 배농은 통증과 농의 빠른 소실의 효과가 있으나 재발이 잘 될 수 있고, 절개에 따른 반흔이 부담이 될 수 있습니다.

② 화농성 한선염의 한의학적 치료

초기에 심하지 않은 화농성 한선염은 한약을 통한 내치로 치료가 가능하나, 증상이 만성화되어 결절과 농의 정도가 어느 정도 있는 단계의 화농성 한선염은 한약을 통한 내치 외에, 배농을 포함한 적극적인 외과적 처치가 동반하여야 하므로 치료에 있어 신중한 접근을 해야 합니다. 초기 발적과 통증이 심한 염증 위주의 증상에는 황련해독탕, 방풍통성산을 활용할 수 있으나 증상이 만성화되고 허증 경향이 있는 경우 선방활명음과 탁리소독음과 같은 소종배농 처방을 활용하는 것이 좋습니다.

3. 여드름(Acne)

여드름

여드름은 모낭의 피지선에 염증이 생겨 면포, 구진, 결절, 농포 등 증상을 나타내는 만성 염증성 질환으로, 주로 피지선이 많은 얼굴, 가슴, 등 피부에 발생합니다. 만성화된 경우에는 반흔, 색소침착이 남을 수 있으니 치료와 관리에 주의해야 합니다.

질병코드

L70	여드름	Acne
L70.0	보통 여드름	Acne vulgaris
L70.1	응괴성 여드름	Acne conglobata
L70.2	두창모양여드름	Acne varioliformis
	속립성 괴사성 여드름	Acne necrotica miliaris
L70.3	열대성 여드름	Acne tropica
L70.4	영아성 여드름	Infantile acne
L70.5	찰상여드름	Acne excoriee
	연고성 여성 찰상여드름	Acne excoriee des jeunes filles
L70.8	기타 여드름	Other acne
L70.9	상세불명의 여드름	Acne, unspeicfied

질환 요약

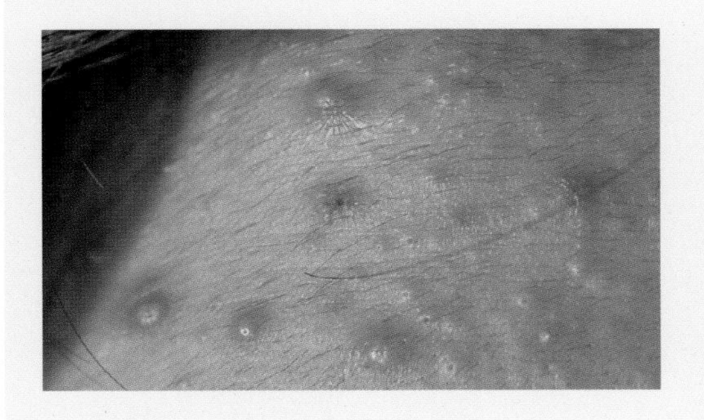

• 주요증상: 가려움 ☆☆☆ 통증 ★☆☆

홍반	구진	결절	수포	농포	판	팽진	진물
인설	찰상	미란	가피	균열	반흔	태선화	색소침착

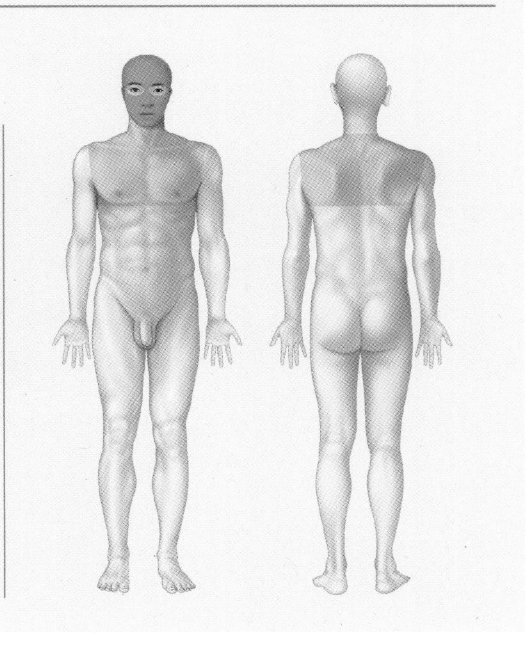

여드름이란?

여드름은 모낭의 피지선에 염증이 생겨 면포, 구진, 결절, 농포 등 증상을 나타내는 만성 염증성 질환으로, 주로 피지선이 많은 얼굴, 가슴, 등 피부에 많이 발생합니다.

여드름은 호르몬의 변화가 생기는 사춘기에 주로 발생하며 그 후 성인이 되면서 서서히 개선되는 경향이 많으나, 성인이 된 후 20대 이후에 발생하여 30대 이후까지도 반복되는 성인형 여드름 환자도 많습니다.

여드름은 왜 생기나요?

여드름의 원인은 단순 여드름균 감염, 피지분비 항진 등 단일 원인으로 단순하게 파악하기보다는, 복합적인 원인과 개인의 체질의 특수성이 연관되어 나타나는 것으로 봐야 합니다. 재발되고 만성화된 난치성 여드름일수록 여러 원인이 복잡하게 작용하고 있다고 봐야 할 것입니다.

① 호르몬(테스토스테론, 안드로젠)과 환경, 스트레스 등 다양한 원인으로 피지선의 과항진
② 모낭상피의 이각화증으로 모낭이 막히고 면포(comedone)가 형성됨
③ 모낭 상재균 중 프로피오니박테리움 아크네스(propionibacterium acnes)의 영향과 그로 인한 염증 반응
④ 여드름의 가족력
⑤ 화장품, 비누, 세정제, 세제 등 화학적 자극요인들의 영향
⑥ 한의학적으로는 上熱下寒의 병리적 상태가 가장 중요(만성 악성 화농성 여드름에서 가장 중요하게 생각해야 하는 요인)

여드름은 어떻게 진단하나요?

여드름의 진단에 있어서는 특징적인 모낭부위의 염증 증상과 면포의 확인이 중요합니다.

여드름의 대표적인 증상은 면포(모낭 속에서 딱딱해진 피지)인데 입구의 개폐에 따라 폐쇄면포(흰면포)와 개방면포(검은 면포)로 나눌 수 있다. 면포주변으로 염증이 생기면서 염증이 악화되면서, 구진, 화농, 결절, 낭종 등으로 진행되며, 만성된 경우 여러 단계의 증상이 혼재되어 있는 경우도 많습니다.

〈 여드름의 형성 과정 〉

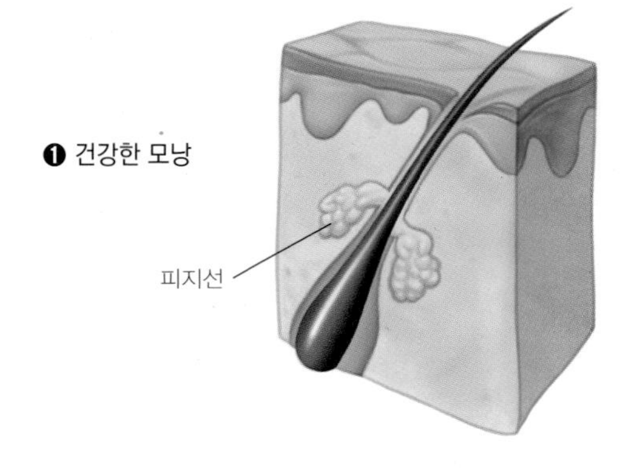

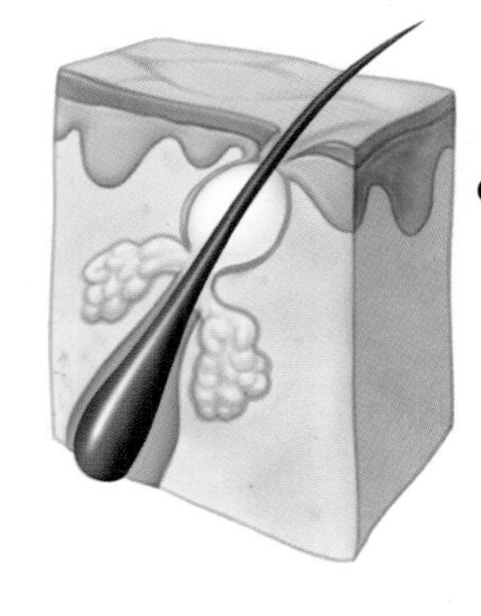

❷ 각질 세포에 의해 모공이 막히고, 피지 분비가 늘어남

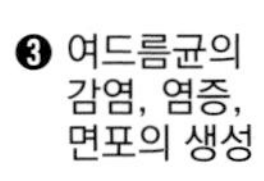

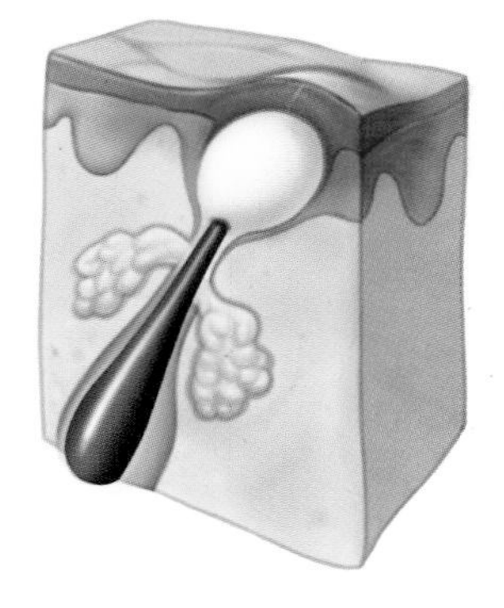

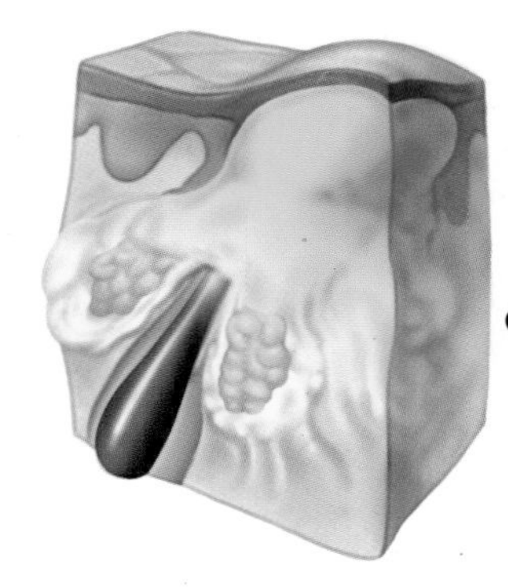

❹ 모낭이 파괴되고, 농포가 형성됨

- 여드름의 발생 진행 과정

① 피지분비량의 증가

② 폐쇄면포 형성: 모낭상피의 이각화증으로 각질층이 증식하여 모공을 막아 피지선에서 분비된 피지가 내부에 덩어리져 볼록해진 상태

③ 개방면포: 면포가 공기 및 오염물과의 접촉으로 끝이 검게 변한 상태

④ 염증성 구진: 염증이 일어난 상태로 피부가 예민해져서 붉어짐

⑤ 농포: 염증이 더 진행되어 화농이 된 상태

⑥ 결절: 진피까지 염증이 퍼져 결절을 형성

⑦ 낭종: 진피까지 화농이 크고 깊게 생겨서 덩어리가 생김

〈 여드름의 진행 단계 〉

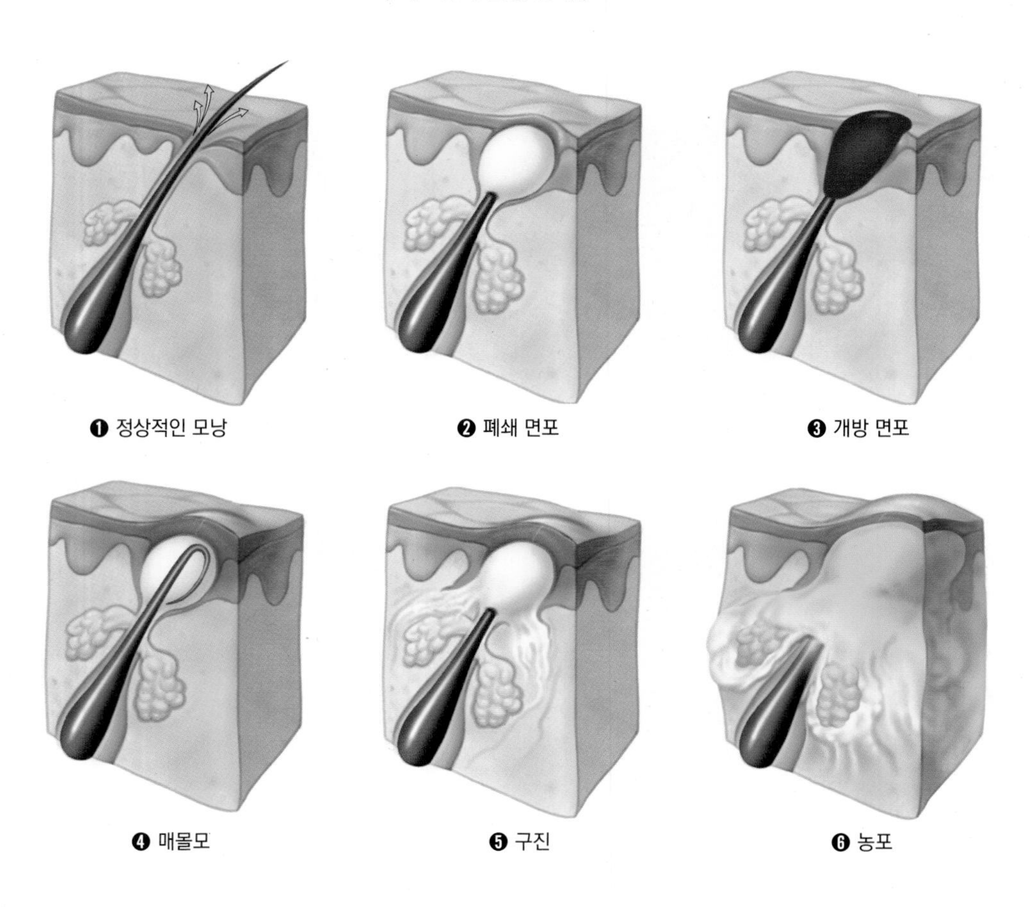

여드름은 어떤 종류가 있나요?

① 면포성, 구진성 여드름

좁쌀 같은 작은 구진 형태로 좁쌀 여드름으로도 불리며, 비염증성인 면포성 여드름에서 염증이 진행되면 붉은 구진 형태의 구진성 여드름으로 진행됩니다(아직 농은 생기지 않은 단계입니다).

Case 9 | 여드름을 호소하며 20대 환자가 내원했습니다. 어떤 여드름인가요?

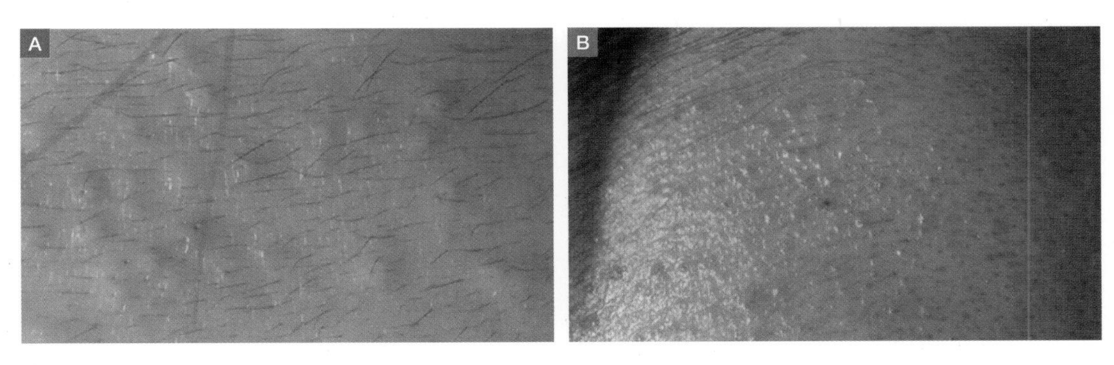

(A)는 폐쇄면포 상태, **(B)**는 구진성 여드름 상태이며 아직 농은 형성되지 않은 상태입니다. 보통 이런 여드름은 청소년이나 성인 중 마르고 순환이 잘 되지 않으며 몸이 찬 여성 환자에게서 자주 나타나는 유형의 여드름입니다. 치료 변화도 느린 유형의 여드름으로 피부에 대한 치료와 함께 내부 순환과 보중익기에 대한 부분에 대한 접근이 중요하겠습니다. 단, 이 시기의 여드름에 온보약을 과하게 사용하면 여드름의 양상이 일시적으로 화농성으로 커지는 경우가 있으니 주의해야 합니다.

② 농포성, 결절성 여드름

여드름 내부에서 염증반응이 더 진행되어 농이 생기고 심화된 여드름이 농포성 여드름이며, 농포가 더 심화되어 크고 돌출된 형태로 나타나는 여드름이 결절성 여드름입니다.

Case 10 | 여드름 치료를 위해 내원한 30대 남성 환자의 이마와 아래턱 피부 병변의 모습입니다. 어떤 여드름인가요?

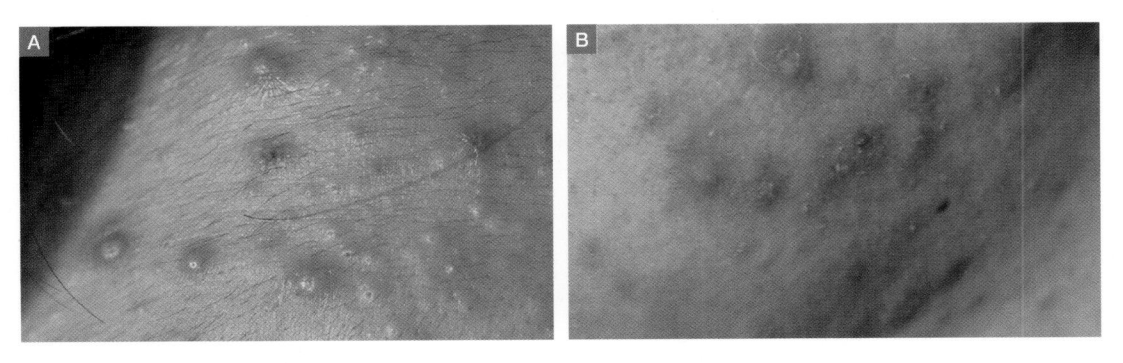

(A,B)는 화농성 병변과 결절을 특징으로 하는 전형적인 성인형 여드름의 모습입니다. **(A)**는 농포성 여드름, **(B)**는 농포와 함께 결절성 여드름의 특징을 함께 나타내고 있습니다.

여드름은 어떻게 치료하나요?

① 서양의학적 치료

여드름 치료는 크게 바르는 약, 먹는 약, 외과적 치료 등이 있으며 여드름의 경중증과 치료에 대한 효과 등을 고려, 판단하여 처방합니다.

a. 바르는 약: 경증의 여드름에서 사용되며, 항생제, 비타민A 유도체, 항균 항염제. 복합제 등이 사용됩니다.
b. 먹는 약: 중등도 이상의 여드름에서 사용되며, 경구용 항생제와 비타민A 유도체인 레티노이드(retinoid)가 있다.
c. 외과적인 치료: 스테로이드 주사, 압출요법, 박피요법, 광역동치료 등이 사용됩니다.

② 한의학적 치료

여드름의 양상, 환자의 인체 내부에 대한 한의학적 변증이 중요하며, 이에 따라 한약 처방을 통한 內治가 여드름 치료에서 가장 중요한 부분입니다. 여드름의 염증을 일으키는 상열에 대한 변증(실열, 허열, 상열하한 등)과 내부 장부의 허실과 조습한열(燥濕寒熱)을 파악해서 투약합니다. 장부에서는 심폐, 비위, 대소장의 허실과 기능실조를 잘 살펴야 합니다.

상열이 특징적인 유형이면 청상방풍탕, 병변이 붉고 농이 특징적이면 심미패독산, 예민하고 짜증이 많은 유형은 가미소요산, 어혈 경향에는 계지복령환, 도인승기탕 등을 가감해서 사용할 수 있습니다.

③ 여드름의 외치

다른 피부질환에 비해 여드름에 있어서, 피부에 대한 외치와 병변 증상에 대한 관리도 중요합니다. 피부의 열을 내리고 피지를 적절히 조절해 줄 수 있도록 외용제를 병행하는 것이 좋습니다. 농포와 결절을 과도하게 방치하거나 환자가 직접 무리하게 여드름을 짜게 되면 자극을 주어 염증이 더 심해지거나 색소침착과 흉터를 남길 수 있으니, 원내에서 적절한 압출, 진정 등의 외치술을 적극적으로 시행하는 것이 좋습니다.

여드름 흉터의 가능성은 ⓐ 좁쌀형 여드름 ⇨ ⓑ 화농성 여드름 ⇨ ⓒ 결절성 여드름 순으로 갈수록 높아지고 환자가 가피를 뜯고 자주 만질수록 흉터의 가능성이 높아지니 환자에게 주지시키고 습관교정을 노력하게 해야 합니다.

Case 11 | **여드름 치료를 받고 있는 20대 초반 남성 환자입니다. 여드름 농포 증상과 함께 반흔이 나타나고 있는데, 어떤 점을 주의해야 할까요?**

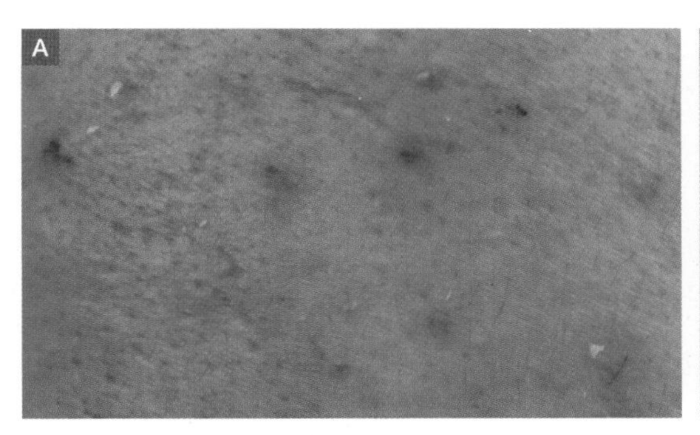

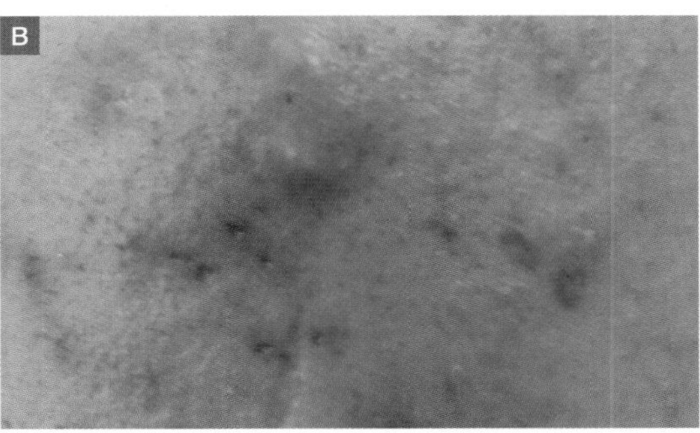

(A)는 작은 농포 증상과 함께 패인 반흔이 보이고, **(B)**는 결절성 여드름 증상과 함께 패인 반흔이 보이고 있습니다. 여드름의 반흔은 대부분 함부로 여드름을 짜거나, 가피가 생겼을 때 뜯는 습관으로 생길 수 있으며, 10~20대 남성 환자들에게서 더 특징적입니다. **(B)**의 증상은 결절성으로 크기가 크기 때문에 반흔이 생길 수 있는 확률이 더 높아질 수 있습니다.

4. 피부질환의 외과술(도움: 김철윤 원장)

피부질환의 외과술은?

피부질환의 치료에서 질환에 따라 외과적 처치가 꼭 필요한 경우가 있습니다. 의료환경의 여건상 이 외과적 처치는 주로 배농법 위주로 시행이 됩니다. 이러한 배농법은 내치를 통한 탁농법, 투농법에 비해 통증을 빠르게 경감시켜주고 피부의 병리적 상태를 빠르게 회복시켜 전체 치료 기간을 단축시킬 수 있으므로, 환자의 치료 만족도와 신뢰 형성에도 중요한 역할을 할 수 있습니다. 따라서 피부치료에 있어 외과적 처치가 필요하다는 판단이 되는 경우에는 적극적으로 시행하도록 해야 합니다.

피부질환이 외과술이 꼭 필요한 질환

피부치료의 과정에서 외과적처치가 필요한 피부질환에는

① 피부의 화농성 증상을 동반한 질환에서 배농법이 꼭 필요합니다. 한의원에서 접할 수 있는 질환중에서는 화농성 한선염, 종기, 여드름이 이러한 경우에 해당합니다. 종기와 화농성 여드름의 경우는 압출하는 정도의 처치만 시행하여도 되지만, 일부 한선염에서는 겉으로 보이는 것보

다 내부에 잠재된 염증이 많아 단순 압출보다는 좀 더 배농 과정에 신중할 필요가 있습니다.

② 화폐상 습진, 아토피피부염과 같이 한의원에서 흔히 접할 수 있는 피부질환에서도 이차감염에 의해 심부에 농양이 차는 경우가 있는데, 이럴 경우에는 치료를 위해 배농이 필수적으로 시행되어야 합니다.

③ 피지낭종이나 지방종과 같은 질환의 경우에도 외과적인 처치가 꼭 필요합니다. 이러한 질환들은 내부에 지방, 피지와 같은 유형의 물질이 차 있고, 낭 자체를 제거해야 재발하지 않기 때문에 단순 압출이 아닌 절개배농이 반드시 필요합니다.

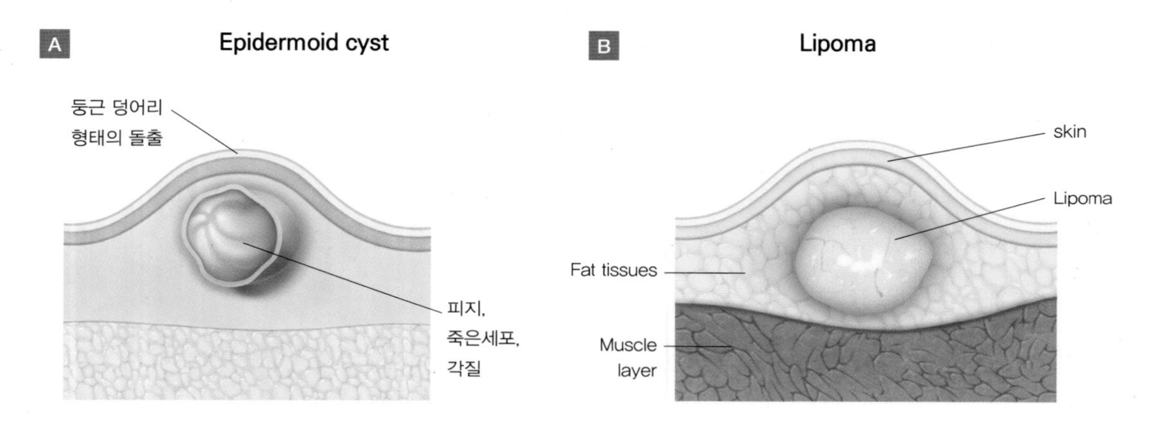

(A)는 피지낭종, **(B)**는 지방종입니다. 내치로는 해결이 안되는 질환으로 절개제거가 필요한 질환입니다.

배농법의 준비 단계

배농이 필요한 질환에서 실제로 배농법이 필요한지를 판단하기 위해 제일 먼저 해야 할 것은 실제로 농이 있는지와 농의 깊이를 확인하는 것입니다.

① 접촉법: 농의 존재가 예상되는 환부를 압박하여 통증의 유무를 파악합니다. 배농이 필요한 정도의 상태에서는 심한 통증이 유발됩니다.

② 천자법: 피부를 압박하여 통증이 느껴지는 부위를 파악하여 주사기를 삽입합니다. 농이 있다면 니들을 통해 농이 빨려 올라오는 것을 확인할 수 있습니다.

③ 투광법: 주로 손가락, 귓불과 같이 피부가 얇은 부위의 농을 확인하며, 해당 피부에 후레쉬를 비춰서 농의 유무를 확인합니다.

이 과정을 통해 농의 유무와 깊이를 확인하였으면, 농의 깊이에 따른 절개 방법을 선택합니다.

① 농이 천부에 존재: 농이 피부의 표면에 가까이 존재하는 경우 메스로 가볍게 절개를 합니다.

② 농이 심부에 존재: 농이 피부의 깊은 곳에 존재하면 피부 조직 손상을 피하기 위해 니들을 사용해서 drainage라고 하는 방법을 사용합니다.

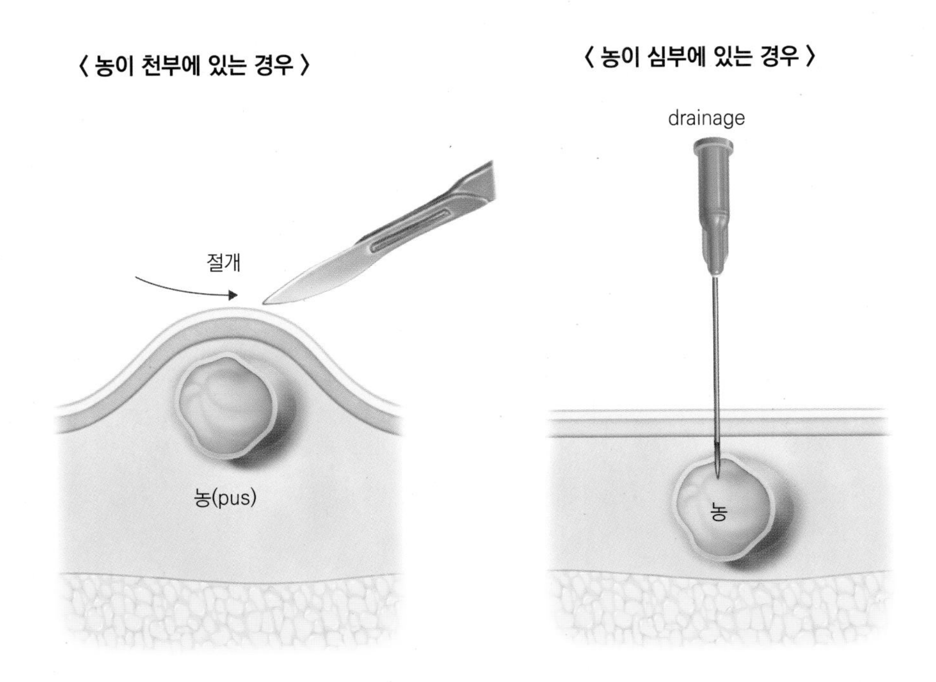

배농의 과정

① 시술 부위 소독 및 국소마취: 시술 예정 부위를 소독을 하고 국소마취가 필요한 경우에는 배농할 부위나 절개해야 할 부위 위주로 국소마취를 시행합니다.

② 절개 및 drainage: 천부 피부를 메스로 절개하는 경우에는 메스를 세워 십자 형태로 가볍게 절개를 시행합니다. drainage를 할 경우에는 농의 양에 따라 니들의 굵기를 잘 선택해서 시행해야 하며, 배농 시술 부위에 니들을 농이 있는 부위까지 삽입합니다.

③ 배농 및 Irrigation: 절개나 drainage 후 병변부와 주변부 피부를 압박하여 내부의 농을 배출시킵니다. 농이 더 이상 배출되지 않을 때까지 이 과정을 반복적으로 시행해야 합니다. 초기에 배농을 시행할 때는 통증이 심하지만 농이 점점 줄어들수록 통증도 줄어드는 것을 확인할 수 있습니다.

완전히 배농을 한 후 피부 안에 농이 있던 부위에 니들이 없는 주사기를 사용하여 NS를 주입합니다. 배농한 부위가 NS로 채워지면 NS를 배출시켜 농이 차 있던 부위를 irrigation을 해줍니다. 이 과정을 반복하여 완전히 맑은 상태의 NS가 배출될 때까지 시행합니다.

④ Packing: irrigation을 완전히 시행하였다면 농이 차 있던 빈 공간을 packing을 합니다. packing 과정은 농이 많을 경우 새로 생기는 농을 바로 흡수하고, 농이 많지 않을 경우 절개를 자주 하지 않아도 될 수 있도록 입니다.

배농의 성공 유무 판단은?

배농이 제대로 잘 되었는지 확인하기 위해서 가장 중요한 것은 통증의 확인입니다. 농이 있던 병변부를 눌렀을 때 통증이 감소했는지 여부를 확인해야 합니다.

상급 의료기관에 의뢰가 필요한 경우는?

배농이 잘 되지 않거나 낭종의 제거를 해야 하는 경우에는 넓은 부위 절개와 봉합이 필요하기 때문에 이 과정이 가능한 상급 의료기관에 전원시키는 것이 좋습니다.

08

건선[Psoriasis]

건선

건선은 은백색의 인설과 경계가 뚜렷하며 크기가 다양한 붉은색의 구진이나 판을 이루는 발진이 전신의 피부에 반복적으로 발생하는 대표적인 만성 난치성 염증성 피부질환입니다.

질병코드

L40	건선	Psoriasis
L40.0	보통건선	Psoriasis vulgaris
	동전모양건선	Nummular psoriasis
	반상건선	Plaque psoriasis
L40.00	중증 보통건선	Severe psoriasis vulgaris
L40.08	기타 및 상세불명의 보통건선	Other and unspecified psoriasis
L40.1	전신농포건선	Generalized pustular psoriasis
	헤르페스모양농가진	Impetigo herpetiformis
L40.2	연속성 말단피부염	Acrodermatitis contiua
L40.3	손발바닥농포증	Pustulosis palmaris et plantaris
L40.4	물방울건선	Guttate psoriasis
L40.05	관절병성 건선	Arthropathic psoriasis
L40.8	기타 건선	Other psoriasis
	굴측건선	Flexural psoriasis
L40.9	상세불명의 건선	Psoriasis, unspecified
L41	유사건선	Parapsoriasis
L41.0	급성 마마모양 태선모양잔비늘증(비강진)	Pityriasis Lichenoides et varioliformis acuta
L41.1	만성 태선모양잔비늘증(비강진)	Mucha-Habermann disease

L41.3	소판유사건선	Small plaque parapsoriasis
L41.4	대판유사건선	Large plaque parapsoriasis
L41.5	망상유사건선	Retiform parapsoriasis
L41.8	기타 유사건선	Other parapsoriasis
L41.9	상세불명의 유사건선	Parapsoriasis, unspecified

질환 요약

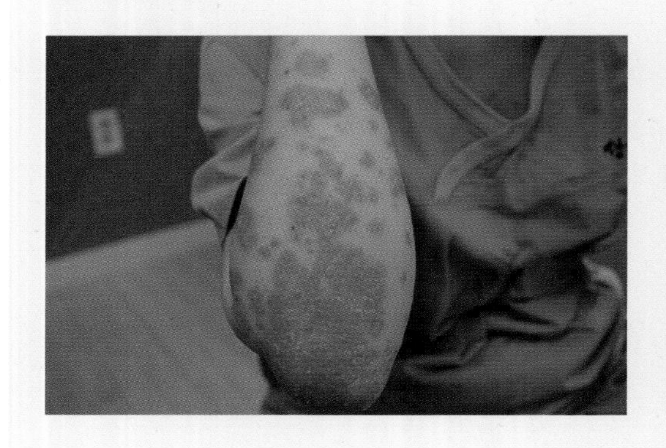

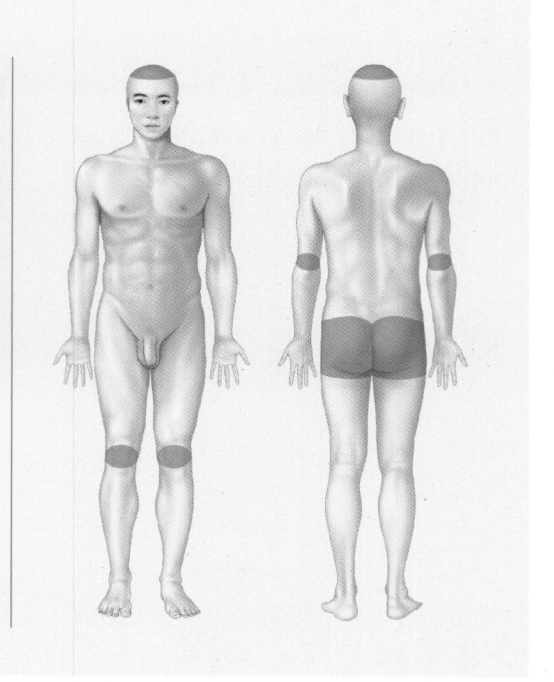

• 주요증상: 가려움 ★☆☆ 통증 ☆☆☆

홍반	구진	결절	수포	농포	판	팽진	진물
인설	찰상	미란	가피	균열	반흔	태선화	색소 침착

건선이란?

건선은 은백색의 인설과 경계가 뚜렷하며 크기가 다양한 붉은색의 구진이나 판을 이루는 발진이, 전신 피부에 반복적으로 발생하는 만성 염증성 피부질환으로, 조직학적으로 표피의 증식과 진피의 염증을 특징으로 합니다.

Case 1 | 사지 굴측부의 피부염 증상을 호소하며 환자가 내원 했습니다. 무슨 피부질환일까요?

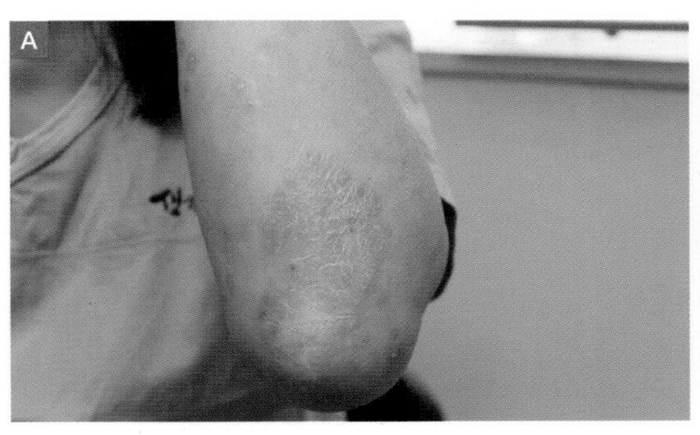

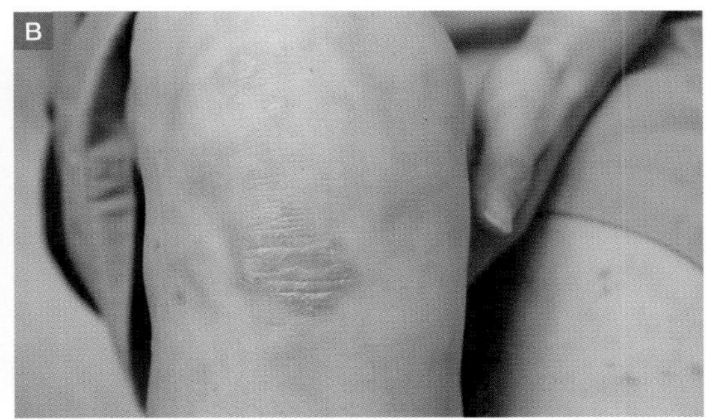

(A,B)는 사지 신전부의 은백색 인설과 경계가 뚜렷한 홍반 증상과 호발부위가 건선의 전형적인 증상 양상입니다.

건선의 특징과 원인은?

건선은 아토피와 더불어 대표적인 난치성 피부질환으로, 20~40대의 청장년층에 호발하나, 노년층 혹은 10대 환자도 종종 있습니다.

Case 2 | 피부의 발진을 호소하며 10대 초반 환자가 내원했습니다. 무슨 피부질환인가요?

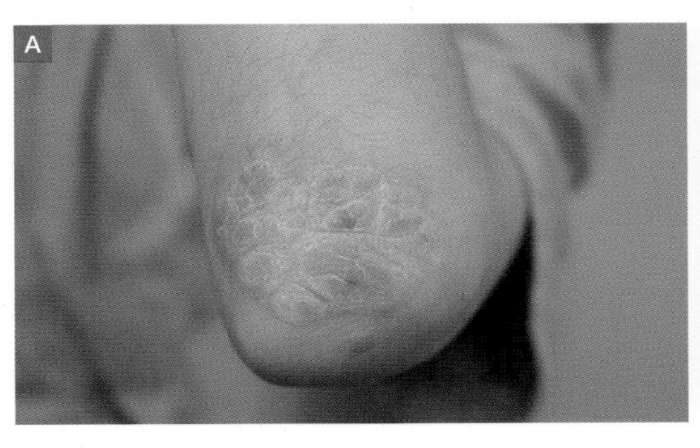

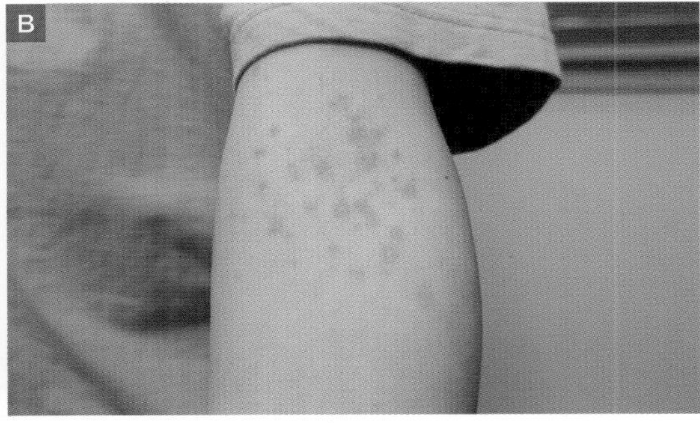

(A,B)의 두꺼운 인설을 동반한 홍반 증상으로 건선으로 진단할 수 있었습니다. 건선은 성인 환자의 비율이 높으나, 환경과 여러 변화로 10대 환자들의 비율이 높아지고 있습니다.

건선의 발생빈도는 인종이나 종족, 지리적 위치 등에 따라서 차이가 많습니다. 건선의 발생빈도는 0.5~4.6%까지 다양한 보고가 있으며 인종적으로는 백인에서 발생빈도가 높고, 지리적으로는 위도가 높을수록 발생 빈도가 높습니다.

서양의학적으로 건선은 상세불명 원인의 질환이지만, 연구결과에 의하면 건선은 유전적 소인을 갖고 있는 사람에서, 피부의 면역세포인 T세포의 활동성이 증가되고 그 면역 물질이 피부의 각질세포를 자극하여 과다한 각질증식과 염증을 일으키는 자가 면역질환으로 이해되고 있습니다.

한의학적으로 건선은 체질적 소인과 양허(陽虛)와 심화(心火), 여러 복합적인 원인에 의해 내부의 불균형과 순환저하로 인해 발생하는 질환이며, 크게는 피부 면역의 불균형과 피부 순환 재생의 문제로 접근합니다.

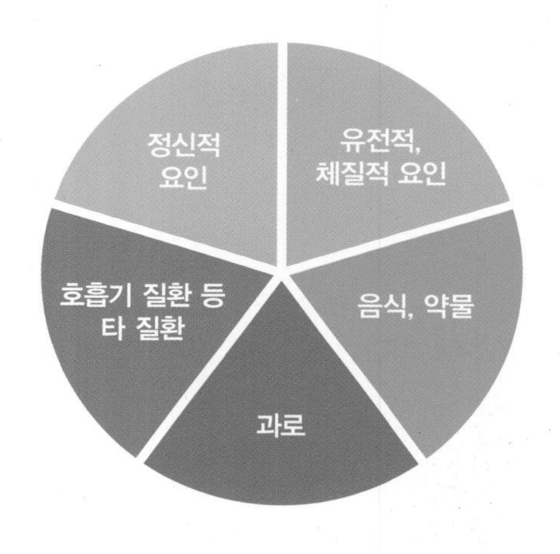

건선의 증상은?

건선의 일반적인 증상은 초기에는 피부의 작은 홍반으로 시작되어 그 위에 건선 특유의 하얀 비늘과 같은 인설이 생기고 그 후 환부가 커지고 개수가 늘어나고, 병변이 융합되어 특징적인 판형의 병변을 만들어냅니다. 건선의 증상은 계절, 기후 및 인체의 전반적인 상황 등에 따라 악화와 호전이 반복되는 경향을 보입니다.

① 홍반

대부분의 염증성 피부질환과 마찬가지로 건선은 피부의 붉은 반점으로 증상이 시작됩니다. 따라서 초기에는 다른 피부질환과 감별이 어려울 수 있으나, 건선의 경우 홍반 위에 은백색 인설이 동반되는 것이 특징적인 감별점이 됩니다.

Case 3 | 다리 피부의 홍반증상을 호소하며 30대 환자가 내원했습니다. 무슨 피부질환일까요?

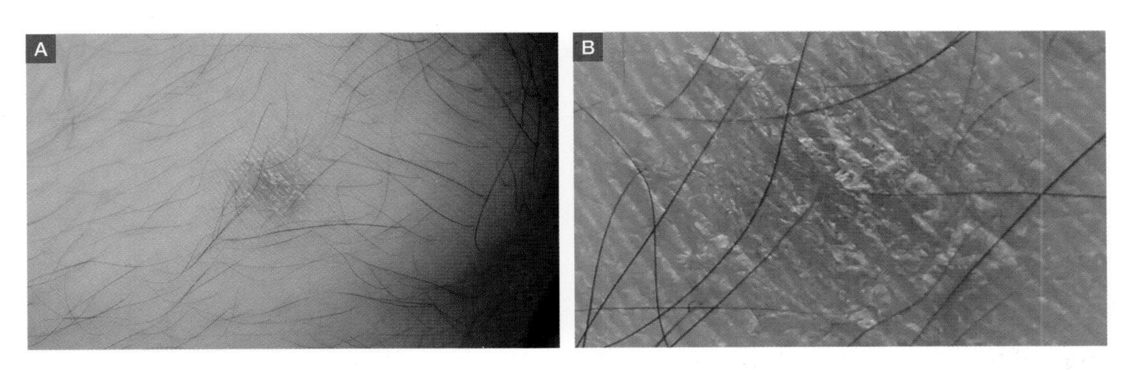

(A)의 증상처럼 수많은 염증성 피부질환들이 초기증상이 홍반으로 시작되기 때문에, 홍반만으로 명확한 진단을 하기에는 어려운 부분이 있습니다. 최종적으로는 임상적 특징과 과거력 등을 종합적으로 살펴 진단을 해야 합니다만, 환부의 임상적인 특징을 살피는 것이 첫 번째 단계입니다. 피부확대경이나 더모스코프 등을 활용해서 증상 부위를 확대해서 살피는 것이 도움이 되며, 위 환자의 확대된 환부를 살피니 (B) 홍반과 함께 얇은 인설들이 특징적으로 보여, 건선으로 진단할 수 있었습니다.

② 인설

건선의 가장 특징적인 증상은 인설입니다. 은백색의 비늘 모양의 각질이 겹겹이 쌓이고, 만성화되고 악화될수록 인설의 두께가 점점 두꺼워지는 경향이 있습니다.

Case 4 | 팔 다리의 동전모양 병변을 호소하며 내원한 20대 환자가 내원했습니다. 무슨 피부질환일까요?

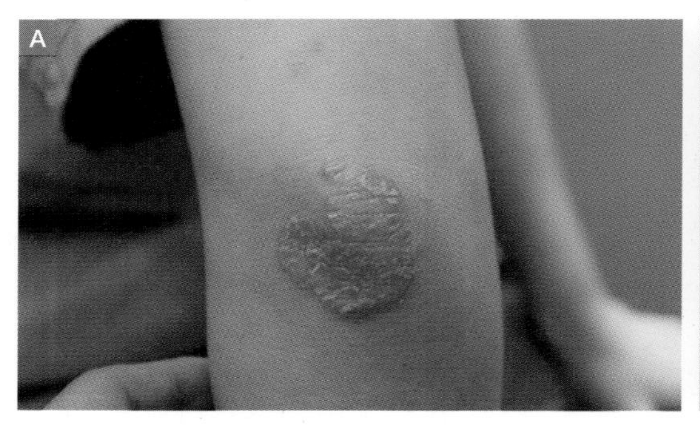

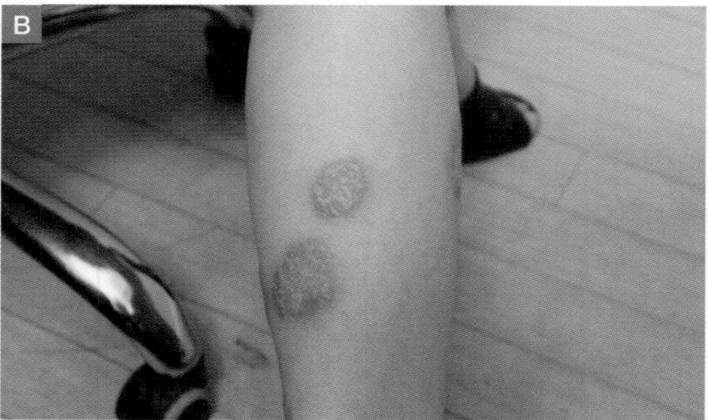

(A,B)의 병변 형태만으로는 화폐상 습진과 유사해 보이는 부분이 있으나, 두꺼운 인설이 특징적인 건선의 증상 모습입니다.

③ Koebner 현상

상처에 대한 비정상적인 피부 반응으로 환부가 아닌 곳에 상처(긁힌 자국, 베인 상처, 열상, 화상, 수술자국 등)를 입을 경우, 그곳에서 건선 모양의 병소가 다시 발생하는 현상입니다.

Case 5 | 건선 환자가 최근 상처가 난 부위 피부가 이상해졌다고 합니다.

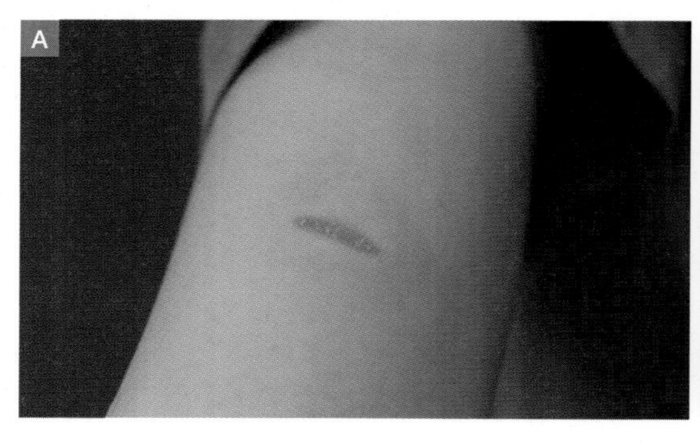

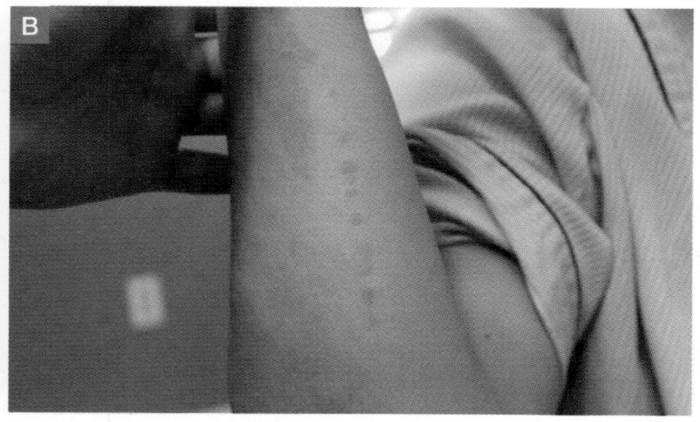

Koebner 현상은 건선환자의 피부에 나타나는 상처와 자극에 대한 이상반응입니다. **(A)**는 절개 수술 반흔 부위에 발생한 건선증상이며, **(B)**는 날카로운 물건에 긁힌 후 나타난 건선 홍반증상의 모습입니다.

④ Auspitz's sign

건선 환부의 인설을 긁거나 뜯으면 출혈 양상이 보이는 현상입니다.

Case 6 | 건선으로 치료를 받고 있는 환자입니다. 건선의 인설이 두꺼워지면 참지 못하고 인설을 떼는 경향이 있는데, 뜯어진 인설 밑으로 출혈양상이 보입니다.

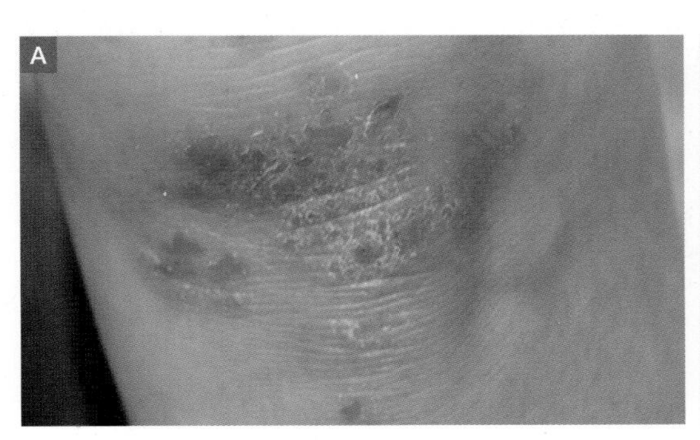

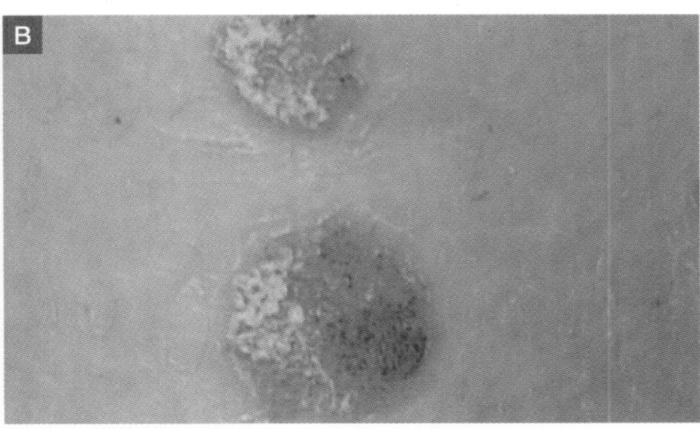

건선은 다른 염증성 피부질환과 비교하면 가려움이 덜한 경우가 많아서 환부이 찰상이 적은 편입니다. 하지만 (A,B)처럼 환자가 특이적으로 가려움에 민감하거나 인설을 습관적으로 뜯는 경우 찰상과 함께 환부에 출혈양상이 보이며 이 증상이 Auspitz`s sign입니다.

⑤ Nail pitting

건선 환자에게서, 손발톱이 함몰되거나 구멍이 뚫리고, 혹은 손발톱이 누렇게 착색되거나 비후되는 증상입니다. 초기 건선 환자에게는 잘 보이지 않고, 만성화된 중증 건선 환자의 손톱에서 주로 발견되는 증상입니다. 이러한 건선의 손톱 변형은 조갑백선에서의 손톱 증상과 감별이 필요합니다.

Case 7 | **건선 치료를 위해 환자가 내원했습니다. 피부의 증상과 함께 손톱의 변형도 나타나고 있습니다.**

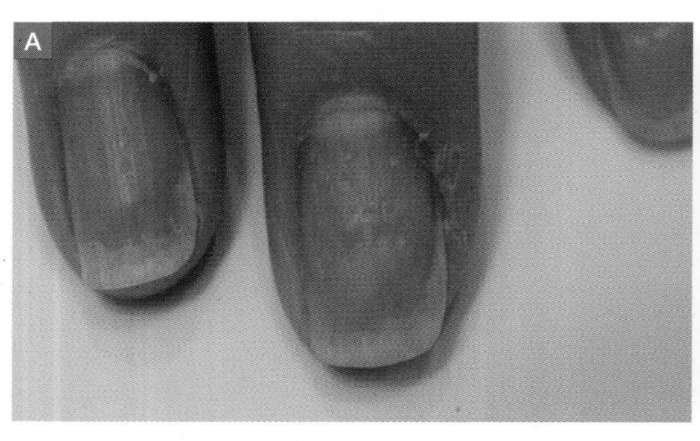

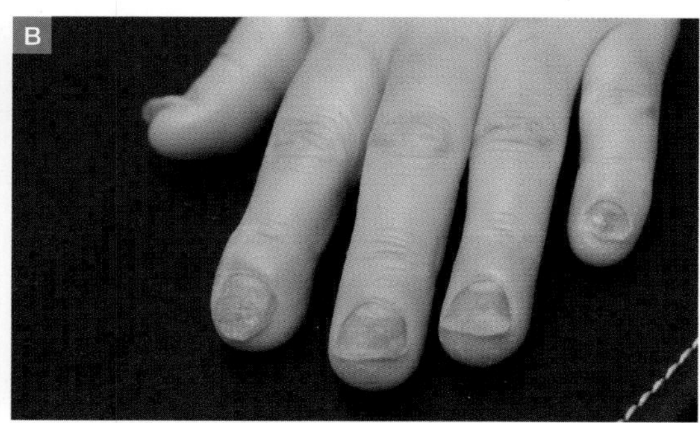

건만성 중증 건선 환자에게서는 손톱의 변형인 Nail pitting 증상이 동반되는 경우가 많습니다. **(A)**는 경중증 건선 환자의 손톱에서 나타났던 증상이며, **(B)**는 중증 건선 환자의 손톱에서 나타났던 증상입니다.

⑥ 건선의 증상 특징은?

건선은 여러 가지 임상 형태가 있으며, 조갑 병변이 동반되는 경우가 많으며, 건선 관절염은 건선환자의 5~10% 정도에서 관찰됩니다(한의원 내원 환자에게서는 중증인 경우를 제외하고는 의외로 건선 관절염을 동반하는 경우가 많지는 않았습니다).

건선은 통계적으로 춥고 건조해지는 가을과 겨울철에 악화되는 양상을 보이며, 상대적으로 춥고 건조한 계절에 인체의 양기가 약해지고 피부의 기혈 순환이 저하되면서 피부가 예민해지고 면역이 떨어지면서 나타나는 현상이라고 볼 수 있습니다.

다른 염증성 피부질환과는 달리 가려움증은 심하지 않은 경우가 더 많습니다(보통은, 상시적인 가려움이 아니라 부분적으로 상황에 따른 참을 수 있을 정도의 가려움이 대부분입니다). 하지만 20% 정도의 환자에서는 심한 가려움증을 호소하는 환자들이 있으며, 이러한 경우 대부분 스테로이드 제재를 장기간 사용했고, 증상이 악성, 만성화 정도가 심한 경우가 많았습니다.

건선의 진단은 어떻게 하나요?

건선은 특징적인 피부 병변의 형태적 특징과 병변의 부위, 증상의 경과와 병력 등을 파악하여 임상적으로 진단할 수 있습니다. 건선의 경우는 다른 피부질환보다 임상증상의 다양성이 심하지 않고 대부분 전형적인 증상을 나타내는 경우가 많은 편입니다.

하지만 피부 질환의 증상이 전형적이지 않은 경우 확진을 위해 피부조직검사를 시행하게 됩니다. 조직검사의 경우, 국소 마취 후에 증상부위 피부의 일부 조직을 외과적 처치로 떼어낸 뒤에 슬라이드로 만들어 현미경으로 조직을 관찰하여 판독합니다. 조직학적 소견은 표피 증식, 과립층의 감소, 이상각화증, 표피 내부의 호중구 침윤, 모세혈관의 확장, 진피유두의 단핵구 침윤이 대표적입니다.

건선의 종류는?

① 물방울양 건선

건선의 모양이 물방울과 같은 모양으로 흩어져 있는 증상으로 나타나며, 편도선염과 같은 급성 호흡기 질환 후에 발병하는 경우도 많습니다. 물방울양 건선은 조기에 올바른 치료를 시작하면 예후가 좋은 편이나, 관리를 제대로 못하고 방치하면 점차 증상이 커지고 서로 융합되어 판상건선으로 진행되는 경향이 있습니다.

Case 8 | 건선 치료를 위해 환자가 내원했습니다. 경과가 어떨까요?

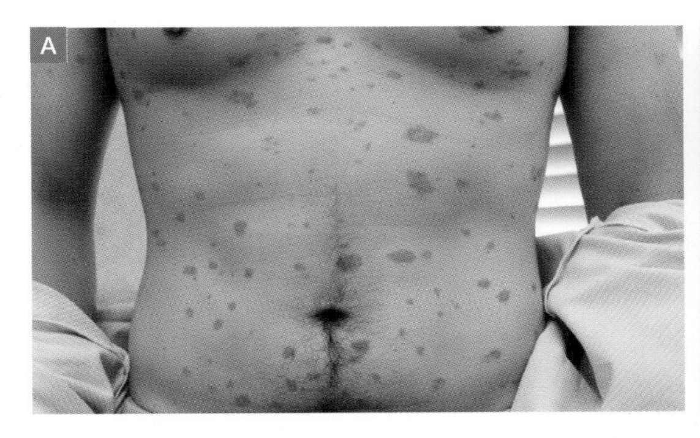

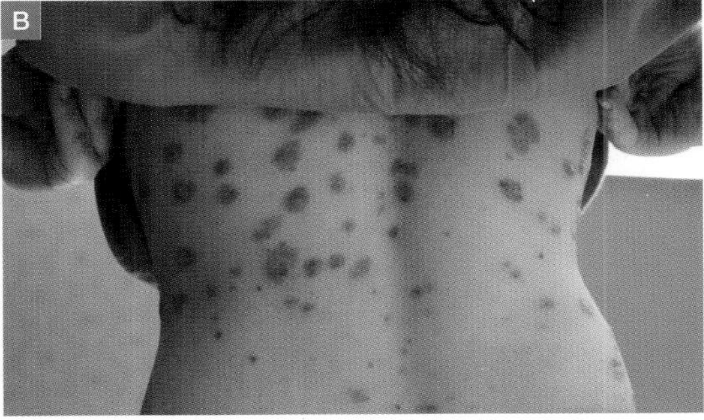

(A,B)는 다양한 크기의 원형 혹은 난원형의 홍반증상을 특징으로 하는 물방울양 건선의 증상 모습입니다. 홍반이 붉은 경우 주변으로 지속적으로 개수가 늘어나며 퍼지는 경우가 많고, 병변이 설 융합되어 커지는 것들이 생깁니다. 이 시기 병변의 인설은 보통 얇은 경우가 많습니다.

② 판상 건선

임상에서 가장 흔한 형태의 건선이며 넓은 판 모양의 증상을 특징으로 하는 건선입니다. 물방울양 건선의 크기가 커지면서 인접해 있는 건선들이 서로 융합하여 넓어지면서 발생합니다. 주로 팔꿈치, 무릎, 체간, 머리, 다리 부위에 증상이 생기는 경향이 있습니다.

Case 9 | 건선 치료를 위해 환자가 내원했습니다. 경과는 어떨까요?

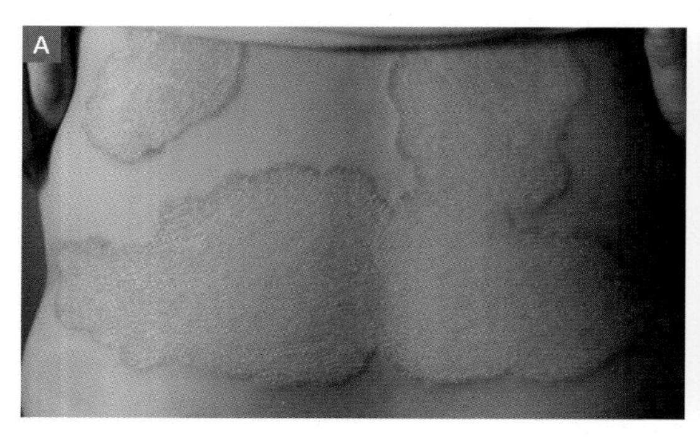

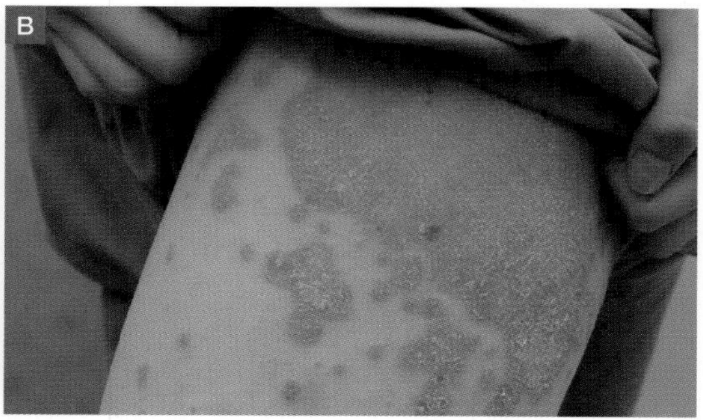

건선에서 병변이 서로 융합되어 커지면서 판상의 형태적 특징을 나타내는 판상 건선의 증상 모습입니다. **(A,B) (A)**는 증상의 진행이 안정화되어 약간씩만 커지며 새로운 홍반은 더 이상 많이 늘어나지 않는 단계이며, **(B)**는 아직 주변으로 새로운 홍반의 생성과 융합이 지속되어 더 커지고 있는 단계의 증상 모습입니다. 판상 건선은 물방울양 건선에 비해 더 만성화되어있는 상태기 때문에, 치료에 대한 효과가 서서히 나타나는 편입니다.

③ 홍피성 건선

전신 피부에 얇은 두께의 건선이 발생되는 형태로 홍피성 건선이 만성화되면서 피부 전체에 건선 인설이 형성되며 피부의 두께가 점점 두꺼워지는 경향을 보입니다.

Case 10 | 건선 치료를 위해 환자가 내원했습니다. 경과가 어떨까요?

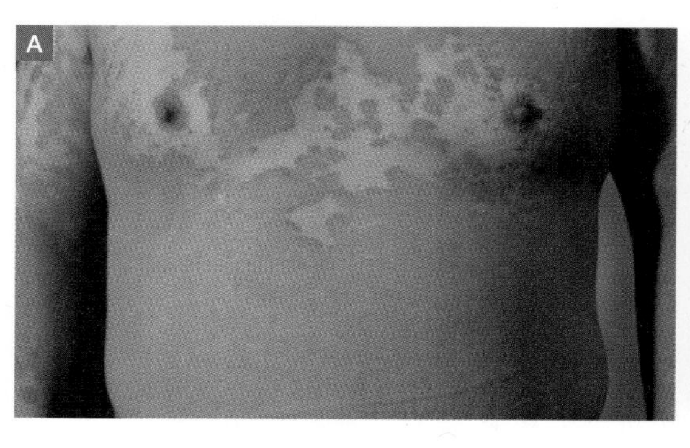

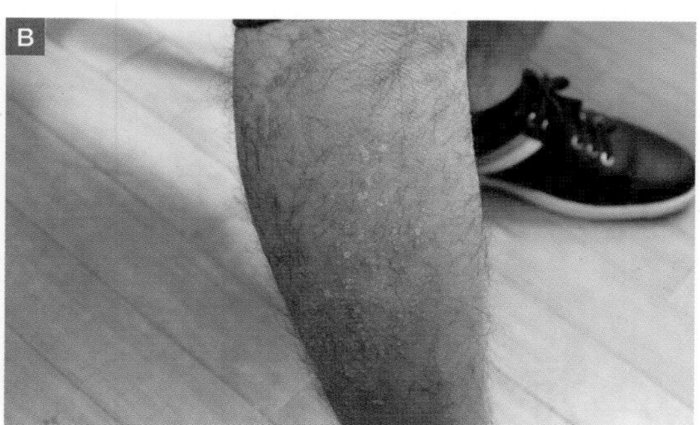

(A,B)는 만성화 정도가 심한 건선에서 나타날 수 있는 홍피성 건선의 모습입니다. 기존 건선들이 시간이 지나면서 서로 융합되어 전신피부에 넓게 증상이 나타납니다. 전신 피부의 건조감과 그로 인한 가려움과 생활의 불편감을 느낄 수 있는 증상입니다. 다른 건선에 비해서 아주 장기적인 치료 계획을 세우고 치료에 임해야 합니다.

④ 박탈성 건선

홍피성 건선 부위에 발생하는 중증 건선으로, 피부 표피가 박탈되는 현상이 나타나면서 증상의 급격한 확대가 있을 수 있으며, 경우에 따라 발열, 오한, 근육통, 부종과 같은 전신 증상과 심한 가려움증이 동반되는 경우가 있습니다.

Case 11 | 건선 치료를 위해 환자가 내원했습니다. 환부에 표피 박탈 증상이 보이는데, 경과가 어떨까요?

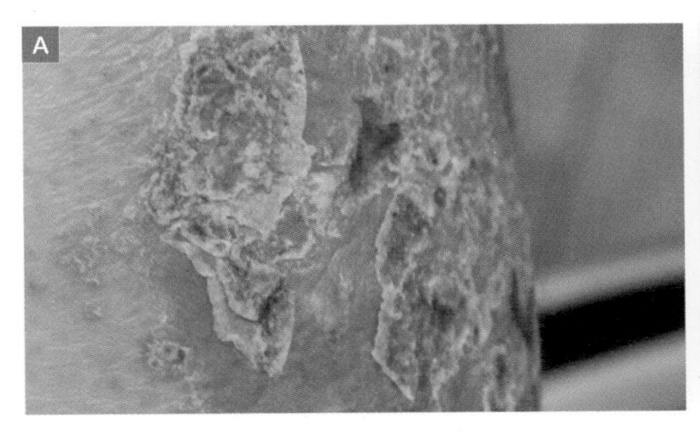

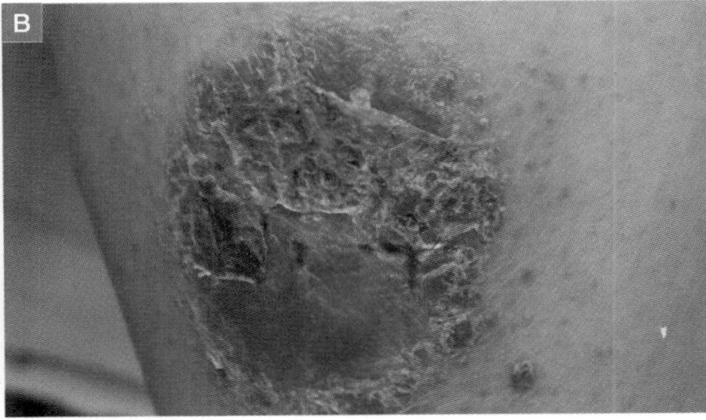

(A,B)는 중증 건선 증상에서 나타날 수 있는 박탈성 건선의 증상 모습입니다. 표피가 박탈되고 그로 인한 증상의 악화와 감염 우려가 높은 증상이므로, 증상에 대한 관리에 유의해야 합니다.

⑤ 농포성 건선

주로 손바닥, 발바닥 피부의 건선 부위에 붉은색 혹은 노란색의 농포가 발생되는 건선으로, 다른 건선과 다르게 심한 가려움 및 통증이 있을 수 있습니다. 호발 부위의 피부 특성상 높은 등급의 스테로이드제를 주로 사용하게 되며, 그에 따른 리바운드 현상 정도 또한 심한 편입니다.

Case 12 ❙ 손바닥 피부의 농포성 증상으로 환자가 내원했습니다. 경과가 어떨까요?

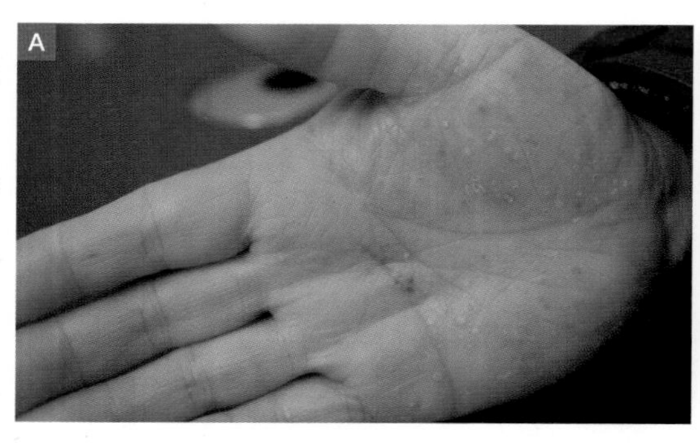

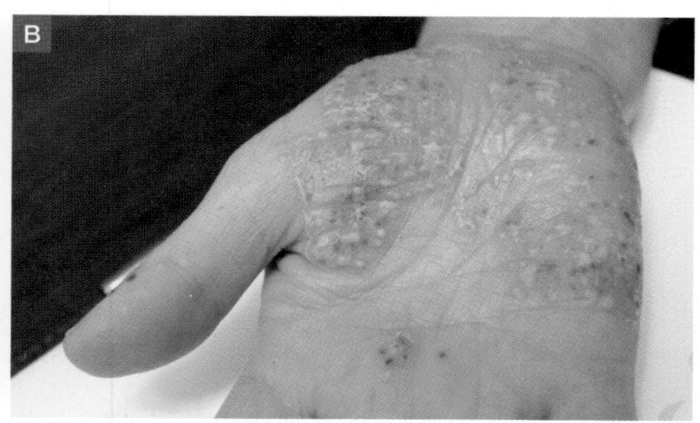

손바닥에 농포를 동반한 홍반의 특징을 나타내는 농포성 건선의 증상 모습입니다. **(A)**는 피부 부위 특성상 높은 등급의 증상억제제를 사용하다가 내원한 당시의 증상 모습이며 **(B)**는 일주일 후 리바운드 증상으로 농포가 급격하게 늘어난 증상 모습입니다.

건선의 치료는 어떻게 하나요?

1) 양방치료

① 국소치료제

- 가장 기본적인 건선의 국소치료는 국소부신피질호르몬제(스테로이드제, corticosteroid)의 피부 도포이다. 스테로이드제는 국소적인 면역 억제 작용으로 염증을 억제하여 건선 병변의 홍반과 인설의 완화에 효과적일 수 있으나, 장기간 사용 시 효과가 감소되며, 피부의 다양한 부작용을 유발하기 때문에 주의해야 합니다.

- 비스테로이드연고: Anthralin, Calcipotriene, Tazarotene, Dexpanthenol, Salicilic acid, Tar 등이 있으며, 스테로이드 연고에 비해 부작용은 적으나 효과가 느리거나 약한 경우가 많습니다.

② 경구치료제

경구 복용을 통한 약물 치료제로써 몸 전신에 작용하기 때문에 강력한 효과를 내나 부작용도 심하기 때문에 중증의 건선환자에서 꼭 필요한 경우에 있어서만 제한적으로 사용됩니다.

- Acitretin, Cyclosporine, Methotrexate, Prednisolone 등

③ 광선치료

광치료는 자외선을 이용한 건선치료법이며, 다양하게 활용되고 있으며, UVA와 UVB를 사용합니다. 장기 조사 시 피부노화와 피부암 발생의 위험성이 있어 논란이 되고 있습니다.

④ 생물학적 요법

대부분의 건선 전신치료제들이 주로 화학적 제제인 것과는 달리 생물학적치료제(biologics)는 생체에서 유래한 물질로 치료에 사용되는 약물입니다. 건선 치료에 작용하는 생물학적 제제는 크게 Anti-T cell 요법과 Anti-cytokine 요법이 있습니다. 장기 투여 시 효과가 크고 부작용은 적으나 약제비가 높다는 단점이 있습니다.

2) 한의학적 치료

건선의 한의학적 치료는 다른 피부질환의 한의학적 치료와 마찬가지로, 인체에 대한 변증(체질, 팔강)등 피부에 대한 변증을 통해 종합적으로 환자의 체내의 불균형과 장기의 부조화, 피부 증상의 특징, 진행 단계, 중증도에 대한 판단 등을 종합적으로 시행하여 치료를 접근하게 됩니다.

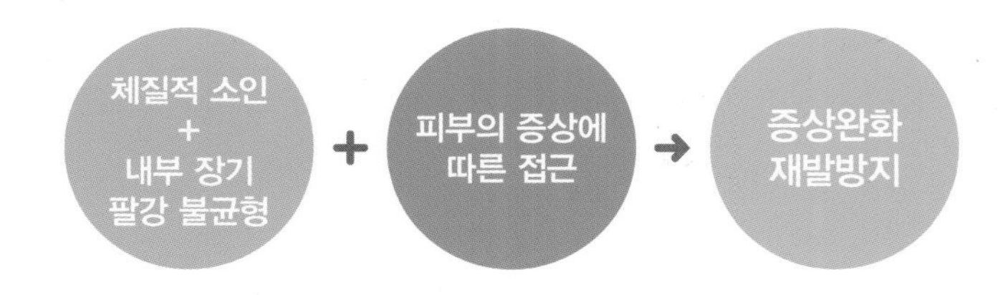

건선의 주요 변증은 풍열형, 혈허형, 혈어형, 양허형으로 분류할 수 있습니다. 초기 실열 혹은 풍열이 심할 때는 황련해독탕, 온청음, 방풍통성산을 사용할 수 있으며, 혈허음허가 심하면 사물탕 가감방, 생혈윤부음을 활용하며, 혈어가 심하면 대화목단피탕, 계지복령환 가감을, 양허가 심하면 공진단, 녹용대보탕 가감 등을 활용할 수 있습니다.

건선의 예후는 어떻게 되나요?

1) 건선의 서양의학적 예후

서양의학적 관점으로 건선의 예방법은 없으며, 증상이 다시 생기지 않도록 완치하는 것은 불가능하고 건선 증상이 생겼을 때 증상을 억제하는 방법 위주로 치료합니다. 증상을 완화시킬 수 있는 치료법은 다양하나 완치는 불가능하고 재발과 호전이 반복되게 됩니다.

2) 건선의 한의학적 예후

초기 건선에 있어서의 한의학적 예후는 좋은 편이나, 중등도 이상의 만성화된 전신 건선, 농포성 건선, 가려움이 극심한 건선은 치료에 있어 철저한 관리와 집중적인 치료를 요합니다.

치료 경과의 예측에 있어서는 건선의 이환기간, 환부 면적, 각질의 두께, 가려움증 정도, 찰상의 정도, 생활 환경과 악화요인 등을 파악해서 종합적으로 예후를 파악해야 하며, 특히 가려움증이 심하거나 습관적인 상처가 반복되는 건선에 있어서는 예후가 좋지 않습니다.

건선과 감별해야 할 질환은?

건선은 진단에 있어서 장미색비강진, 결절성 양진, 화폐상 습진, 아토피피부염 등과 유사하게 보여서 혼동되는 경우가 있으니 진단 시 주의를 요합니다. 건선의 손발 증상(농포성 건선)의 경우 한포진, 수족부습진과 구별이 필요합니다.

Case 13 | 두피의 인설, 홍반 증상으로 환자가 내원했습니다. 어느 쪽이 건선일까요?

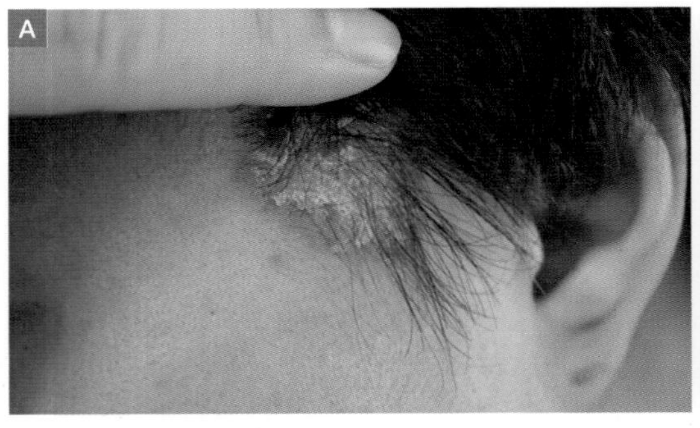

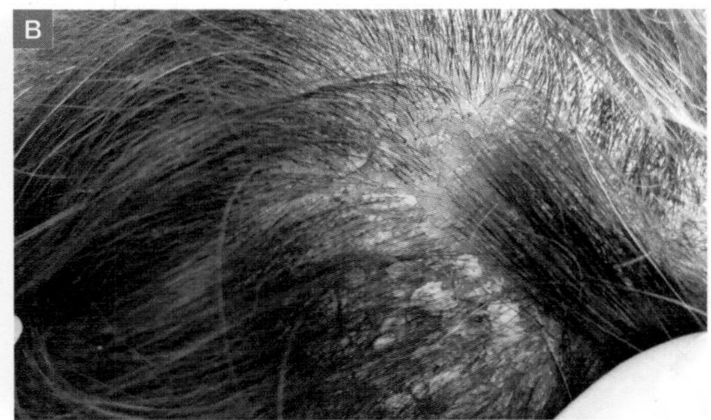

보통의 건선은 가려움증이 심하지 않은 경우가 많습니다. 하지만 두피의 건선증상은 다른 건선증상과 다르게 가려움이 심한 경우가 많아서, 습진과 감별이 필요한 경우가 있습니다. **(A)**는 두피 건선으로 홍반의 경계가 명확한 두꺼운 인설이 특징적입니다. **(B)**는 두피 지루성 피부염으로 중증인 경우 건선과 비슷한 증상을 보이는 경우가 있는데, 이때는 병력과 증상 양상, 증상의 변화를 파악해서 신중히 감별을 해야 합니다.

Case 14 | 다리의 인설과 홍반 증상을 특징으로 하는 환자가 내원했습니다. 어느 쪽이 건선일까요?

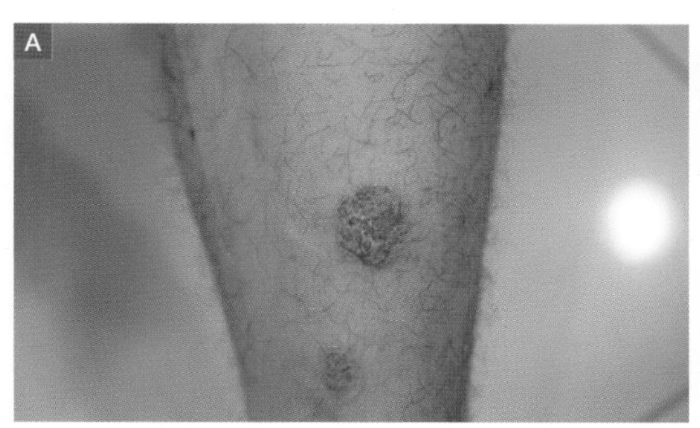

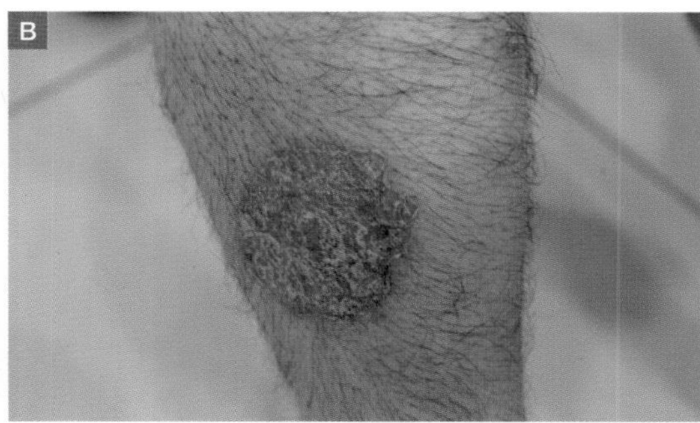

원형 혹은 난원형태의 건선증상은 병변의 형태적 특징이 화폐상습진과 유사한 부분이 많습니다. **(A)**는 화폐상습진의 특징적인 동전모양 병변의 모습이며, **(B)**는 원형 건선 병변의 증상모습입니다. 증상이 급격이 진행되는 시기의 습진은 건선과 감별이 어렵지 않으나, 만성화되고 건성의 특징을 나타내며 증상진행이 정체되어 있는 단계의 습진은 임상양상이 건선과 비슷한 부분이 많아서 감별 시 유의해야 합니다.

Case 15 | 어느 쪽이 건선일까요?

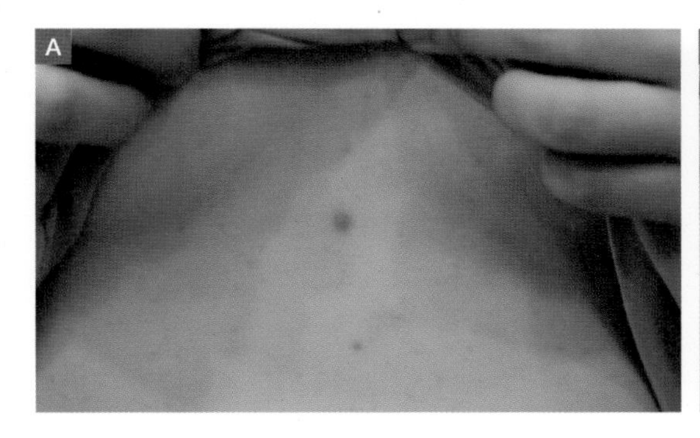

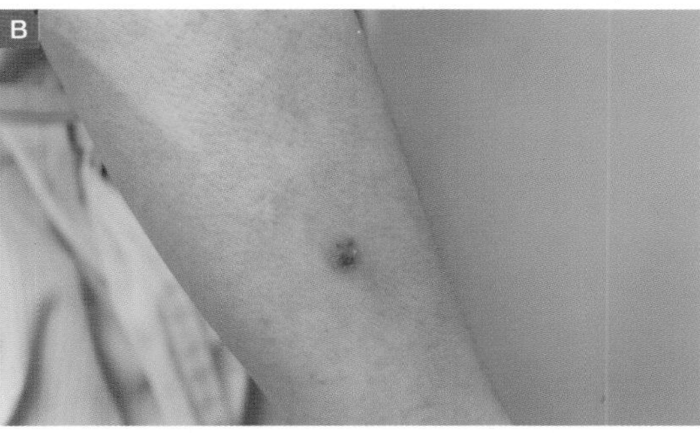

(A)는 초기 건선의 작은 홍반위주 병변입니다. **(B)** 습진의 초기 홍반과 신중한 감별이 필요하다. 건선 홍반은 보통 경계가 명확하며 인설 증상이 동반됩니다.

Case 16 | 고리 모양 홍반을 특징으로 하는 증상을 호소하며 환자가 내원했습니다. 어느 쪽이 건선일까요?

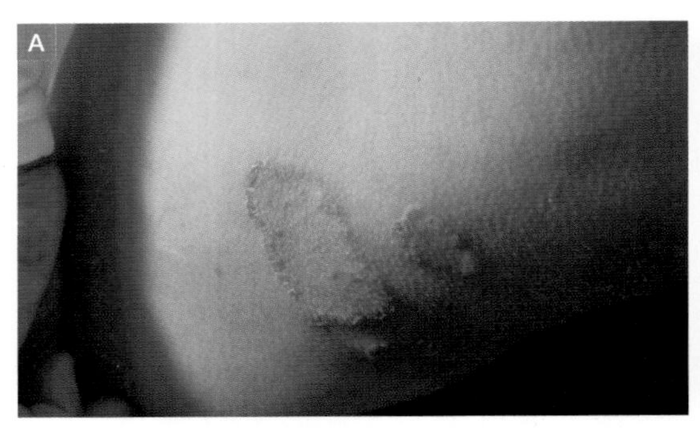

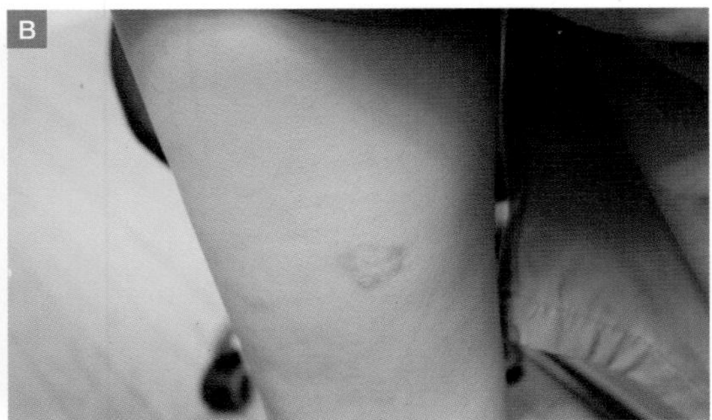

(A)는 진균감염으로 인한 체부백선에서 나타나는 고리모양의 홍반 병변의 모습입니다. (B)는 건선이 호전되는 단계에서 내부 인설과 홍반이 완화되며 보이는 고리모양의 홍반입니다. 증상의 형태적인 부분이 비슷하기 때문에, 병력과 임상 양상을 순차적, 논리적으로 관찰하여 감별해야 합니다.

Case 17 | 물방울양 홍반을 특징으로 하는 환자가 내원했습니다. 어느 쪽이 건선일까요?

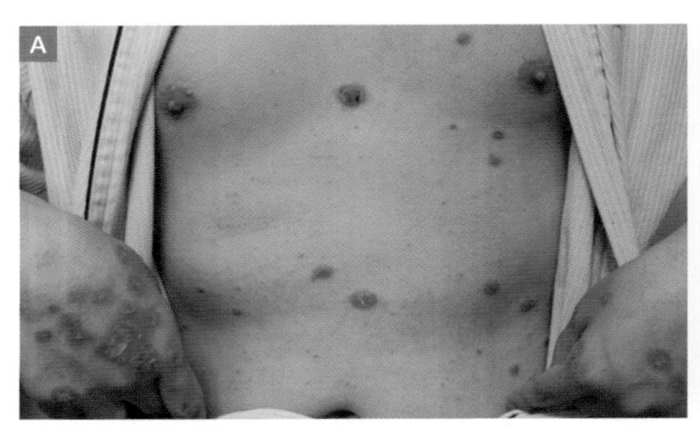

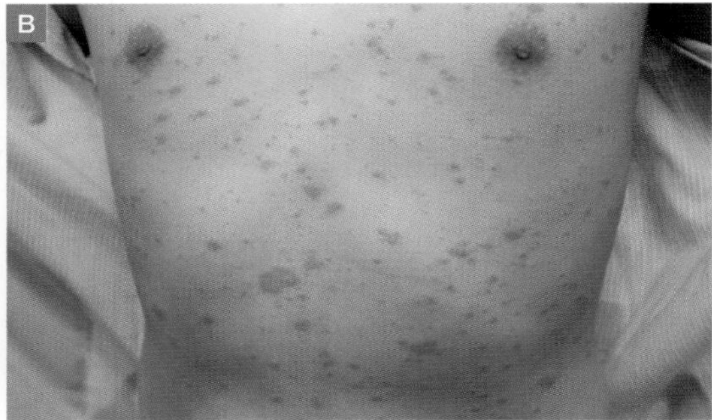

(A)는 물방울양 건선에서의 원형 홍반 병변의 증상 모습입니다. (B)는 장미색비강진에서의 발진의 모습입니다. 인설의 두께와 임상양상을 관찰하여 감별합니다.

- 장미색비강진(장미색잔비늘증, Pityriasis rosea L42)

원인 불명의 급성 염증성 피부질환으로, 특징적인 인설(살비듬, 각질)이 있고 분홍색의 동전 모양 반점이 먼저 발생한 후, 1~2주일 후 이차적으로 주로 몸통에 광범위하게 구진 인설성(잔비듬이 덮여 융기된) 발진이 나타납니다. 인설 증상과 타원형, 원형 병변이 건선과 유사하게 보일 수 있어서 증상 양상과 경과 등을 관찰하여 감별해야 합니다.

Case 18 | 두꺼운 인설을 특징으로 하는 환자가 내원했습니다. 어느 쪽이 건선일까요?

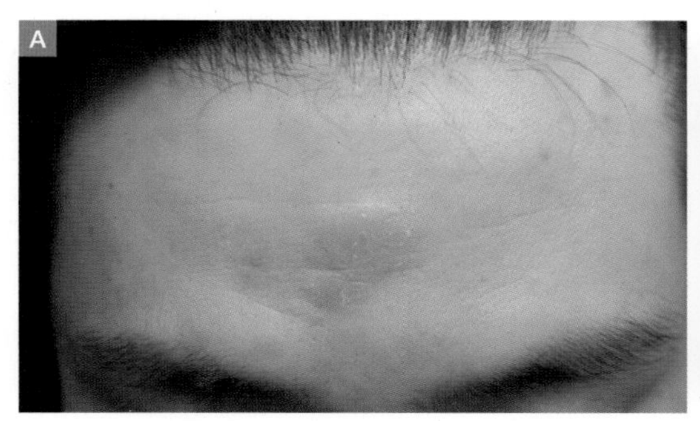

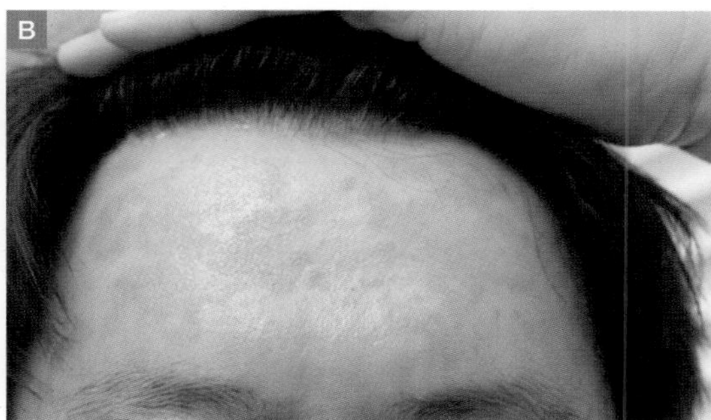

(A)는 만성 편평태선 병변에서 나타나는 피부비후와 인설증상의 모습입니다. **(B)**는 안면부 건선의 증상 모습입니다. 인설의 비후와 가려움의 정도와 임상양상, 병력 등을 살펴 감별해야 합니다.

Case 19 | 손바닥 피부의 홍반, 구진을 특징으로 하는 환자가 내원했습니다. 어느 쪽이 건선일까요?

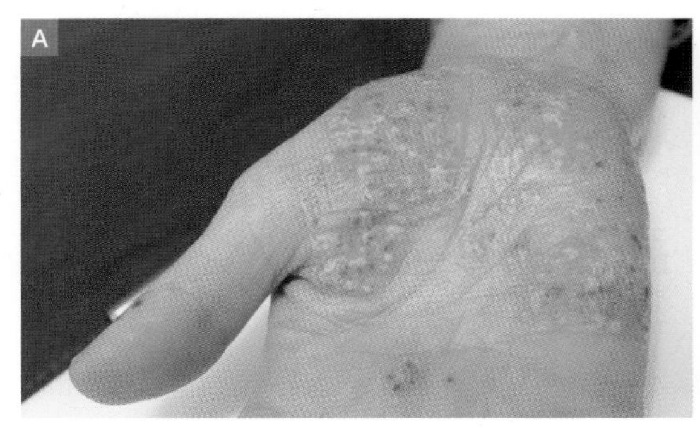

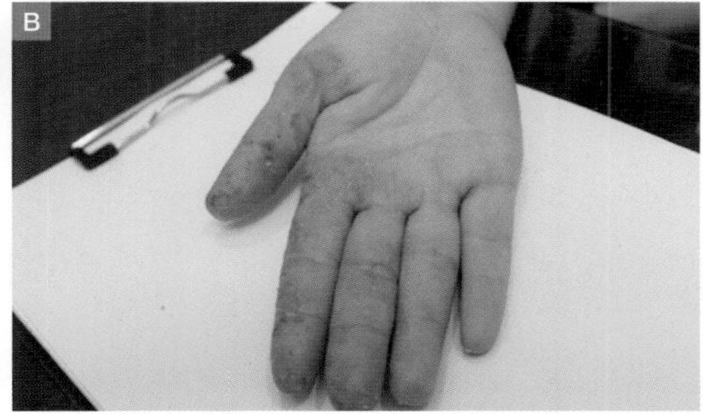

(A)는 농포성 건선의 병변 모습, **(B)**는 만성화된 한포진의 증상 모습입니다. 한포진의 수포가 농포성 건선의 농포와 비슷해 보일 수 있으며 호발부위가 유사하기 때문에 감별에 유의해야 합니다. 농포성 건선 특유의 농포가 보일 때는 감별이 어렵지 않으나, 스테로이드제를 사용하여 농포가 보이지 않는 시기에는 감별이 더 어려울 수 있습니다.

건선의 리바운드 증상은 어떻게 나타나나요?

건선은 아토피피부염, 화폐상 습진, 한포진 등 다른 습진 피부질환에 비해서는 스테로이드를 중단했을 때의 리바운드 증상이 아주 심하게 나타나는 질환은 아닙니다. 하지만 높은 등급의 스테로이드 연고를 장기간 지속적으로 사용하거나, 전신 스테로이드제를 복용한 경우에 있어서, 심한 리바운드 증상이 나타나는 경우가 있으니 주의해야 합니다.

Case 20 | 타 의료기관에서 증상억제제 위주 치료를 하던 건선 환자가 내원했습니다. 경과가 어떨까요?

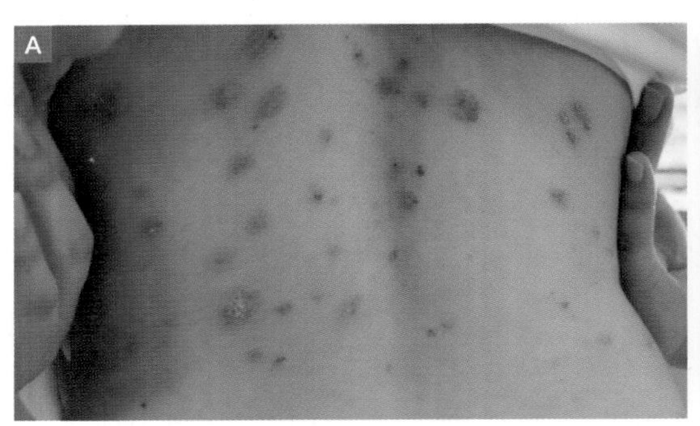

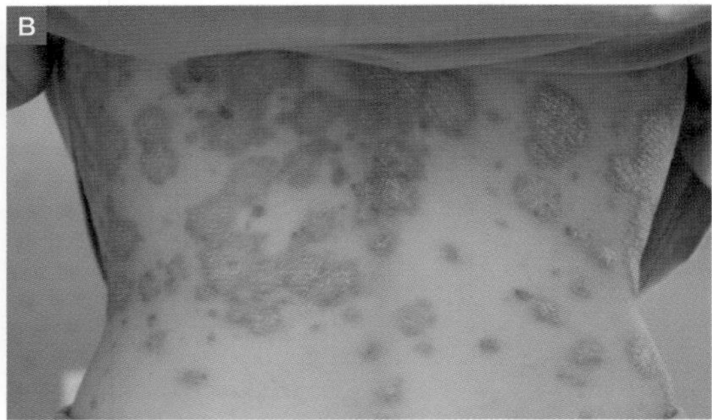

(A)는 내원 전 6개월간 스테로이드제를 사용했던 건선 환자의 첫 내원 시의 증상모습과 **(B)**는 스테로이드제 중단 3주 후 리바운드 증상으로 홍반, 인설이 늘어나고 있는 단계의 증상 모습입니다.

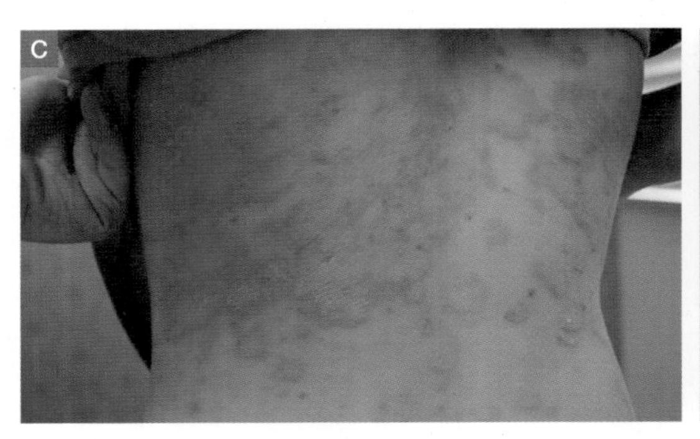

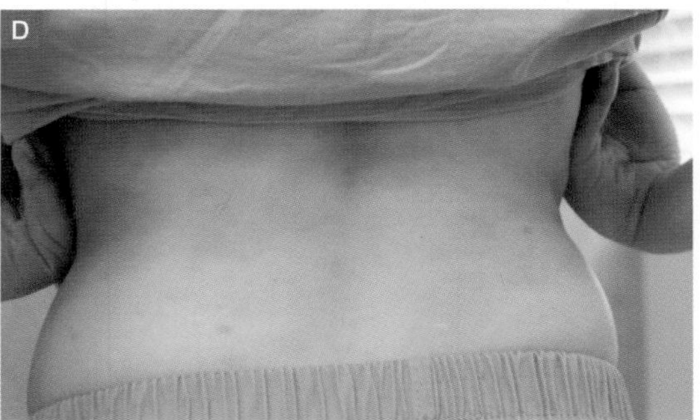

(C)는 3개월 후 홍반의 색이 옅어지고 인설이 얇아지고 있는 단계의 모습과 **(D)**는 대부분의 건선 증상이 소실된 6개월 후의 증상 모습입니다.

건선의 이차감염은 양상이 어떤가요?

건선의 경우 다른 염증성 피부질환에 비해 이차감염이 많지는 않으나, 스테로이드를 오래 사용한 환자의 경우에는 상황에 따라 이차감염에 주의해야 합니다. 건선 치료 과정 중 급격하게 증상변화가 나타나며, 인설이 갑자기 두꺼워지거나 노란 인설이 보이고, 농포가 보이는 경우 이차감염을 의심해 봐야 합니다. 건선 환부가 진균에 감염이 된 경우 기존 건선 환부 주변으로 진균 특유의 환상 홍반이 생기는 경우가 있습니다.

Case 21 | 높은 등급의 스테로이드제를 수년간 사용했던 50대 환자가 내원했습니다. 기존 치료제를 중단하고 3주 후 증상이 확대되고 부종이 생겼습니다. 건선이 악화된 상태인가요?

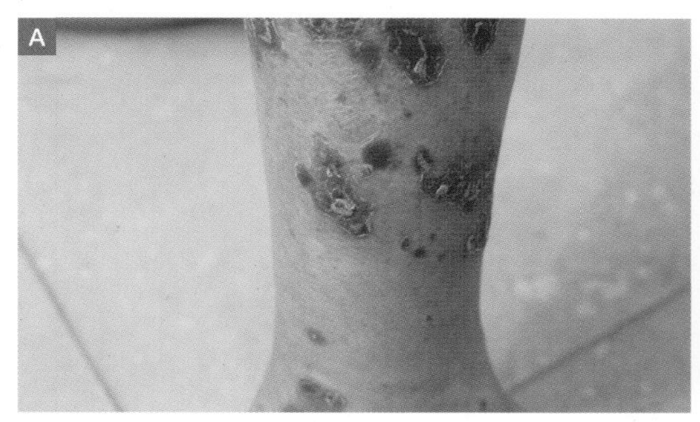

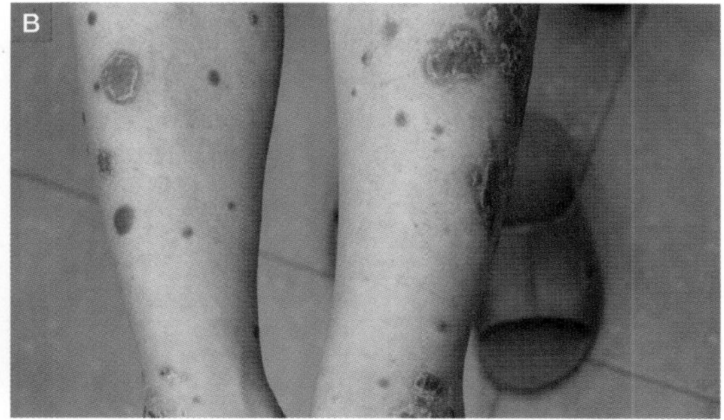

(A)는 건선의 리바운드 증상과 동반된 이차감염증의 모습입니다. 습진에서의 이차감염은 농포와 진물 등의 증상으로 쉽게 구별할 수 있으나, 건선은 특유의 두꺼운 인설 증상으로 인해 이차감염의 감별이 잘 안 되는 경우가 있습니다. 치료 과정에서 이유 없이 기존 증상이 악화되면 병변을 자세히 관찰하고, 농포 및 노란 인설의 증상이 보이면 이차감염을 의심해 봐야 합니다. **(B)** 같은 환자의 양측 다리의 증상 비교 사진이며, 좌측 다리가 심한 이차감염증으로 부종을 동반한 상태의 모습입니다.

건선 치료과정은 어떻게 되나요?

Case 22 | 손 건선 증상 치료를 위해 환자가 내원했습니다. 건선 치료과정에서의 증상 모습은 어떤가요?

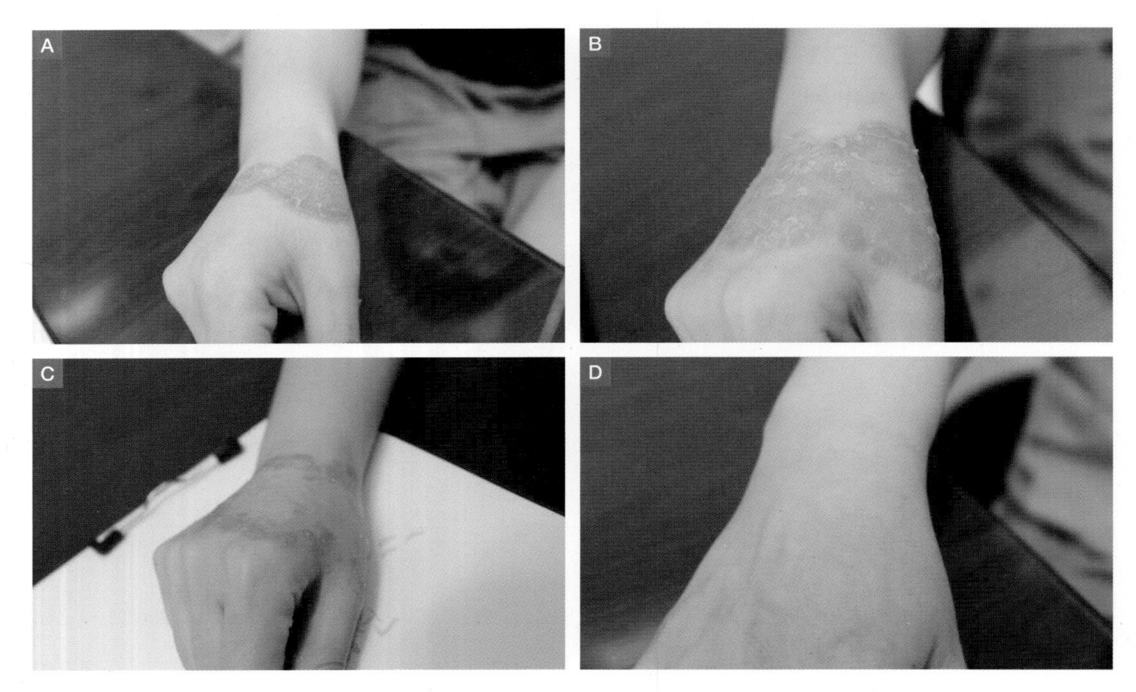

(A) 건선의 초기 증상은 진한 붉은색의 홍반으로 시작되며 **(B)** 점점 주변으로 퍼지면서 두꺼운 인설이 반복됩니다. **(C)** 증상이 호전되면서 환부 내부가 먼저 얇아지고 정상피부가 드러나며 테두리 위주로 기존 증상이 반복되다가, **(D)** 테두리 홍반, 인설 증상도 완화되며 증상이 소실됩니다.

건선 치료과정은 어떻게 되나요?

① Ⅰ-ⅰ (염증기)

건선의 특징적인 인설을 동반한 홍반 증상이 진행, 반복되는 단계로, 병변의 개수가 늘어나면서 병변의 면적이 넓어지는 단계입니다.

② Ⅰ-ⅱ (리바운드기)

스테로이드 연고와 같은 증상억제제 치료를 중단하고 리바운드 증상이 나타나는 시기로, 피부의 건선 홍반과 증상 확대가 급격하게 이루어지는 단계입니다. 건선은 다른 습진성 질환에 비해서는 리바운드 시기의 증상 변화가 심한 편은 아니지만, 높은 등급의 스테로이드를 장기 사용한 환자의 경우 건선에 있어서도 리바운드 증상이 극심한 경우가 있으니 주의해야 합니다.

Case 23 | 건선의 치료단계의 증상 모습은 어떤가요?

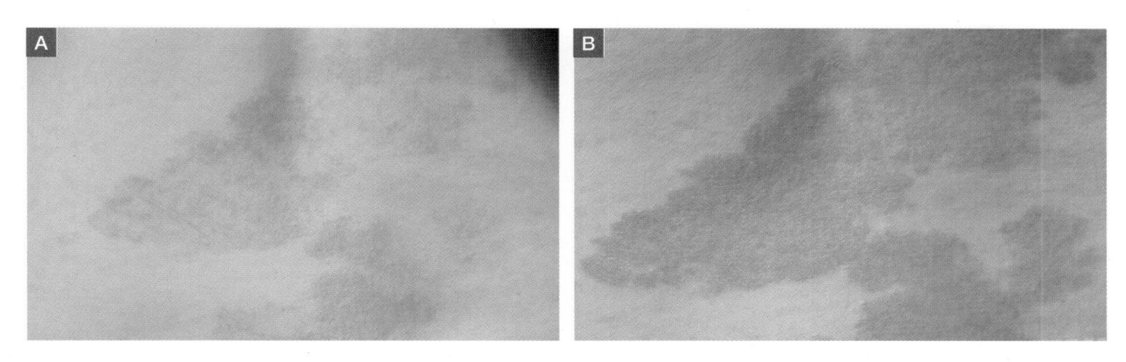

(A) Ⅰ－ⅰ(염증기)의 건선의 작은 홍반과 인설이 주변으로 퍼져나가고 있는 증상 모습입니다. **(B)** Ⅰ－ⅱ(리바운드기)에 일시적으로 기존 홍반이 급격하게 늘어나고 병변이 넓어지고 있는 증상 모습입니다.

③ Ⅱ(진정기)

리바운드 증상 시기에 악화되었던 염증성 증상이 진정되기 시작하며, 새로 발생하는 홍반이 줄어들며, 인설 증상의 두께도 완화되기 시작합니다. 건선 병변의 가운데부터 정상 피부가 먼저 재생되는 경향이 있습니다.

④ Ⅲ(회복기)

건선 병변의 인설이 점점 얇아지며 홍반이 갈색, 살색으로 변화하며 정상 피부가 재생되는 단계입니다.

Case 24 | 건선의 치료단계의 증상 모습은 어떤가요?

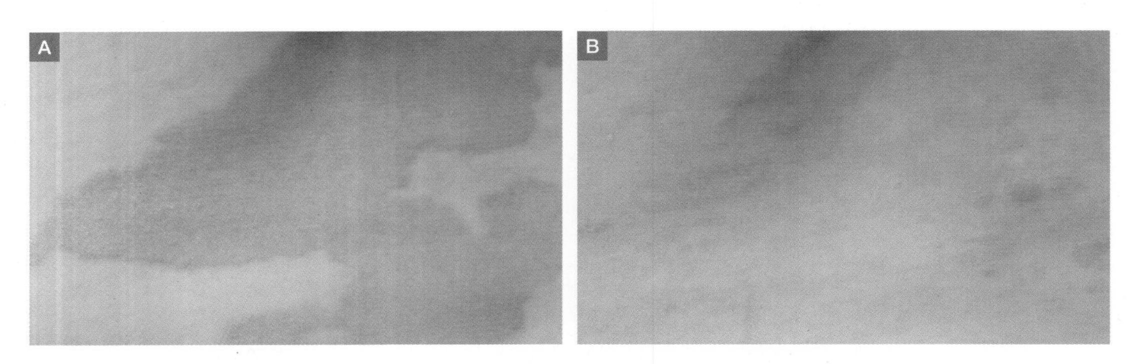

(A) II(진정기)에 기존 홍반의 붉은 색이 암갈색으로 어두워지며 증상이 퍼져나가는 속도라 느려지는 단계의 증상 모습이며, **(B)**는 III(회복기)에 기존 인설과 홍반이 소실되며 정상 피부가 재생되고 있는 단계의 증상 모습입니다.

건선의 괴병(壞病)이란?

괴병(壞病)

상한론에 괴병이라는 개념이 나옵니다. 병이 정해진 방향대로 진행되지 않고 특이한 양상을 나타날 때 괴병으로 전병(轉病)되었다고 표현합니다. 괴병이 생기는 원인은 여러 가지가 있겠지만, 상한론에서는 그 원인 중 하나로 오치(잘못된 치료)를 이야기합니다. (太陽病, 三日, 已發汗, 若吐, 若下, 若溫鍼, 仍不解者, 此爲壞病.)

피부질환도 마찬가지입니다. 피부질환에 잘못된 방향의 치료를 너무 강력하게 혹은 너무 오래 시행하다 보면 질환의 전병이 일어나서 괴병이 될 수 있습니다. 초기에는 피부질환이 전형적인 양상을 나타내었는데, 수년간 여러 가지 치료를 받다가 피부질환의 임상양상이 많이 달라지는 경우가 있습니다. 이런 경우 피부질환이 전병되어 괴병(壞病)이 되었다고 볼 수 있으며, 치료도 그만큼 힘들어질 수 밖에 없습니다.

Case 25 | 건선증상으로 수년간 강한 증상억제제 위주의 치료를 받다가 내원한 20대 환자였습니다. 증상의 변화양상이 일반적인 건선과는 달랐습니다. 무슨 피부 질환일까요?

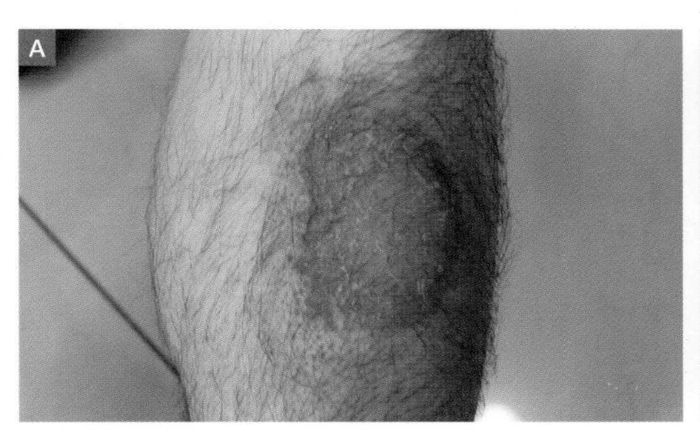

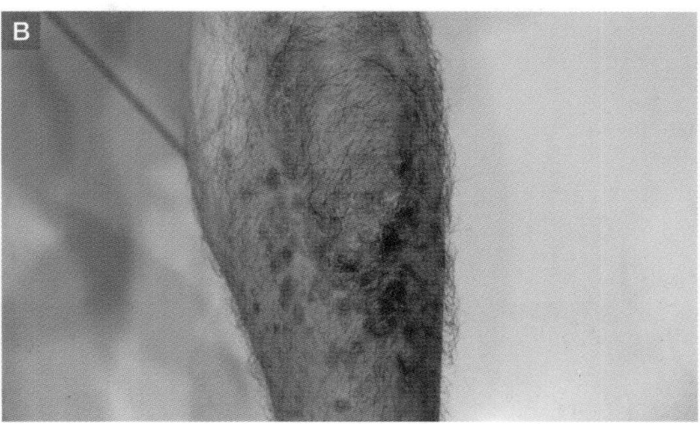

(A,B)는 치료 과정에서의 증상 모습이며 심한 발적, 삼출, 급격한 병변 확대, 이차감염 등 습진과 비슷한 증상 변화 양상을 나타내었습니다. 건선의 괴병 양상이라고 볼 수 있습니다.

건선의 중증도 평가는 어떻게 하나요?

PASI (psoriasis area and severity index) 지수는 건선 증상이 있는 부위의 홍반(redness grades), 인설(scaling) 두께(thickness grades) 및 병변의 범위를 측정하여 건선 질환의 중증도를 판단하는 방법으로 가장 많이 사용되고 있습니다.

BSA (body surface area)는 건선 증상의 체표 침범 정도를 파악해서 건선의 중등도를 평가하는 방식으로, 건선 증상의 침범 정도가 체표면적의 3% 미만이면 경증, 3~10%는 중등도, 10% 이상이면 중증으로 분류합니다.

DLQI (dermatological life quality index)는 삶의 질을 측정하는 지수로 중증도에 반영하기도 합니다.

* PASI 지수를 계산해주는 사이트: http://pasi.corti.li

건성 습진(Dry Eczema)

건성 습진은 습진 중 피부가 건조한 느낌과 인설 등을 특징으로 하는 습진입니다. 심한 홍반, 구진, 삼출 등 증상은 드물며 대부분 만성적인 경향을 나타내며, 노년층 환자가 많은 편입니다. 인체 전신 순환의 저하와 피부기능의 노화와 관련이 있으므로 단기간에 치료하려고 하기보다는 장기적으로 보고 접근해야 합니다. 많은 환자들이 건성 습진과 건선을 혼동해서 본인의 증상을 반대로 알고 내원하는 경우도 많으니 다른 질환이라는 것을 잘 이해시켜야 합니다.

Case 26 | 피부의 가려움과 건조한 병변을 호소하며 환자가 내원했습니다.

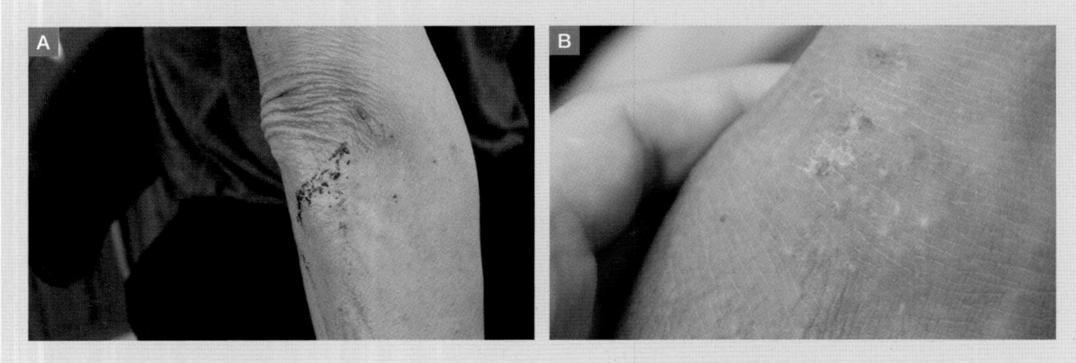

(A,B)는 건성 습진의 양상을 나타낸 환자의 증상 모습입니다. 임상에서 건성 습진 증상으로 내원하는 환자들은 대부분 중장년층 이상의 연령대가 많았으며, 건성 습진에 대한 치료와 관리가 제대로 되지 않으면 만성 습진으로 진행되는 경우가 많았습니다.

09

두드러기[Urticaria]

두드러기

두드러기는 피부가 부풀어 오르는 팽진과 가려움증을 주 증상으로 하는 질환으로, 환자에 따라 그 특징과 경과가 다양한 질환입니다.

질병코드

L50	두드러기	Urticaria
L50.0	앨러지성 두드러기	Allergic urticaria
L50.1	특발성 두드러기	Idiopathic urticaria
L50.2	한랭 및 열에 의한 두드러기	Urticaria due to cold and heat
L50.20	한랭에 의한 두드러기	Urticaria due to cold
L50.21	열에 의한 두드러기	Urticaria due to heat
L50.3	피부묘기성 두드러기	Dermatographic urticaria
L50.4	진동성 두드러기	Vibratory urticaria
L50.5	콜린성 두드러기	Cholinergic urticaria
L50.6	접촉두드러기	Contact urticaria
L50.8	기타두드러기	Other urticaria
L50.80	만성 두드러기	Chronic urticaria
L50.81	재발성 주기성 두드러기	Recurrent periodic urticaria
L50.88	기타 두드러기	Other urticaria
L50.9	상세불명의 두드러기	Urticaria, unspecified
L56.3	일광두드러기	Solar urticaria

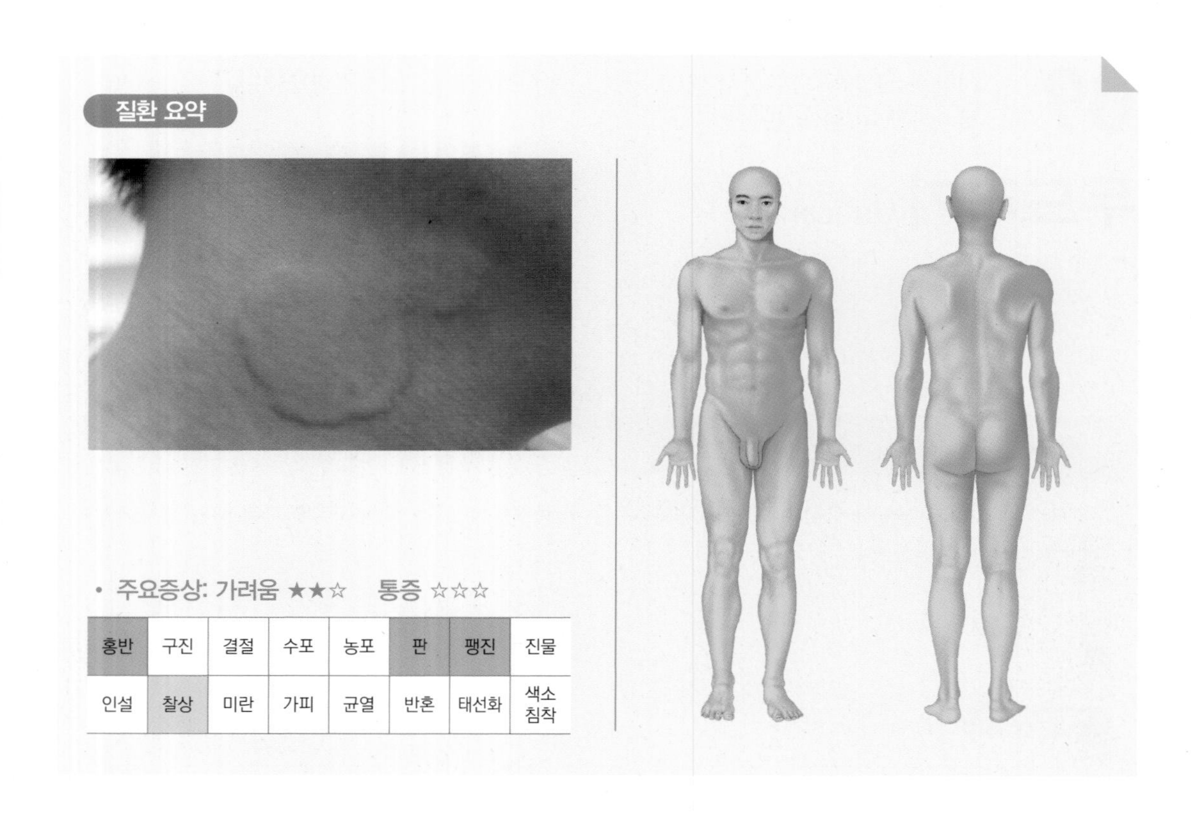

• 주요증상: 가려움 ★★☆ 통증 ☆☆☆

홍반	구진	결절	수포	농포	**판**	**팽진**	진물
인설	**찰상**	미란	가피	균열	반흔	태선화	색소 침착

두드러기란?

두드러기는 피부가 부풀어 오르는 증상인 팽진과 가려움증을 주 증상으로 하는 질환입니다.

두드러기는 피부 진피의 혈관반응(피부나 점막의 혈관 투과성이 증가되면서 일시적으로 혈장 성분이 조직 내에 축적되어)에 의해 나타나는 피부질환입니다. 일시적 부종에 의한 팽진과 가려움증을 동반하며, 팽진은 증상의 경계가 분명하게 붉은색이나 흰색으로 부풀어 오르는 특징이 있습니다.

韓醫學的으로는 은진, 음뢰, 風疹塊, 풍사, 풍소은진, 음뢰 등의 病名과 類似합니다.

Case 1 | 피부가 부풀어 오르면서 붉어지고 가려운 증상을 호소하며 환자가 내원했습니다. 무슨 피부질환의 모습인가요?

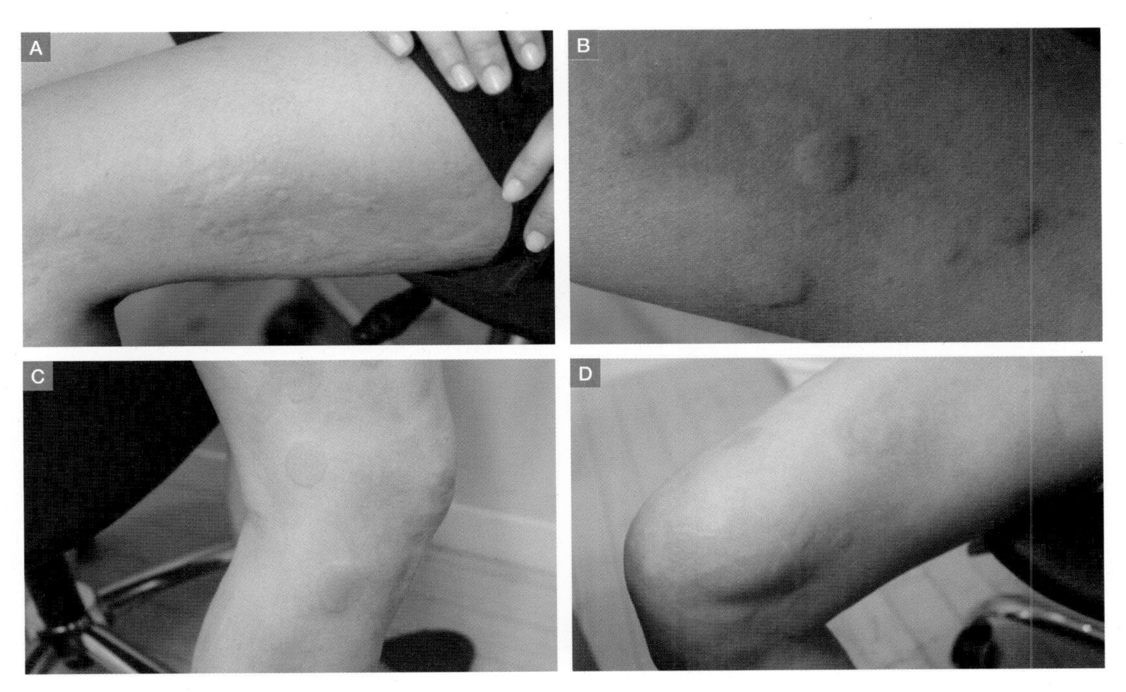

(A~D)는 팽진을 주 증상으로 하는 전형적인 두드러기의 모습입니다. 흰색 혹은 붉은색의 가려움을 동반한 경계가 분명한 팽진이 특징적이며, 약간의 가려움을 동반합니다.

두드러기의 증상은 어떤가요?

두드러기는 일반적으로 경계가 뚜렷한 붉거나 흰색의 피부 팽진(부풀어 오름)과 함께, 피부가 경중도로 가렵고, 간혹 피부에 따끔거리는 느낌이 있는 경우도 있습니다. 증상이 붉은 팽진의 형태로 나타날 때는 보통 환부의 열감이 동반됩니다.

두드러기 증상은 갑자기 발현되어 수 분~수 시간 반복된 후 사라지게 되며 수 시간, 수 주, 수 개월 이상 증상이 반복되며 만성화되는 경우도 있습니다.

이러한 두드러기 증상은 습진과 다르게 증상의 발현이 지속적이지 않고, 증상이 발현되지 않을 때는 가려움, 팽진, 열감 등의 피부 증상이 나타나지 않는 무증상 시기가 보통 동반되는 경향이 있습니다.

두드러기 환자 중 팽진과 함께 극심한 가려움을 호소하는 경우가 있는데, 이때 피부를 과도하게 긁어서 반복적으로 상처를 내면, 팽진이 소실되더라도 홍반, 색소침착 등 이차적인 피부의 문제가 생길 수 있으니 주의해야 합니다.

Case 2 | 두드러기로 치료를 받았던 환자가 두드러기는 소실되었는데 피부에 홍반과 찰상이 남았습니다. 무슨 피부 증상일까요?

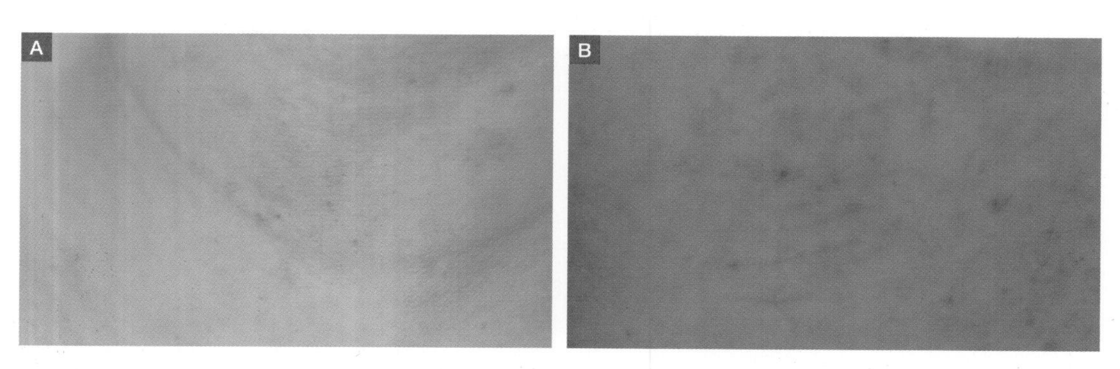

초기 피부질환은 팽진형 두드러기 질환이었고, 치료 후 선행되었던 두드러기 증상은 소실되었습니다. 하지만 두드러기 진행기의 가려움을 잘 참지 못하고 피부를 심하게 긁어서, 두드러기는 소실 후에도 홍반과 찰상, 색소침착 증상이 한동안 반복되었습니다**(A,B)**.

Case 3 | 피부 증상으로 환자가 내원했습니다. 고리모양의 팽진이 보이는데 무슨 피부 질환인가요?

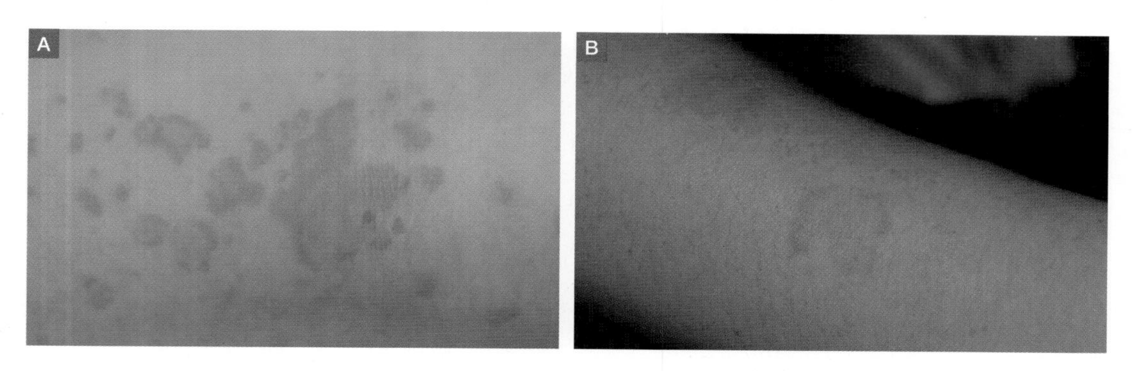

피부사상균의 감염성 피부질환인 체부백선에서는 고리모양의 병변이 특징적으로 나타납니다. **(A,B)**처럼 두드러기에서도 전형적인 팽진 증상이 발생하였다가 소실되는 순간에 테두리 위주의 고리모양 붉은 팽진 증상이 관찰될 수 있습니다. 하지만 백선이나 습진과 같은 질환들은 발현증상의 연속성이 특징적이나, 두드러기는 단시간 내에도 증상의 발현과 소실이 반복되기 때문에 시간을 갖고 관찰한다면 그 감별이 어렵지는 않습니다.

두드러기는 어떻게 분류할 수 있나요?

① 급성 두드러기

두드러기 증상이 갑자기 생겼다가 수 시간 혹은 4~6주 내에 사라지는 두드러기입니다. 대개 음식물이나 자극 요인, 환경 요인 등 외부 단순 요인의 영향으로 급성으로 발생하였다가 특별한 치료 없이 자연 소실되는 경우도 많습니다.

Case 4 | 피부에 작고 붉은 팽진을 주소증으로 환자가 내원했습니다. 무슨 피부질환인가요?

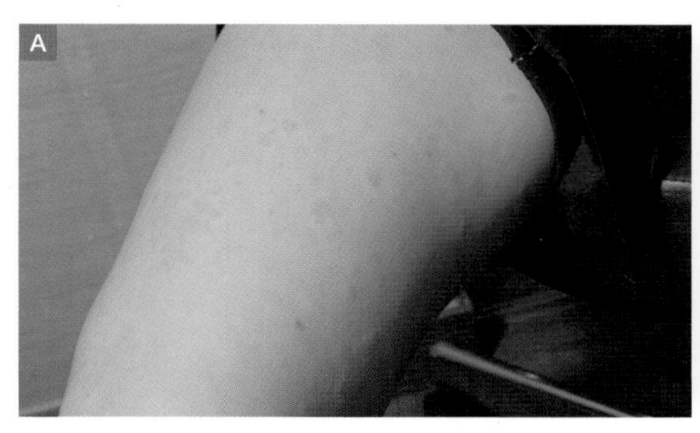

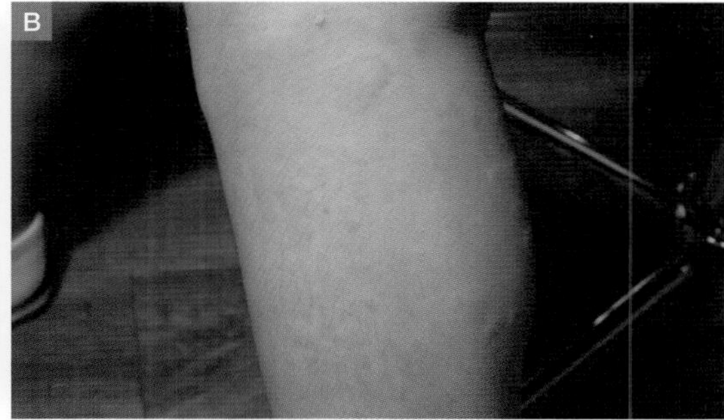

팽진성 증상의 반복을 호소하며 내원한 환자의 급성 두드러기 증상의 모습입니다. 다행히 증상 발생 후 3일밖에 경과하지 않았으며, 침치료와 과립제 처방 그리고 생활교정으로 수일 내 증상이 소실되었습니다.

② 일반 만성 두드러기

급성 두드러기와 달리 특정한 요인 없이, 만성화된 상세 불명의 두드러기 증상이 6주 이상 지속적으로 반복되는 증상입니다.

Case 5 | **수개월 동안 반복되고 있는 팽진성 두드러기 증상을 호소하며 내원했던 환자의 증상 모습입니다. 무슨 피부질환인가요?**

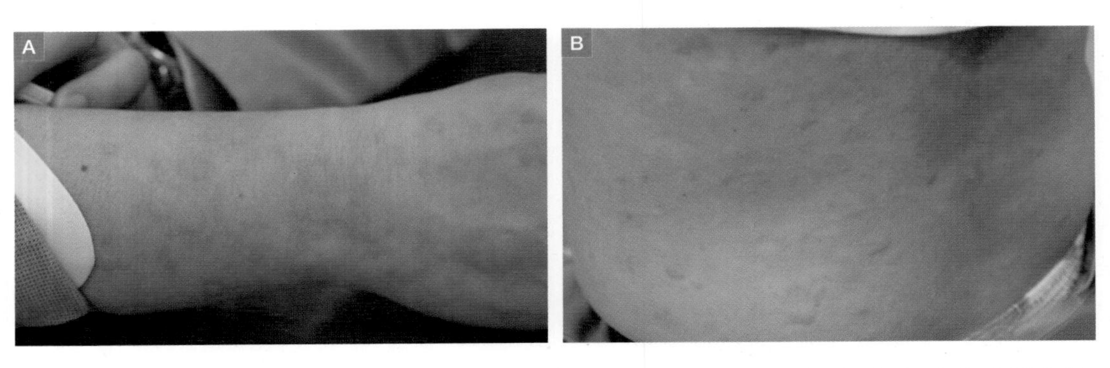

(A,B) 겉으로 보여지는 증상은 급성 두드러기와 큰 차이가 없는 경우도 있으나, 만성화된 두드러기에서는 찰상과 홍반, 색소침착이 동반되는 경우도 있습니다.

③ 한랭 두드러기

차가운 자극이 가해지거나 차가운 환경에 노출되었을 때 주로 노출되어진 부위 위주로 증상이 나타납니다.

④ 열 두드러기

고열로 뜨거운 자극이 가해진 부위 위주로 두드러기 증상이 심해지는 두드러기입니다.

⑤ 콜린성 두드러기

여러 요인에 의해 체온이 상승할 때마다 인체와 피부의 반응으로 인해 발생하는 두드러기입니다.

Case 6 | 피부에 작은 팽진성 홍반을 호소하며 환자가 내원했습니다. 무슨 피부질환인가요?

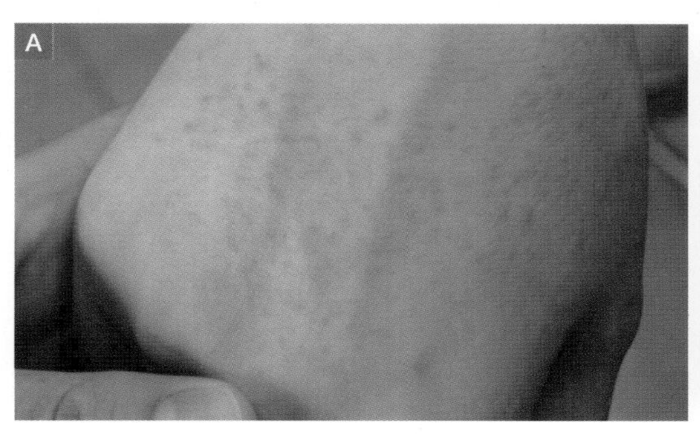

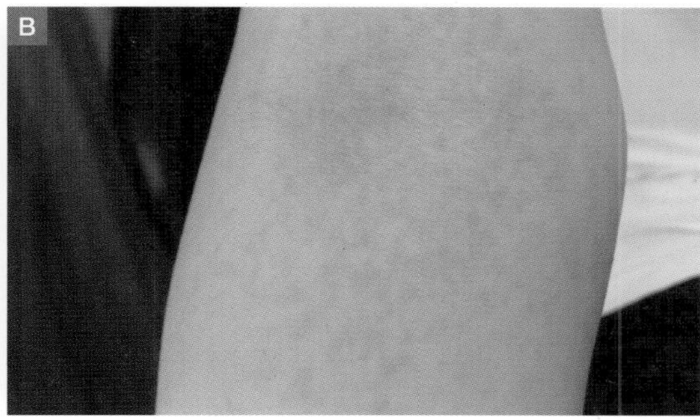

수년간 반복된 콜린성 두드러기 증상으로 내원했던 환자의 증상 모습입니다. 콜린성 두드러기는 다른 두드러기와 형태적인 증상의 특징이 약간 차이가 있습니다. 세심히 관찰하지 않으면 홍반을 주증상으로 하는 습진성 피부질환과도 혼동될 수 있으니 주의해야 합니다.

⑥ 피부묘기증

피부 외부에 물리적인 자극을 주면, 수 분 내에 자극을 준 부위 위주로, 가려움을 동반한 부종과 발적이 나타나는 질환입니다. 피부묘기증은 본인의 진단명을 알고 있는 환자도 있지만 단순히 피부가 예민하고 가렵다고 호소하며 내원하는 환자도 많습니다.

Case 7 | 피부의 자극 부위에 선상으로 팽진 증상이 나타났습니다. 무슨 피부질환인가요?

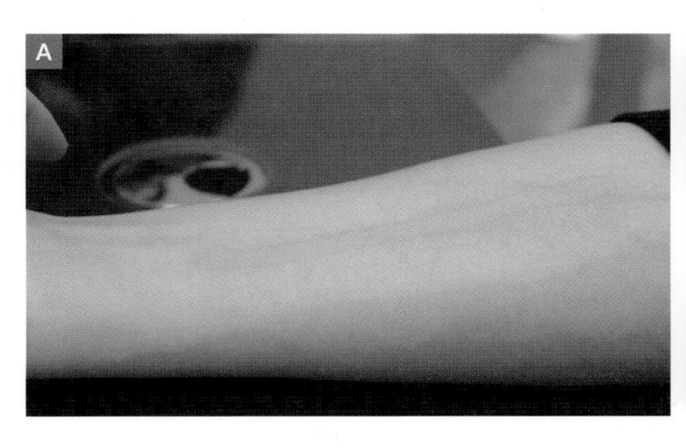

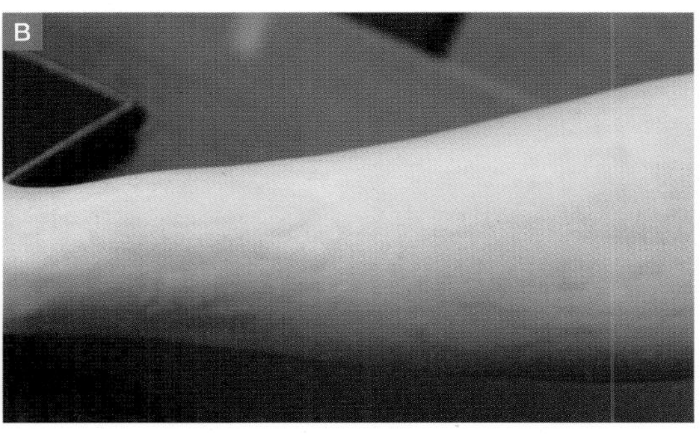

피부묘기증 치료를 위해 내원한 환자들의 증상 모습입니다. **(A)**는 피부묘기증 진단을 위해 피부를 긁고 난 후, 수 초~수 분 내에 자극 부위를 따라 팽진성 증상이 나타난 증상 모습입니다. **(B)**는 인위적 자극을 주기 전에 이미 환자가 피부를 긁고 그 부위에 증상이 나타난 상태입니다.

Case 8 | **피부의 자극부위에 선상 홍반 증상이 나타났습니다. 팽진은 동반하지 않았습니다. 무슨 피부질환인가요?**

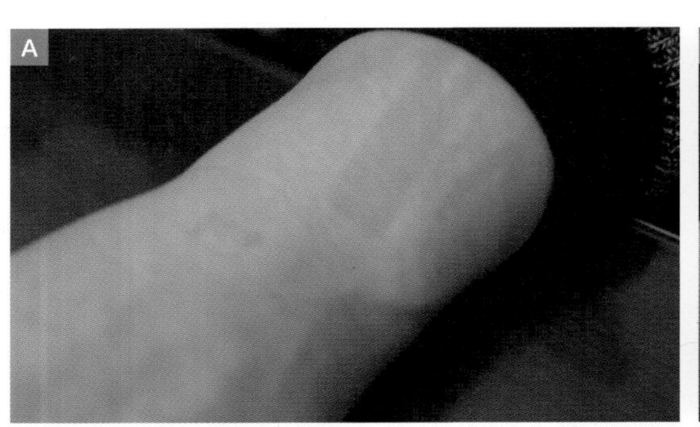

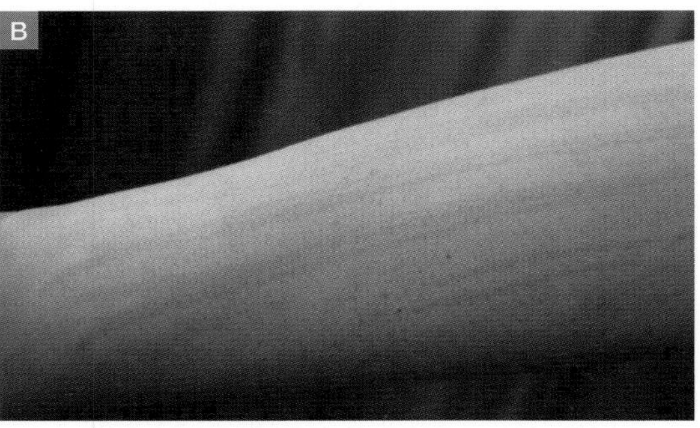

피부묘기증을 확인하기 위해 피부에 인위적인 자극을 준 후의 모습입니다. **(A,B)** 사진의 증상모습처럼 팽진이 확인되지 않아 피부묘기증 확진이 애매할 수 있는 상황입니다. 실제로 만성화된 대부분의 피부묘기증 환자들이 수년간 항히스타민제를 복용하다가 내원하기 때문에, 피부자극에 팽진 없이 피부가 붉어지는 반응만 보이는 경우가 있으니 진단에 주의해야 합니다.

- 맥관부종(Angioedema (allergic) (any site) (with urticaria), T78.3)

맥관부종은 두드러기와 유사한 질환이지만, 부종이 심부진피, 피하조직 혹은 점막 하 조직을 침범하여 나타납니다. 흔한 증상은 눈 주위나 입술이 심하게 부풀어 오르는 증상이 대표적입니다. 급성기에 후두부 증상침범으로 호흡곤란의 가능성이 있을 수 있으므로 주의해야 하며, 위장관을 침범하면 구토, 복통 등의 내과적 증상을 동반할 수 있습니다. 전형적인 얼굴 증상의 모습은 아래 그림과 같은데요, 맥관부종 환자들이 대부분 약물치료 중에 한의원에 내원하기 때문에 저런 증상을 관찰하기는 쉽지 않습니다.

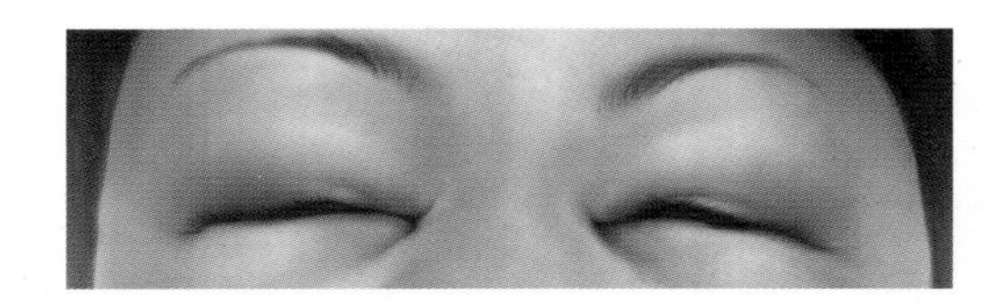

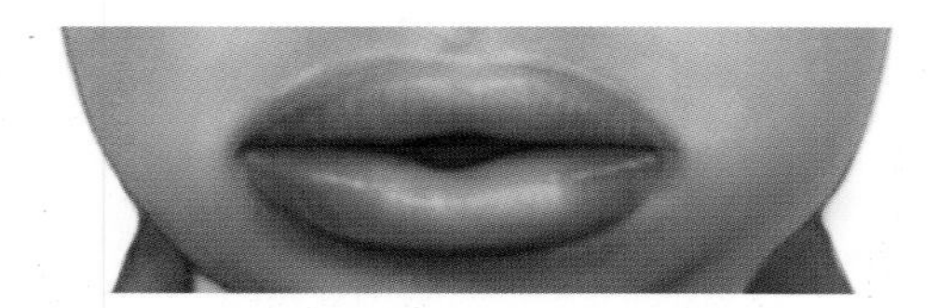

[전형적인 맥관부종에서 나타나는 눈주변과 입술의 증상]

- 유전성 혈관부종(Hereditary angioedema)

부종이 맥관부종과 비슷하게 안면, 손, 발, 후두부, 장관 등에 발생하는 질환으로, 희귀한 유전질환이므로 치료접근에 주의해야 합니다.

두드러기 왜 나타나나요?

급성 두드러기는 보통 음식물이나 약물에 의한 영향이 많다고 알려져 있습니다. 만성 두드러기의 원인은 아직 명확하게 밝혀진 바가 없으나, 음식 및 음식첨가제, 물리화학적인 자극, 약물, 물리환경적 요인, 심리적 요인, 감염, 전신질환, 가족력 등이 영향을 준다고 생각되고 있습니다.

한의학적 관점에서 두드러기는 피부에 증상이 나타나는 질환이지만 몸 내·외부의 복합적인 불균형에 의한 질환으로 바라봅니다. 내부의 체질적인 문제와 기혈순환의 저하, 장기의 부조화(특히 위와 장)와 심리적인 스트레스, 몸 상태와 체질에 맞지 않는 음식들이 독소와 노폐물을 만들어 내어 두드러기가 생깁니다. 따라서 환자에 따라 차이가 있지만, 소화기능과 음식섭취에 대한 부분이 기본적으로 작용하는 경우가 많습니다. 임상에서는 육음(六淫) 모두가 두드러기의 병인이 될 수 있으나, 풍, 한, 열, 습이 가장 중요한 병인입니다.

동의보감 〈외형편〉의 은진(癮疹)에도 두드러기와 비(脾)에 대해 강조하고 있습니다.

癮疹多屬脾, 隱隱然在皮膚之間, 故言癮疹也.
發則多痒, 或不仁者, 是也. 兼風熱濕之殊, 色紅者, 兼火化也. 《丹心》

"은진은 대부분 비(脾)에 속한다. 은은히 피부 사이에 드러나기 때문에 은진이라고 한다. 은진이 돋으면 많이 가려운데, 간혹 감각이 없을 때도 있다. 풍·열·습에 따라 차이가 나는데, 색이 붉은 것은 화가 함께 있는 것이다."

두드러기는 어떻게 진단할까요?

임상증상만으로 쉽게 진단이 가능하지만, 만성 두드러기의 경우 자세한 병력청취와 유발검사가 필요한 경우도 있습니다.

진단의 포인트

① 주 증상이 경계가 명확한 붉거나 흰색의 팽진형으로 나타남
② 팽진 증상이 경계가 뚜렷함
③ 약간의 가려움 혹은 심한 가려움을 호소
④ 위의 증상이 수분~수시간 내에 소실되고, 무증상시기가 있으며 증상이 반복됨

두드러기의 증상 특징과 경과는 어떤가요?

초기에 급성으로 발병한 두드러기는 초기 생활관리와 치료를 적극적으로 시행하면 치료 경과가 더 좋으나, 한의원에 내원하는 대부분의 환자들은 대부분 만성화된 단계에서 내원하는 경우가 많습니다. 보통 수개월에서 길게는 수년 혹은 십수 년 동안 습관적으로 증상완화제 복용 위주로 치료하다가 내원하는 경우가 많습니다.

두드러기는 어떻게 치료할까요?

① 서양의학적 치료

원인을 밝혀내고 이를 제거하거나 회피하는 것이 가장 중요한데, 유발 원인을 쉽게 밝히지 못하는 경우가 많기 때문에 여러 가지 대증요법을 시행하게 됩니다.

두드러기에 가장 대표적인 약인 항히스타민제는 단독으로 사용하거나, 증상의 호전이 느리면 여러 종류의 항히스타민제를 복합으로 사용하기도 합니다. 주로 두드러기에는 H1 수용체의 길항제를 이용한 항히스타민제를 사용합니다.

다른 치료에 잘 반응하지 않는 급성 두드러기에는 항히스타민제와 함께 에피네프린 주사, 에페드린 경구 복용, 스테로이드 경구 복용 등을 단기간 사용하기도 합니다.

② 한의학적 치료

한의학적 치료에 있어서 중요한 포인트는 기존 증상억제제에 대한 의존도를 줄이게 하는 것으로 치료를 시작하는 것입니다. 초기 단계에서 증상의 반복 및 수면 불편감 등이 있더라도 치료에 대한 이해와 신뢰로 기존 약물에 대한 의존도성을 잘 극복할 수 있게 하며, 환자의 증상의 특징과 함께 풍, 한, 습, 열의 육음과 장기의 허실, 상하의 한열, 기혈순환 등을 기준으로 변증하여 근본적으로 증상을 치료하는 것을 목표로 합니다. 단, 환자의 기존 증상이 호흡 및 급성증상과 연관이 있는 경우는 기존 약물을 중단하는 것에 주의해야 합니다.

한약 처방은 주로 투진하며 거풍하는 처방을 사용하며, 승마갈근탕, 청기산, 소풍산, 형방패독산 등을 활용할 수 있습니다. 음식상과 비위허증과 관련된 두드러기의 경우는 곽향정기산, 평위산 등을 가감해서 사용하며, 열증에는 방풍통성산, 혈허증에는 당귀음자를 활용할 수 있습니다.

③ 생활관리

- **회피요법:** 두드러기 증상과 환자에 따라 두드러기를 유발, 악화시키는 요인들이 다르기 때문에, 특히 치료 초기에는 이러한 요인들을 적절히 차단하는 것이 필요합니다.

- **목욕 및 운동, 일광욕:** 환자가 증상억제제를 줄이고 있거나 두드러기 증상이 악화되고 있는 시점이나, 해당 두드러기의 특성상 열자극이 증상을 악화시키는 경우에는 생활에서 피부에 열이 발생할 수 있는 상황은 피하는 것이 좋습니다. 하지만 환자의 상태와 치료의 경과를 고려하면서 적절한 시기가 되면, 피부의 기혈순환 개선과 피부면역 회복, 노폐물 배출의 측면에서 목욕, 운동요법을 적극적으로 시행해야 할 수도 있습니다.

두드러기와 감별해야 하는 질환은 어떤 것이 있나요?

임상에서 두드러기를 호소하며 내원했던 환자 중에, 피부에 나타나는 구진, 홍반 등 습진성 증상을 두드러기로 표현하는 경우가 종종 있었습니다. 두드러기를 호소하며 내원을 했더라도 초반에 단정하지 말고, 정말 두드러기인지 습진성 증상인지, 비염증성 구진 결절 증상인지를 감별하는 것이 필요합니다.

- 약진

약진 중 두드러기 형태로 소팽진을 나타내며 생기는 케이스가 있는데, 증상의 형태는 일반적인 두드러기와 비슷하더라도 자세한 문진을 통해 증상 발현 전 약물 복용력을 꼼꼼히 확인해야 합니다(약진은 두드러기와 같은 팽진형태, 모낭염과 같은 홍반성 구진형태 등 다양한 임상 형태가 존재하기 때문에 감별에 주의해야 합니다).

Case 9 I 피부의 작은 홍반성 팽진 증상이 나타났습니다. 두드러기 증상인가요?

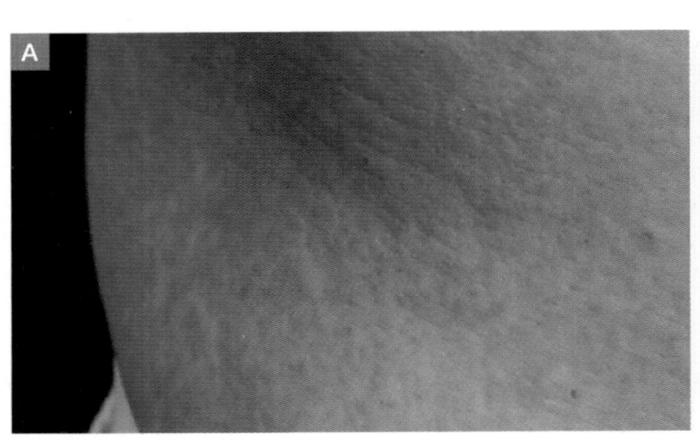

두드러기 증상을 호소하며 내원한 환자의 피부 모습입니다. **(A,B)** 팽진을 주증상으로 하는 전형적인 두드러기와 증상 양상이 좀 차이가 있어 보입니다. 환자는 통증 질환 치료를 목적으로 약물 치료를 수개월 진행하였고, 피부의 증상은 그 후에 피부에 발생한 특징적인 홍반성 소팽진 증상을 특징으로 하는 약진의 모습입니다.

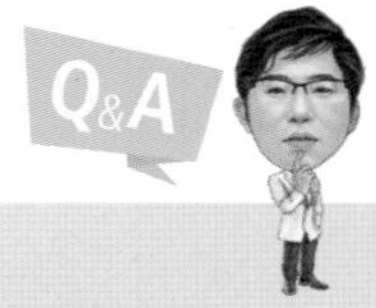

Q 두드러기는 증상이 항상 나타나는 것이 아니라서 증상 경과 파악이 쉽지 않습니다.

A **두드러기는 증상의 발현이 지속적이지 않고 간헐적으로 반복되는 경향이 있기 때문에, 다른 염증성 피부질환에 비해 증상의 중증도 및 경과 파악이 쉽지 않습니다. 초진 시의 자각증상의 정도를 기준으로 치료과정에서 자각증상의 변화를 파악합니다.**

① 증상이 하루 중에 몇 번 나타나는지, 한번 발생하면 소실 될 때까지의 시간을 파악
② 두드러기 환부의 홍조, 열감 정도, 팽진의 두께와 면적을 파악
③ 가려움증의 정도를 수치화하여 변화를 파악, 수면 중 깨는 횟수를 파악

10
백선증[Dermatophytosis]

백선증

백선증은 피부사상균에 의한 피부와 부속기의 감염증으로, 두피, 안면, 수족부, 조갑, 샅 부위에 호발하며, 각 부위에 따라 증상 특이성이 있습니다. 보통 약간의 가려움을 동반하는 얇은 인설과 특징적인 고리모양의 홍반을 나타내는 경향이 있습니다.

질병코드

B35	백선증	Dermatophytosis
B35.0	수염 및 두피 백선	Tinea barbae and tinea capitis
B35.1	손발톱백선	Tinea unquium
B35.2	손백선	Tinea manuum
B35.3	발백선	Tinea pedis
B35.4	체부백선	Tinea corporis
B35.5	와상백선	Tinea imbricata
B35.6	사타구니백선	Tinea inguinalis
B35.8	기타 피부백선증	Other dermatophytoses
B35.9	상세불명의 백선증	Dermatophytosis, unspecified
B36.0	어루러기	Pityriasis versicolor
B36.9	상세불명의 표재성 진균증	Superficial mycosis, unspecified

- 피부 진균질환[Mycosis, 眞菌症]

  진균증은 곰팡이균(진균)의 피부감염에 의해 나타나는 피부질환이며, 감염부위, 감염균의 종류와 발생 부위에 따라 분류할 수 있습니다.

  대부분 원내에서 볼 수 있는 진균 질환들은 표피의 각질층이나 부속 부위(손발톱, 모발 등)에 감염이 된 표재 곰팡이증이며, 백선증, 어루러기, 칸디다증 등으로 나눌 수 있습니다. 드물게 외상 및 특수한 면역저하 상태에서 피하 진균증 및 전신 진균증이 생길 수 있습니다.

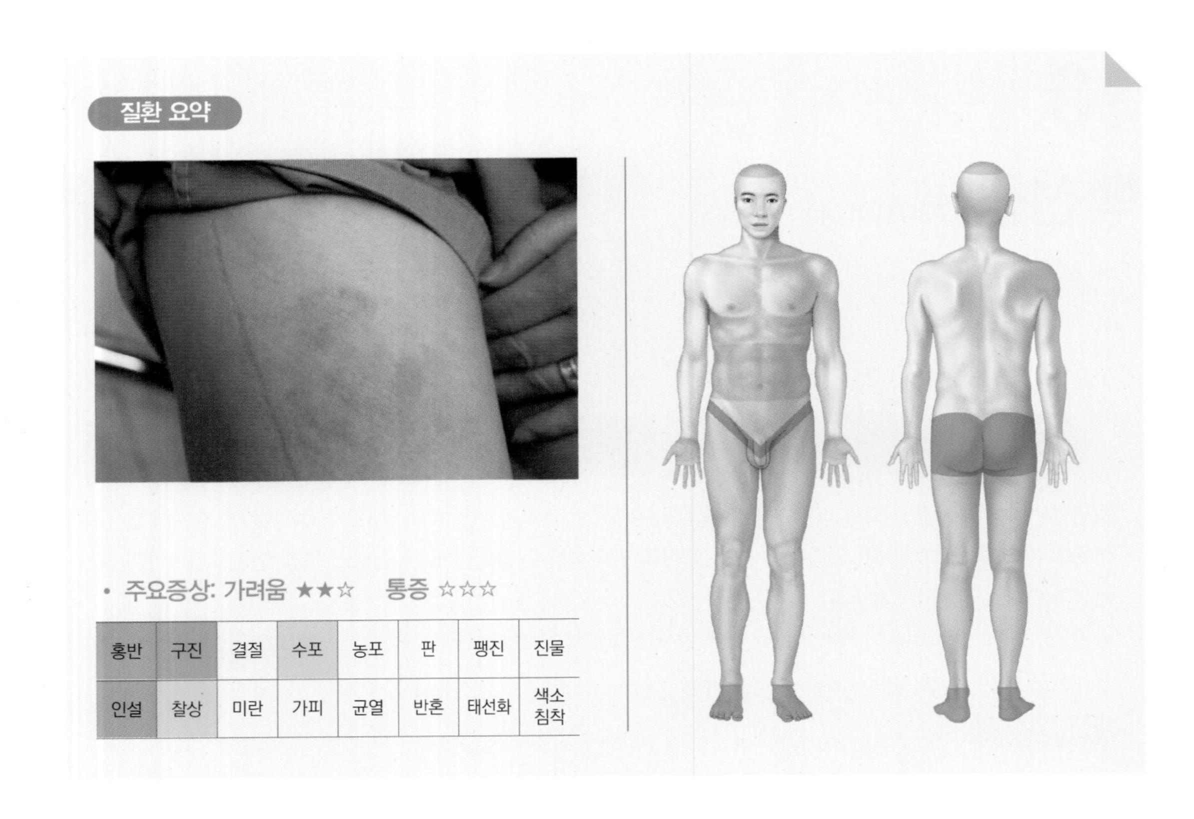

질환 요약

• 주요증상: 가려움 ★★☆ 통증 ☆☆☆

홍반	구진	결절	수포	농포	판	팽진	진물
인설	찰상	미란	가피	균열	반흔	태선화	색소 침착

백선증이란?

Trichophyton 종, Microsporum 종, Epidermophyton 종 등 피부사상균에 의한 피부와 부속기의 감염증입니다. 드러기와 비슷하더라도 자세한 문진을 통해 증상 발현 전 약물 복용력을 꼼꼼히 확인해야 합니다(약진은 두드러기와 같은 팽진형태, 모낭염과 같은 홍반성 구진형태 등 다양한 임상 형태가 존재하기 때문에 감별에 주의해야 합니다).

백선증의 종류는?

① 머리백선증(두부백선, Tinea capitis)

원인균: M. canis, T. verrucosum, T. mentagrophytes

원인균에 따라 임상 증상이 다양하게 나타날 수 있으며, 보통 두피에 다양한 크기의 회색 혹은 붉은 색의 인설을 동반한 반점이 생기고, 염증이 심한 경우 농포가 발생할 수 있으며 부분적인 탈모 증상이 나타날 수 있습니다. 경구용 항진균제를 투여하며, 염증과 농포가 심한 경우 초기에 스테로이드를 단기간 경구 투여합니다.

- **독창(禿瘡, 백선종창)**: 두부백선의 염증증상과 농양이 심해서 두피에 광범위한 탈모가 일어나는 것을 독창이라고 합니다.

② 얼굴백선증, 수염백선증(Tinea barbae)

원인균: T. rubrum, T. mentagrophytes, M. canis, T. gypseum

안면 부위에 백선균의 침입으로 발생한 증상으로, 특징적인 윤상의 병변을 보이는 경우가 많으며, 수염백선증의 심재형에서는 독창과 유사하게 농포 증상이 생길 수 있습니다.

③ 몸백선증(체부백선, 도장부스럼)

원인균: T. rubrum, M. canis, T, mentagrophytes

몸백선증은 전형적인 백선증의 경계가 비교적 뚜렷한 환상 병변(annular lesion)을 특징으로 한다. 병변 내부에는 정상피부가 나타나기도 하고 심한경우는 내부에도 홍반이 심한 경우도 있습니다.

Case 1 | 고리모양의 홍반 증상을 호소하며 환자가 내원했습니다. 무슨 피부질환일까요?

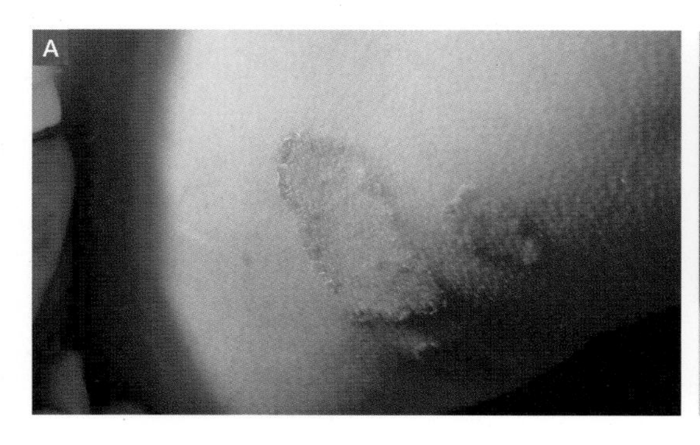

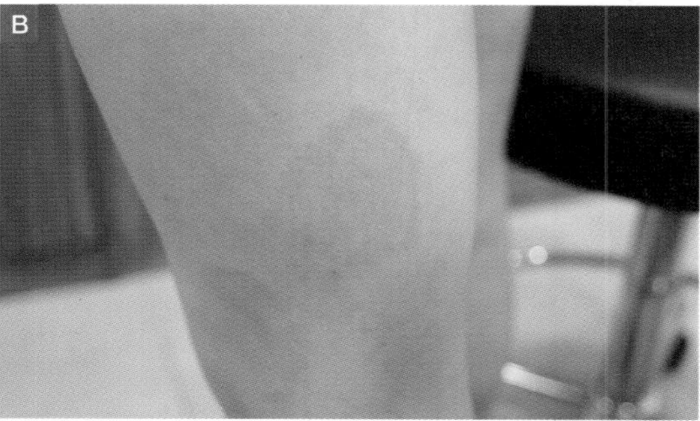

(A,B)는 몸 백선증에서 특징적으로 나타나는 고리모양 홍반 병변의 모습입니다. 건선 및 습진의 병변과 감별이 필요합니다.

④ 족부백선(발무좀)

원인균: T.rubrum

㉠ 지간형(발가락사이형): 발가락 사이 피부에 진무름과 균열이 발생하며 냄새를 동반합니다. 환부에 대한 관리가 제대로 되지 않으면 갈라진 상처로 이차 세균감염도 쉽게 나타날 수 있습니다.

Case 2 | **발가락 사이가 가렵고 열감이 있으며 수포, 구진을 특징으로 하는 피부질환으로 환자가 내원했습니다. 무슨 피부질환일까요?**

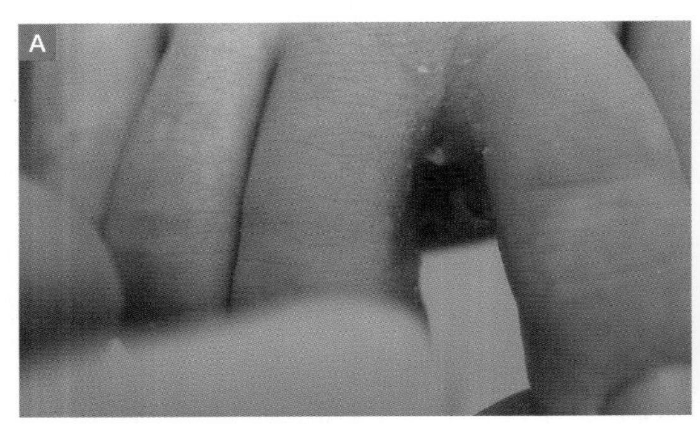

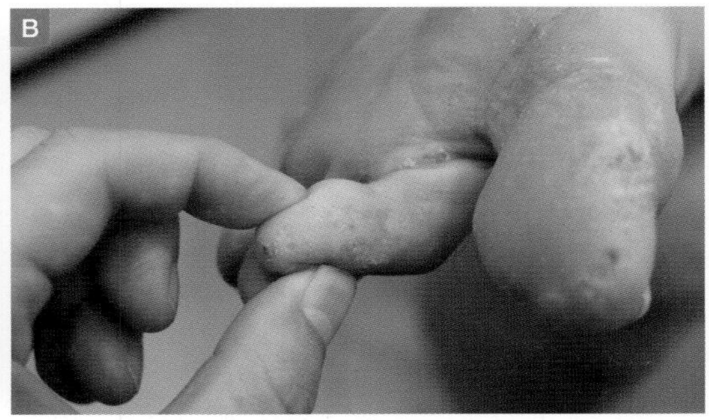

(A)는 지간형 족부백선의 증상 모습입니다. 발가락 사이가 짓무르고 균열이 생깁니다.
(B)는 발가락의 소수포형 족부백선의 증상 모습입니다.

㉡ 소수포형(잔물집형): 발 측면이나 발바닥, 발가락 피부 부위에 가려움을 동반한 소수포가 형성된 후 황갈색의 가피를 형성합니다. 가려움으로 인한 찰상과 가피를 뜯은 상처가 흔히 관찰됩니다. 증상의 특징상 발의 한포진과 감별이 필요합니다.

Case 3 | 발 측면과 발바닥 피부에 수포성 염증 증상을 호소하며 환자가 내원했습니다. 어느 쪽이 족부백선일까요?

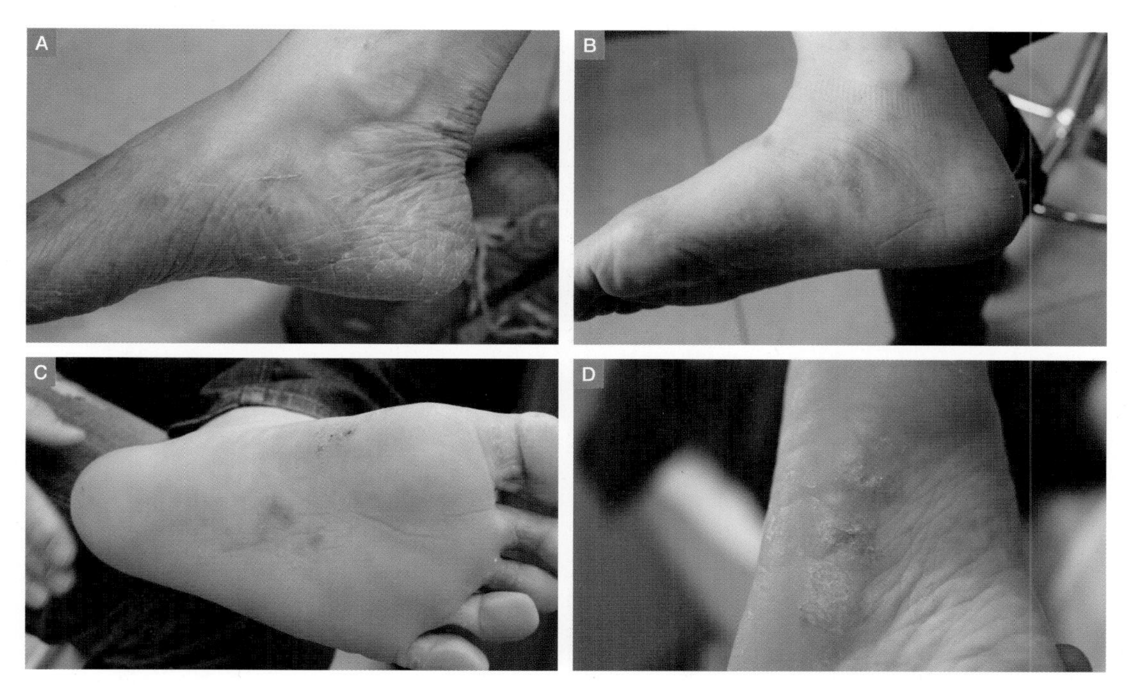

(A,C)는 소수포형 족부백선의 발 측면과 발바닥의 증상 모습이며, (B,D)는 한포진에서의 발 수포 증상입니다. 족부백선과 부위와 증상의 유사성이 많기 때문에 신중히 감별해야 합니다.

㉢ 각화형(건조인설형, 건조비늘형): 발바닥의 넓은 부위에 인설이 두꺼워지고 약간의 홍반이 나타납니다. 가려움증은 그리 심하지 않고 증상이 만성화되기 쉽습니다. 수장 족저 각화증과 감별이 필요합니다.

Case 4 | **발바닥 피부에 건조한 인설을 특징으로 하는 환자가 내원했습니다. 어느 쪽이 족부백선일까요?**

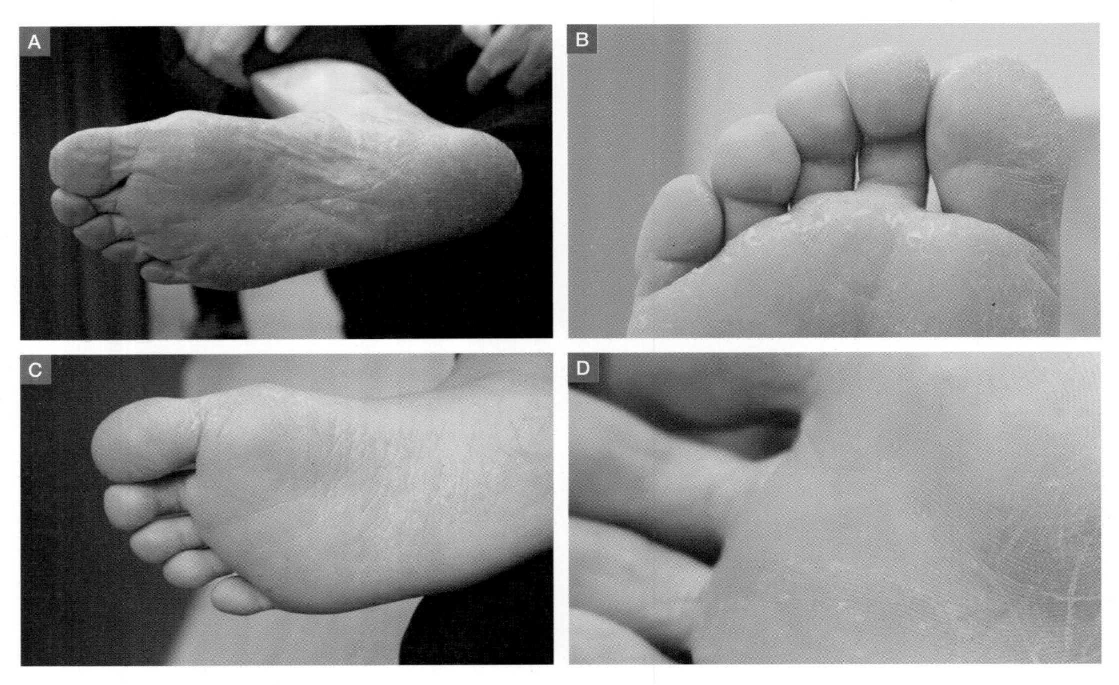

(A,B)는 각화형 족부백선의 인설위주 증상 모습이며, **(C,D)**는 족저 각화증의 증상 모습입니다. 증상의 임상양상이 비슷하기 때문에 감별이 필요합니다.

족부백선의 세 가지 증상 유형은 복합되어 발생하는 경우도 많으며 이차 세균감염증이 동반되어 있는 경우도 있습니다. 발 피부의 한포진, 각화증, 기타 습진과도 감별을 신중히 해야 하는 경우들이 있습니다. 각질을 과도하게 제거해서 생긴 상처나, 갈라진 피부 틈으로 이차감염이 올 수 있는 부분을 주의해야 합니다. 족부백선은 조기에 치료가 되지 않고 악화되면 수부백선이나 조갑백선으로 진행될 수 있으니, 초기에 적극적인 치료를 해야 합니다.

⑤ 수부백선(손무좀)

원인균: T.rubrum

족부백선과 증상이 유사하나 지간형은 흔하지 않고 주로 각화형 증상이 흔합니다. 손바닥 부위의 약간의 가려움을 동반한 건조한 인설반으로 나타나며 족부백선 증상 후에 발생할 수 있으며, 조갑백선으로 진행될 수 있으니 적극적인 치료를 해야 합니다. 주로 편측성으로 증상이 나타나는 특징이 있습니다.

⑥ 손발톱무좀(조갑백선, 손발톱진균증)

원인균: T.rubrum, T. mentagrophytes, Candida, Aspergillus

진균이 조갑 하 피부에 감염되어 손발톱이 두꺼워지면서 흰색, 황색으로 변색되며 손발톱이 부스러지는 증상을 보입니다. 족부백선, 수부백선이 악화 진행되어 발생되는 경우가 많으며, 난치성 증상이며 치료에 주로 경구용 항진균제를 투여하거나 레이저 시술을 합니다.

Case 5 | 손톱의 변형 증상을 호소하며 환자가 내원했습니다. 어느 쪽이 조갑백선일까요?

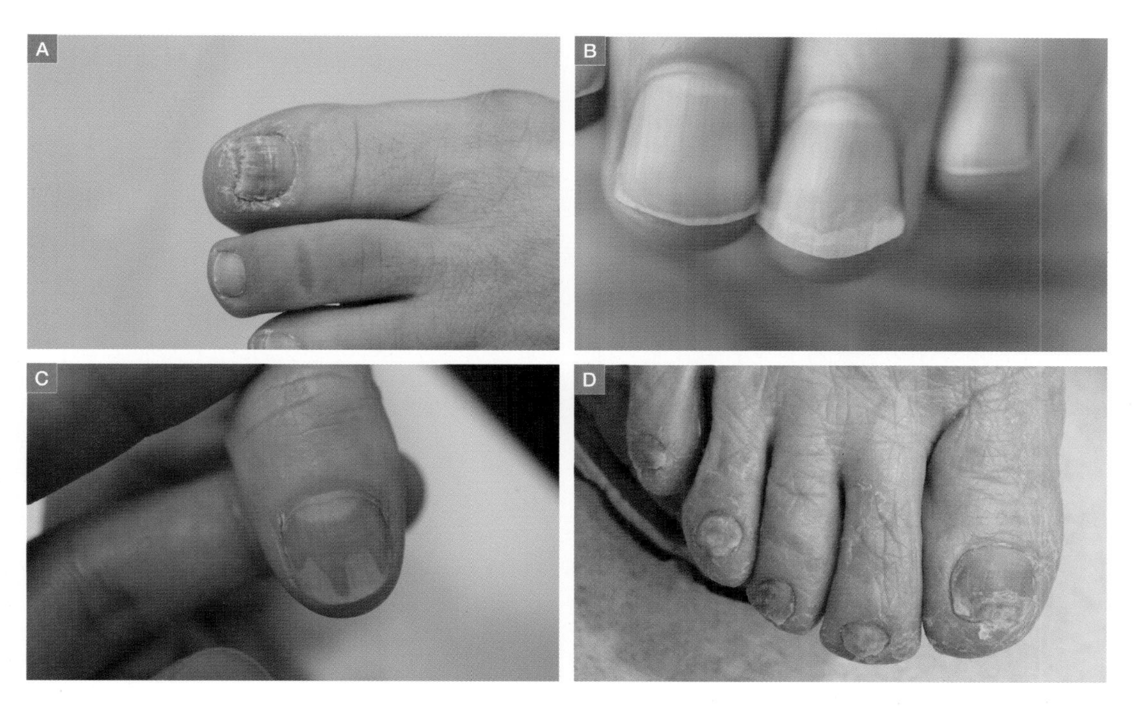

(A,D)는 만성화된 조갑백선의 증상 모습이며, 발톱이 두꺼워지고 황색으로 변색되었으며 부스러지고 박리가 진행되고 있습니다. (B,C)는 조갑백선과 증상의 색과 형태의 차이가 있는 조갑박리증의 증상 모습입니다. 조갑백선은 조갑박리증 및 건선 및 습진에 동반되는 조갑변형 증상과 감별이 필요합니다. 조갑박리증 환자들이 특별한 진단 없이 무좀 치료를 장기간 진행하다가 내원하는 경우도 있었습니다.

비 교

조갑박리증[Onycholysis, 爪甲剝離症] L60.1 손발톱박리

조갑박리는 손, 발톱이 피부와 붙어있는 부분이 벌어지며 박리되는 증상입니다. 손(발)톱끝 아래 허물의 흰 부분이 넓어지면서 확대되며(측면에서 확대되는 경우도 있습니다), 손, 발톱이 희거나 누렇게 변하며, 손, 발톱이 얇아지거나 모양과 두께가 균일하지 않고, 벌어지거나 주름이 생기는 증상을 보입니다. 대부분의 조갑박리증은 특별한 원인 없이 발생하는 것이 보통입니다.

손, 발톱을 생성하는 피부의 생리적 기능이 약해져 있는 것으로 보고, 피부의 각종 자극을 피하게 하고, 전신순환과 피부의 순환을 개선시키는 치료와 생활 관리를 해야 합니다. 혈액순환이 직접적으로 될 수 없는 부위기 때문에 치료에 대한 효과가 상당히 천천히 나타나는 질환이 치료 경과 설정을 잘해야 합니다.

⑦ 샅백선(완선, 사타구니 습진)

원인균: T.rubrum

샅백선은 환자 자신의 수족부백선, 조갑백선에서 감염되어 발생하는 경우가 많습니다. 사타구니, 음부, 둔부의 피부 안쪽으로 경계가 분명한 반원형의 붉거나 암갈색의 병변을 특징으로 합니다. 다른 백선에 비해 가려움이 심한 경우가 많고 찰상이 동반되는 경우도 많습니다. 환부의 병변부를 중심으로 색소침착과 태선화가 오래 지속되기도 하며, 남성 환자의 비율이 높습니다(물론 여성 환자도 있습니다). 스테로이드 연고를 사용하게 되면 일시적으로는 가려움과 홍반이 완화되나 나중에 증상이 더 악화될 수 있습니다.

Case 6 | 사타구니 주변 피부가 발진과 함께 가려움이 심한 환자가 내원했습니다. 무슨 피부질환일까요?

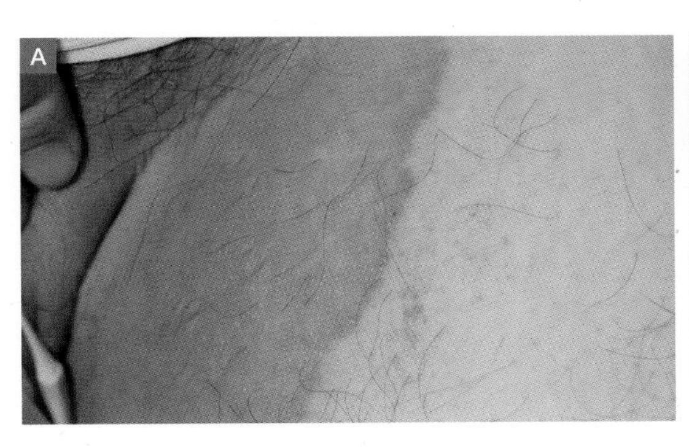

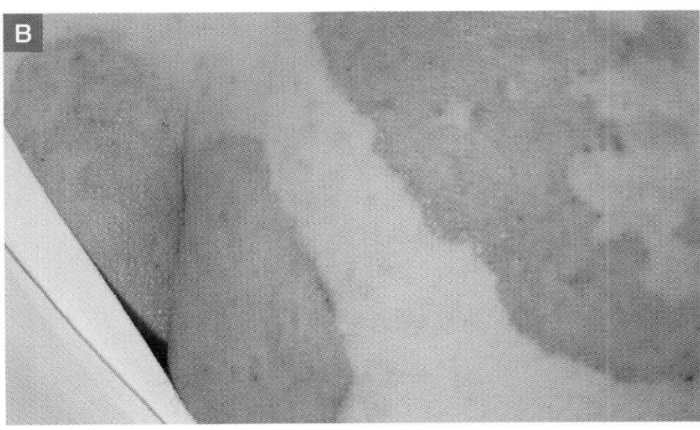

(A,B)는 염증이 심한 상태의 샅백선 증상 모습입니다. 경계가 분명한 환부의 모습이 특징적이며 가려움이 심한 경우 찰상이 반복되기도 합니다.

백선증은 어떻게 진단하나요?

백선증은 그 특유의 임상 증상의 양상과 특징을 파악하며, 다른 질환과의 감별을 통해 진단을 하게 되는데, 상황에 따라 진단이 어려운 경우는 검사를 통해 확진을 하게 됩니다.

① 우드등 검사(Wood light examination)

암실 환경에서 우드등을 통해 특정 파장의 광선을 조사하여 피부의 색의 변화를 관찰하여 진단합니다. 두피 백선증에서는 모발에서 황록색 형광이 나타납니다.

② KOH 검사(직접 도말검사)

병변의 인설을 채취하여 현미경으로 균사를 관찰합니다.

③ 진균배양 검사

백선 침범부의 인설, 머리카락, 조갑 등을 배지에 넣고 배양하여 균종을 확인하는 방법입니다.

백선증의 치료는?

① 백선증의 서양의학적 치료

기본적으로 국소 항진균제 연고를 위주로 치료하며, 증상 정도와 범위를 파악하여 필요한 경우 이트라코나졸(itraconazole), 프루코나졸(fluconazole)과 터비나핀(terbinafine)과 같은 경구 항진균제를 처방합니다.

피부의 염증이나 2차 감염이 있으면 스테로이드와 항생제를 같이 사용하는 경우가 있으나 진균이 악화될 수 있으니 주의해야 합니다.

② 백선증의 한의학적 치료

습진의 처방과 같이 백선증의 증상과 환자의 인체 내부 상태에 대한 변증에 따라 치료의 방향을 정하게 되며, 청열제, 거풍습제, 자윤보혈제, 보기제 등을 적절히 활용해야 합니다. 환부의 풍습사가 심한 경우 월비가출감탕, 마행의감탕 가감방을 활용할 수 있으며, 풍열독이 심한 경우 방풍통성산, 십미패독산 가감방을 활용할 수 있습니다.

외용치료는 염증이 심할 때는 습진처럼 청열제 습포 등을 시행할 수 있으며, 증상이 만성화되고 염증경향이 심하지 않은 시기에는 초포제(거풍약을 식초에 3~5일간 침한 후 걸러서 사용)에 담구거나 환부에 뿌리는 방법 등을 사용할 수 있습니다.

- **어루러기(전풍, Pityriasis versicolor, B36.0)**

어루러기는 말라세지아라는 효모균의 피부 감염에 의해 발생하는 표재 곰팡이증입니다. 고온다습한 환경에서 악화되며 땀이 많은 사람에게서 더 잘 발생하는 경향이 있습니다. 어루러기는 주로 가슴, 목, 겨드랑이, 등, 복부 등의 피부에 융기가 거의 없는 갈색, 황토색, 붉은색의 반점과 흰색의 탈색반이 섞여 있는 증상이 나타납니다. 병변은 주로 작고 동그란 형태이나 서로 융합하여 큰 병변의 형태가 될 수 있습니다. 자각증상은 거의 없는 편이나 가려움을 약간 호소하는 경우가 있습니다.

어루러기는 그 특유의 임상 증상의 양상과 특징을 파악하며, 다른 질환과의 감별을 통해 진단을 하게 되는데, 상황에 따라 진단이 어려운 경우는 우드등, KOH, 진균배양 검사를 통해 확진하게 됩니다.

Case 7 | 체간 피부에 얼룩덜룩한 흰 반점이 생겼습니다. 무슨 피부질환일까요?

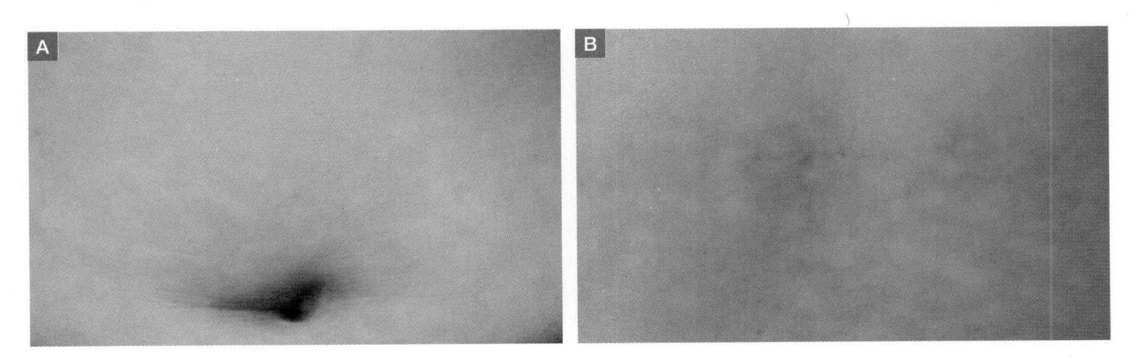

복부(A)와 등쪽 피부(B)에 발생한 전형적인 어루러기의 증상 모습입니다.

어루러기의 치료는 피부에 바르는 국소 항진균제를 사용하거나, 병변의 침범 범위가 넓은 경우에는 경구 항진균제를 복용합니다. 고온다습한 여름철에 쉽게 재발하며, 피부의 색소반은 치료 후에도 완전히 소실되지 않고 반복되는 경우가 있습니다.

● **칸디다증**(Candidiasis, B37.2)

칸디다증은 진균의 일종인 칸디다(Candida)에 의한 감염 질환으로, 칸디다는 인체 상재균으로 존재하다가 인체의 면역이 떨어졌을 때 감염을 일으켜 다양한 부위에 증상을 발생시킵니다.

칸디다의 침범 부위에 따라 다양한 증상을 일으키며, 아구창(구강 칸디다증), 구각 미란증, 구인두나 식도의 염증, 액와부나 서혜부 간찰진, 외음부 질염, 조갑부위염 등 증상을 나타냅니다. 부위에 따라 특이성이 있으나 주로 발진, 수포, 미란, 위막 등의 증상이 있으며, 외음부 질염은 특징적인 우유빛 분비물을 동반합니다.

Case 8 | 피부에 흰색의 분비물과 함께 염증 증상이 나타났습니다. 무슨 피부질환일까요?

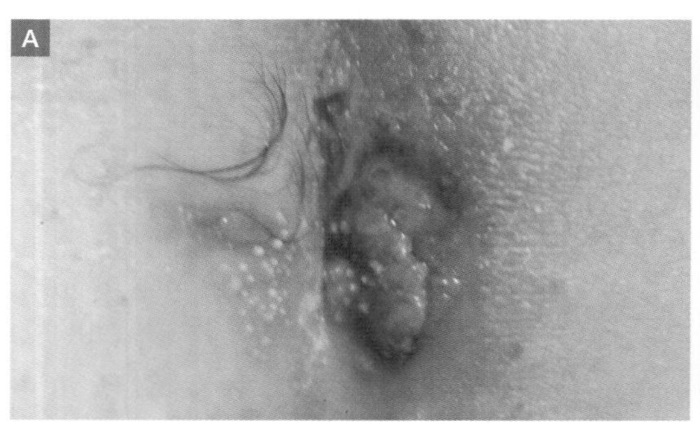

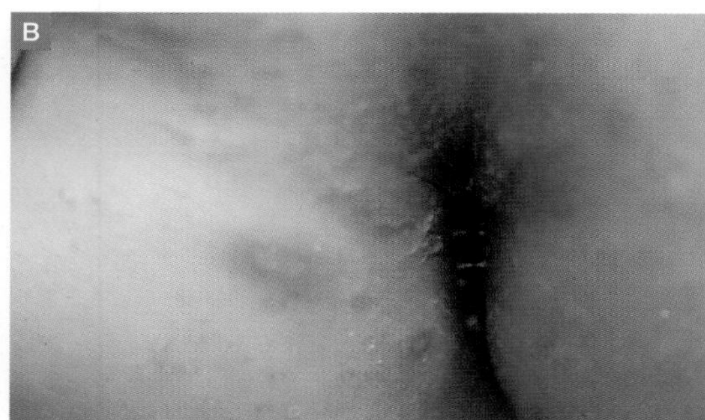

소아환자의 음부(A)와 항문 주변(B)에 나타난 칸디다증의 모습입니다.

칸디다에 진단에 있어서는 역시 특징적인 부위와 임상적 증상의 특징을 파악해서 판단하는 것이 가장 중요합니다. 필요한 경우 KOH검사, 배양검사, 조직검사를 시행합니다. 치료에 있어서는 국소 항진균제 연고를 위주로 하며, 점막 및 전신 증상의 경우나 자주 재발되는 환자에 있어서 전신 항진균제를 투여합니다.

11
구진 결절성 피부질환

구진 결절성 피부질환

피부에 나타나는 많은 질환들이 피부가 융기되어 나타나는 구진, 결절을 동반하여 증상이 나타나기 때문에 때로는 진단, 감별이 어려운 경우도 많습니다. 임상에서 각 질환들의 특징적인 임상 양상과 호발 부위의 특징을 잘 파악하여 질환을 진단해야 합니다.

비립종(Milium)

Case 1 | 눈 아래쪽 피부에 하얗고 동그란 구진들이 생겼습니다. 무슨 질환일까요?

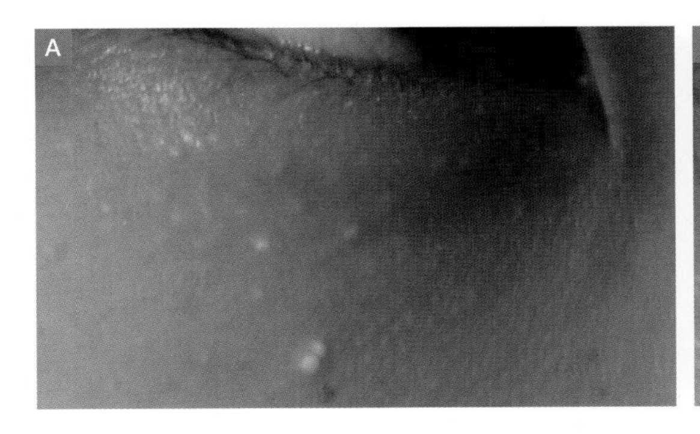

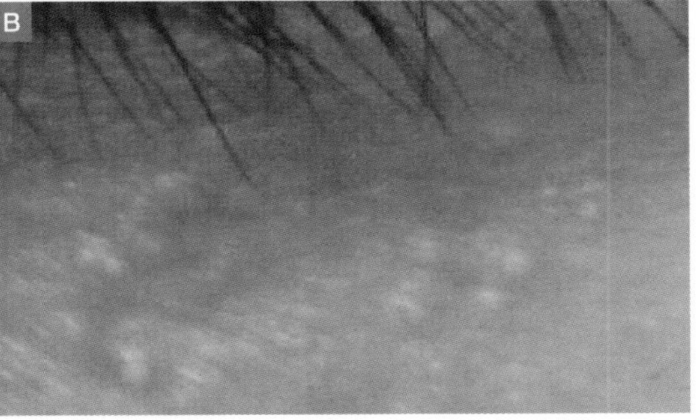

(A,B) 비립종은 피부에 나타나는 크기가 1 mm 내외의 각질이 차있는 백색 혹은 황백색의 동그란 형태의 양성 피부 증상입니다. 증상이 눈꺼풀과 뺨 혹은 손상 받은 부위에 잘 발생하며, 자각증상은 없는 편입니다. 치료는 니들, 레이저 등으로 환부에 구멍을 낸 후 압출하여 내용물을 제거해야 합니다. 주로 한관종, 편평사마귀 등과 감별이 필요합니다.

한관종(Syringoma)

Case 2 | 눈 아래 피부에 울퉁불퉁한 증상이 나타났습니다. 무슨 질환일까요?

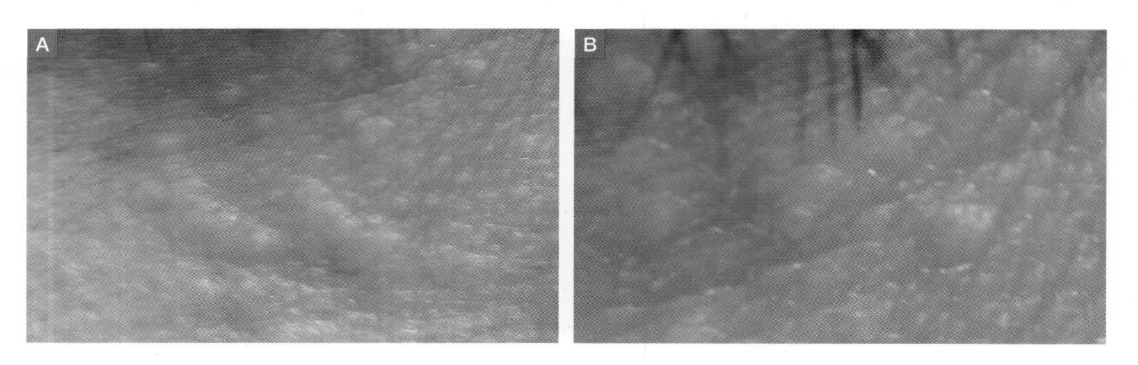

(A,B) 한관종은 피부의 에크린 땀샘과 관련된 양성 종양으로 피부에 융기된 1~3 mm 정도 크기의 피부색 혹은 홍갈색의 구진 형태로 증상이 나타납니다. 주로 증상이 눈 주위 피부와 뺨, 이마에 나타나며 드물게는 사지 및 전신에도 증상이 나타날 수 있으며, 대부분 자각증상은 없습니다. 눈 주위 피부에 나타나는 경우 비립종, 편평사마귀, 안검황색종 등과 감별이 필요합니다. 비립종과 비교해서 형태가 비정형적이다. 레이저, 전기소작술 등으로 병변을 제거하는 치료를 시행하나, 색소침착 및 반흔이 생길 수 있으며, 환자의 치료만족도도 높지 않은 질환입니다.

- 안검 황색종(Xanthelasma of eyelid)

상하 안검 부위 피부에 돌출된 황백색 병변이 나타나는 질환입니다. 안검 피부에 지질성분 축적과 관련이 있으며, 주로 노년층 환자나 고지혈증이 있는 사람에게 발생할 수 있습니다. 미용적 목적으로 제거하나 재발할 수 있습니다.

모낭염(Folliculitis, L73.9)과 여드름(Acne, L70)

Case 3 | 얼굴과 몸 피부에 붉은 발진들이 생겼어요, 무슨 피부질환일까요?

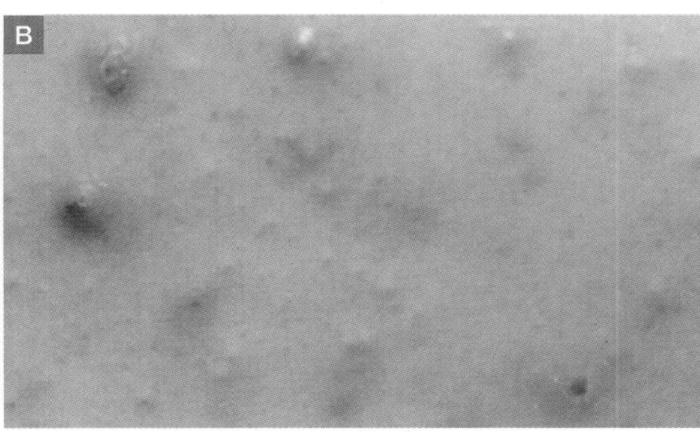

(A)는 모낭염으로 피부의 모낭과 그 주변 피부 부위의 세균 감염에 의해 발생하는 염증성 피부질환입니다. 면역력이 약해진 피부 안으로 세균이 침투해 들어가 발생하며, 주로 표피 포도상구균이나 황색포도상구균에 의해 발생됩니다. 증상은 대체로 모낭을 중심으로 작은 구진과 농포, 가려움과 통증을 특징으로 하며, 발열 오한 등의 전신증상도 나타날 수 있습니다.

(B)는 여드름으로 모낭의 피지선에 염증이 생겨 면포, 구진, 결절, 농포 등 증상을 나타내는 만성 염증성 질환입니다. 주로 피지선이 많은 얼굴, 가슴, 등 피부에 호발합니다. 호르몬과 환경, 스트레스 등 원인으로 피지선이 과항진되고 모낭상피의 이각화증으로 모낭이 막히고 면포가 형성되며, 모낭 상재균 중 프로피오니박테리움 아크네스의 영향과 그로 인한 염증 반응이 반복됩니다. 진단은 모낭부위의 염증 증상과 면포 증상이 중요한 감별점입니다.

전염성연속종(물사마귀, B08.1)

Case 4 | 아이의 몸통 피부에 배꼽모양의 구진이 점점 늘어나고 있습니다. 붉어지는 것도 있고 걱정입니다. 어떻게 치료해야 할까요?

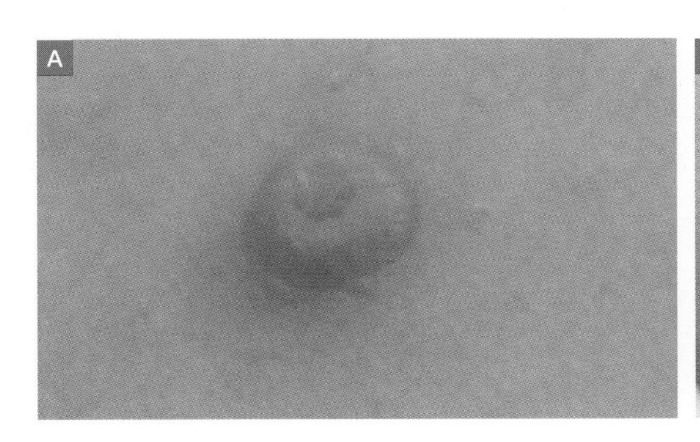

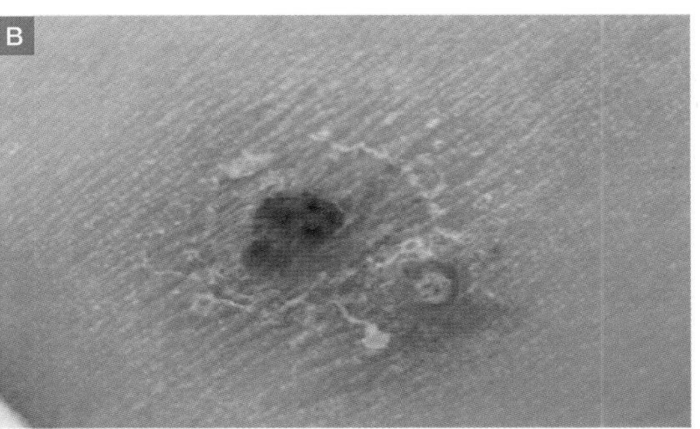

물사마귀는 Pox virus의 일종인 MCV (Molluscum Contagiosum Virus)의 피부감염으로 발생하는 질환입니다. 주로 소아에게 증상이 많이 발생하며 또래에서 전염성이 나타날 수 있으니 주의해야 합니다. (A)의 증상 모습처럼 병변은 3~6 mm의 반구형 모양의 구진이 특징적으로, 피부색 혹은 분홍색을 보이며 크기가 큰 병변은 대부분 중앙부가 배꼽 모양으로 함몰되어 있습니다. 주로 몸통 〉 팔, 다리 〉 안면 위주로 자주 발생하며 대개는 자각증상이 없으나, (B)의 증상 모습처럼 물사마귀가 붉어지고 염증반응이 나타나는 시기에는 가려움과 통증을 호소하기도 합니다.

서양의학적 치료에서는 큐렛이나 면포제거기 등으로 조직을 파괴하는 소파술을 시행하는데, 소아의 공포와 통증을 유발할 수 있습니다. 한의학적 치료는 물사마귀 조직 파괴 시술을 하지 않고, 면역을 개선시키는 한약을 투여하고 적절한 외용제 사용을 통해 치료될 수 있는 질환입니다.

모반(점, Nevus, D22.9)

Case 5 | 피부에 생긴 점 같은 것이 점점 커지는 것 같고 불안합니다.

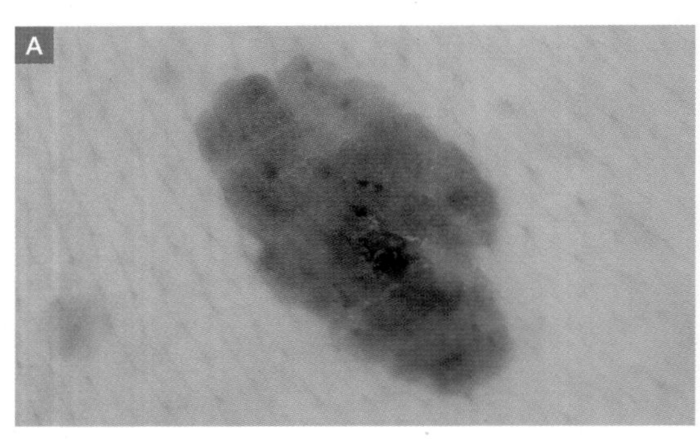

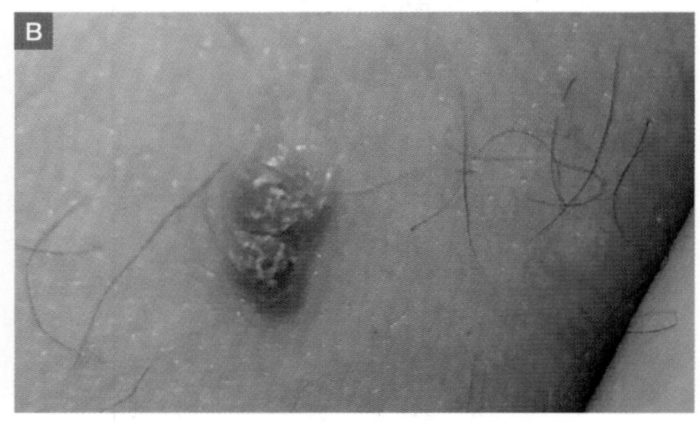

모반이란 모반세포가 피부에 증식되어 생기는 일종의 양성종양으로 보통은 검거나 갈색의 반점으로 나타나지만 임상적으로 크기, 색, 모양, 표면상태 등 증상이 너무나 다양하게 나타납니다. **(A)**의 경우처럼 단기간에 확대되는 경향이 있는 경우는 악성증상(악성흑색종, 기저세포암)과 감별이 필요하며, **(B)**의 경우처럼 증상이 구진 형태로 나타날 때는 지루각화증, 편평사마귀 등과 감별이 필요합니다. 멜라닌세포모반, Ota 모반, Becker 모반 등 종류에 따라 증상 양상과 특징이 다양합니다.

점과 피부암의 감별 ABCDE

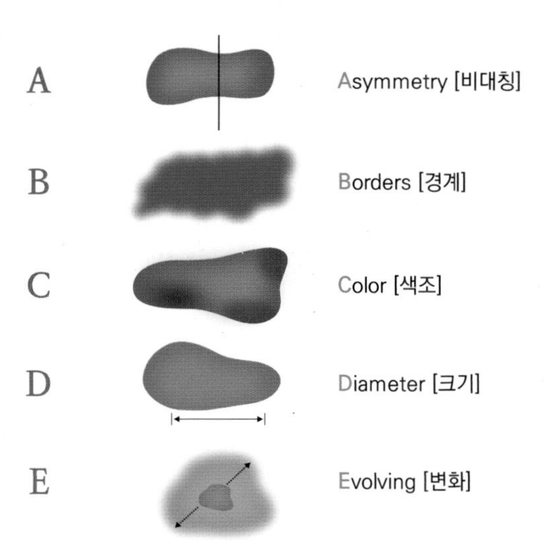

A [Asymmetry : 비대칭]: 점이 비대칭 형태로 변형되는 것은 비정상적인 성장을 의미하기 때문에 악성을 의심해 봐야 합니다.

B [Borders : 경계]: 점은 보통 정상피부와 경계가 명확한 편이나, 비정상적인 성장을 하는 악성 병변에서는 그 경계가 불명확해질 수 있습니다.

C [Color : 색조]: 점의 색 부분적으로 변화한다면 비정상적인 성장의 징후로 의심해 볼 수 있습니다.

D [Diameter : 크기]: 크기가 큰 점은(6 mm 이상) 비정상적인 변이의 가능성이 크므로 악성을 의심해 볼 수 있습니다.

E [Evolving : 변화]: 단기간에 점의 변화가 나타나면 비정상적인 악성 성장의 가능성을 의심해 봐야 합니다.

지루각화(Seborrhoeic keratosis, L82)

Case 6 | 피부에 사마귀 형태의 구진이 나타났습니다. 전염성이 있는 사마귀 증상일까요?

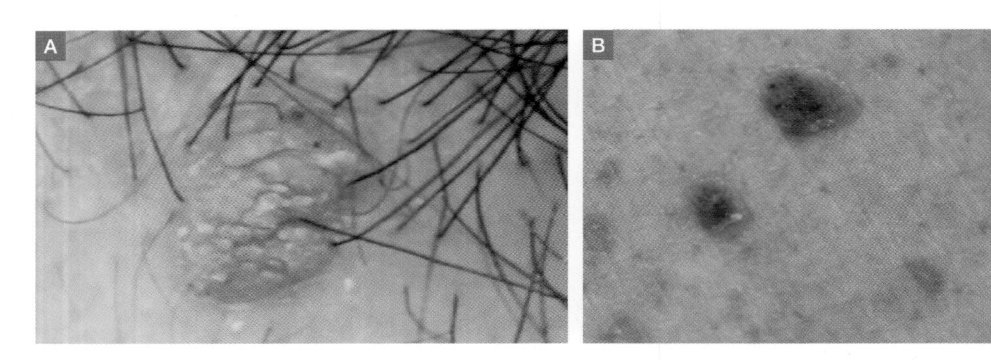

지루각화증은 피부표면의 각질형성세포의 과증식성 양성 병변입니다. 경계가 뚜렷한 타원형의 갈색 혹은 흑색의 구진이나 판으로 나타나며, 점차 커지고 두꺼워지면서 사마귀양 병변으로 변하며, 표면이 기름기 있는 비늘, 딱지로 덮입니다. 중장년층 환자의 얼굴, 손등, 체간에 발생하며, 특별한 자각증상은 없는 편입니다. **(A)**는 융기가 있는 형태로 심상성사마귀와 형태가 유사한 경우이며, **(B)**는 얇은 형태로 편평사마귀와 형태가 유사하여 감별이 필요합니다.

연성섬유종(쥐젖, Soft fibroma)

Case 7 | 목과 겨드랑이 부위 피부에 말랑말랑한 사마귀 같은 것이 여러 개 생겨서 제거 시술을 받았는데 시간이 지나니 다시 증상이 나타났습니다. 전염성이 있는 것인가요?

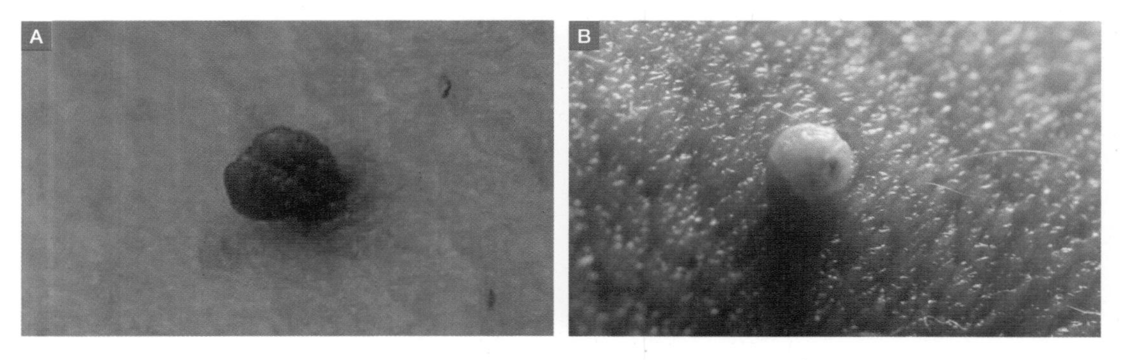

(A, B)는 연성 섬유종(쥐젖)으로, 다양한 크기의 특징적인 목이 있는 부드러운 느낌의 폴립 모양 양성 종양입니다. 목, 겨드랑이, 사타구니, 체간, 사지의 피부에 잘 발생하며 자각증상은 없는 편입니다. 각질형성세포와 아교질 섬유의 증식으로 발생하며, 30, 40대 이후의 성인에서 피부 노화와 외부 자극에 대한 이상 반응으로 나타나는 경향이 많습니다. 간혹, 연성섬유종 주변으로 붉게 염증 반응이 동반되는 경우도 있습니다. 보통 치료는 병변의 제거 위주로 진행하나, 피부의 노화와 연관된 증상이기 때문에 어느 정도의 재발은 자연스러운 현상으로 봐야 합니다. 목이 있는 병변은 제거가 어렵지 않으나, 목이 없이 편평한 형태의 병변은 시술 시 출혈과 감염, 반흔 등을 유의해야 합니다.

사마귀(Warts, B07)

Case 8 | 피부에 사마귀가 생겼는데 수년째 치료가 되지 않고 있습니다. 어떻게 해야 하나요?

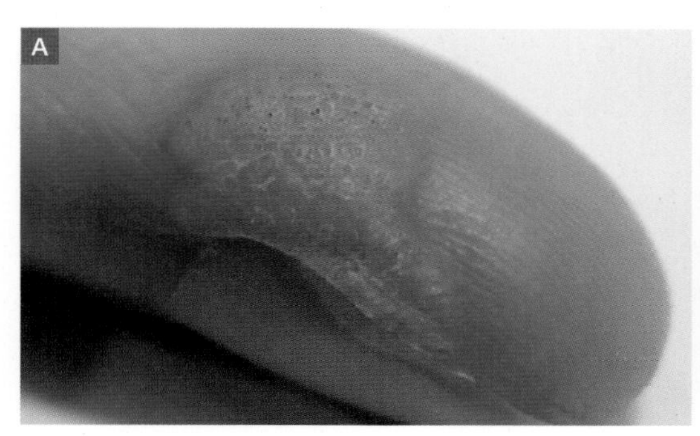

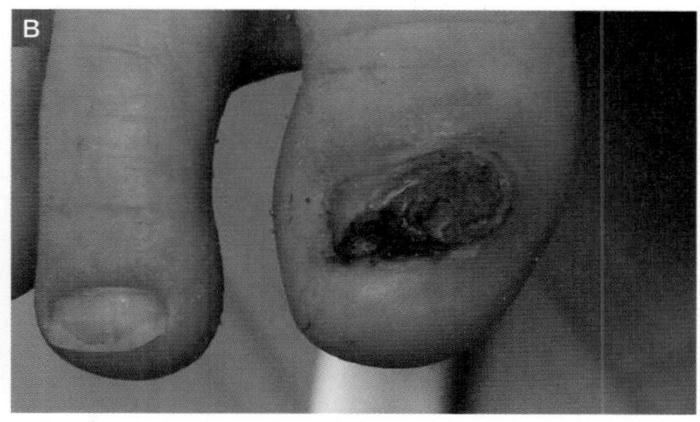

사람유두종바이러스(human papilloma virus, HPV)의 감염에 의해 피부 또는 점막에 과도한 양성 증식이 일어나는 질환이며, 임상적으로는 피부표면에 오돌토돌한 구진, 결절로 증상이 나타납니다. 바이러스의 종류와 발생 부위에 따라 심상성(보통) 사마귀, 편평사마귀, 성기사마귀, 수장족저사마귀로 분류합니다. **(A)**는 가장 흔한 형태인 심상성 사마귀의 증상 모습이며, **(B)**는 사마귀가 발톱 부위를 침범한 경우로, 경과가 좋지 않은 사마귀 증상입니다.

서양의학적으로는 전기소작술, 레이저치료, 냉동치료, 주사요법 등을 통해 사마귀 병변 부를 제거하는 시술 위주의 치료를 하나, 사마귀 바이러스가 완전히 제거되지 않기 때문에 재발이 많은 편입니다. 한의학적 치료는 부정거사법에 초점을 맞춰 이루어지며, 환자 변증에 맞는 거습보기 한약 처방 치료를 위주로 하며 사마귀 환부에 약침, 뜸, 외용제 치료를 시행합니다.

티눈 및 굳은살(Corns and callosities, L84)

Case 9 | 발가락 발 피부에 두껍고 돌출된 피부 증상이 생겼습니다. 어느 쪽이 티눈인가요?

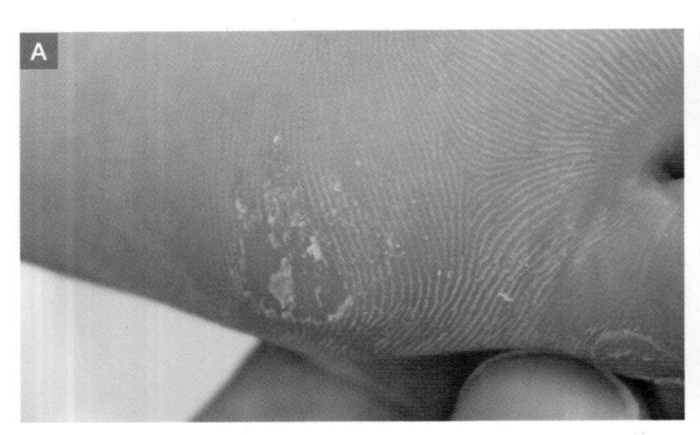

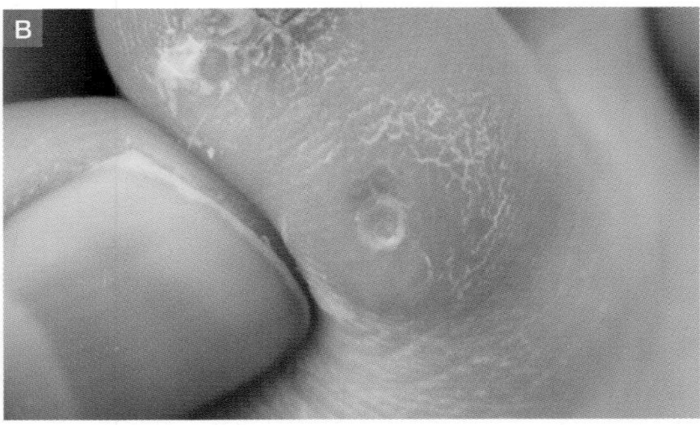

굳은살은 반복되는 피부의 자극, 압박으로 인해 피부가 두꺼워진 상태를 말하며, 티눈은 압력으로 인해 피부 각질층이 원뿔모양으로 두꺼워지는 질환입니다. (A)는 굳은살로 병변부위를 깎아내도 핵이 존재하지 않으나 (B) 티눈은 병변부를 깎아내면 중심핵이 발견됩니다. 치료는 병변부 제거 위주로 시행되나, 자세 및 자극압박 요인에 대한 교정이 병행되어야 합니다.
만약 환부가 지속적으로 압력을 받는 부위 외에도 병변이 동반된다면 사마귀를 의심해 봐야 합니다.

피지선증식(피지샘증식증, 피지선 과형성, Sebaceous hyperplasia, L73.9)

Case 10 | 목얼굴 피부에 뭔가 사마귀 같은 증상이 생겼는데 없어지지 않습니다. 무슨 질환일까요?

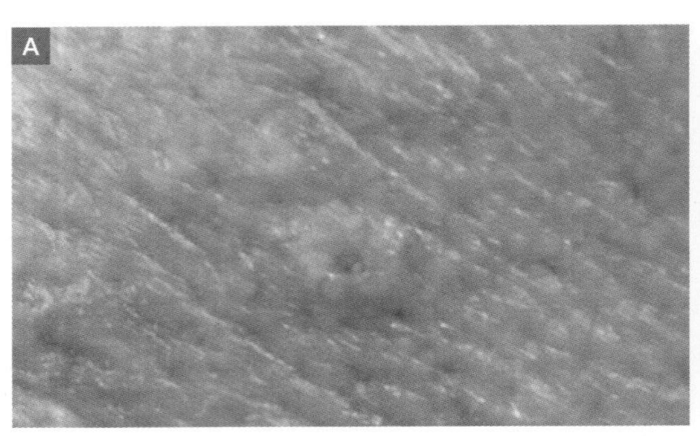

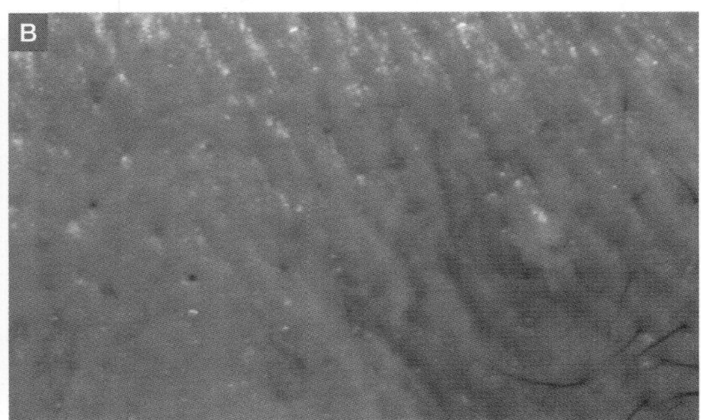

피지선증식은 안면 피부의 피지선이 증식되어 발생되는 양성병변으로 안면에 불규칙하게 발생합니다. (A)의 증상처럼 2~6 mm의 작은 구진 테두리의 포도송이 모양으로 돌출되어있고 중심부가 함몰되어 있습니다. 특별한 자각증상은 없습니다. (B)처럼 작은 구진 형태로 나타날 때는 안면 편평사마귀와 감별이 필요합니다.

지방종(Lipoma, D17.9)과 피지낭종

Case 11 | 피부에 큰 덩어리가 생긴 것 같아요. 무슨 질환일까요?

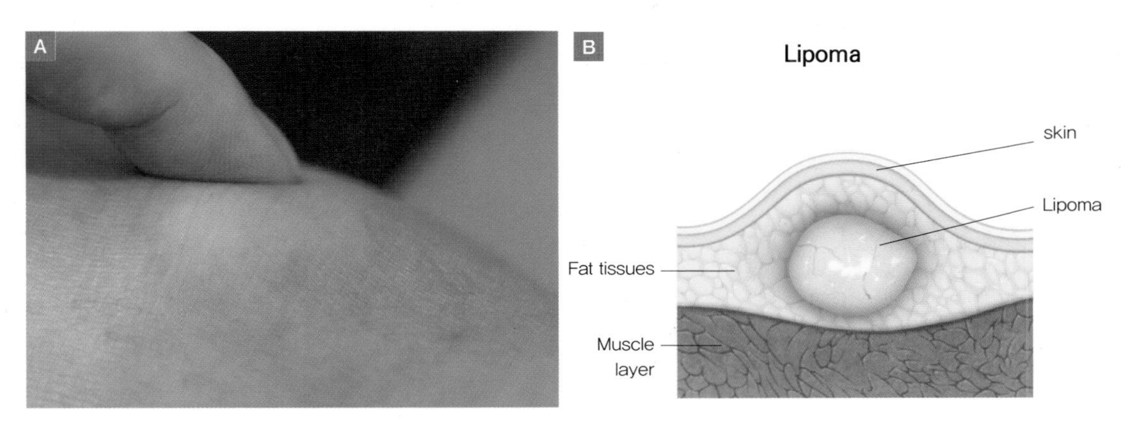

지방종은 성숙된 지방세포로 구성된 양성종양으로 얇은 피막에 쌓여 있는 형태입니다. 몸통, 허벅지, 팔 등 정상적인 지방 조직이 있는 피부 아래 발생하며 자각증상은 없고 잘 움직이는 부드러운 고무공 느낌입니다. **(A)**는 겉에서 본 지방종의 모습이며 **(B)**는 지방종의 단면 그림입니다. 지방종은 단순절제로 제거합니다.

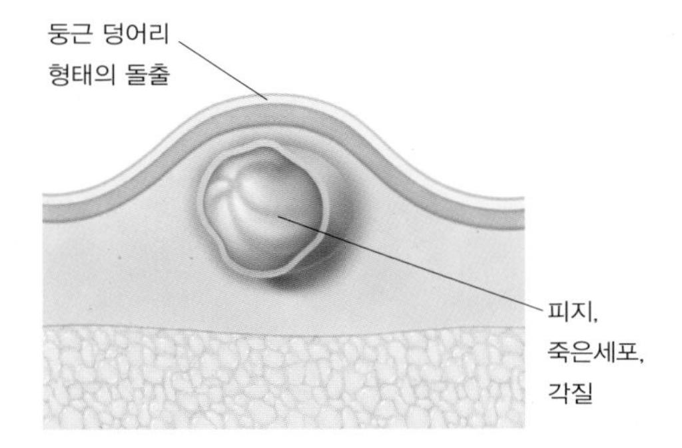

피지낭종은 피부의 상피세포가 진피의 피하지방내로 들어가서 생기는 양성종양으로 만져보면 부드럽고 짜면 냄새나는 실처럼 하얀 피지가 나옵니다. **(C)**의 그림처럼 내부 피막이 존재하기 때문에 절제 등의 방법으로 피막까지 완전히 제거해야 재발하지 않습니다.

12
리바운드 현상[Rebound phenomenon]

리바운드 현상

피부질환에 있어서, 약물을(주로 스테로이드제를) 사용하여 인위적으로 증상을 억제하다 그 약물을 감량하면 반동적으로 증상이 심해지는 증상을 리바운드 현상이라고 합니다. 그 경과가 다양하고 치료에 큰 영향을 줄 수 있기 때문에 철저하게 대처, 관리해야 하는 중요한 부분이라고 할 수 있습니다.

리바운드란

화학적인 약물에 의해서 인위적으로 증상을 억제, 차단시켰던 경우에, 약물을 급격히 감량 또는 중지하면 약물로 조절되던 증상이 약을 사용하기 이전 상태 혹은 더 심한 상태로 반동적으로 악화되는 현상을 리바운드 현상이라고 합니다.

- 피부질환 치료에 있어서 리바운드와 관련이 있을 수 있는 약물

스테로이드(외용, 경구), 스테로이드 외의 면역억제제, 항생제, 항진균제, 항바이러스제, 항히스타민제, 진통소염제, 각질연화제 등 증상을 억제하는 약물들이 흔히 리바운드 현상과 관련이 있을 수 있습니다.

- 가장 대표적인 약물은 당연히 스테로이드 계통의 약물입니다.

Case 1 | 전신 아토피피부염으로 장기간 스테로이드 연고를 사용했던 20대 환자가 내원했습니다. 경과가 어떨까요?

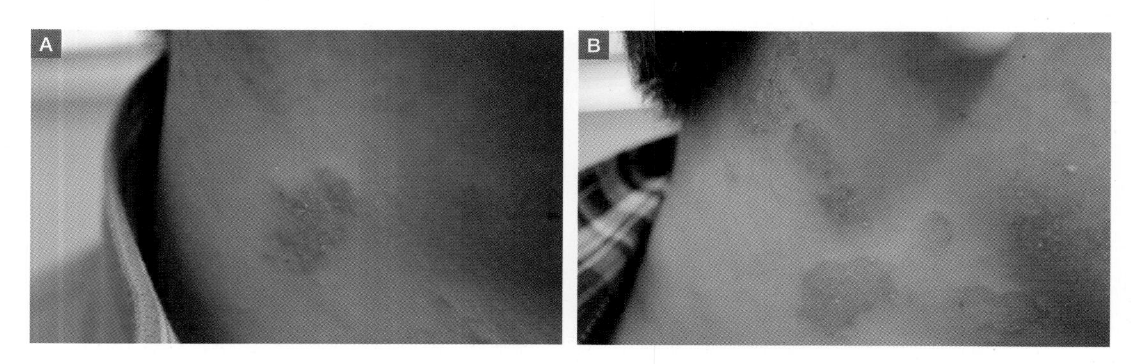

(A)는 첫 내원일 목 부위 피부 증상 모습입니다. (B)는 연고 중단 후 1주 후의 리바운드 증상이 나타난 피부의 증상모습입니다.

Case 2 | 안면부 아토피피부염 치료를 위해 비스테로이드성 면역억제제를 2년간 사용했던 환자가 내원했습니다. 경과가 어떨까요?

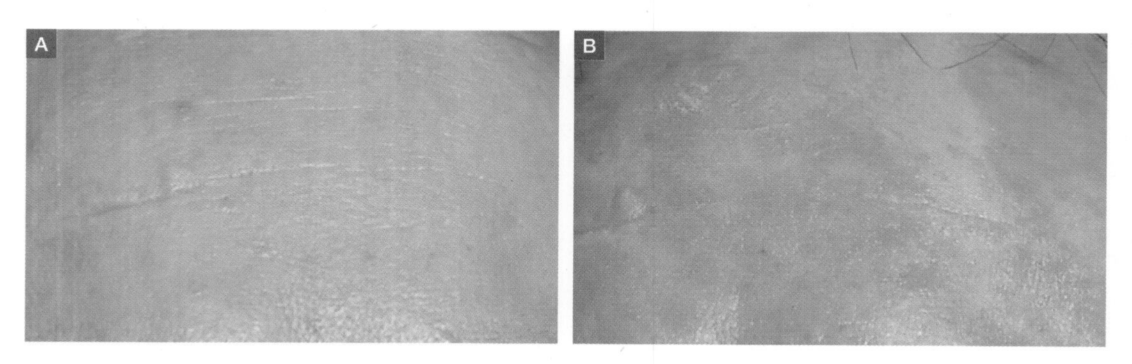

(A)는 초진일 피부 증상 모습이며, (B)는 그 후 연고를 중단하고 2주 후의 증상 모습입니다.

진료에 있어서 Point

- 환자의 내원 전까지의 치료 과거력(가장 중요)과 현재의 피부증상정도와 특징, 내부적인 상태를 고려하여 환자에게 향후 나타날 수 있는 증상의 다양한 가능성에 대해 충분히 설명합니다.
- 리바운드 증상의 발현 자체가 개인차가 심하고, 예측 불가능한 상황이 많은 것을 고려하여 설명하고, 증상이 나타났을 때 적극적으로 설명, 이해시키고, 나타난 증상에 대해 적극적으로 처치해주며, 필요할 때는 치료방식 변화의 대안을 제시해줍니다.
- 리바운드 증상은 결과적으로 안정화되므로, 신뢰를 가지고 치료를 끝까지 적극적으로 임할 수 있게 해야 합니다.

Case 3 | 전신의 화폐상습진 치료를 위해 스테로이드 연고를 지속적으로 사용했던 환자가 내원했습니다. 피부 증상의 경과가 어떨까요?

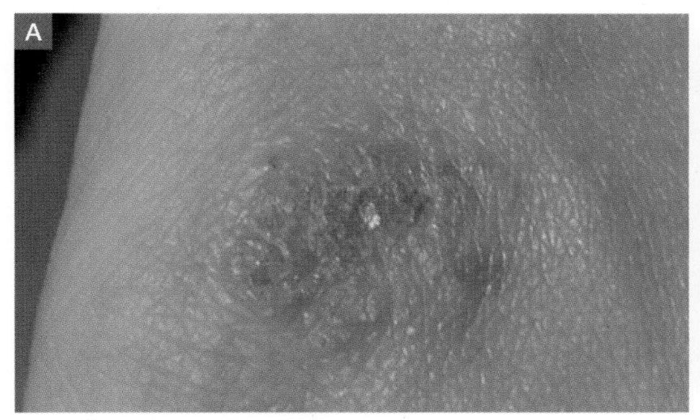

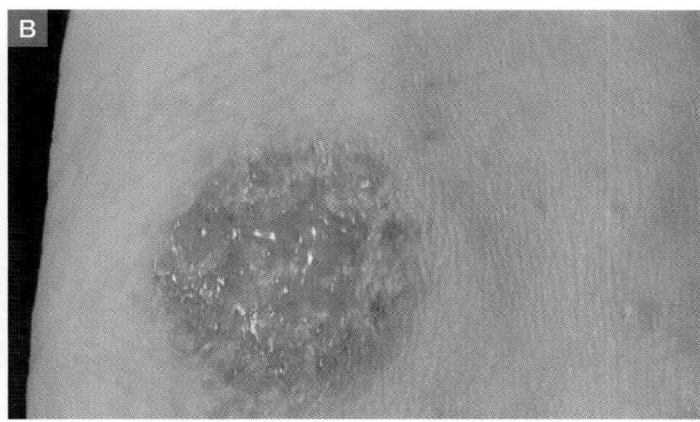

(A)는 첫 내원 시의 손등의 병변모습이며 **(B)**는 2주 후 병변 부위에 홍반의 증가, 구진, 진물, 가려움의 심화 등 리바운드 증상이 올라온 상태의 모습입니다.

한의학적 치료와 리바운드 증상의 특수성은?

안타깝게도 한국에서의 많은 피부환자들이 치료의 첫 번째 선택이 아닌, 두 번째 치료로서 한의학적 치료를 선택합니다. 따라서 대부분 이미 스테로이드 치료를 과거에 했었거나 현재 하고 있는 상태에서 한의 의료기관에 내원하기 때문에, 한의 치료과정에서 스테로이드의 영향에 의한 리바운드 증상 시기를 함께 겪어야 합니다. 따라서 양의 의료기관에서는 그다지 중요하게 다뤄지지 않는 리바운드 증상이 오히려 한의 의료기관에서 더 중요하게 다뤄지고 준비되어야 하는 것입니다.

스테로이드는 꼭 바로 중단해야 하나요?

스테로이드제는 3명의 연구 개발자가 노벨상을 받았을 정도로 획기적이고 강력한 항염작용을 갖고 있는 약입니다. 스테로이드제 자체가 문제가 아니라 그 약을 우리가 꼭 필요한 상황에서 알맞게 사용하지 못한다면 문제가 될 것입니다.

올바른 의사의 역할은 약을 끊는 것 자체가 아니라, 환자의 몸이 좋아져서 약이 필요 없게 만들어 주는 것입니다. 따라서 스테로이드제를 신중치 못하게 중단하거나 그에 관해 환자에게 공포를 심어줘서는 안 되며, 환자의 현재 병력과 치료력 등 여러 가지 상태를 종합적으로 파악하여 그에 맞는 단계적인 선택을 할 수 있도록 도움을 줘야 합니다.

리바운드 증상의 발현 시점은 언제인가요?

리바운드 증상의 가장 흔한 발현시점은 약물중단 직후와 중단 이후 1~3주 정도가 가장 많았습니다. 하지만 여러 상황과 환자에 따른, 발현 시점의 개인차가 심합니다. 기존 억제제를 중단하자마자 초기에 바로 증상이 나타나지 않고 치료 시작 후 일정 시일이 지난 후에 갑자기 나타나는 경우가 있기 때문에 발현시점의 개별성을 꼭 미리 인지시켜야 합니다. 스테로이드를 중단하면서 치료를 시작했으나 초기에 증상이 없다가 2,3개월 후에 나타나는 경우도 있고, 이미 내원 시 스테로이드를 중단한지 6개월이 지났는데 치료 시작 후 갑자기 리바운드 증상이 올라온 경우도 있었습니다.

Case 4 | 사지의 화폐상습진 치료를 위해 스테로이드를 오랫동안 사용했던 환자가 내원했습니다. 리바운드 증상이 어떻게 나타날까요?

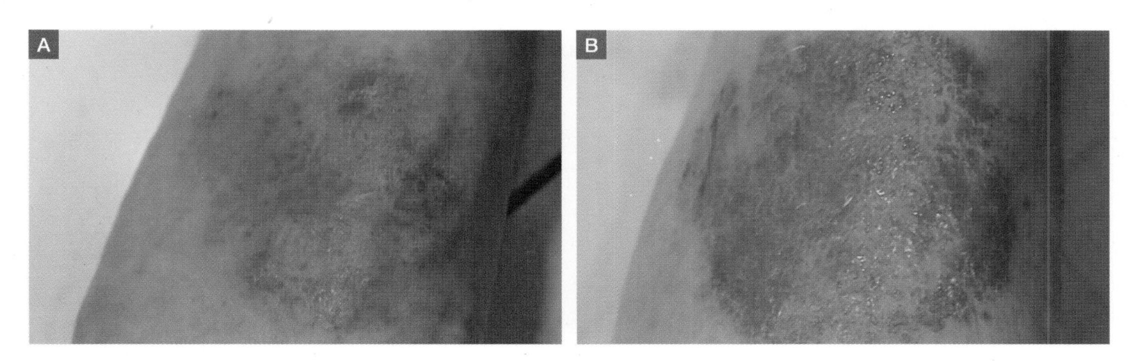

(A)는 초기 치료 시기의 모습입니다. 초기 두 달 동안에 리바운드가 심하지 않아서 안심을 했으나, 3개월째에 급작스러운 증상 악화가 있었습니다. **(B)**는 치료 3개월째에 리바운드 증상이 갑자기 나타난 발등 피부의 모습입니다.

Case 5 | 10년 동안 아토피피부염과 한포진으로 치료를 위해 높은 등급의 스테로이드제를 본원 내원 직전까지 사용했던 50대 환자가 내원했습니다. 치료 경과가 어떨까요?

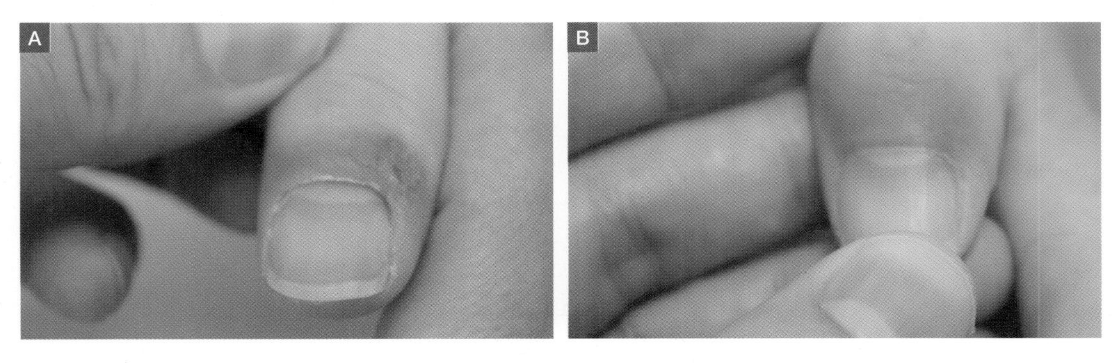

치료를 시작하면서 기존 약물을 모두 중단했으며, 리바운드 반응에 대한 내용을 주지를 시켰으나, 특별히 리바운드 증상 없이 안정적으로 치료가 마무리되었습니다. **(A)** 첫 내원일 손가락 부위 병변과 **(B)** 치료 종결일 손가락 부위 병변의 모습입니다.

리바운드 증상의 예후에 관한 중요한 점들은?

리바운드 증상이 나타나기 전 혹은 나타난 후, 그 증상이 얼마나 심할 것인가, 얼마나 오래 지속될 것인가에 대한 예측에 있어서도 역시 기존의 억제제 사용 관련 병력과 환자의 특이성, 환경 등을 종합적으로 파악해서 예측해야 합니다.

- 고려 사항: 리바운드 증상의 지속 기간에 대한 개인차가 많으므로 그 부분에 대해 환자에게 사전에 충분히 주지시킬 필요가 있습니다.

리바운드 증상 예후 판단에 참고해야 하는 중요한 사항들

① 약물과 관련한 사항
- 스테로이드 제제(혹은 증상억제제)를 국소 연고제로 사용했는지 경구 복용했는지
- 사용한 스테로이드 제제의 등급
- 약물 사용 기간(얼마나 오래 사용했는지, 언제 마지막으로 사용했는지)
- 약물 사용 빈도(지속적으로 사용했는지 여부 파악)
- 약물을 사용했을 때 피부 증상의 반응이 어느 정도였는지

② 환자의 개인에 특이성에 관한 사항
- 기본 면역과 체력의 상태
- 심리적 상태(과도한 스트레스와 예민한 성격 등)
- 직업이나 주거의 생활환경

③ 계절적인 요인: 고온 다습한 초여름과 여름 계절에 증상의 발현이 더 심하게 나타날 수 있습니다.

- 리바운드 증상의 여러 가능성에 대해 예상하고 대처하기 위해, 초진 내원 시 사용했던 연고나 기존의 처방전 등을 가지고 올 수 있도록 해야 합니다. 내복약을 약포지째로 들고 오는 경우도 많은데, 처방전이 없으면 항히스타민제인지 경구 스테로이드제인지 확인하기 어렵습니다. 스테로이드를 경구로 복용했는지 여부가 중요하기 때문에 가능하면 처방전을 갖고 오도록 안내하는 것이 좋습니다.

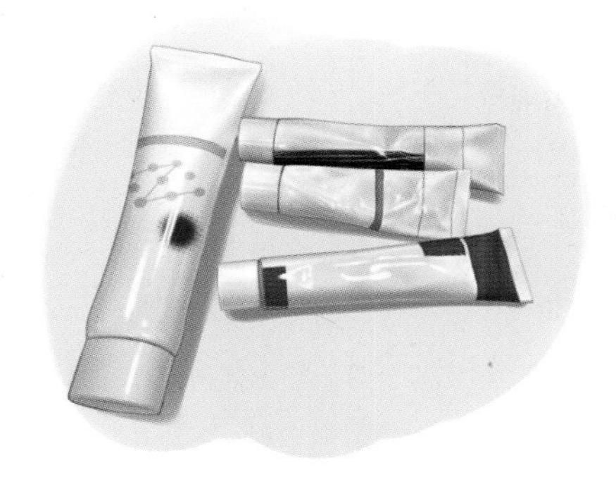

- 약국에서 구매할 수 있는 일부 연고의 경우 일반의약품이지만 스테로이드 등급이 높은 경우가 있으며 이런 경우 더 주의해야 함을 이해시켜야 합니다.

리바운드 증상의 임상양상은 어떻게 나타날까요?

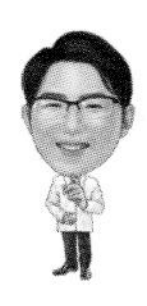

① 비염증성 피부질환: 기존 증상의 심화와 증상 범위확대.
② 염증성 피부질환: 기존 증상의 심화와 증상 범위의 확대 + 새로운 증상 부위의 발현 + 이차감염

리바운드 현상의 가장 기본적인 증상은 기존의 병변이 전반적으로 심해지는 증상입니다. 피부의 구진, 홍반, 가려움, 진물, 각질이 심화되는 형태를 보이며 심하면 진물, 극심한 가려움, 부종, 통증, 열감 등의 증상도 동반합니다. 이 시기에는 이차감염이 동반되어 나타날 수 있기 때문에 주의를 요합니다.

리바운드 증상이 발생할 때 기존 증상 부위뿐만 아니라, 증상이 없던 부위의 약한 피부에 리바운드 증상이 같이 올라 올 수 있습니다. 동반증상이 흔히 잘 나타날 수 있는 얼굴, 목 부위피부는 특히 주의해야 합니다. 얼굴 부위에 스테로이드제를 사용했던 경우는 리바운드 현상에 대해 더욱 강조해야 합니다.

각 피부질환의 리바운드 증상은 어떻게 나타나나요?

① 한포진

기존 한포진 증상의 염증 증상이 심해집니다. 홍반이 더 붉어지고 진물이 나는 경우가 많으며, 국소적 부종이 생겨서 심하면 손가락 관절을 구부릴 수 없는 정도의 증상이 생깁니다. 리바운드 증상이 심한 경우(대게 스테로이드 연고를 많이 사용한 경우) 기존 증상이 있던 손, 발 이외에 원래 증상이 없던 손목, 팔, 목, 얼굴 피부 등에도 리바운드 증상이 생길 수 있습니다(초진 시 새로운 부위에 피부 증상이 나타날 수 있는 가능성에 대해서 충분히 설명해야 합니다).

Case 6 | 한포진으로 스테로이드제 위주의 치료를 장기간 받은 직후 내원한 환자의 병변 모습입니다. 경과가 어떨까요?

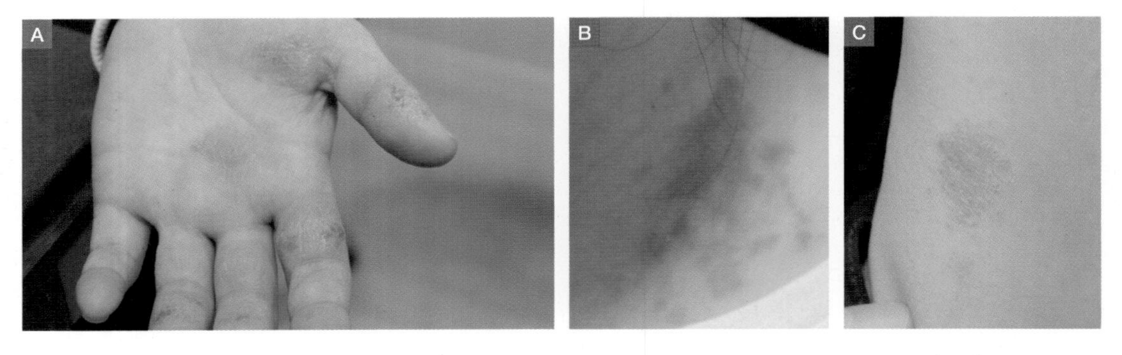

스테로이드 연고 중단 2주 후, **(A)** 기존 증상이 있던 손가락, 손바닥 부위의 증상이 리바운드로 심해지고 있습니다. **(B,C)** 원래 피부증상이 없었던 목, 팔 피부에 홍반, 가려움 등의 리바운드 증상이 동반되어 나타난 모습입니다.

② 화폐상 습진

습진 중에 아토피성 피부염과 더불어 리바운드 증상이 가장 심하게 나타날 수 있는 질환중의 하나이므로 항상 주의해야 하는 질환입니다. 리바운드 증상의 변화가 급격하게 나타날 수 있고, 실제 임상에서 리바운드가 여러 번 나타나는 경우도 있었습니다.

Case 7 | **화폐상습진으로 10년 이상 스테로이드제를 사용했던 환자가 내원했습니다. 경과가 어떻게 나타날까요?**

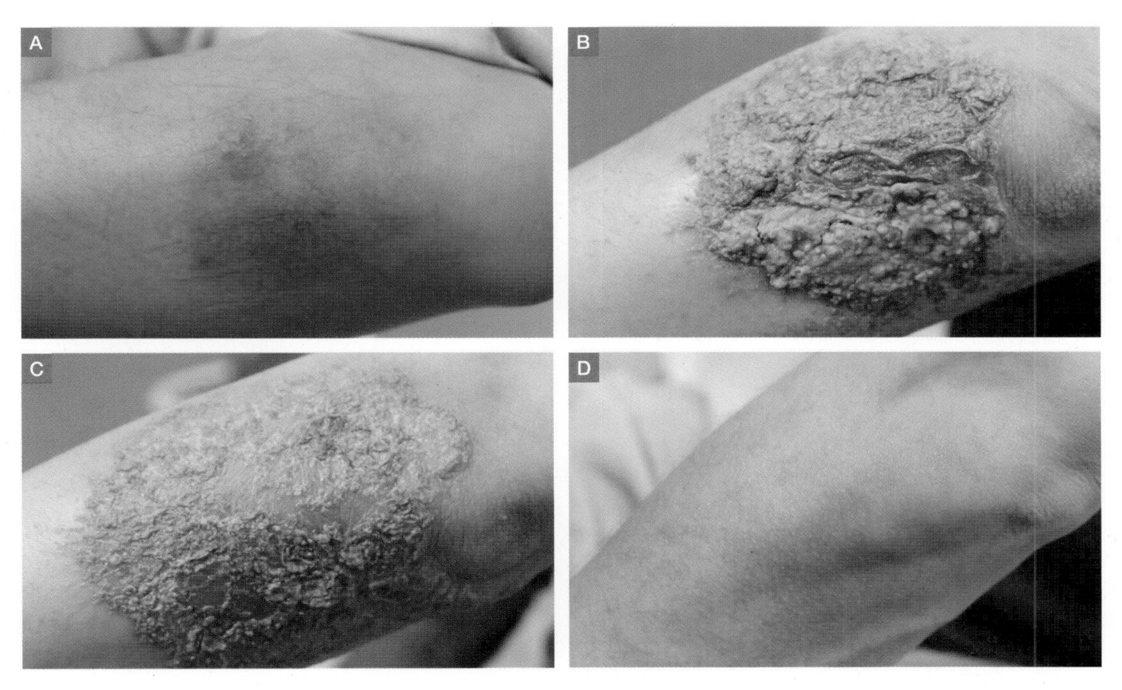

(A) 초기의 약간의 구진 정도만 보이는 시기 **(B)** 심한 리바운드 증상이 나타났던 시기 **(C)** 가피가 탈락되고, 리바운드 증상이 진정되던 시기 **(D)** 대부분의 습진 증상이 소실되고 약간의 색소침착만 남아있는 단계의 증상 모습입니다.

③ 농포성 건선

질환과 부위의 특성상 대부분 고농도의 스테로이드제를 사용하게 됩니다. 따라서 기존 치료를 갑자기 중단하게 되면 농포가 급격하게 늘어나고 그에 따라 인설, 통증이 심해집니다.

Case 8 | 2년 전 발생한 농포성 건선 증상으로 스테로이드제를 꾸준히 사용했던 60대 환자가 내원했습니다. 리바운드 증상이 나타날까요?

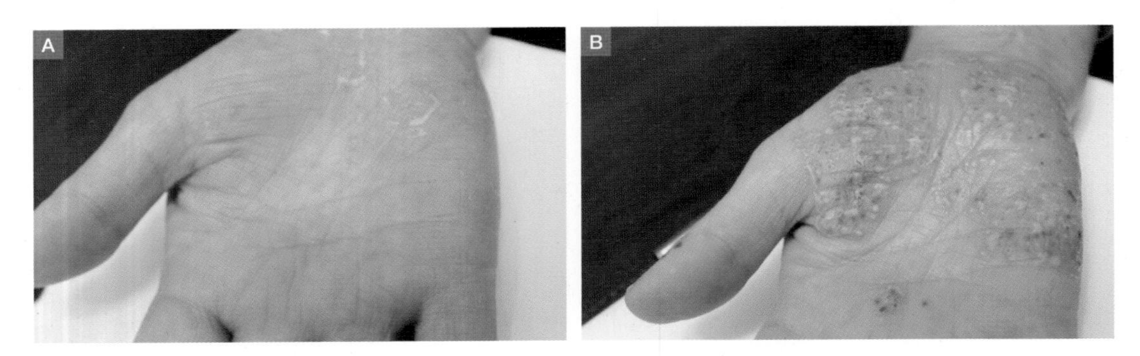

(A)는 초진일의 피부증상 모습이며, (B)는 스테로이드 연고와 내복약 중단 후 일주일 후의 농포와 홍반이 심해진 증상 모습입니다.

Case 9 | 국소적 아토피로 1년 동안 스테로이드 연고와 경구 스테로이드제를 복용했던 20대 환자가 내원했습니다. 피부 증상의 경과가 어떻게 나타날까요?

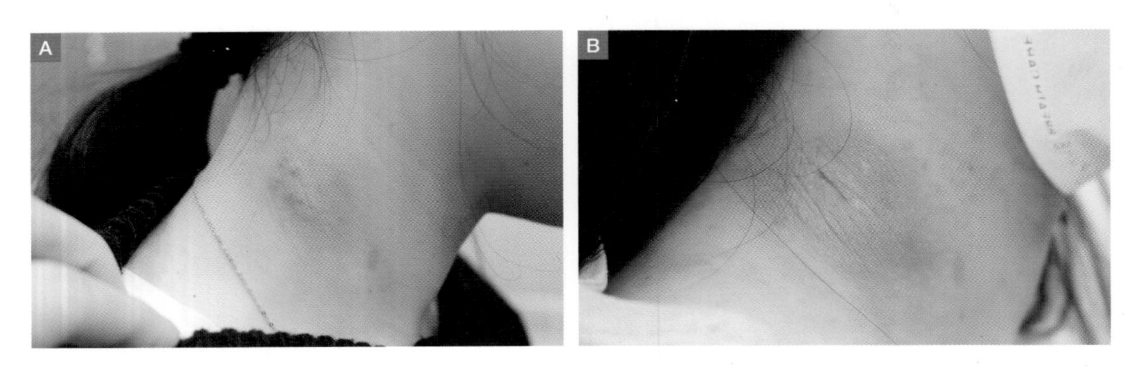

(A)는 초진 일에 목 측면에 나타났던 병변 모습이며, (B)는 기존 약물을 중단하고 2주 후의 리바운드 증상으로 심한 홍반, 가려움, 인설, 균열 증상이 나타난 모습입니다.

④ 건선

아토피피부염, 한포진, 화폐상습진과 같은 습진성 피부질환에 비해서 리바운드 현상이 극심하게 나타나지 않는 질환이나, 경우에 따라(스테로이드 연고를 오래 사용하거나 경구 복용했던 경우 등) 심한 리바운드가 증상이 나타날 수도 있습니다.

Case 10 | 9개월 전 건선증상이 발생한 후 6개월 동안 증상억제제 연고 위주로 치료를 했던 20대 환자가 내원했습니다. 리바운드 증상이 나타날까요?

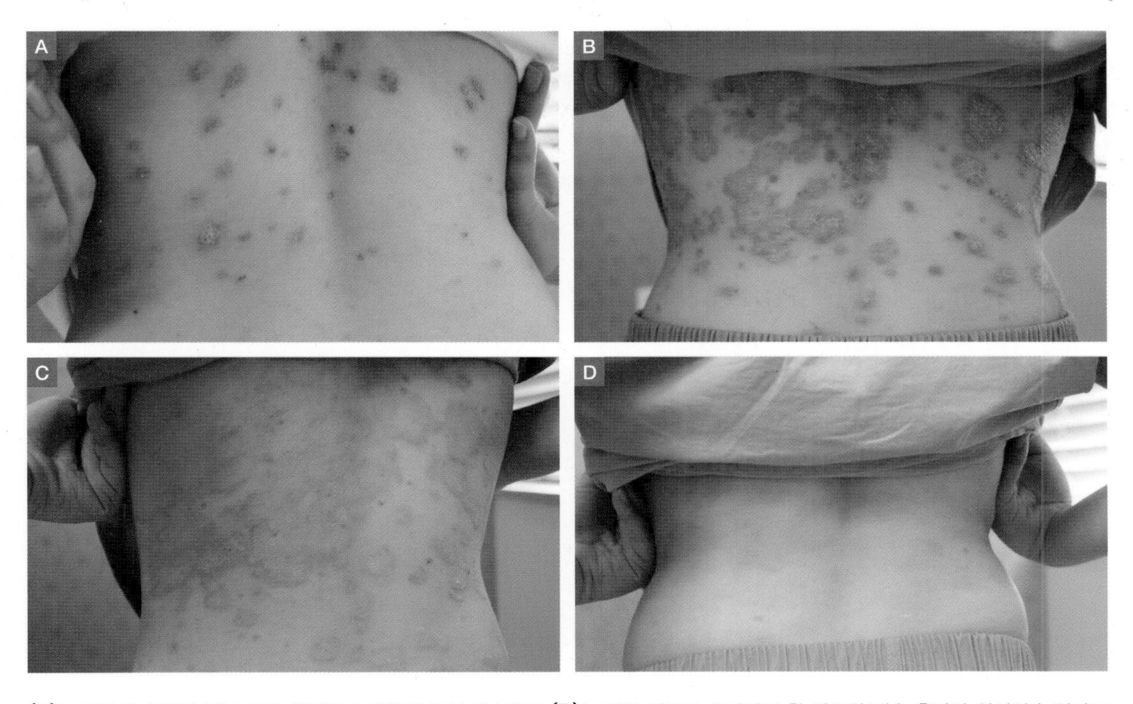

(A)는 약간의 홍반과 인설 증상 위주의 초진일의 증상 모습이며 **(B)**는 기존 치료를 중단하고 한 달동안 계속 홍반과 인설이 늘어나고 병변부가 넓어지고 있는 리바운드 단계의 증상 모습입니다. **(C)** 2개월 후부터 인설이 다시 얇아지고 홍반색이 옅어지고 넓어지는 병변의 진행속도가 감소했습니다. **(D)** 치료 4개월쯤 되었을 때 대부분의 증상이 소실된 모습입니다.

Case 11 | **건선 치료를 위해 수개월간 스테로이드 외용 연고를 사용했던 30대 환자가 내원했습니다. 리바운드 증상이 나타날까요?**

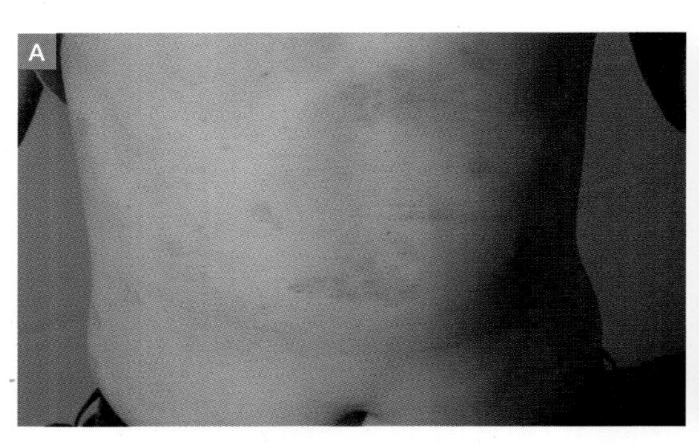

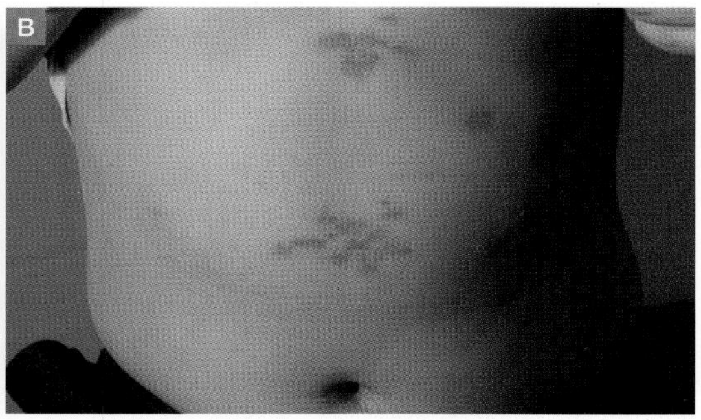

(A)는 건선 환자의 스테로이드제를 사용하는 중 내원한 초진일의 증상 모습이며, (B)는 2주 후 리바운드 증상으로 기존 홍반과 인설 증상이 심해진 단계의 증상 모습입니다.

⑤ 여드름

여드름 치료를 위한 피지억제제를 오랫동안 복용하다 갑자기 중단한 경우, 화농 홍반 등 여드름의 증상이 갑자기 악화될 수 있습니다.

⑥ 모낭염

리바운드 증상이 나타나지 않는 경우도 있으나, 항생제를 장기간 복용한 경우 리바운드 현상으로 농포가 심해지며 홍반이 주변으로 퍼져나가는 등 증상이 나타나는 경우가 있었습니다.

⑦ 두드러기, 피부묘기증

항히스타민제를 갑자기 중단하거나 줄인 경우 가려움, 팽진 등 기존증상의 불편감이 일시적으로 심해지는 경우가 많습니다. 가벼운 경우는 기존 약물을 바로 중단하게 하고 4주 이상 복용했던 경우에는 서서히 줄여가면서 한 달 안에 중단하도록 지도하는 것이 초기 환자의 불편감을 최소화하는 데 도움이 됩니다.

⑧ 성기 사마귀

베루말, 알다라 크림 등 피부연화제를 사용했던 경우 한의원치료를 시작하면서 기존 피부각질연화제를 중단했을 때 갑자기 사마귀 크기가 커지고 개수가 많아지며 범위가 확대될 수 있으므로, 충분히 그 가능성에 대해 미리 숙지시켜야 합니다(악화되는 것이 아니라 원래 증상이 드러나는 것이라고 설명해야 합니다).

Case 12 | 항문 사마귀 치료를 위해 수개월 동안 각질연화제 위주의 치료를 했던 소아 환자가 내원했습니다.

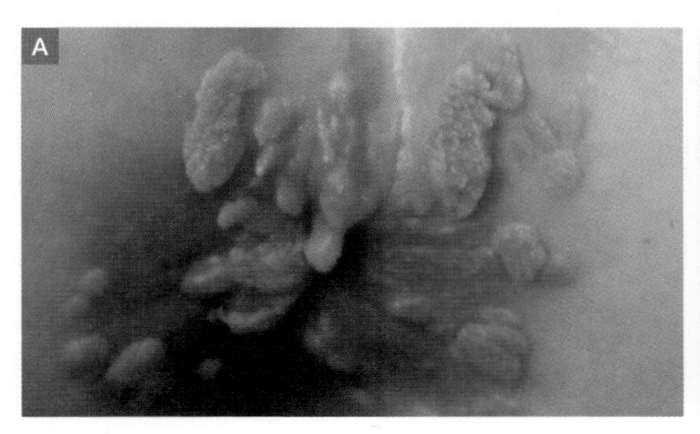

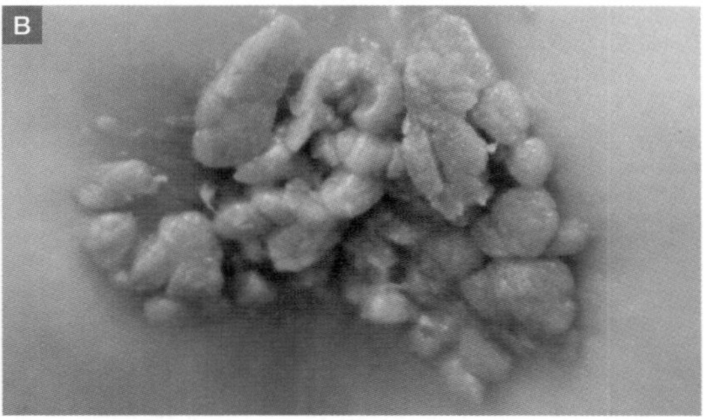

(A)는 초진시의 환부 모습이며, 각질연화제의 영향으로 피부가 자극을 받아 붉어져 있는 상태입니다. (B)는 기존 약물을 중단하고 일주일 후의 모습으로, 연화제에 의해 환부와 주변피부가 자극받아 붉어졌던 것은 완화되었으나 사마귀 개체의 크기가 갑자기 커지면서 병변의 부위가 확대되고 있습니다.

⑨ 사마귀

양방병원에서 레이저, 냉동 시술, 주사 요법 등으로 사마귀를 인위적으로 제거하고 내원한 경우, 시간이 지나면서 사마귀 증상이 다시 재발하는 경우가 많으므로, 그 가능성에 대해 치료 시작 전 미리 인지시킬 필요가 있습니다.

⑩ 다한증

발한억제제를 지속적으로 사용한 경우나, 주기적으로 보톡스 시술을 받거나 이온영동법 치료를 받았던 경우 기존 약물의 효과가 떨어지는 시점에 땀의 분비가 갑자기 늘어날 수 있습니다. 초진 시 어떤 시술을 언제까지 얼마나 썼는지 충분히 확인을 하고, 나타날 수 있는 증상의 변화에 대해 미리 이해시켜야 합니다.

염증성 피부질환 리바운드의 증상정도에 따른 중증도 분류는?

① Grade 0

기존에 스테로이드, 항생제 등 증상 억제 위주의 치료를 하다가 중단하였으나 특별한 리바운드 증상이 나타나지 않는 경우입니다(단, 이러한 경우에도 나중에 리바운드 증상이 나타나는 경우가 있으니, 그 가능성에 대해 이해를 구해야 합니다).

Case 13 | **전신의 건선 증상으로 최근 수개월 스테로이드제를 사용하다가 환자가 내원했습니다. 리바운드 증상이 심하게 나타날까요?**

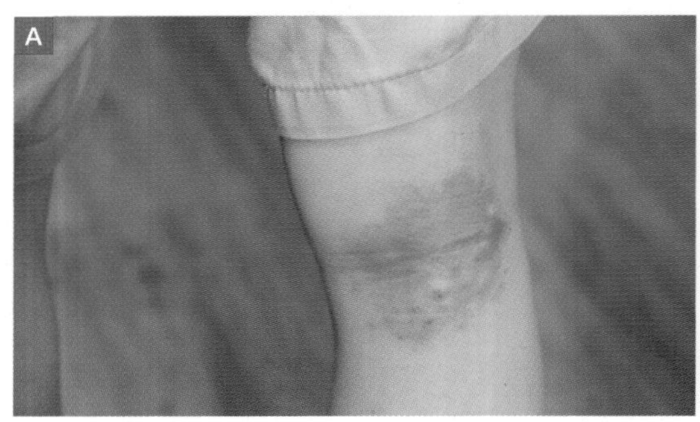

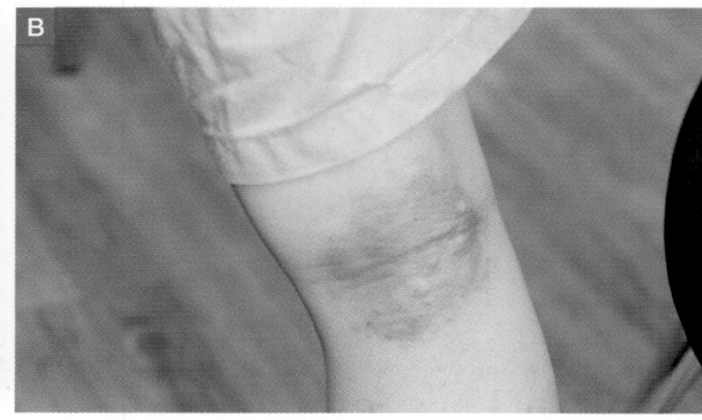

리바운드 증상 Grade 0의 모습입니다. **(A)**는 기존 스테로이드제를 사용하다가 치료를 시작한 첫 내원일의 모습이며 **(B)**는 일주일 후의 특별한 악화 증상이 없는 상태의 모습입니다.

② Grade 1(경증의 리바운드 증상 정도)

기존 증상에 약간의 홍반, 구진, 가려움 등이 심해지는 정도로 나타나는 경우입니다. 약간의 증상 범위 확대와 참을 수 있을 정도의 가려움이 있는 경우로, 한약복용과 함께 피부에 대한 진정을 충분히 하고, 생활에 있어서는 충분한 휴식과 함께 스트레스 관리에 유의하면 보통은 1~2주 내에 기존 증상 정도로 진정이 되는 경우가 많습니다.

Case 14 | 손의 습진 증상으로 수개월간 스테로이드 외용제를 사용했던 20대 환자가 내원했습니다. 리바운드 증상이 나타날까요?

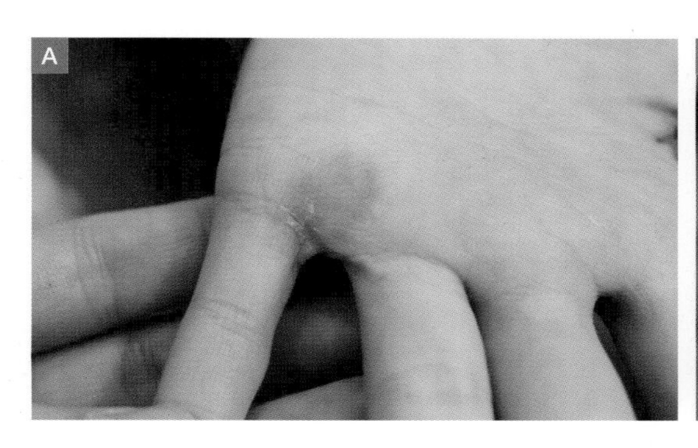

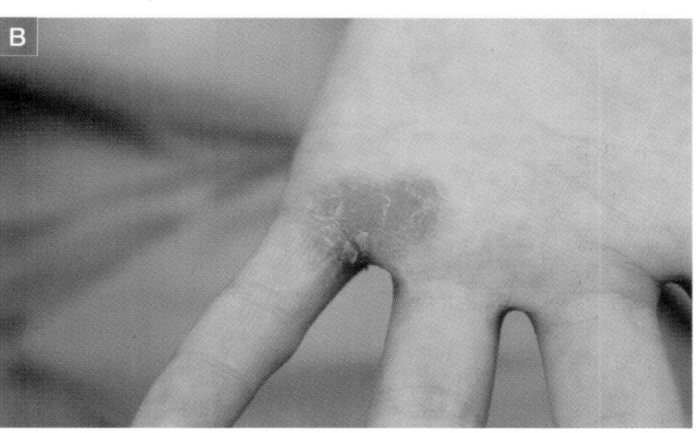

리바운드 증상 Grade 1의 모습입니다. **(A)**는 기존 스테로이드제를 사용하다가 치료를 시작한 첫 내원일의 증상 모습이며 **(B)**는 스테로이드제를 중단하고 2주 후 국소 증상의 홍반, 구진, 가려움, 인설 증상의 증가, 약간의 병변 확대의 증상을 보이고 있습니다.

③ Grade 2(중등도의 리바운드 증상 정도)

리바운드 증상이 심하게 발생되어 환부 피부의 홍반과 진물 삼출이 늘어나고 가려움이 심해지고 국소적인 부종 증상이 동반되기도 하는 정도의 단계입니다. 진물 부위에 습포를 자주해서 진물과 염증을 진정시키고, 가피형성이 빨리 될 수 있도록 해야 합니다. 진물 부위 상처와 피부의 균열 부위로 쉽게 이차감염이 생길 수 있으니 손을 대거나 접촉하는 것을 주의시켜야 합니다. 환자가 진물이 나는 부위를 과도하게 소독하는 경우가 있는데, 상처부위 피부재생에 안 좋은 영향을 줄 수 있으니 주의시켜야 합니다(식염수 등으로 가볍게 씻어내는 정도로만 지도합니다).

환부 피부에 수시로 습포를 시행하며, 한약 외용제 등을 사용할 수 있으나 상처나 갈라짐이 심한 경우 따가움을 심하게 느낄 수 있으니 상황에 따라 사용합니다. 상처나 갈라진 피부에는 자운고를 소량 수시로 도포합니다.

진물 부위에 국소 항생제 연고를 도포하거나 항히스타민제 복용을 병행하는 경우도 있습니다. 부종의 정도에 따라 경구 항생제를 복용하기도 합니다. 기존 한약 처방 외에 황련해독탕 과립 및 탁리소독음 등을 추가로 복용시킬 수 있습니다.

Case 15 | 아토피피부염 치료를 위해 수개월간 경구 스테로이드제를 복용했던 20대 환자가 내원했습니다. 피부의 리바운드 증상이 심하게 나타날까요?

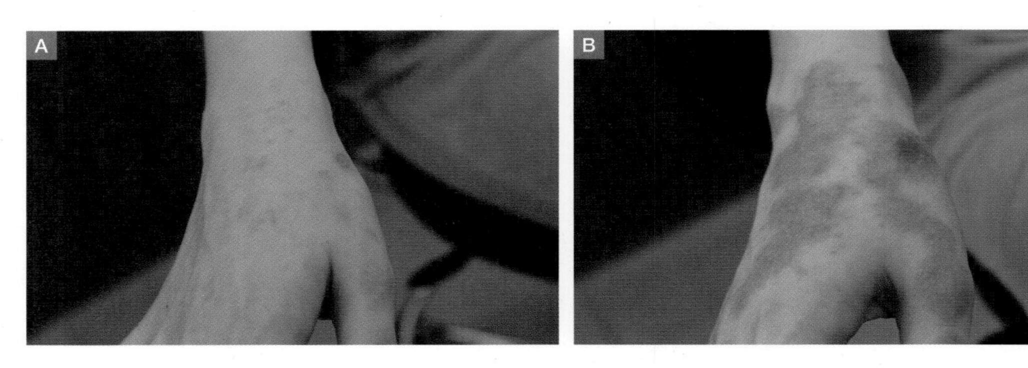

리바운드 증상 Grade 2의 모습입니다. **(A)**는 내원 초기의 증상 모습이며, **(B)**는 3주 후 리바운드 증상이 심하게 나타난 후의 증상 모습입니다. 리바운드 증상이 심하게 발생되어 환부 피부의 홍반과 진물 삼출이 늘어나고 가려움이 심해졌습니다.

④ Grade 3(중증의 리바운드 증상 정도)

심한 2차 감염을 동반하는 경우가 많으며, 진물이 다량으로 삼출되며, 기존 피부 증상이 심화되며 증상 부위가 넓어지고 증상이 기존에 없던 새로운 피부 부위에도 급격하게 증상이 나타나며 퍼집니다. 염증 정도가 심해지며 부종도 광범위하게 나타나는 경우가 있습니다(환부의 심한 열감 및 전신 발열, 통증 및 관절의 굴신불리, 보행 장애 등을 같이 호소할 수 있습니다).

Case 16 | 장기간 높은 등급의 스테로이드제를 사용했던 50대 건선 환자가 내원했습니다. 리바운드 증상이 심하게 나타날까요?

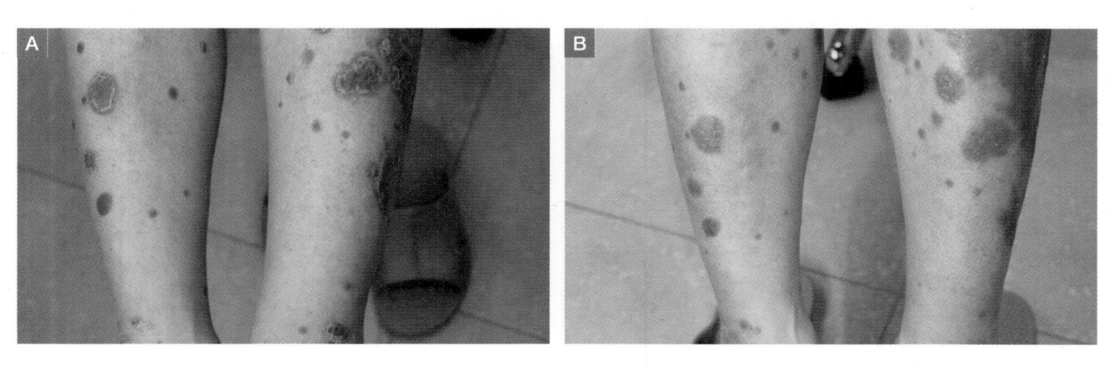

Grade 3의 리바운드 증상 모습입니다. **(A)**는 리바운드 증상이 심해가 나타나서 전신 환부의 감염농포와 하지부종까지 발생했던 시기의 증상 모습입니다. **(B)**는 4주 후 리바운드 증상이 진정되어 농포, 가피, 부종 등 증상이 완화된 시기의 증상 모습입니다.

Grade 3의 대처에 있어서 가장 중요한 것은 절대적인 안정과 휴식을 취하게 하는 것입니다. 경우에 따라 항생제, 항히스타민제 등 증상에 대한 약물의 사용이 필요할 수 있습니다. 부종이 심하거나 이차감염이 심한 경우 입원 치료를 하는 것이 가장 경과가 좋습니다(단, 기존 치료에 대한 이해와 신뢰가 확보된 상급 병원에 입원시키는 것이 중요합니다).

▷ Grade 2, Grade 3단계까지 진행된 경우 가능하면 증상 변화를 자주 확인해야 합니다.

초진 내원 시 리바운드 증상이 심하게 나타날 확률이 높다고 판단되는 경우라면 자주 내원하도록 하여 리바운드 증상이 일어나는지 경과를 지켜보거나, 어느 정도 리바운드가 진행된 후 다시 내원하도록 유도하는 것이 더 나은 경우가 있습니다.

▷ 리바운드 증상의 호전도 판단: 홍반이 완화되고(홍반의 붉은색이 옅어짐), 진물이 감소하고 가피 형성이 늘어나고, 부종이 소실되고 가려움이 안정화 되는 경우 리바운드 현상이 완화되는 것으로 볼 수 있습니다.

Case 17 | 아토피피부염 치료를 위해 사용했던 기존 스테로이드제를 중단한 후 심한 리바운드 증상이 나타났었던 환자입니다. 피부 증상이 완화된 것인가요?

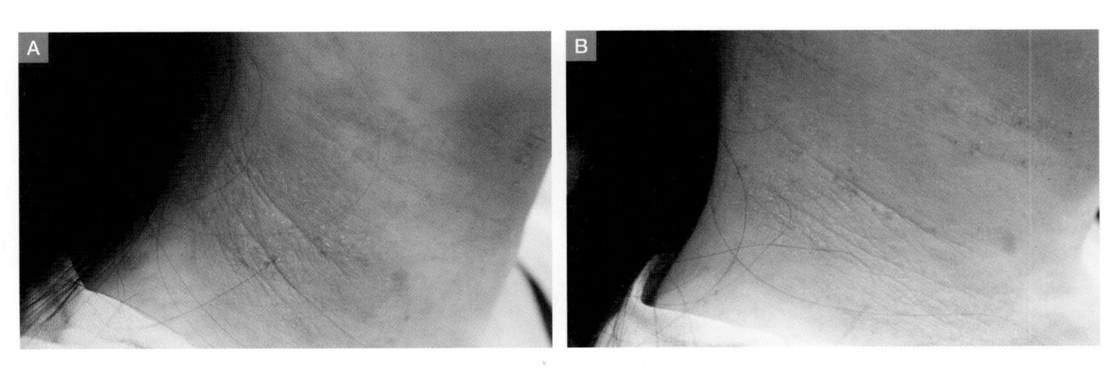

(A)는 스테로이드를 경구 복용했던 아토피피부염 환자에서 중등도로 나타났던 리바운드 증상의 모습입니다. **(B)**는 4주 후 홍반, 인설, 진물이 완화되고 증상이 안정화된 단계의 증상모습입니다.

참 고

치료에 있어서 명현현상과 리바운드 현상

명현현상은 '한의학적인 치료과정에서 나타나는(악화, 부작용이 아닌) 일시적인 특이 반응으로 결과적으로 치유과정에서 도움이 되는 현상'으로 이해해야 하며, 한의계 내에서도 아직 정확하게 개념이 정립되지 않은 용어로써, 신중히 사용해야 하는 용어입니다.

하지만 임상에서 피부질환 치료 과정에서의 악화 상태, 2차 감염, 리바운드 증상 등 증상에 대해서 무분별하게 '명현'이라는 용어를 사용하는 것은 문제가 있습니다. 임상의로서 피부질환의 각 각의 증상 변화 단계와 상황을 명확하게 인식, 분석하고 그 부분을 환자에게 올바르게 설명하고 인지시키는 것이 환자와의 관계와 치료에 있어서도 중요한 부분입니다.

스테로이드 및 증상억제제의 중단과 점진적인 감량(Tapering, 테이퍼링)

기존 치료에서 스테로이드 성분의 약물을 경구 및 국소제로 사용해왔던 경우, 기존 스테로이드제의 사용량 및 횟수, 약물의 강도를 서서히 줄여나가서, 결국에는 스테로이드제를 완전히 끊는 것을 수 있게 하는 과정을 스테로이드 테이퍼링이라고 합니다.

스테로이드제는 피부의 염증성 증상에 사용할 수 있는 가장 강력하고 효과적인 약물입니다. 하지만 증상에 대한 대증적인 치료법이며, 지속적으로 사용하며 효과가 점점 떨어져서 약물을 증량해야 합니다. 그리고 인체 내부의 불균형과 피부의 면역 균형 개선을 중시하는 한의한적 치료와 치료 방향이 맞지 않습니다. 장기간 과도하게 사용할 경우 피부와 인체의 생리적 기능이 손상되어 회복되지 못할 수 있습니다.

하지만 이러한 스테로이드제의 감량과 중단은 때로는 극심한 리바운드 증상과 같은 위험한 단계의 증상을 불러올 수 있습니다. 따라서, 의료기관의 도움 없이 환자 임의로 스테로이드제의 중단 및 테이퍼링을 하는 것은 추천하지 않습니다.

① 스테로이드제의 즉각적인 중단: 리바운드가 Grade 0,1 정도로 예상되는 경우

모든 피부 케이스에 테이퍼링이 필요한 것은 아닙니다. 의료인의 판단으로 이미 스테로이드제의 내성이 생긴 상태이지만, 낮은 등급의 연고를 너무 길지 않은 기간 사용했으며, 중단 시 리바운드가 심각할 정도는 아니라는 판단이 든다면 한의 치료 시작과 동시에 기존 스테로이드제 사용을 바로 중단할 수도 있습니다. 때로는 기준보다 좀 더 높은 등급의 연고를 좀 더 오래 사용한 경우라도 환자의 의

지와 요청에 따라 바로 스테로이드제 중단을 하게 되는 경우도 있습니다. 이런 경우는 초기에 의료진이 더욱 환자의 몸 상태와 피부증상에 관심을 기울여야 하며, 이 판단에 대한 부분과 향후 여러 증상 발현과 경과에 대한 가능성을 환자에게 이해시키는 것이 중요합니다.

② 스테로이드제를 1~2주간의 테이퍼링을 통해 중단 리바운드 증상이 Grade 1 정도로 예상되는 경우

기존 치료에서 낮은 등급의 스테로이드제를 단기간 혹은 그것보다 약간 더 긴 기간 사용했던 경우로, 의료진의 판단에 리바운드 증상이 Grade 1 정도로 가볍게 예상되는 경우에는 1,2주 간의 점진적 감량을 통해 기존 스테로이드제를 중단시킵니다.

③ 스테로이드제를 3~4주간의 테이퍼링을 통해 중단: 리바운드 증상이 Grade 2 정도로 예상되는 경우

기존 치료에서 중등도 등급의 스테로이드제를 단기간 혹은 그것보다 약간 더 긴 기간 사용했었거나, 경구 스테로이드제를 사용했던 경우로 의료진의 판단에 리바운드 증상이 Grade 2 정도로 예상되는 경우에는 3~4주간의 점진적 감량을 통해 기존 스테로이드제를 중단시킵니다.

④ 스테로이드제를 4~6주간의 테이퍼링을 통해 중단: 리바운드 증상이 Grade 3 정도로 예상되는 경우

기존 치료에서 높은 등급의 스테로이드제를 장기간 사용했거나, 경구 스테로이드제를 사용했던 경우로 의료진의 판단에 리바운드 증상이 Grade 3 정도로 예상되는 경우에는 4~6주간의 점진적 감량을 통해 기존 스테로이드제를 중단시킵니다.

- 테이퍼링 시 주의 점

테이퍼링의 기간은 초기의 계획으로 고정되지 않으며, 증상 발현에 따라서 가감할 수 있습니다. 테이퍼링 시에는 절대적으로 생활관리가 동반되어야 합니다. 수면, 스트레스, 식이, 음주, 과로 등에 대한 철저한 관리가 되지 않으면 안 됩니다.

13 이차감염[Secondary infection]

이차감염

피부질환에서의 이차감염은 선행 피부질환이 있던 상태에서 세균, 바이러스, 진균 등에 의해 이차적으로 감염 증상이 생긴 것을 말하며, 적극적인 관리와 대처가 아주 중요합니다.

이차감염이란

보통 이차감염(secondary infection)은 어떤 병원체의 감염에 의하여 1차감염(초감염)이 생긴 후 본인의 저항력 부족으로 몸의 다른 부위로 전이하여 다시 감염을 일으키는 것을 이야기합니다.

피부질환에서의 이차감염은 보통, 비감염성 상세불명의 염증성 피부질환이 있던 상태에서 세균, 바이러스, 진균 등에 의해 이차적으로 감염 증상이 생긴 것을 말합니다. 보통 아토피피부염, 화폐상 습진, 한포진, 기타 습진 등에서 이차감염이 쉽게 발생할 수 있습니다.

피부질환이 있는 피부에서 세균, 바이러스, 진균 등이 검출된다고 그 증상을 무조건 이차감염이라고 할 수는 없을 것입니다. 병원체가 현재 질환의 주요인이 아닌 악화요인으로만 작용하거나, 상재균일 가능성도 있기 때문입니다. 그렇다면 이차감염은 현재 증상의 주요인으로써 병원체의 감염 과정이 작용했을 경우를 이차감염이라고 하는 것이 옳을 듯합니다.

이차감염의 특징은?

- 피부질환 환자에게 피부감염증이 잘 생기는 이유

① 피부질환 환자들은 이미 피부의 면역체계에 문제가 생겨 있는 상황으로 피부의 방어 능력이 떨어져 있습니다.

② 피부질환 특유의 심한 가려움으로 인해, 지속적으로 상처를 냄으로써 그 상처를 통해 균이 쉽게 침투해 들어갈 수 있습니다.

③ 기존에 대부분 면역억제제 위주의 치료를 했기 때문에 환부 피부의 면역이 더욱 문제가 생길 확률이 높습니다.

따라서, 피부질환 환자에서 정상인에 비하여 세균, 바이러스, 진균에 의한 피부 감염증이 생길 확률이 높습니다. 특히, 피부질환 중에도 아토피성 피부염, 한포진, 화폐상습진에서 이차감염이 발생할 확률이 높습니다.

Case 1 | 안면 아토피피부의 치료를 위해 20대 환자가 내원했습니다. 기존 치료제를 중단하고 피부 증상의 양상이 변화했습니다.

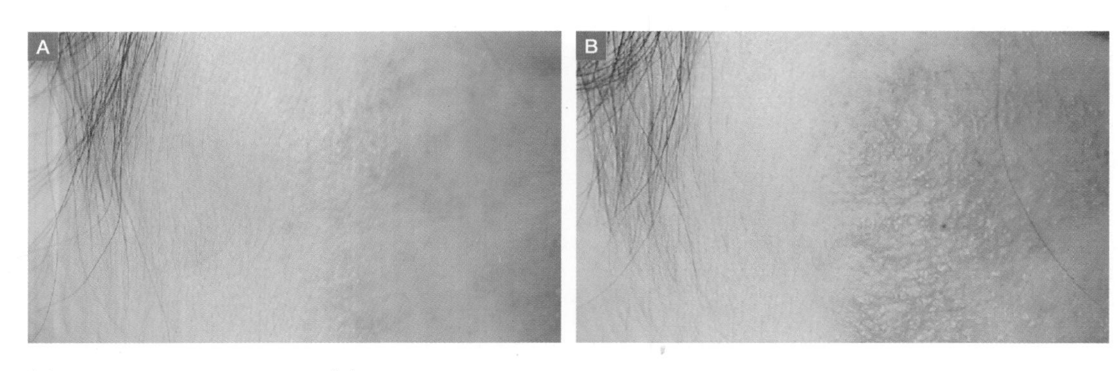

(A)는 초기 내원 당시 증상 모습이며, (B)는 열흘 후 증상의 변화된 모습입니다. 갑자기 노란 인설이 늘어나고 농포, 홍반이 늘어나고, 진물의 삼출이 늘어났습니다.

Tip

이차감염 감별의 Tip!

피부질환 치료의 과정에서 갑자기 단기간에 진물, 홍반, 구진, 농포, 노란 인설 등 증상의 변화가 발생했다면 제일 먼저 이차감염을 먼저 의심해봐야 합니다!

• 이차감염이 특히 더 잘 발생할 수 있는 환자

① 기존 피부질환 치료를 위해 스테로이드제와 항생제 등 억제제를 장기간 사용한 경우

② 기본 면역과 체력이 많이 약한 사람

③ 상처를 습관적으로 만지고 인설, 가피를 떼고 환부를 자꾸 만지는 유형의 사람

④ 근무나 주거 환경이 고온다습한 환경

Case 2 | 사지의 화폐상습진 증상으로 치료를 받던 40대 남자 환자의 경우입니다. 수개월의 치료 후 피부증상이 많이 완화되었는데 갑자기 피부 증상이 갑자기 악화되었습니다.

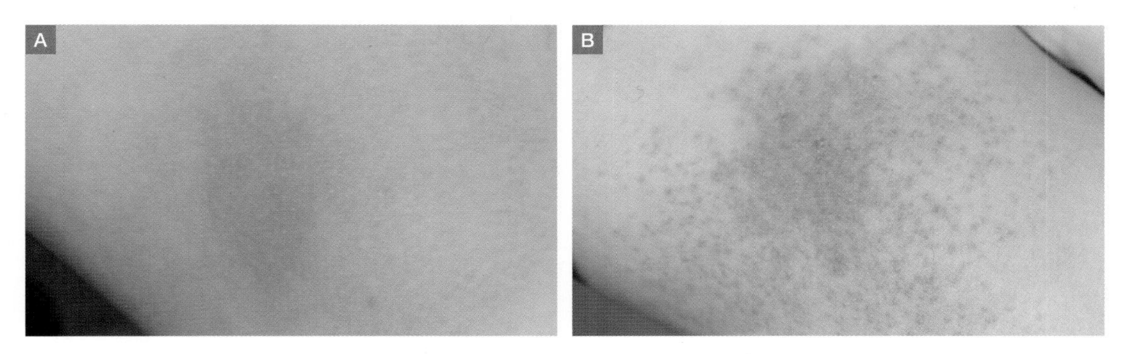

(A)는 치료를 통해 습진이 회복되고 있던 단계의 증상 모습입니다. **(B)**는 갑자기 기존 환부를 중심으로 농포와 인설, 가피가 늘어나고 있는 이차감염증의 증상 모습입니다.

이차감염의 증상은 어떤가요?

피부질환에서 이차감염이 가볍게 발생했을 때는 기존 증상이 약간 악화되는 정도의 증상을 나타내기 때문에 이차감염 자체를 인지하기 어려울 수도 있습니다. 이차감염 증상이 더욱 진행되면 세균, 바이러스, 진균의 각 특징에 따라 각각 특유의 감염 증상을 나타냅니다.

① 세균감염증

기존 피부질환 병변을 중심으로 갑자기 홍반, 농포, 구진, 노란 인설 등이 늘어나며 가려움도 심해집니다. 농포성 구진 형태와 농가진이 잘 발생하며, 세균의 특성상 고온다습한 초여름, 여름에 더 많이 발생하는 경향이 있습니다.

Case 3 | 기존 아토피피부염과 함께 농가진 감염이 나타났던 환자입니다. 경과가 괜찮을까요?

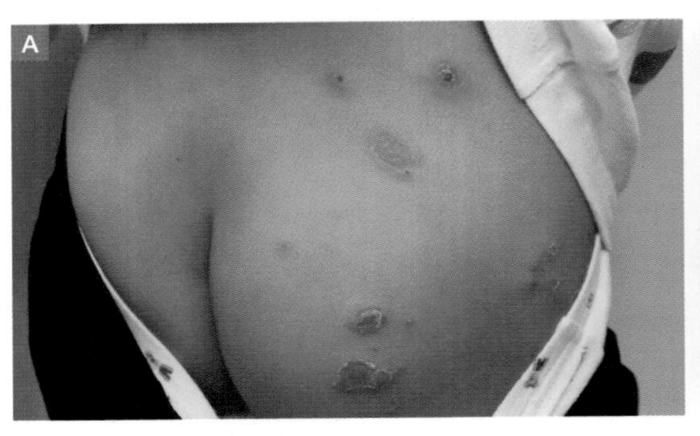
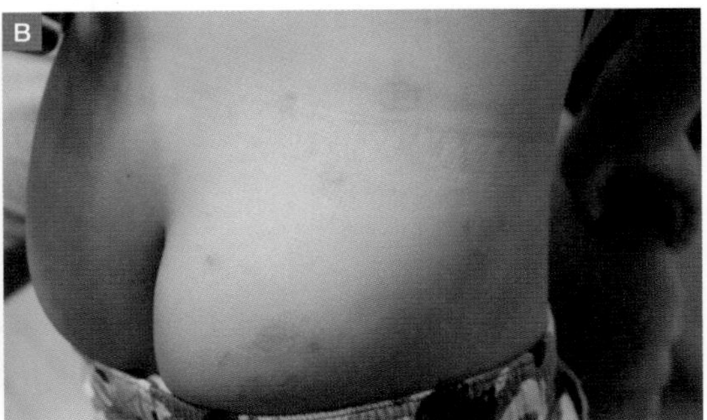

세균감염으로 인한 이차감염은 그 증상의 진행도 빠르지만, 올바른 치료와 관리를 시행하면 회복도 빠른 편입니다. **(A)**는 아토피피부염 치료 중 이차감염으로 발생한 농가진으로 인한 증상 모습이며, **(B)**는 6주 후 회복된 피부 증상의 모습입니다.

② 바이러스감염증

기존 피부질환 병변을 중심으로 혹은 다른 피부 부위로, 경계가 불분명한 홍반성 구진이 늘어나거나 작은 팽진성 증상이 생기기기도 합니다. 바이러스로 인한 감염증인 전염성연속종(물사마귀), 헤르페스 감염도 같이 발생할 수 있습니다.

Case 4 | 다른 피부질환으로 치료를 받던 중, 갑자기 피부 증상 양상이 변화했습니다.

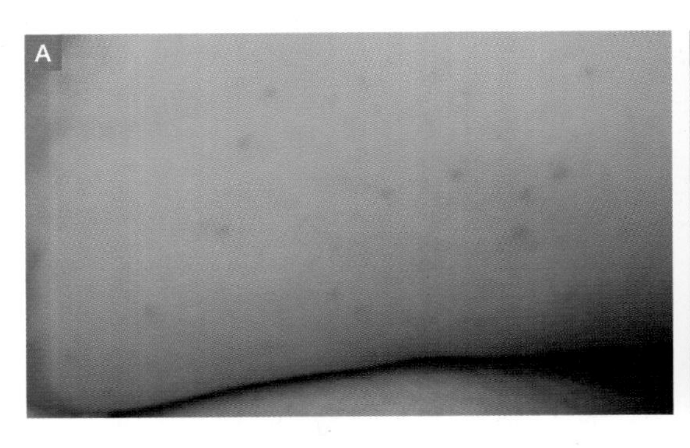
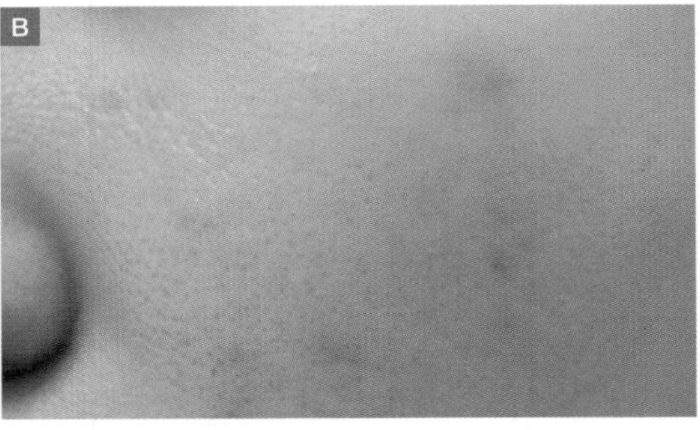

바이러스에 의한 이차감염증상은 기존 환부 부위 외에 좀 더 넓은 피부 부위로 병변이 나타나는 경향이 있었습니다. **(A,B)**는 피부질환 치료를 받던 환자의 기존 증상 부위 외의 부위로 나타난 감염증상의 모습입니다.

③ 진균감염증

기존 환부 주변으로 홍반, 인설 등이 심해지거나 증상이 더 진행되면 환부 주변으로 고리모양의 홍반이 나타나기도 합니다. 가려움이 심해지는 경우도 있습니다. 다른 감염증에 비해 치료 변화가 느리고 경과가 좋지 않은 경우가 많습니다.

Case 5 | 아토피피부염으로 치료를 받던 9세 소아의 경우입니다. 기존 환부 증상의 양상이 갑자기 변화했습니다.

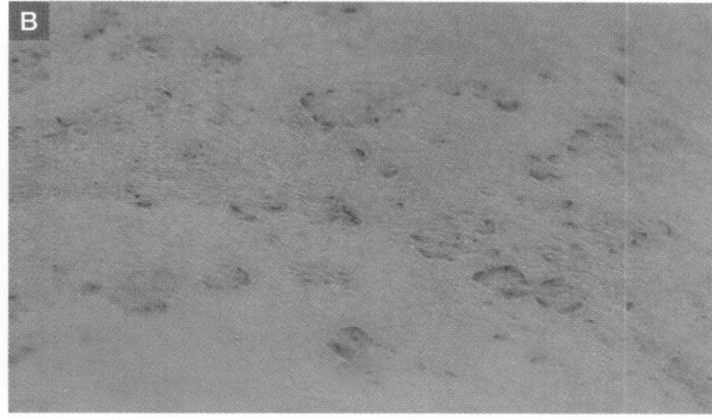

(A,B)는 아토피피부염으로 치료 중이던 환자의 기존 환부 주변으로 발생한 진균 이차감염증의 증상 모습입니다. 다른 감염증에 비해 치료 경과가 좋지 않았습니다.

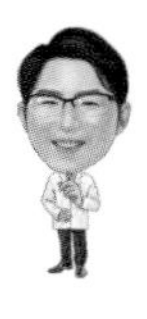

이차감염의 전신 증상이 나타날 때는 오한과 발열, 전신 통증이 동반되는 경우가 있으며, 이런 경우에는 국소 이차감염에 비해 더욱 적극적인 치료와 관리가 필요하며, 환자의 피부 증상 변화와 신체 전신 증상에 대해 더욱 각별하게 신경을 써야 합니다.
이차감염의 가능성이 있는 환자에 있어서는 초기부터 체온 확인을 꼭 해야 합니다.

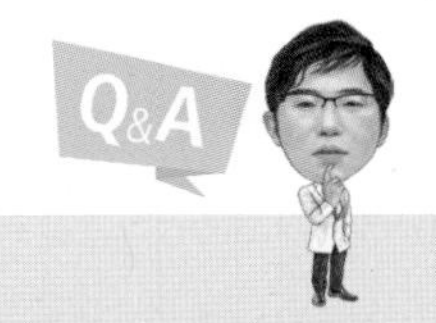

Q 피부 치료의 과정에서 이차감염은 한 번만 발생하나요?

A 피부 질환 치료의 장기간의 과정에서 이차감염을 아예 경험하지 않으면 제일 좋겠으나, 한 환자의 치료 과정에서 여러 번 발생할 수도 있습니다. 특히 기존 피부질환으로 면역억제제 치료를 장기간 진행했고, 체력이 약한 환자의 경우 더욱 이러한 가능성에 주의해야 합니다.

Case 6 | 화폐상습진으로 장기간 스테로이드제 위주 치료를 했던 환자가 내원했습니다. 치료 시작 후 증상의 변화가 있었는데, 증상이 악화된 것인가요?

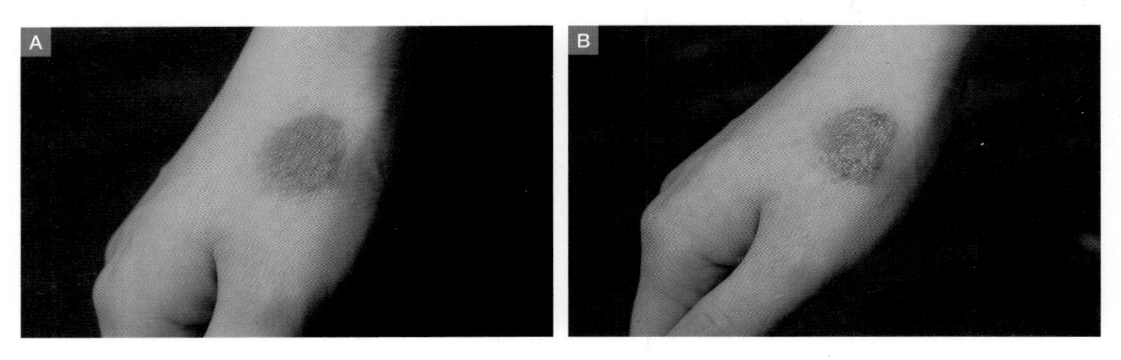

피부치료 과정에서 이차감염 증상이 나타났을 때 환자는 기존 증상이 단순히 악화되었다고 느끼거나, 치료가 맞지 않는 것이 아닌 것인지 생각할 수 있습니다. 이차감염이 생긴 이유와 경과에 대해서 잘 설명해주어 환자가 불안해하지 않도록 해야 합니다. **(A)**는 환자의 내원 초의 피부 증상 모습이며, **(B)**는 6일 후 환부에 이차감염이 나타난 증상 모습입니다.

Case 7 | **건선증상으로 치료를 받았던 20대 환자였습니다. 여름에 휴가를 다녀온 후 피부 증상이 갑자기 변화가 생겼습니다. 증상이 악화된 것일까요?**

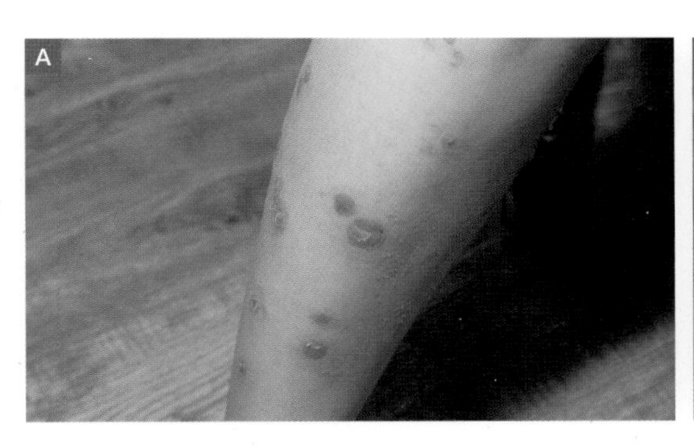

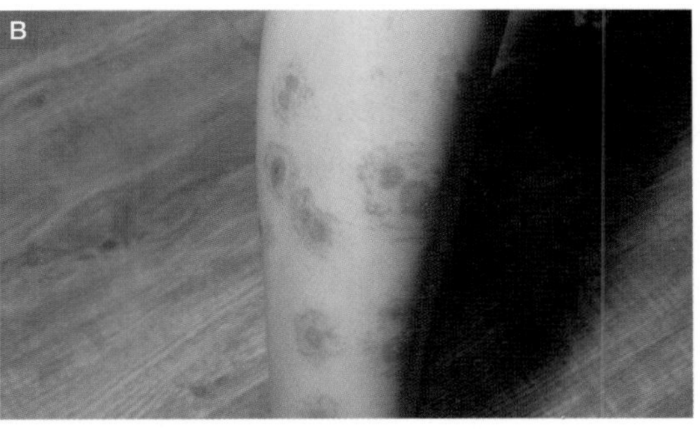

건선은 아토피피부염이나 화폐상습진과 같은 질환들에 비해 이차감염증상이 아주 빈번하게 나타나지는 않지만 종종 감염증상이 발생합니다. **(A)**는 내원 첫날의 건선 위주 증상 모습이며, **(B)**는 7일 후에 기존 환부 주변으로 감염 의심 증상이 나타난 증상 모습입니다.

이차감염의 치료와 관리는 어떻게 하나요?

피부 치료과정에서 이차감염이 발생했을 때, 환자들은 이 증상의 변화를 질환의 악화라고 생각하는 경향이 있습니다. 그리고 환자의 입장에서는 많은 불안감이 생기고, 치료에 대한 확신이 흔들릴 수도 있습니다.

이러한 상황에서는 의료인의 대처가 아주 중요합니다.

① **진단:** 이러한 증상의 변화가 기존 증상의 단순한 악화가 아닌 이차감염으로 인한 것이라는 것을 환자에게 이해시켜야 합니다.

② **원인:** 현재의 증상이 이차감염이며 어떤 원인이 주로 작용해서 증상이 발생한 것인지 설명합니다.

③ **경과:** 각 감염증의 경과에 대해서도 여러 가능성을 설명하여 환자가 불안해하지 않도록 해야 합니다.

이차감염증의 관리와 치료는 리바운드 증상에 대한 부분과 같은 관점에서 접근하면 되며, 각 Grade 0, 1, 2, 3에 따라 적절한 대처를 해야 하며, Grade가 높아질수록 환자의 피부와 심리적 상태를 잘 살펴 치료, 관리를 해야 합니다. Grade 1,2에서는 항생제 치료의 병행이 필요할 수 있으며, Grade 2,3에서는 상급의료기관의 입원 치료가 필요할 수 있습니다.

이차 감염증이 잘 생길 수 있는 환자의 유형에 있어서는 지속적인 환부에 대한 관찰과 환자의 습관교정이 아주 중요합니다.

Case 8 | 발 한포진 증상으로 30대 환자가 내원했습니다. 습관적으로 인설 가피를 뜯는 경향이 있었는데 경과가 괜찮을까요?

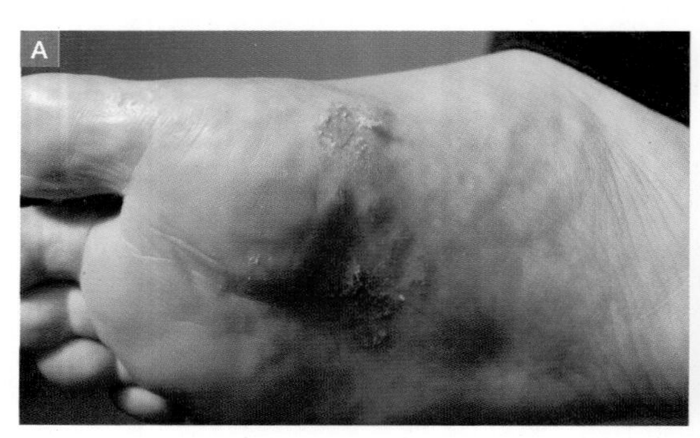

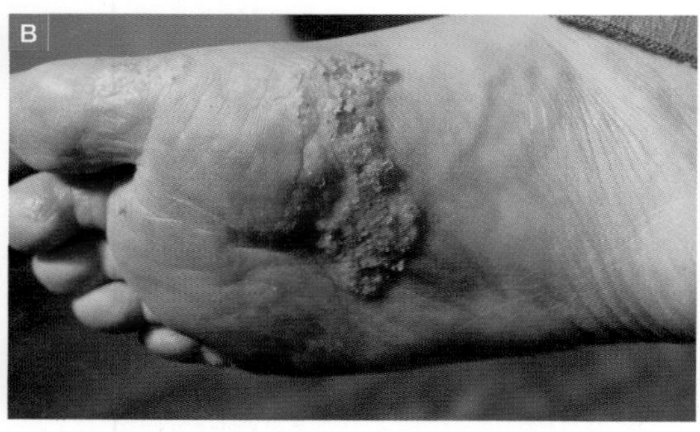

습진에 있어서 이차감염을 예방하기 위해서는 가려움에 대한 통제와 상처에 대한 철저한 관리가 중요합니다. **(A)**는 발 한포진 환자에서 미란 증상이 반복되던 내원 초기의 증상 모습입니다. **(B)**는 2주 후 기존 환부 위주로 발생한 이차감염증상의 모습입니다. 환부가 확대되고 농포, 진물과 노란 인설이 늘어났습니다.

참 고

피부의 상재균 [Normal Skin Flora]

피부에는 수많은 상주미생물과, 비상주미생물이 존재합니다. 이 미생물들은 평소에는 질병을 일으키지 않다가 면역저하 상태나 피부의 상처를 통해 인체에 기회감염되어 피부질환이나 전신질환을 일으키기 때문에, 면역의 관리와 피부의 보호가 중요합니다. 또한 정상 피부 미생물총이 다른 균들을 억제하며 경쟁하고 있는 상태이기 때문에, 항생제 등을 과도하게 사용하여 균들의 균형이 깨지게 되면 오히려 감염의 기회가 늘어날 가능성이 있습니다.

① 표피포도구균(staphylococcus epidermidis): 피부상재균 중에서 황색포도구균과 함께 가장 높은 비율로 존재합니다. 땀을 분해하여 몸의 체취를 만듭니다.

② 황색포도구균(staphylococcus aureus): 피부와 장점막, 호흡기에 존재하는 상재균입니다. 다양한 감염성 질환을 일으킵니다.

③ 화농연쇄구균(streptococcus pyogenes): 피부상재균이지만 일반적으로 병원성이며, 농을 형성하는 특징이 있습니다.

④ 프로피오니박테리움 아크네스(propionibacterium acnes): 사춘기 이전에는 관찰되지 않으며, 성인에게서 발견되는 피부 상재균입니다. 주로 피지선에서 상주하고 피지로부터 영양분을 얻어서 생존합니다.

⑤ 말라쎄지아(malassezia): 진균의 일종이며 피부상재균입니다. 두피의 피지선에 많이 존재하며 어루러기의 원인이 되며, 지루성 피부염과 모낭염과 관련이 있습니다.

⑥ 백선균(trichophyton): 진균의 일종으로 피부상재균입니다. Trichophyton rubrum, Trichophyton interdigitale이 피부 백선증의 원인이 됩니다.

14

임상에서 주의해야 하는 피부치료 케이스

임상에서 주의해야 하는 피부치료 케이스

실제 진료실에서 피부 질환 진료를 하다 보면, 정말 다양한 피부 증상과 다양한 환자들을 만나게 됩니다. 이때 주의해야 할 케이스들을 모아 보았습니다.

1차 한의의료 기관에서 피부질환을 치료하다 보면 다양한 치료 경력과 다양한 증상을 가진 환자들을 만나게 됩니다. 이때 많은 피부질환 치료 경험이 있는 의료인이라면 걱정할 것이 없겠으나, 임상에서는 늘 특별한 증상들을 만나기 마련인 것 같습니다. 피부질환 치료에서 특히 더 주의해야 하는 임상 케이스들을 모아봤습니다.

1. 경구 스테로이드제(전신 스테로이드제)를 사용한 케이스

한의원 내원 전까지 타 의료기관에서 스테로이드제를 경구복용했던 환자에 있어서는, 국소 스테로이드제를 사용한 환자에 비해 리바운드 반응이 심하게 나타날 수 있습니다. 그리고 전신 면역이 억제된 상태에서 피부의 이차감염 가능성도 높을 수 있기 때문에 주의해야 합니다. 환자들이 경구 스테로이드제와 경구 항히스타민제를 구별하지 못하기 때문에 문진만으로 복용 여부를 파악하는 것이 어렵기 때문에 직접 처방전을 확인하는 것이 좋습니다.

경구 스테로이드를 사용한 환자의 경우에 있어서는 경과와 가능성에 대해서 환자에게 확실하게 인지, 교육을 시키고 초기 1~2달 동안 다른 환자보다 더 집중관리를 해야 합니다. 치료 초기에는 내원을 더 자주 하게 해서 경과를 자주 관찰하는 것도 도움이 될 수 있습니다.

Case 1 | **기존 아토피피부염 치료에 수개월간 경구 스테로이드제를 복용했던 환자가 내원했습니다. 어떤 부분을 주의해야 할까요?**

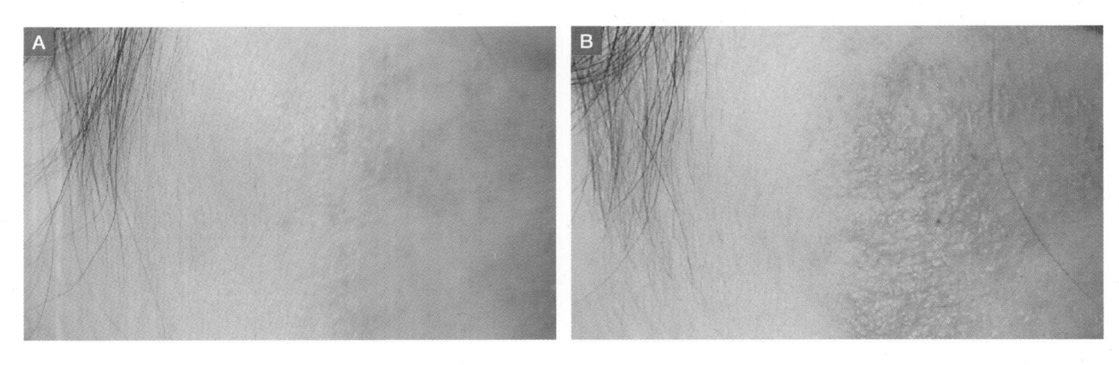

(A)는 환자의 초진 시 손등 증상의 모습입니다. **(B)** 일주일 후 손등에 급격하게 리바운드 증상이 나타나고 있는 모습입니다. 경구 스테로이드제의 사용한 환자 치료의 경우는 다른 환자들의 치료에 비해서 더욱더 세심한 치료 계획을 세우고 신중하게 진행해야 합니다.

Case 2 | **기존 아토피피부염 치료를 위해 경구 스테로이드제를 사용했던 환자가 내원했습니다. 피부 증상의 경과가 어떨까요?**

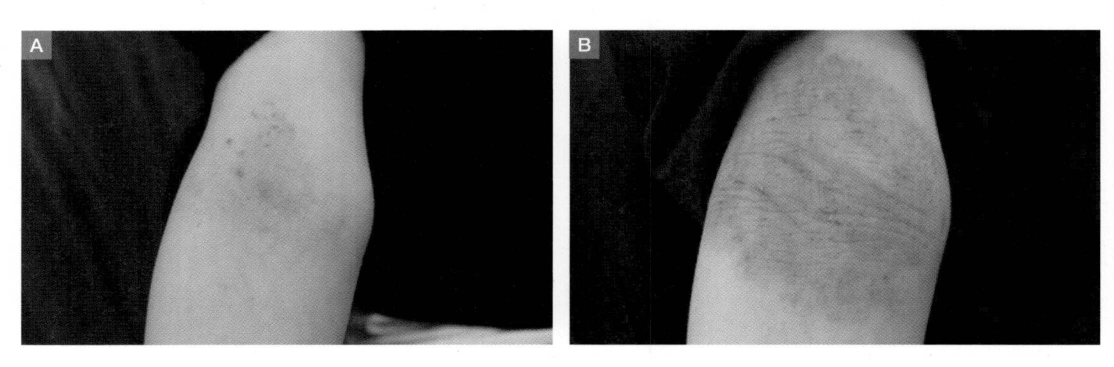

(A) 기존 아토피피부염 치료에 경구 스테로이드제를 복용했던 환자의 초진 시 주와부 증상의 모습입니다. **(B)** 일주일 후 주와부에 급격하게 리바운드 증상이 나타나고 있는 모습입니다.

Case 3 | 안면 아토피피부염 치료를 위해 스테로이드제 경구 복용을 했던 환자가 내원했습니다. 치료 경과가 어떨까요?

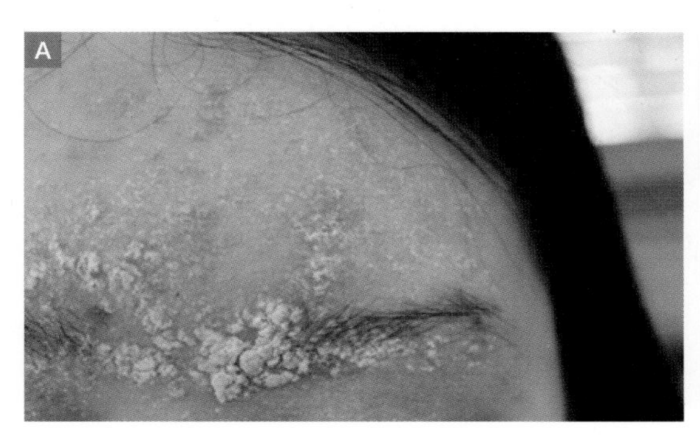

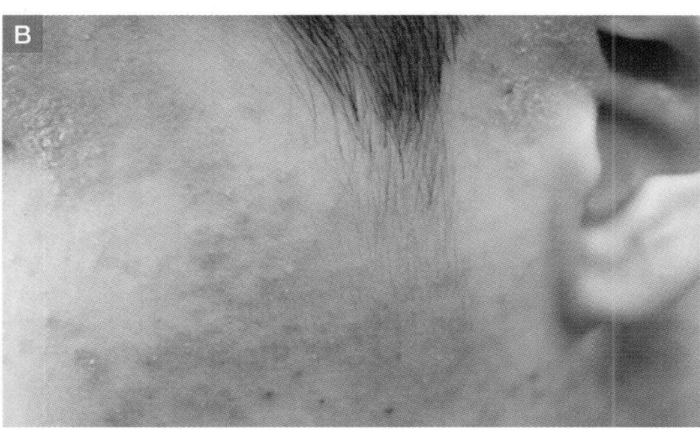

경구 스테로이드제를 복용했던 아토피피부염 환자의 경우, 일반적인 국소 스테로이드제를 사용했던 환자와 비교해서 상대적으로 훨씬 더 심한 리바운드 반응을 보이는 경우가 많았습니다. 특히 기존에 피부 증상이 없던 부위에 피부염 증상이 나타나며 이차감염의 가능성도 국소 스테로이드제 사용 환자보다 더 높으니 주의해야 합니다. **(A)** 얼굴 아토피피부염 증상에 전신 스테로이드제를 복용했던 환자의 약물 중단 일주일 후 리바운드 증상 모습과 **(B)** 얼굴 아토피피부염 증상에 국소 스테로이드제를 사용했던 환자의 약물 중단 일주일 후 리바운드 증상 모습입니다.

2. 약한 피부 부위에 높은 등급의 스테로이드제를 사용한 케이스

양방의 피부 임상에서 스테로이드제의 사용에 있어서는 해당 피부의 부위의 민감도와 특징에 따라서 스테로이드제의 등급을 권고안에 따라 신중히 선택하여 처방하는 것이 원칙입니다. 하지만 환자가 의료기관에서 약한 피부 부위에 높은 등급의 연고제를 처방받은 경우도 있었으며, 환자가 처방 없이 다른 사람의 높은 등급의 연고를 사용하거나, 약국에서 일반의약품으로 분류된 연고를 구입해서 약한 피부 부위에 과도하게 바른 경우도 있었습니다. 이러한 경우 약물 중단 시 과도한 리바운드 증상 발현의 가능성이 있으므로 주의해야 합니다.

Case 4 | 안면 아토피피부염 치료를 위해 환자가 내원했습니다.스테로이드제 외용치료를 했었는데, 처방전을 확인해보니 기존에 다소 높은 등급의 연고를 사용했었습니다. 경과가 어떨까요?

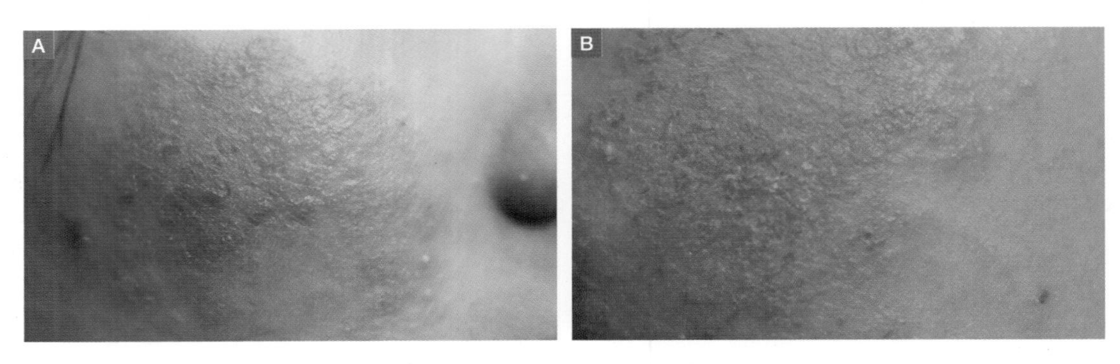

인체에서 가장 얇고 민감한 안면부 피부의 경우, 스테로이드제 사용에 있어서 아주 신중한 접근을 해야 합니다. 실제 임상에서 그러한 부분이 소홀히 여겨지고 효과만을 위해 높은 등급의 스테로이드제가 얼굴 피부에 사용되는 경우가 있습니다. 이러한 경우에는 초기에 심한 리바운드 반응의 가능성과 치료 경과에 대해 신중하게 이해를 구해야 합니다. **(A),(B)**는 얼굴 피부에 높은 등급의 연고를 사용했던 환자의 리바운드 반응이 나타난 증상 모습입니다.

3. 장기간 스테로이드제를 사용한 케이스

스테로이드제의 리바운드 반응 및 기타 다양한 반응들은 개인의 체질과 상황에 따라 상당히 다양하게 나타날 수 있습니다. 특히 장기간 스테로이드제를 사용한 경우에서는 리바운드 증상 발현 및 경과에 있어서 개인차가 더 심하게 나타나는 경향이 있어 주의를 요합니다.

Case 5 | 10년간의 유학생활 동안 꾸준히 스테로이드 연고를 사용했던 40대 환자가 내원했습니다. 피부 증상의 경과가 어떨까요?

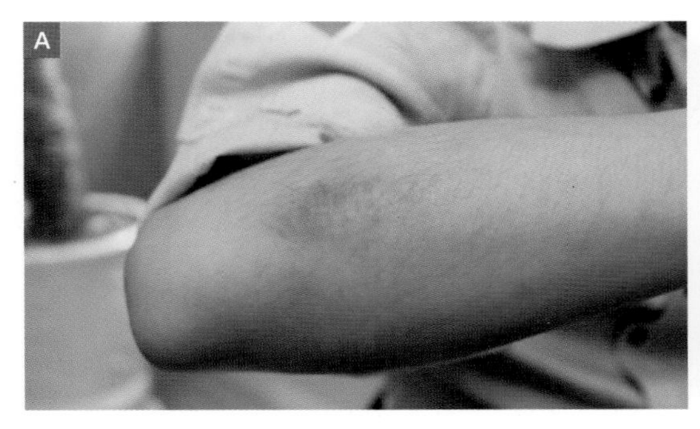

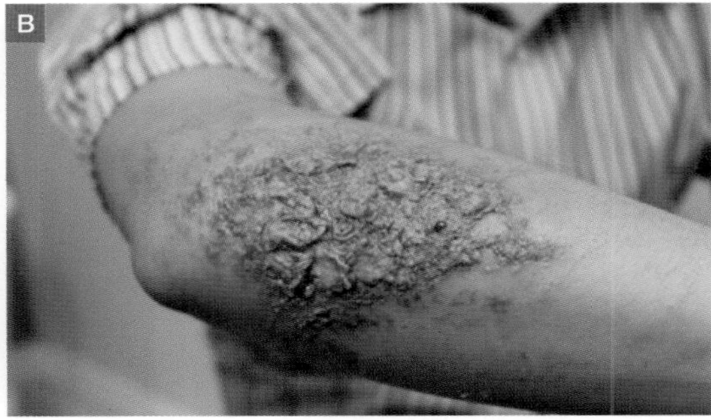

(A)는 초진일 팔의 피부 증상 모습입니다. 당시에는 약간의 색소침착과 홍반, 구진 정도만 보이는 상태였습니다. **(B)**는 초진 이후 급격하게 리바운드 증상이 나타난 피부의 증상 모습입니다. 심한 진물, 가피, 홍반 증상으로 고생하다 3개월 정도가 되어서 피부가 진정되었습니다.

4. 감염의 우려가 높은 케이스

환부에 지속적으로 습관적인 상처를 내는 유형의 환자(소아와 일부 성인)는 쉽게 이차감염에 노출될 수 있으니 주의해야 합니다. 이러한 유형의 환자에게는 감염의 가능성에 대해 미리 충분히 고지를 하는 것이 좋습니다. 상처까지는 내지 않더라도 자꾸 습관적으로 환부를 만지고 손을 대는 환자 역시 주의해야 합니다.

Case 6 | 전신 아토피성피부염 치료를 위해 소아 환자가 내원했습니다. 치료 중에도 피부에 찰상을 많이 내는 경향이 있었는데, 치료 도중 급격하게 피부 증상의 변화가 생겼습니다. 피부 증상이 악화된 것인가요?

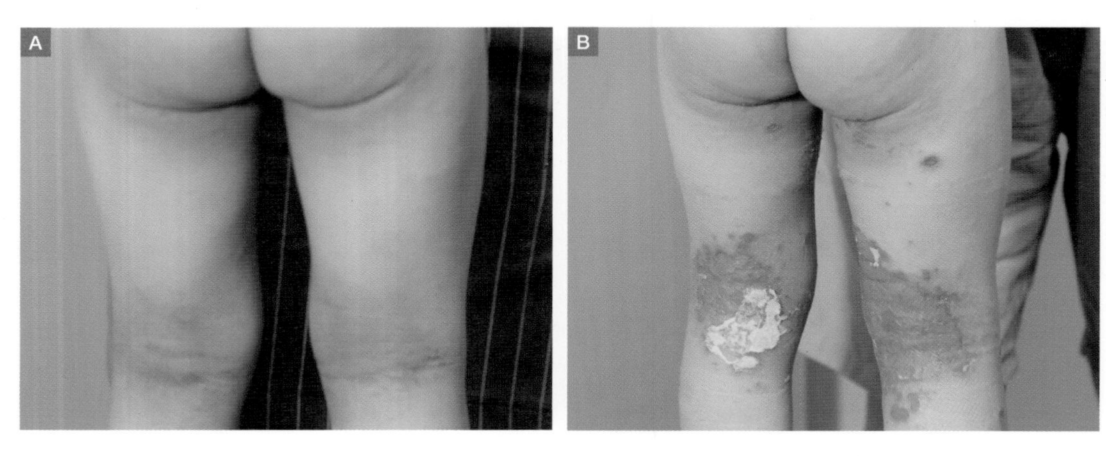

(A)는 위의 소아 환자의 치료 중간의 증상 모습이며, 스트레스 및 감정적인 영향으로도 환부를 잡아 뜯고 상처를 내는 경향이 있는 환자였습니다.
(B) 결국 감염증상인 농가진이 심하게 발생하여 한 달 정도 고생을 많이 했었습니다.

5. 치료의 목표가 너무 주관적인 케이스

간혹 피부 치료의 목표와 경과에 대해서 환자가 스스로 판단하고 규정하는 경우가 있습니다. 이런 경우는 의료진이 아무리 치료의 목표에 도달했다고 해도, 환자가 치료에 대해 충분히 만족을 못 하는 경우가 많으니 주의해야 합니다. 초진 시 환자의 성향을 파악하는 것도 중요하고, 치료의 목표 지점이 의료진과 환자 사이에 간극이 있지 않은지도 살펴봐야 합니다.

그리고 피부의 진료에 있어서 가장 중요한 것 중의 하나는 항상 의료진이 진단과 치료에 있어서 주도권을 갖고 치료를 진행하는 것입니다.

Case 7 | 안면의 습진 치료를 위해 환자가 내원했고, 꾸준히 치료하여 습진 증상이 거의 소실되었습니다.

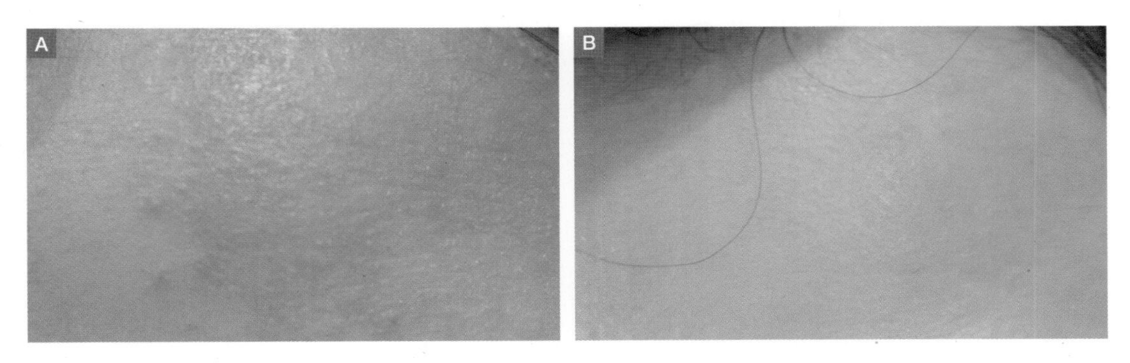

(A)는 안면의 피부염으로 치료를 받았던 환자의 초진 시 증상 모습이며 (B)는 호전되던 단계의 증상 모습입니다. 하지만 환자의 치료에 대한 방향과 만족도가 달라서 마지막까지 치료를 이어가지 못하고 중도에 치료를 이탈하게 되었습니다.

6. 습관적인 상처가 너무 심한 경우

치료를 받고 전신의 불균형과 피부의 염증 증상도 개선되고 있는데, 유독 피부의 상처는 개선되지 않고 반복되는 환자들이 간혹 있습니다. 이러한 경우는 초기의 몸과 피부의 병리적 증상들은 개선되고 있으나, 습관적인 긁는 행위로 인해 치료의 최종 단계에 있어서 마무리가 되지 않고 상처 증상이 반복되는 것입니다. 이러한 성향의 환자는 치료의 초기부터 반복적으로 피부의 염증(홍반) 증상과 상처는 별개라는 것을 인식시키고, 습관과 환경을 개선시키고 스스로 상처를 내지 않으려는 노력을 기울이게 해야 합니다.

Case 8 | 화폐상 습진 증상 치료를 위해 20대 환자가 내원했습니다.

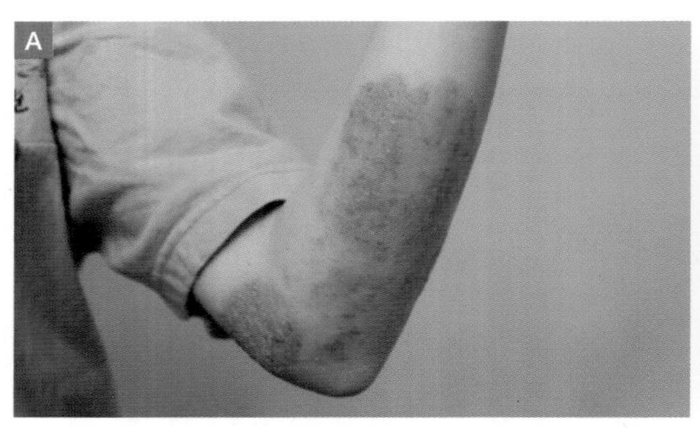

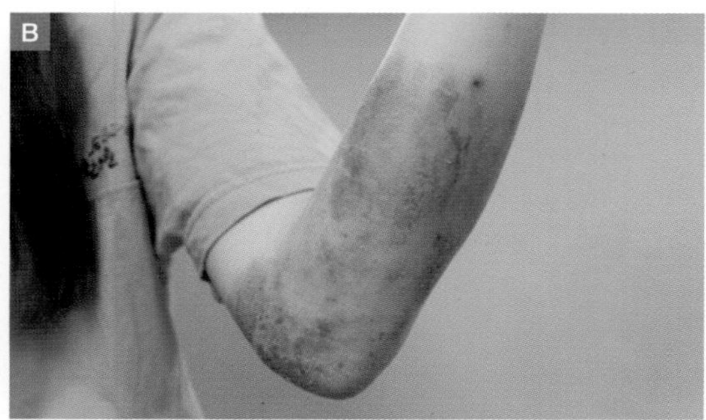

(A)는 치료 초기 시점의 홍반과 가피, 찰상 등이 반복되고 있던 시기의 피부 증상 모습이며 그 후 치료 중간 단계에서 대부분의 피부 증상이 소실되었습니다. (B)는 습관적인 긁는 행위로 찰상 위주의 증상이 다시 나타난 모습입니다.

7. 반흔이 생길 수 있는 경우

타 의료기관에서의 치료로 반흔이 이미 생긴 상태에서 내원했거나, 질환의 특성상 치료 후 반흔이 남을 수 있는 화농성 한선염, 화농성 여드름, 모낭염 등의 질환에 있어서는, 치료 초기부터 반흔이 남을 수 있는 가능성에 대해서 미리 설명하고 이해하게 해서 결과에 대한 오해가 없도록 해야 합니다.

Case 9 | 치료 중에 피부에 흉터가 생겼어요?

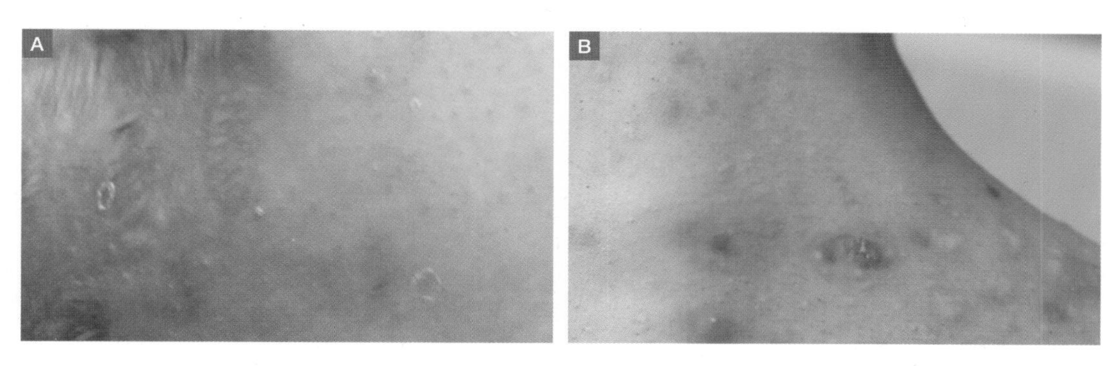

화농성 한선염(A), 종기류(B)의 피부질환에서는 그 증상의 반복 및 치유과정에서도 쉽게 반흔이 생길 수 있으므로 주의해야 합니다.

Case 10 | 치료 중에 피부에 흉터가 생겼어요?

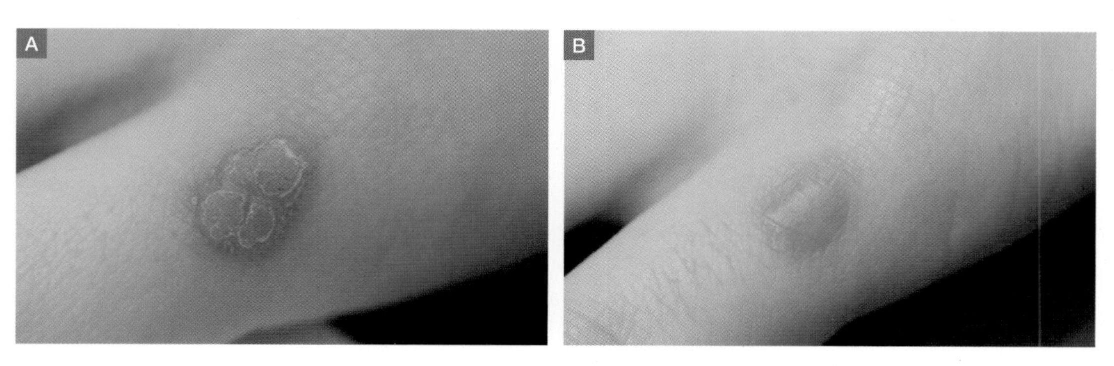

(A)는 기존에 사마귀 치료를 위해 레이저 시술을 받고 난 후 사마귀가 재발하여 반흔과 사마귀 증상이 같이 있는 증상 모습입니다. (B) 수개월의 치료 후 사마귀는 소실되었으나 반흔이 남아 있는 모습입니다.

8. 외과적 시술이 필요한 경우

화농성 한선염, 종기와 같은 화농성 피부질환에서는 내부의 농이 배출되어야 피부의 증상이 빨리 호전될 수 있습니다. 따라서 그 치료에 있어서 내치만으로는 치료의 한계가 있으며, 배농을 위한 적극적인 외과적 접근의 치료가 필요합니다.

Case 11 | 어떻게 치료해야 하나요?

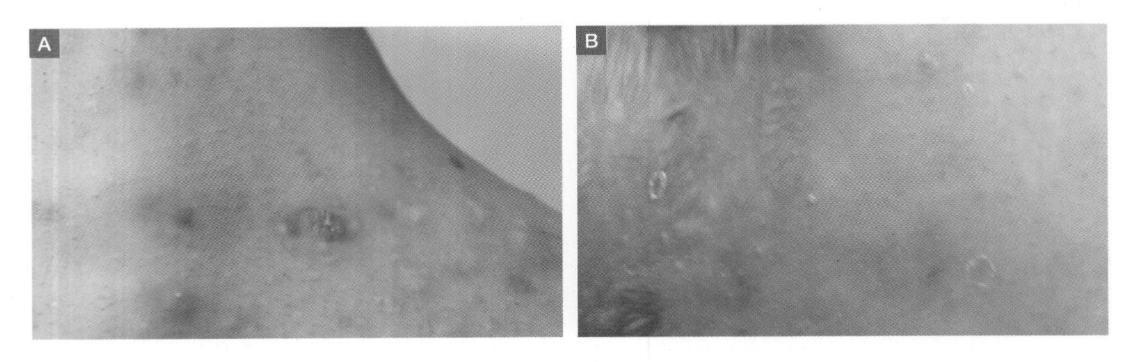

종기와 화농성 한선염과 같은 화농성 질환의 치료는 내부 화농성 물질이 배출되어야 호전될 수 있으므로, 외과술을 통한 적극적인 배농이 필요합니다.

한의 피부진료 첫 걸음

부록

01. 피부질환 문진표
02. 주요 피부질환 상병명 코드
03. 피부질환의 임상적 진단 감별
04. 인체 부위별 잘 나타나는 피부 질환
05. 습진의 분류

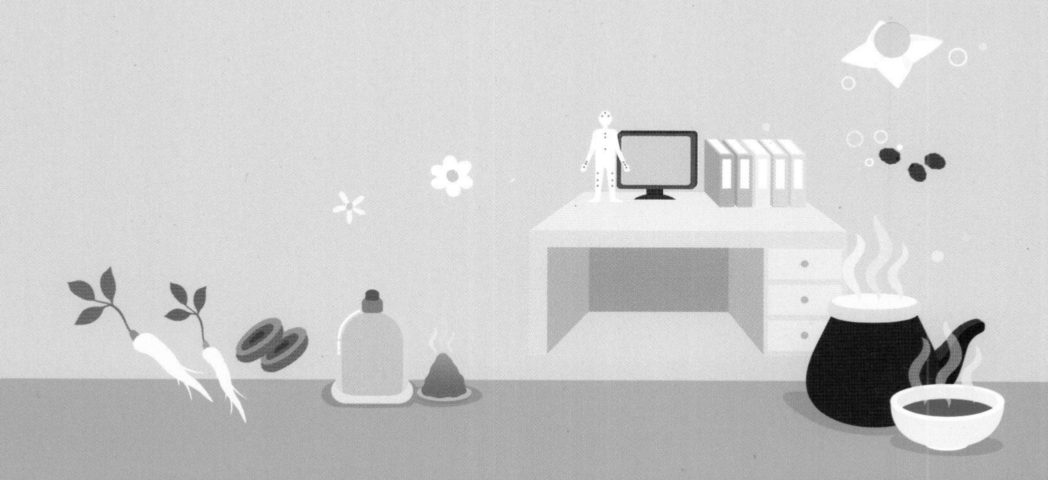

부록 01 피부질환 문진표

피부질환 문진표

01 피부의 어떤 질환으로 내원하시게 되셨나요?

□ 아토피	□ 건선	□ 지루성 피부염	□ 화폐상습진
□ 한포진	□ 유두습진	□ 사타구니 습진	□ 여드름
□ 화농성 한선염	□ 모공각화증	□ 모낭염(종기)	□ 태선
□ (결절성)가려움발진(양진)	□ 기타 습진	□ 가려움증(소양증)	□ 안면홍조
□ 두드러기	□ 각화증	□ 사마귀	□ 기타 피부질환

02 질환이 처음으로 나타난 때는 언제쯤인가요? 그리고 그때 어떤 상황이었나요?

□ 10년 이상 됨	□ 7~9년 전	□ 5~6년 전	□ 3~4년 전
□ 2~3년 전	□ 1~2년 전	□ 1년 미만	□ 6개월 미만
□ 3개월 미만	□ 1~2달 전	□ 1달 미만	□ 일주일 미만

(발병 시 상황 :)

03 초기 발병 부위와 증상에 대해 간단히 써 주시겠어요?

□ 전신	□ 얼굴	□ 두피	□ 팔, 다리 접히는 부위
□ 손	□ 팔	□ 발	□ 허벅지
□ 종아리	□ 배	□ 등	□ 가슴
□ 생식기	□ 사타구니	□ 겨드랑이	□ 기타 ( )

(초기 증상 :)

04 질환이 가장 심해진 시기는 언제이고 그 때 악화 요인으로 의심되는 것이 있나요?

05 현재 증상 부위는 어디인가요?

□ 전신	□ 얼굴	□ 팔, 다리 접히는 부위	□ 손
□ 발	□ 배	□ 등	□ 두피
□ 가슴	□ 생식기	□ 겨드랑이	□ 사타구니
□ 허벅지	□ 종아리	□ 팔	□ 기타 (　　　　　)

06 현재 피부질환의 진행 상태와 정도는 어떠신가요?

(예 : ① 거의 증상 없음 ② 약하게 나타남 ③ 심하게 나타남 ④ 조금 더 심함 ⑤ 아주 심함)

□ 가려움	①	②	③	④	⑤
□ 반점(붉은, 보라색의)	①	②	③	④	⑤
□ 피부가 오돌토돌하게 솟아오름(구진)	①	②	③	④	⑤
□ 물집(수포)	①	②	③	④	⑤
□ 고름(농)	①	②	③	④	⑤
□ 진물	①	②	③	④	⑤
□ 각질	①	②	③	④	⑤
□ 색소침착(피부색의 변화)	①	②	③	④	⑤
□ 피부가 두꺼워지고 거칠어짐(태선화)	①	②	③	④	⑤

07 피부 질환의 발병 원인 및 악화요인은 무엇이라 생각하시나요?

□ 계절(봄 / 여름 / 가을 / 겨울)
□ 음식 섭취 후 과민한 반응 (　　　　　　　　)
□ 불규칙한 식습관 / 음주
□ 과도한 스트레스
□ 육체적인 피로
□ 수면부족 / 불규칙한 수면
□ 운동부족 / 운동과다
□ 유전적인 영향
□ 환경적인 영향 (　　　　　　　　)
□ 기타 (　　　　　　　　)

08 과거 피부치료 경험이 있으신가요?

□ 없다	□ 양방 병의원	□ 한의원	□ 민간요법
□ 식이요법	□ 기타(　　　　　)		

09 과거 및 최근 치료 경험이 있으시다면 어떤 방법으로 하셨으며, 기간과 효과는 어떠셨나요?

(예 : ① 거의 증상 없음 ② 약하게 나타남 ③ 심하게 나타남 ④ 조금 더 심함 ⑤ 아주 심함)

1차 치료

① 언제
② 어디서
③ 어떤 치료(연고, 약, 주사 등)
④ 치료 경과(효과, 재발)

2차 치료

① 언제
② 어디서
③ 어떤 치료(연고, 약, 주사 등)
④ 치료 경과(효과, 재발)

3차 치료

① 언제
② 어디서
③ 어떤 치료(연고, 약, 주사 등)
④ 치료 경과(효과, 재발)

* 가장 최근에 사용한 약물의 이름과 사용 기간:

* 언제 마지막으로 해당 약물을 사용했나요?

(기타 한의학적 변증을 위한 문진표를 추가로 작성하셔도 좋습니다.
특히 식사, 소화, 배변, 한열, 발한, 기타 신체징후, 수면, 목욕, 운동, 스트레스, 통증, 알레르기, 현재 복용약물 등에 대해서 자세한 문진을 해야 합니다.)

주요 피부질환 상병명 코드

아토피

질병코드	질환명(국문)	질환명(영문)
L20	아토피성 피부염	Atopic dermatitis
L20.8	기타 아토피성 피부염	Other atopic dermatitis
L20.80	아토피성 신경피부염	Atopic neurodermatitis
L20.81	굴측습진	Flexural eczema
L20.82	영아습진	Infantile eczema
L20.83	내인성 습진	Intrinsic exzema
L20.88	기타 아토피성 피부염	Other atopic dermatitis
L20.9	상세불명의 아토피성 피부염	Atopic dermatitis, unspecific

지루성 피부염

질병코드	질환명(국문)	질환명(영문)
L21	지루성 피부염	Seborrhoeic dermatitis
L30.3	감염성 피부염	
L21.0	두피지루	Seborrhoea capitis
	아기머릿기름딱지	Cradle cap
L21.1	영아지루피부염	Seborrhoea infantile dermatitis
L21.8	기타 지루피부염	Other seborrhoeic dermatitis
L21.9	상세불명의 지루피부염	Seborrhoeic dermatitis, unspecified

화폐상습진

질병코드	질환명(국문)	질환명(영문)
L30.0	동전모양피부염	Nummular dermatitis

한포진

질병코드	질환명(국문)	질환명(영문)
L30.1	발한이상[한포(汗疱)]	Dyshidrosis(pompholyx)

모낭염

질병코드	질환명(국문)	질환명(영문)
L73.9	모낭염	Folliculitis
L73.1	수염 거짓 모낭염	Pseudofolliculitis barbae
L02.01	얼굴의 종기	Furuncle of face
L02.21	몸통의 종기	Furuncle of trunk
L02.31	둔부의 종기	Furuncle of buttock
L02.41	사지의 종기	Furuncle of limb
L02.81	기타 부위의 종기	Furuncle of other sites

모공각화

질병코드	질환명(국문)	질환명(영문)
L57.0	각화증	Keratosis
Q82.8	한공각화증	Porokeratosis

안면홍조

질병코드	질환명(국문)	질환명(영문)
L71	주사	Rosacea
L71.0	입주위피부염	Perioral dermatitis
L71.1	딸기코증	Rhinophyma
L71.8	기타 주사	Other rosacea
L71.9	상세불명의 주사	Rosacea, unspecified
R23.2	과다얼굴홍조	Flushing

태선 및 가려움발진

질병코드	질환명(국문)	질환명(영문)
L28	만성 단순태선 및 가려움발진	Lichen simplex chronicusand prurigo
L28.0	만성 단순태선	Lichen simplex chronicus
	태선 NOS	Lichen NOS
L43	편평태선	Lichen planus
L43.9	상세불명의 편평태선	Lichen planus, unspecified
L44.1	광택태선	Lichen nitidus
L44.2	선상태선	Lichen striatus

화농성 한선염

질병코드	질환명(국문)	질환명(영문)
L73.2	화농성 한선염	Hidradenitis suppurativa

기타습진

질병코드	질환명(국문)	질환명(영문)
L23	앨러지성 접촉피부염	Allergic contact dermatitis
L23.3	피부에 묻은 약물에 의한 앨러지성 접촉피부염	Allergic contact dermatitis due to drugs in contact with skin
L23.9	상세불명 원인의 앨러지성 접촉피부염	Allergic contact dermatitis, unspecified cause
L30.9	상세불명의 피부염	Dermatitis, unspecified
	습진 NOS	Eczema NOS
	창증(瘡證)	Sore
L28.2	기타 가려움발진	Other prurigo
L28.2	가려움발진 NOS	prurigo NOS
L27.0	약물 및 약제에 의한 전신피부발진	Generalized skin eruption due to drugs and medicaments
L56.8	광선피부염(일광)	Photodermatitis (sun)

결절성 양진

질병코드	질환명(국문)	질환명(영문)
L28.1	결절성 가려움발진	Prurigo nodularis

가려움증

질병코드	질환명(국문)	질환명(영문)
L29	가려움	Pruritus
L29.0	항문가려움	Pruritus ani
L29.1	음낭가려움	Pruritus scroti
L29.2	외음가려움	Pruritus vulvae
L29.3	상세불명의 항문생식기가려움	Anogenital pruritus, unspecified
L29.9	상세불명의 가려움	Pruritus, unspecified

여드름

질병코드	질환명(국문)	질환명(영문)
L70	여드름	Acne
L70.0	보통 여드름	Acne vulgaris
L70.1	응괴성 여드름	Acne conglobata
L70.2	두창모양여드름	Acne varioliformis
	속립성 괴사성 여드름	Acne necrotica miliaris
L70.3	열대성 여드름	Acne tropica
L70.4	영아성 여드름	Infantile acne
L70.5	찰상여드름	Acne excoriee
	연고성 여성 찰상여드름	Acne excoriee des jeunes filles
L70.8	기타 여드름	Other acne
L70.9	상세불명의 여드름	Acne, unspeicfied

건선

질병코드	질환명(국문)	질환명(영문)
L40	건선	Psoriasis
L40.0	보통건선	Psoriasis vulgaris
	동전모양건선	Nummular psoriasis
	반상건선	Plaque psoriasis
L40.00	중증 보통건선	Severe psoriasis vulgaris
L40.08	기타 및 상세불명의 보통건선	Other and unspecified psoriasis
L40.1	전신농포건선	Generalized pustular psoriasis
	헤르페스모양농가진	Impetigo herpetiformis
L40.2	연속성 말단피부염	Acrodermatitis contiua
L40.3	손발바닥농포증	Pustulosis palmaris et plantaris
L40.4	물방울건선	Guttate psoriasis
L40.05	관절병성 건선	Arthropathic psoriasis
L40.8	기타 건선	Other psoriasis
	굴측건선	Flexural psoriasis
L40.9	상세불명의 건선	Psoriasis, unspecified
L41	유사건선	Parapsoriasis
L41.0	급성 마마모양 태선모양잔비늘증(비강진)	Pityriasis Lichenoides et varioliformis acuta
L41.1	만성 태선모양잔비늘증(비강진)	Mucha-Habermann disease
L41.3	소판유사건선	Small plaque parapsoriasis
L41.4	대판유사건선	Large plaque parapsoriasis
L41.5	망상유사건선	Retiform parapsoriasis
L41.8	기타 유사건선	Other parapsoriasis
L41.9	상세불명의 유사건선	Parapsoriasis, unspecified

구순구각염

질병코드	질환명(국문)	질환명(영문)
K13.0	구순염 (각의) (탈락성) (선성)	Cheilitis (angular) (exfoliative) (glandular)
B37.82	칸디다구순염	Candidal cheilitis

사마귀

질병코드	질환명(국문)	질환명(영문)
B07	바이러스사마귀	Viral warts
	단순사마귀	Simplex verruca
	보통사마귀	Vulgaris verruca

성기사마귀

질병코드	질환명(국문)	질환명(영문)
A63.0	항문생식기(성병성)사마귀	Anogenital(venereal)warts

성기사마귀

질병코드	질환명(국문)	질환명(영문)
B08.1	전염성 물렁종	Molluscum contagiosum

진균질환

질병코드	질환명(국문)	질환명(영문)
B35	백선증	Dermatophytosis
B35.0	수염 및 두피 백선	Tinea barbae and tinea capitis
B35.1	손발톱백선	Tinea unquium
B35.2	손백선	Tinea manuum
B35.3	발백선	Tinea pedis
B35.4	체부백선	Tinea corporis
B35.5	와상백선	Tinea imbricata
B35.6	사타구니백선	Tinea inguinalis
B35.8	기타 피부백선증	Other dermatophytoses
B35.9	상세불명의 백선증	Dermatophytosis, unspecified
B36.0	어루러기	Pityriasis versicolor
B36.9	상세불명의 표재성 진균증	Superficial mycosis, unspecified

이차감염

질병코드	질환명(국문)	질환명(영문)
B09	피부 및 점막병변이 특징인 상세불명의 바이러스 감염	Unspecified viral infection characterized by skin and mucous membrane lesions
L08.9	피부 및 피하조직의 상세불명의 국소감염	Local infection of skin and subcutaneous tissue, unspecified

두드러기

질병코드	질환명(국문)	질환명(영문)
L50	두드러기	Urticaria
L50.0	앨러지성 두드러기	Allergic urticaria
L50.1	특발성 두드러기	Idiopathic urticaria
L50.2	한랭 및 열에 의한 두드러기	Urticaria due to cold and heat
L50.20	한랭에 의한 두드러기	Urticaria due to cold
L50.21	열에 의한 두드러기	Urticaria due to heat
L50.3	피부묘기성 두드러기	Dermatographic urticaria
L50.4	진동성 두드러기	Vibratory urticaria
L50.5	콜린성 두드러기	Cholinergic urticaria
L50.6	접촉두드러기	Contact urticaria
L50.8	기타두드러기	Other urticaria
L50.80	만성 두드러기	Chronic urticaria
L50.81	재발성 주기성 두드러기	Recurrent periodic urticaria
L50.88	기타 두드러기	Other urticaria
L50.9	상세불명의 두드러기	Urticaria, unspecified
L56.3	일광두드러기	Solar urticaria

피부묘기증

질병코드	질환명(국문)	질환명(영문)
L50.3	피부묘기성 두드러기	Dermatographic urticaria

알레르기성 자반증

질병코드	질환명(국문)	질환명(영문)
L69.0	앨러지자반증	Allergic Purpura

기타알레르기성질환

질병코드	질환명(국문)	질환명(영문)
T78.4	상세불명의 앨러지	Allergy, unspecified

헤르페스

질병코드	질환명(국문)	질환명(영문)
B00	헤르페스바이러스 감염	Herpesviral infections
B00.0	헤르페스습진	Eczema herpeticum
	카포시수두모양발진	Kaposi's varicelliform eruption
B00.1	헤르페스바이러스 소수포피부염	Herpesviral vesicular dermatitis
	얼굴단순헤르페스	Facialis herpes simplex
	입술단순헤르페스	Labialis herpes simplex
B00.88	기타 헤르페스바이러스감염	Other herpesviral infection
B00.9	상세불명의 헤르페스바이러스감염	Herpesviral infection, unspecified

대상포진

질병코드	질환명(국문)	질환명(영문)
B02	대상포진	Zoster [herpes zoster]
B02.2	기타 신경계통 침범을 동반한 대상포진	Zoster with other nervous system involvement
B02.8	기타 합병증을 동반한 대상포진	Zoster with other complications
B02.9	합병증이 없는 대상포진	Zoster without complication

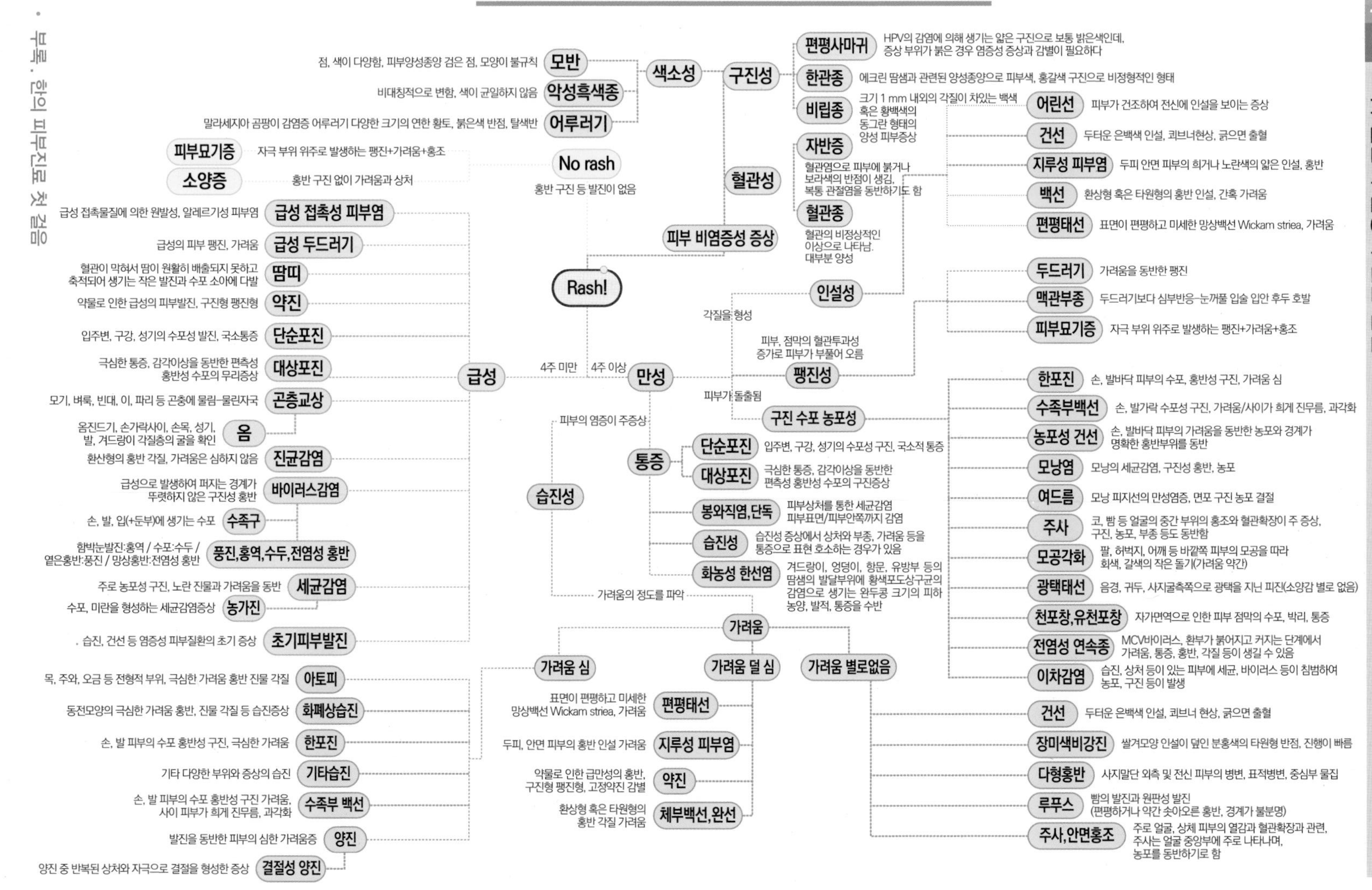

피부질환의 임상적 진단 감별 Ver.1.3
Rash!
No rash
홍반 구진 등 발진이 없음
피부묘기증
자극 부위 위주로 발생하는 팽진+가려움+홍조
소양증
홍반 구진 없이 가려움과 상처
색소성
모반
점, 색이 다양함, 피부양성종양 검은 점, 모양이 불규칙
악성흑색종
비대칭적으로 변함, 색이 균일하지 않음
어루러기
말라세지아 곰팡이 감염증 어루러기 다양한 크기의 연한 황토, 붉은색 반점, 탈색반
구진성
편평사마귀
HPV의 감염에 의해 생기는 얇은 구진으로 보통 밝은색인데, 증상 부위가 붉은 경우 염증성 증상과 감별이 필요하다
한관종
에크린 땀샘과 관련된 양성종양으로 피부색, 홍갈색 구진으로 비정형적인 형태
비립종
크기 1 mm 내외의 각질이 차있는 백색 혹은 황백색의 동그란 형태의 양성 피부증상
자반증
혈관염으로 피부에 붉거나 보라색의 반점이 생김, 복통 관절염을 동반하기도 함
혈관성
혈관종
혈관의 비정상적인 이상으로 나타남, 대부분 양성
피부 비염증성 증상
인설성
각질을 형성
어린선
피부가 건조하여 전신에 인설을 보이는 증상
건선
두터운 은백색 인설, 쾨브너현상, 긁으면 출혈
지루성 피부염
두피 안면 피부의 희거나 노란색의 얇은 인설, 홍반
백선
환상형 혹은 타원형의 홍반 인설, 간혹 가려움
편평태선
표면이 편평하고 미세한 망상백선 Wickam striea, 가려움
팽진성
피부, 점막의 혈관투과성 증가로 피부가 부풀어 오름
두드러기
가려움을 동반한 팽진
맥관부종
두드러기보다 심부반응-눈꺼풀 입술 입안 후두 호발
피부묘기증
자극 부위 위주로 발생하는 팽진+가려움+홍조
4주 미만
4주 이상
만성
피부가 돌출됨
구진 수포 농포성
한포진
손, 발바닥 피부의 수포, 홍반성 구진, 가려움 심
수족부백선
손, 발가락 수포성 구진, 가려움/사이가 희게 진무름, 과각화
농포성 건선
손, 발바닥 피부의 가려움을 동반한 농포와 경계가 명확한 홍반부위를 동반
모낭염
모낭의 세균감염, 구진성 홍반, 농포
여드름
모낭 피지선의 만성염증, 면포 구진 농포 결절
주사
코, 뺨 등 얼굴의 중간 부위의 홍조와 혈관확장이 주 증상, 구진, 농포, 부종 등도 동반함
모공각화
팔, 허벅지, 어깨 등 바깥쪽 피부의 모공을 따라 회색, 갈색의 작은 돌기(가려움 약간)
광택태선
음경, 귀두, 사지굴측쪽으로 광택을 지닌 피진(소양감 별로 없음)
천포창,유천포창
자가면역으로 인한 피부 점막의 수포, 박리, 통증
전염성 연속종
MCV바이러스, 환부가 붉어지고 커지는 단계에서 가려움, 통증, 홍반, 각질 등이 생길 수 있음
이차감염
습진, 상처 등이 있는 피부에 세균, 바이러스 등이 침범하여 농포, 구진 등이 발생
피부의 염증이 주증상
통증
단순포진
입주변, 구강, 성기의 수포성 구진, 국소적 통증
대상포진
극심한 통증, 감각이상을 동반한 편측성 홍반성 수포의 구진증상
봉와직염,단독
피부상처를 통한 세균감염 피부표면/피부안쪽까지 감염
습진성
습진성 증상에서 상처와 부종, 가려움 등을 통증으로 표현 호소하는 경우가 있음
화농성 한선염
겨드랑이, 엉덩이, 항문, 유방부 등의 땀샘의 발달부위에 황색포도상구균의 감염으로 생기는 완두콩 크기의 피하 농양, 발적, 통증을 수반
습진성
가려움의 정도를 파악
가려움
가려움 심
가려움 덜 심
가려움 별로없음
편평태선
표면이 편평하고 미세한 망상백선 Wickam striea, 가려움
지루성 피부염
두피, 안면 피부의 홍반 인설 가려움
약진
약물로 인한 급만성의 홍반, 구진형 팽진형, 고정약진 감별
체부백선,완선
환상형 혹은 타원형의 홍반 각질 가려움
건선
두터운 은백색 인설, 쾨브너 현상, 긁으면 출혈
장미색비강진
쌀겨모양 인설이 덮인 분홍색의 타원형 반점, 진행이 빠름
다형홍반
사지말단 외측 및 전신 피부의 병변, 표적병변, 중심부 물집
루푸스
뺨의 발진과 원판성 발진 (편평하거나 약간 솟아오른 홍반, 경계가 불분명)
주사,안면홍조
주로 얼굴, 상체 피부의 열감과 혈관확장과 관련, 주사는 얼굴 중앙부에 주로 나타나며, 농포를 동반하기로 함
아토피
목, 주와, 오금 등 전형적 부위, 극심한 가려움 홍반 진물 각질
화폐상습진
동전모양의 극심한 가려움 홍반, 진물 각질 등 습진증상
한포진
손, 발 피부의 수포 홍반성 구진, 극심한 가려움
기타습진
기타 다양한 부위와 증상의 습진
수족부 백선
손, 발 피부의 수포 홍반성 구진 가려움, 사이 피부가 희게 진무름, 과각화
양진
발진을 동반한 피부의 심한 가려움증
결절성 양진
양진 중 반복된 상처와 자극으로 결절을 형성한 증상
급성
급성 접촉성 피부염
급성 접촉물질에 의한 원발성, 알레르기성 피부염
급성 두드러기
급성의 피부 팽진, 가려움
땀띠
혈관이 막혀서 땀이 원활히 배출되지 못하고 축적되어 생기는 작은 발진과 수포 소아에 다발
약진
약물로 인한 급성의 피부발진, 구진형 팽진형
단순포진
입주변, 구강, 성기의 수포성 발진, 국소통증
대상포진
극심한 통증, 감각이상을 동반한 편측성 홍반성 수포의 무리증상
곤충교상
모기, 벼룩, 빈대, 이, 파리 등 곤충에 물림-물린자국
옴
옴진드기, 손가락사이, 손목, 성기, 발, 겨드랑이 각질층의 굴을 확인
진균감염
환산형의 홍반 각질, 가려움은 심하지 않음
바이러스감염
급성으로 발생하여 퍼지는 경계가 뚜렷하지 않은 구진성 홍반
수족구
손, 발, 입(+둔부)에 생기는 수포
풍진,홍역,수두,전염성 홍반
함박눈발진:홍역 / 수포:수두 / 옅은홍반:풍진 / 망상홍반:전염성 홍반
세균감염
주로 농포성 구진, 노란 진물과 가려움을 동반
농가진
수포, 미란을 형성하는 세균감염증상
초기피부발진
. 습진, 건선 등 염증성 피부질환의 초기 증상

부록 04 인체 부위별 잘 나타나는 피부 질환

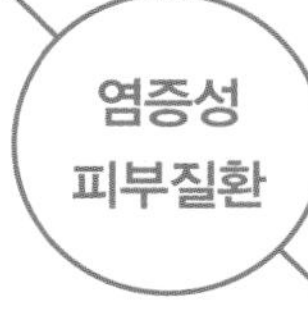

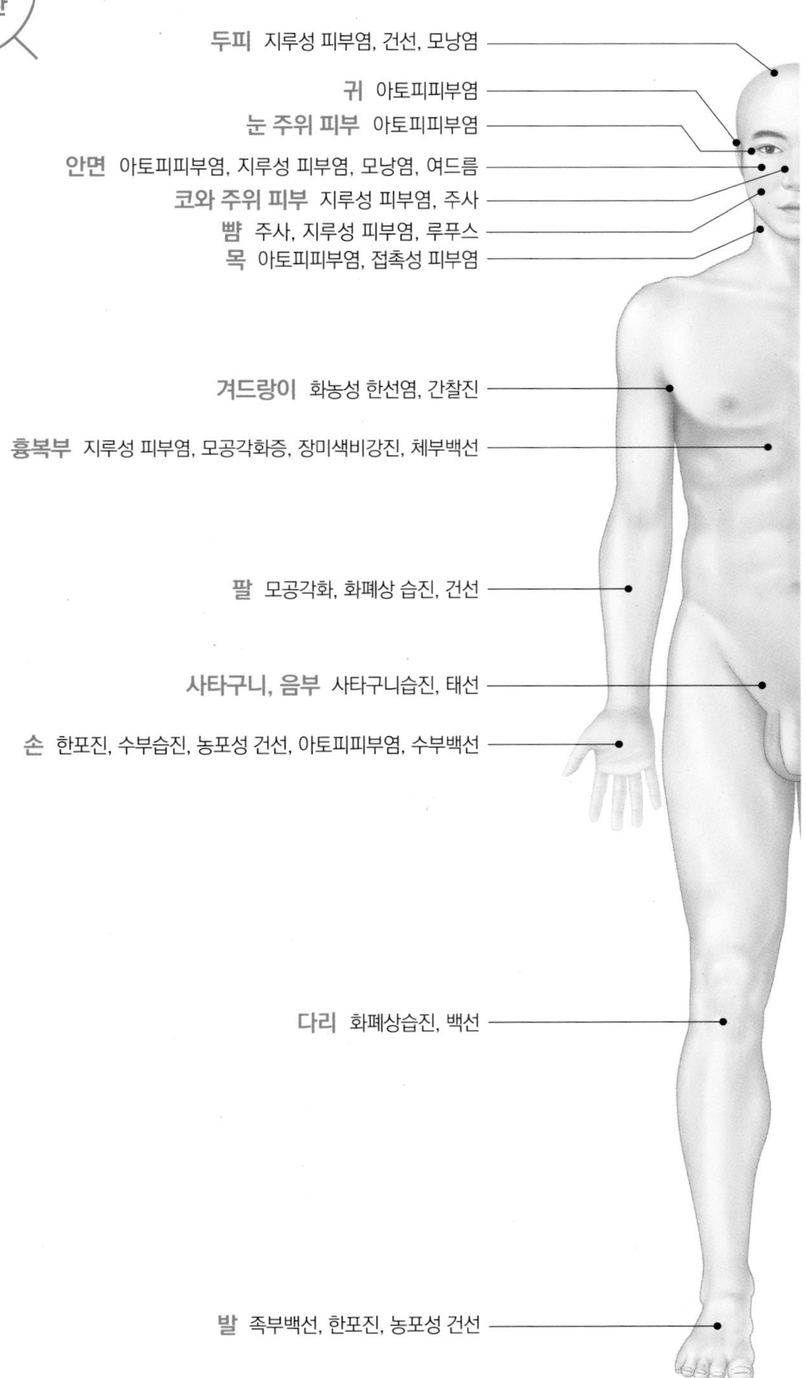

비염증성 피부질환

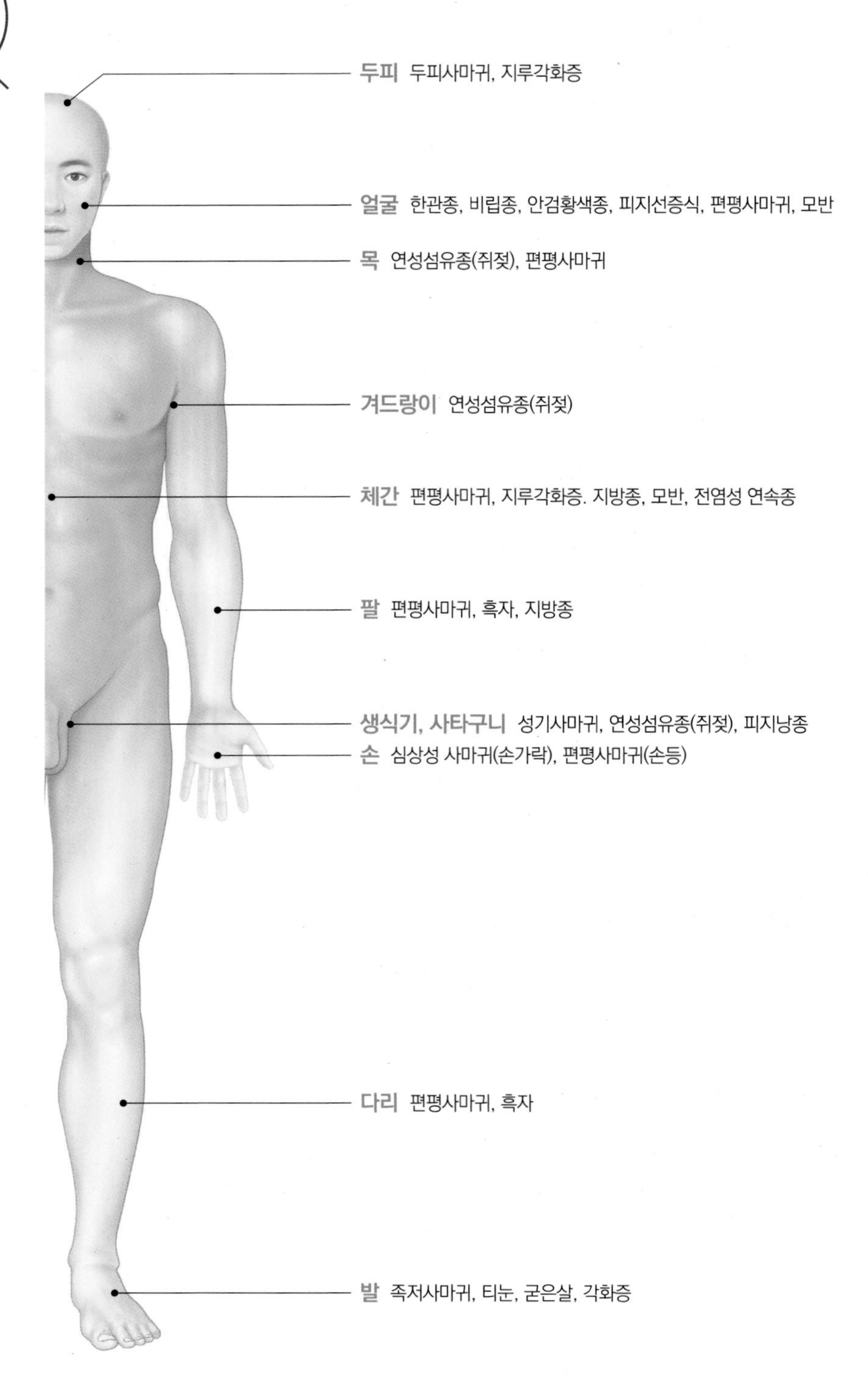

두피 두피사마귀, 지루각화증
얼굴 한관종, 비립종, 안검황색종, 피지선증식, 편평사마귀, 모반
목 연성섬유종(쥐젖), 편평사마귀
겨드랑이 연성섬유종(쥐젖)
체간 편평사마귀, 지루각화증. 지방종, 모반, 전염성 연속종
팔 편평사마귀, 흑자, 지방종
생식기, 사타구니 성기사마귀, 연성섬유종(쥐젖), 피지낭종
손 심상성 사마귀(손가락), 편평사마귀(손등)
다리 편평사마귀, 흑자
발 족저사마귀, 티눈, 굳은살, 각화증

부록 05 습진의 분류

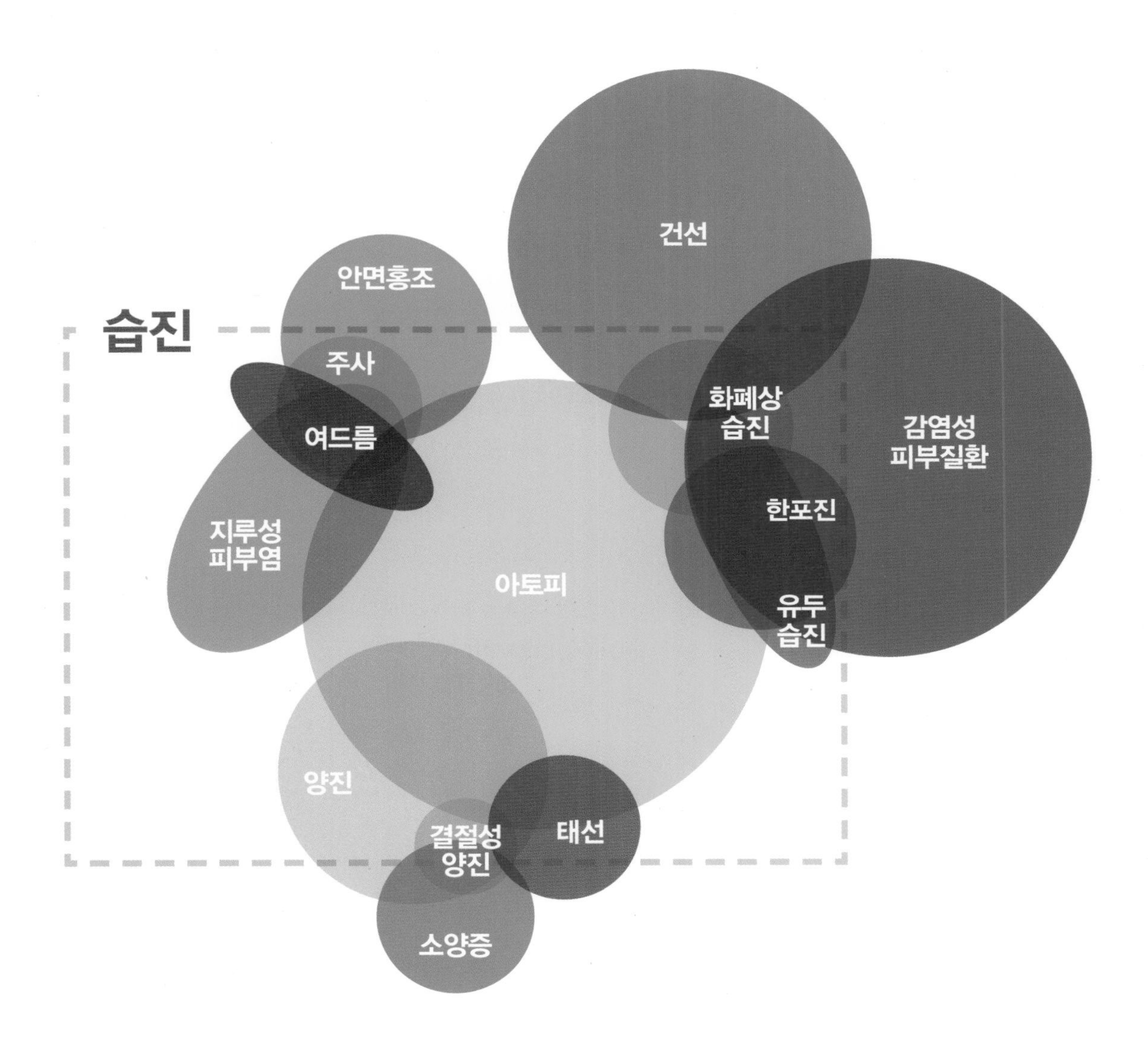

피부질환의 양상이 전형적인 증상으로 나타나는 경우 진단이 어렵지 않으나 그렇지 않은 경우도 많습니다. 인체의 염증성 피부질환은 같은 질환이라고 하더라도 개인별로 다양한 양상으로 나타나기 때문입니다. 각 질환들은 항상 절대적으로 감별되어 진단될 수는 없으며 교집합도 존재할 수 있습니다. 때로는 습진과 건선과 감염성 피부질환과의 교집합도 존재합니다.